Prüfungsbuch
Altenpflege

Fragen und Antworten
- für die Vorbereitung auf die Zwischenprüfung und Abschlussprüfung
- zur Wiederholung
- zum Nachschlagen

Franz Wieland (Hrsg.)

Jürgen Alle
Katrin Bräutigam
Dr. Dorothea Haas
Thomas Sturm
Barbara Weber
Andreas Zöhn

Best.-Nr. 5880
Holland + Josenhans Verlag Stuttgart

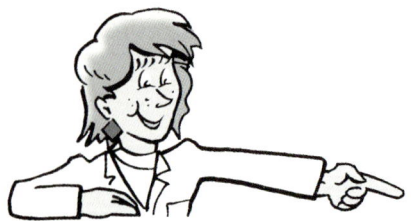

Das Prüfungsbuch Altenpflege enthält des Öfteren Berufsbezeichnungen und Gruppenbezeichnungen nur in der männlichen Form. Wir bitten, diese sinngemäß als Doppelbezeichnungen wie z. B. Altenpflegerin/Altenpfleger, Betroffene/Betroffener, Ärztin/Arzt usw. zu interpretieren und anzuwenden. Dem Anteil der weiblichen Angehörigen in Beruf und Bevölkerung soll auf diese Weise entsprochen werden, gleichzeitig jedoch soll die Übersichtlichkeit nicht zusätzlich beeinträchtigt und der Lesefluss nicht unnötig gehemmt werden.

1. Auflage 2008
Dieses Werk folgt der reformierten Rechtschreibung und Zeichensetzung.

Dieses Buch ist auf Papier gedruckt, das aus 100 % chlorfrei gebleichten Faserstoffen hergestellt wurde.

Alle Rechte vorbehalten. Das Werk und seine Teile sind urheberrechtlich geschützt.
Jede Verwertung in anderen als den gesetzlich zugelassenen Fällen bedarf der vorherigen schriftlichen Einwilligung des Verlages.

Hinweis zu § 52 a UrhG: Weder das Werk noch seine Teile dürfen ohne eine solche Einwilligung eingescannt und in ein Netzwerk eingestellt werden. Dies gilt auch für Intranets von Schulen und sonstigen Bildungseinrichtungen.

Die Verweise auf Internetadressen und -dateien beziehen sich auf deren Zustand und Inhalt zum Zeitpunkt der Drucklegung des Werks. Der Verlag übernimmt keinerlei Gewähr und Haftung für deren Aktualität oder Inhalt noch für den Inhalt von mit ihnen verlinkten weiteren Internetseiten.

© Holland + Josenhans GmbH & Co., Postfach 10 23 52, 70019 Stuttgart, Tel. 07 11/6 14 39 20, Fax 07 11/6 14 39 22, E-Mail verlag@holland-josenhans.de, Internet: www.holland-josenhans.de

Umschlagfoto: mauritius images GmbH, 82481 Mittenwald
Satzherstellung: Claudia Wild, 70569 Stuttgart
Druck und Weiterverarbeitung: Konrad Triltsch, Print und digitale Medien GmbH, 97199 Ochsenfurt-Hohestadt

ISBN 978-3-7782-5880-4

Vorwort

Das vorliegende Prüfungsbuch unterstützt Sie gezielt in der Vorbereitung für die praktische und schriftliche sowie die mündliche Abschlussprüfung. Außerdem ermöglicht es Ihnen eine ganz persönliche Lernkontrolle in den jeweiligen Ausbildungsabschnitten.

Das Buch versteht sich aber auch als ein Kompendium und damit als Wegbegleiter für Ihre gesamte Ausbildung. Sie können mit diesem Buch Klassenarbeiten vorbereiten und bei Gruppenarbeiten oder im Projektunterricht schnell die notwendigen Fachinformationen aus den Kapiteln bekommen. Ein umfangreiches Sachwortverzeichnis vereinfacht Ihnen die Beantwortung spezieller Fragen.

Das Ihnen vorliegende Buch kann nicht – gleich einem Lehrbuch – alle theoretischen Inhalte und auch nicht jedes spezielle Detail abbilden. Dies würde den Rahmen sprengen und wäre der Zielvorgabe, Ihnen ein Buch für die gezielte Prüfungsvorbereitung vorzulegen, nicht gerecht geworden. Deshalb hat das Autorenteam großen Wert darauf gelegt, die wichtigsten prüfungsrelevanten Inhalte in ausreichender Tiefe zu bearbeiten.

Ein Blick auf das Inhaltsverzeichnis zeigt, dass die Gliederung des Buches fachsystematisch aufgebaut ist. Sie enthält umfassende Kapitel zu allen wichtigen Fachgebieten.

Der Entschluss der Autoren, die Gliederung nicht entsprechend der Ausbildungs- und Prüfungsverordnung lernfeldorientiert vorzunehmen, wurde mit dem Ziel gefasst, dass Sie als Lernende sich so punktuell zu spezifischen Teilbereichen vorbereiten oder die zugehörigen Lerninhalte vertiefen können, ohne im Sinne des Handlungsfeldes alle komplementären Inhalte zeitgleich bearbeiten zu müssen.

Der **Lernfeldkompass** (Kapitel 12) ermöglicht Ihnen aber auch eine lernfeldorientierte Arbeitsweise. Er zeigt Ihnen auf einen Blick, welche Kapitel des Prüfungsbuches den jeweiligen Lernfeldern zuzuordnen sind.

Über die am komplexen Handlungsfeld ausgerichtete schriftliche Abschlussprüfung finden Sie im Kapitel 11 Informationen sowie eine exemplarische Aufgabe aus Baden-Württemberg.

Das Autorenteam hofft, Ihnen mit diesem Buch ein gutes Arbeits- und Hilfsmittel für die Prüfungsvorbereitung zur Hand zu geben und wünscht Ihnen viel Erfolg während der Ausbildung, bei der Prüfung sowie in Ihrem anschließenden Berufsleben.

Die Verfasser

Inhaltsverzeichnis

1 Gerontologie

1.1 Grundbegriffe altenpflegerischen Handelns ... 11
- 1.1.1 Gesundheit und Krankheit ... 11
- 1.1.2 Behinderung ... 12
- 1.1.3 Rehabilitation und Pflegebedürftigkeit ... 12

1.2 Grundbegriffe der Gerontologie ... 14
- 1.2.1 Was ist Gerontologie? ... 14
- 1.2.2 Altersbegriffe ... 15

1.3 Lebenslage alter Menschen ... 16
- 1.3.1 Demografische Entwicklung ... 16
- 1.3.2 Wohnsituation alter Menschen ... 17
- 1.3.3 Theorien der Gerontologie ... 19
- 1.3.4 Soziale Schicht und Alter ... 21

1.4 Wahrnehmung ... 21
- 1.4.1 Wahrnehmungsprozess und Wahrnehmungsorganisation ... 21
- 1.4.2 Soziale Wahrnehmung ... 24

1.5 Entwicklungspsychologie ... 26
- 1.5.1 Anlage und Umwelt ... 26
- 1.5.2 Psychosexuelle und psychosoziale Entwicklung ... 26
- 1.5.3 Entwicklungspsychologie nach Baltes und Havighurst ... 27

1.6 Lernen und Gedächtnis ... 28
- 1.6.1 Lerntheorien ... 28
- 1.6.2 Gedächtnisarten und Gedächtnisprozesse ... 30
- 1.6.3 Drei-Speicher-Modell ... 30
- 1.6.4 Lern- und Gedächtnisleistungen im Alter ... 31

1.7 Kommunikation ... 32
- 1.7.1 Grundlagen der Kommunikation ... 32
- 1.7.2 Transaktionsanalyse ... 33
- 1.7.3 Klientenzentrierte Gesprächsführung ... 34
- 1.7.4 Themenzentrierte Interaktion ... 35

1.8 Soziale Rolle und soziale Gruppe ... 36
- 1.8.1 Rollentheorie ... 36
- 1.8.2 Soziale Gruppe ... 37

1.9 Sterben und Tod ... 38
- 1.9.1 Sterbephasen ... 38
- 1.9.2 Bedürfnisse Sterbender ... 39
- 1.9.3 Sterbehilfe und Suizid ... 40

1.10 Belastungen in der Altenpflege ... 41
- 1.10.1 Berufstypische Belastungen ... 41
- 1.10.2 Mobbing ... 41
- 1.10.3 Burnout ... 42
- 1.10.4 Helfersyndrom ... 44
- 1.10.5 Gewalt in der Pflege ... 45
- 1.10.6 Entspannungstechniken ... 46

2 Aktivierung und Rehabilitation in der Altenarbeit

- 2.1 **Definitionen/Grundsätze/Ziele** 47
- 2.2 **Biografie** 48
  - 2.2.1 Wesentliche Elemente biografischen Arbeitens 48
  - 2.2.2 Kenntnisermittlung für die Biografie 49
- 2.3 **Ressourcen und Fähigkeiten** 51
- 2.4 **Hilfestellung zur Orientierung/zur Tagesstrukturierung** 52
  - 2.4.1 Die vier Orientierungsstörungen 52
  - 2.4.2 Zeitliche Orientierung 53
  - 2.4.3 Räumliche Orientierung 55
  - 2.4.4 Persönliche Orientierung/personelle Orientierung 57
  - 2.4.5 Situative Orientierung 60
- 2.5 **Schaffung eines förderlichen und sicheren Wohnumfeldes** 62
  - 2.5.1 Häusliche Umgebung 62
  - 2.5.2 Wohnraumanpassung 64
  - 2.5.3 Hilfsmittel für die Einrichtung 68
- 2.6 **Tagesstrukturierende Maßnahmen** 70
  - 2.6.1 Ziele 70
  - 2.6.2 Vorbereitungsarbeiten für die Planung. 70
  - 2.6.3 Kriterien zur Gruppengröße 71
  - 2.6.4 Sachbezogene Planung 72
  - 2.6.5 Planungskriterien zur Sitzordnung 73
  - 2.6.6 Zeitplanung 74
  - 2.6.7 Aktivierungsgrundsätze/Voraussetzungen zur Mitarbeit 74
  - 2.6.8 Methodische Hinweise zur Umsetzung der Programmplanung 75
  - 2.6.9 Planung des Programmablaufs/Verlaufsplanung 76
- 2.7 **Gedächtnistraining** 77
  - 2.7.1 Die Informationsverarbeitung 77
  - 2.7.2 Einflüsse auf die Lern- und Gedächtnisleistung 78
  - 2.7.3 Altersveränderungen des sensorischen Registers und Maßnahmen zur Erhaltung und Förderung von Gedächtnisleistung 78
  - 2.7.4 Bedeutung und Ansatz des Gedächtnistrainings 80
  - 2.7.5 Angestrebte Ziele und Dimensionen des Gedächtnistrainings 81
  - 2.7.6 Zusammenstellen von Übungen für das Gedächtnistraining 81
- 2.8 **Erinnerungsarbeit** 83
  - 2.8.1 Erinnerungsarbeit mit dem Erinnerungskoffer 83
- 2.9 **Spiele** 85
  - 2.9.1 Bedeutung des Spiels für den alten Menschen 85
  - 2.9.2 Einteilung der Spiele 85
  - 2.9.3 Spielauswahl/allgemeine Kriterien 86
  - 2.9.4 Anforderungen an Spiele 87
  - 2.9.5 Anforderungen an die Spielleitung 87
  - 2.9.6 Vorbereitung der Spielauswahl/Umsetzung 88
  - 2.9.7 Allgemeine Verhaltensregeln 89
  - 2.9.8 Spielverlauf bei einem unbekannten Spiel 90
  - 2.9.9 Spielverlauf bei einem bekannten Spiel 91
- 2.10 **Demenz und integrative Validation** 91
  - 2.10.1 Symptome der Erkrankung/Schutzstrategien/Rückzug 91
  - 2.10.2 Integrative Validation/integrativer validierender Ansatz (IVA) 92
  - 2.10.3 Kommunikation: verbal/nonverbal/paraverbal 94
  - 2.10.4 Methode der IVA nach Nicole Richard. 96
  - 2.10.5 Gespräch bzw. Kontakt mit Dementen aufnehmen nach Richard 97
  - 2.10.6 Milieutherapie/soziale Umgebung 98

	2.10.7	Milieutherapie/Tagesstruktur	99
	2.10.8	Milieutherapie/räumliche Umgebung	99

3 Gesundheits- und Krankheitslehre

3.1	**Allgemeine Begriffe**	**101**
	3.1.1 Zell- und Gewebelehre	101
	3.1.2 Begriffe in der Krankheitslehre (Terminologie)	103
	3.1.3 Entzündung	104
	3.1.4 Immunsystem	105
	3.1.5 Infektionskrankheiten	107
	3.1.6 Tumoren	109
	3.1.7 Allgemeine Arzneimittellehre	110
	3.1.8 Analgetika	112
	3.1.9 Diagnostische Methoden	114
3.2	**Bewegungs- und Stützapparat**	**115**
	3.2.1 Bau und Funktion des Bewegungs- und Stützapparats	115
	3.2.2 Erkrankungen des Bewegungs- und Stützapparats	119
3.3	**Haut**	**124**
	3.3.1 Aufbau der Haut und Hautanhangsgebilde	124
	3.3.2 Erkrankungen der Haut	125
3.4	**Sinnessysteme**	**131**
	3.4.1 Bau und Funktion des Auges	131
	3.4.2 Erkrankungen des Auges	132
	3.4.3 Bau und Funktion des Ohres und Gleichgewichtsorganes	133
	3.4.4 Erkrankungen des Ohres und Gleichgewichtsorganes	133
3.5	**Nervensysteme**	**134**
	3.5.1 Bau und Funktion des Nervensystems	134
	3.5.2 Erkrankungen des zentralen Nervensystems	137
	3.5.3 Erkrankungen des peripheren Nervensystems	144
3.6	**Hormonsystem und Stoffwechselerkrankungen**	**144**
	3.6.1 Das Hormonsystem	144
	3.6.2 Schilddrüse	145
	3.6.3 Nebenniere	147
	3.6.4 Hormone der Bauchspeicheldrüse	148
	3.6.5 Diabetes mellitus	148
	3.6.6 Hyperurikämie und Gicht	151
3.7	**Blut- und Lymphsystem**	**152**
	3.7.1 Blutbestandteile und ihre Funktion	152
	3.7.2 Erkrankungen der roten Blutzellen	153
	3.7.3 Erkrankungen der weißen Blutzellen	155
	3.7.4 Gerinnungssystem	155
3.8	**Herz- und Gefäßsystem**	**156**
	3.8.1 Bau und Funktion des Herzens	156
	3.8.2 Erkrankungen des Herzens	158
	3.8.3 Aufbau des Gefäßsystems	162
	3.8.4 Erkrankungen des Gefäßsystems	165
3.9	**Atmungssystem**	**171**
	3.9.1 Bau und Funktion der Atemwege	171
	3.9.2 Atmung	173
	3.9.3 Erkrankungen der Atemwege	174
	3.9.4 Erkrankungen der oberen Luftwege	174
	3.9.5 Chronisch obstruktive Lungenerkrankungen	174
	3.9.6 Entzündliche Lungenerkrankungen	176

	3.9.7	Bronchialkarzinom	178
	3.9.8	Tuberkulose	178
3.10	Verdauungssystem		**179**
	3.10.1	Bau und Funktion des Verdauungssystems	179
	3.10.2	Erkrankungen des Verdauungssystems	183
	3.10.3	Bau und Funktion der Leber	190
	3.10.4	Erkrankungen der Leber	192
	3.10.5	Bau und Funktion der Gallenwege	196
	3.10.6	Erkrankungen der Gallenblase und Gallenwege	197
	3.10.7	Bau und Funktion der Bauchspeicheldrüse	198
	3.10.8	Erkrankungen der Bauchspeicheldrüse	198
3.11	Niere und ableitende Harnwege		**200**
	3.11.1	Bau und Funktion der Niere	200
	3.11.2	Bau und Funktion der ableitenden Harnwege	202
	3.11.3	Erkrankungen der Niere und ableitenden Harnwege	203
3.12	Geschlechtsorgane		**207**
	3.12.1	Bau und Funktion der männlichen Geschlechtsorgane	207
	3.12.2	Erkrankungen der Geschlechtsorgane des Mannes	208
	3.12.3	Bau und Funktion der weiblichen Geschlechtsorgane	210
	3.12.4	Erkrankungen der weiblichen Geschlechtorgane	212

4 Psychiatrie

4.1	Merkmale psychischer Störungen	215
4.2	Psychiatrische Einrichtungen	216
4.3	Gesetz über Hilfen und Schutzmaßnahmen bei psychischen Krankheiten (PsychKG)	217
4.4	Psychodiagnostik	218
4.5	Angststörungen	218
	4.5.1 Sozialphobie	219
	4.5.2 Panikattacken	220
	4.5.3 Agoraphobie	220
	4.5.4 Hypochondrie	221
	4.5.5 Spezielle Ängste im Alter	221
4.6	Zwangsstörungen	222
4.7	Depressionen	222
4.8	Suizid und Suizidversuch	224
4.9	Demenzerkrankungen	225
4.10	Psychosen	226
4.11	Süchte	228
4.12	Somatoforme psychosomatische Erkrankungen	229
4.13	Persönlichkeitsstörungen	231
4.14	Sexuelle Störungen	234
4.15	Psychopharmaka	234
	4.15.1 Tranquilizer	236
	4.15.2 Antidepressiva	237
	4.15.3 Lithiumsalze	239
	4.15.4 Nootropika	239
4.16	Psychotherapieverfahren	240

5 Theoretisches Grundverständnis der Pflege

| 5.1 | Pflegewissenschaftliche Grundlagen altenpflegerischen Handelns | 243 |
| 5.2 | Pflegeprozess | 246 |

6 Aktivitäten des täglichen Lebens

6.1	Das AEDL-Modell	251
6.2	Kommunizieren können	252
6.3	Sich bewegen können	256
6.4	Vitale Funktionen des Lebens aufrecht erhalten können	265
	6.4.1 Pulsmessung	265
	6.4.2 Blutdruckmessung	269
	6.4.3 Beobachtung der Atmung	271
	6.4.4 Beobachtung der Körpertemperatur	275
	6.4.5 Beobachtung des Bewusstseins	281
6.5	Sich pflegen können	284
6.6	Essen und trinken können	297
6.7	Ausscheiden können	306
6.8	Sich kleiden können	320
6.9	Ruhen und schlafen können	321
6.10	Für eine sichere und fördernde Umgebung sorgen können	326

7 Pflege und Begleitung bei speziellen Erkrankungen und Situationen

7.1	Hygiene	329
7.2	Pflege und Begleitung alter Menschen mit Erkrankungen des Atemsystems	332
	7.2.1 Atemwegsstörungen im Alter	332
	7.2.2 Dyspnoe	334
	7.2.3 Husten und Auswurf	335
	7.2.4 Atemgeräusche	335
	7.2.5 Atemrhythmus	336
	7.2.6 Atemgeruch	337
7.3	Allgemeine pflegerische Maßnahmen bei Lungenerkrankungen	337
7.4	Spezielle pflegerische Maßnahmen bei Lungenerkrankungen	340
	7.4.1 Umgang mit dem Dosieraerosol	340
	7.4.2 Sauerstofftherapie	341
	7.4.3 Absaugung	342
	7.4.4 Pflege bei Tracheostoma	343
7.5	Pflege und Begleitung alter Menschen mit Erkrankungen des Herz-, Kreislauf- und Gefäßsystems	346
	7.5.1 Allgemeine Pflegeprinzipien	346
	7.5.2 Pflege bei dekompensierter Herzinsuffizienz	346
	7.5.3 Pflege bei Angina pectoris	347
	7.5.4 Pflege bei Herzinfarkt	348
	7.5.5 Pflege bei Herzrhythmusstörungen	349
7.6	Pflege und Begleitung alter Menschen mit Erkrankung des ZNS	349
7.7	Pflege und Begleitung alter Menschen mit Erkrankungen des Bewegungssystems	355
7.8	Pflege und Begleitung alter Menschen mit eingeschränkter Funktion der Sinnesorgane	359
7.9	Pflege und Begleitung alter Menschen mit Diabetes mellitus	361
7.10	Pflege und Begleitung alter Menschen mit akutem Abdomen	364
7.11	Pflege und Begleitung alter Menschen mit akuten und chronischen Schmerzen	366
7.12	Pflege und Begleitung dementer und psychisch veränderter alter Menschen	374
7.13	Pflege und Begleitung schwer kranker und sterbender Menschen	382
7.14	Notfallsituationen und Vergiftungen	389
	7.14.1 Notfallsituationen	389
	7.14.2 Vergiftungen	395

8 Mitwirkung bei Therapie und Diagnostik

8.1 Medikamentengabe und Arzneimittelaufbewahrung **398**
    8.1.1   Rechtliche Aspekte 398
    8.1.2   Arzneimittelnamen 399
    8.1.3   Wichtige Fachbegriffe zur Arzneimittellehre 399
    8.1.4   Verabreichungsarten 401
    8.1.5   Arzneiformen 402
    8.1.6   Lagerung von Medikamenten 403
    8.1.7   Verordnung von Medikamenten 404
    8.1.8   Richten und Verabreichen der Medikamente 404
    8.1.9   Umgang mit Betäubungsmitteln 405
    8.1.10 Medikamente im Alter 406

8.2 Injektionen **407**
    8.2.1   Grundlagen 407
    8.2.2   Rechtliche Aspekte 408
    8.2.3   Injektionsmaterialien 410
    8.2.4   Vorbereitung zum Aufziehen eines Medikaments 411
    8.2.5   Subkutane Injektion 414
    8.2.6   Intramuskuläre Injektion 416

8.3 Infusionstherapie **419**
    8.3.1   Applikationsformen und Infusionslösungen 419
    8.3.2   Infusionszubehör 422
    8.3.3   Berechnen der Tropfgeschwindigkeit 423
    8.3.4   Beobachtung durch die Pflegekraft 423

8.4 Wundversorgung **424**

9 Rechtskunde

9.1 Zivilrecht **431**
    9.1.1   Verträge 431
    9.1.2   Unerlaubte Handlung 432
    9.1.3   Pflegefehler 434
    9.1.4   Delegierung ärztlicher Tätigkeiten 435
    9.1.5   Dokumentation 436
    9.1.6   Aufsichtsmaßnahmen 437
    9.1.7   Schmerzensgeld 437

9.2 Strafrecht **439**
    9.2.1   Allgemeines zum Strafrecht 439
    9.2.2   Rechtswidrigkeit einer Straftat 440
    9.2.3   Schuldfähigkeit 444
    9.2.4   Täterschaft 445
    9.2.5   Totschlag 446
    9.2.6   Sterbehilfe und würdevolles Sterben 448
    9.2.7   Körperverletzungsdelikte 454
    9.2.8   Fixierungen 458
    9.2.9   Schutz des Persönlichkeitsrechts 460
    9.2.10 Schutz des persönlichen Bereichs 462
    9.2.11 Strafmaß 466

9.3 Erbrecht **468**
    9.3.1   Erbfolge 468
    9.3.2   Testament 469

9.4 Maßnahmen im Todesfall **474**
    9.4.1   Leichenschau (Landesrecht Baden-Württemberg) 474
    9.4.2   Umgang mit Leichen 475

9.5 Arbeitsrecht ... 479
- 9.5.1 Grundlagen des Arbeitsrechts ... 479
- 9.5.2 Vorstellungsgespräch ... 480
- 9.5.3 Arbeitsvertrag und Ausbildungsvertrag ... 481
- 9.5.4 Teilzeitarbeit ... 484
- 9.5.5 Abmahnungen ... 485
- 9.5.6 Beendigung des Arbeitsverhältnisses ... 487
- 9.5.7 Beurteilungen und Arbeitszeugnisse ... 491
- 9.5.8 Rechte des Betriebsrates ... 493
- 9.5.9 Rechte des Arbeitgebers ... 494

9.6. Sozialrecht ... 495
- 9.6.1 Grundlagen des Sozialrechts ... 495
- 9.6.2 Arbeitslosenversicherung ... 496
- 9.6.3 Krankenversicherung ... 499
- 9.6.4 Rentenversicherung ... 500
- 9.6.5 Pflegeversicherung ... 502
- 9.6.6 Unfallversicherung ... 504
- 9.6.7 Sozialhilfe ... 505
- 9.6.8 Hartz IV ... 505

9.7 Heimrecht ... 507
- 9.7.1 Heimgesetz und Heimvertrag ... 507
- 9.7.2 Anforderungen an den Heimbau und Qualifikation des Personals ... 510
- 9.7.3 Qualitätssicherung ... 511

10 Altenpflege als Beruf

- 10.1 Entwicklung der Pflegeberufe, Entwicklung der Altenpflege ... 514
- 10.2 Altenpflege als Profession ... 518
- 10.3 Interessenvertretungen in der Altenpflege ... 521
- 10.4 Fort- und Weiterbildungsmöglichkeiten in der Pflege ... 523
- 10.5 Zusammenarbeiten im Team ... 524

11 Staatliche Prüfung (Abschlussprüfung)

- 11.1 Prüfungsstruktur ... 527
  - Schriftliche Prüfung ... 527
  - Mündliche Prüfung ... 528
  - Praktische Prüfung ... 528
- 11.2 Prüfungsvorbereitung ... 528
- 11.3 Beispiel für eine schriftliche Prüfungsaufgabe ... 529
  - Lösung der Prüfungsaufgabe ... 532

12 Lernfeldkompass

- Lernfeld 1: Aufgaben und Konzepte in der Altenpflege ... 541
- Lernfeld 2: Unterstützung alter Menschen bei der Lebensgestaltung ... 546
- Lernfeld 3: Rechtliche und institutionelle Rahmenbedingungen altenpflegerischer Arbeit ... 548
- Lernfeld 4: Altenpflege als Beruf ... 548

Sachwortverzeichnis ... 550

1 Gerontologie

1.1 Grundbegriffe altenpflegerischen Handelns

1.1.1 Gesundheit und Krankheit

1. Welche Organisation definierte 1946 in ihrer Verfassung den Begriff Gesundheit?

Die Weltgesundheitsorganisation (WHO) definierte den Begriff.

2. Formulieren Sie eine Definition für Gesundheit laut WHO.

Gesundheit ist ein Zustand vollkommenen körperlichen, seelischen, geistigen und sozialen Wohlbefindens und nicht die bloße Abwesenheit von Krankheit.

3. In der sogenannten Deklaration von Alma Ata (1978) wurde die ursprüngliche Definition von Gesundheit ergänzt. Nennen Sie die wesentlichen Inhalte dieser Deklaration.

Gesundheit ist ein fundamentales Menschenrecht.
- Das Erreichen des höchstmöglichen Niveaus von Gesundheit ist eines der wichtigsten sozialen Ziele weltweit.
- Die Realisierung erfordert den Einsatz vieler sozialer und wirtschaftlicher Sektoren und nicht nur des Gesundheitswesens allein.

4. Definieren Sie in Abgrenzung zum Begriff Gesundheit den Begriff Krankheit.

- Störung der körperlichen, geistigen oder seelischen Funktionen.
- Die Störung beeinflusst die Leistungsfähigkeit und das Wohlbefinden des Menschen.
- Krankheit wird subjektiv unterschiedlich erlebt.

5. Je nach wissenschaftlicher Fachdisziplin herrschen unterschiedliche Definitionen für Krankheit vor, aus denen sich Modelle zur Gesundheit und Krankheit entwickelt haben. Zählen Sie die wichtigsten Modelle auf.

- Salutogenese nach Aaron Antonovsky
- medizinisch-biologisches Modell
- soziologisches Modell
- psychosomatisches Modell
- Stressmodell
- Risikofaktorenmodell
- Verhaltensmodell

6. Erklären Sie den Begriff Multimorbidität.

Unter Multimorbidität wird das gleichzeitige Vorhandensein mehrerer Erkrankungen verstanden. Dies kommt bei älteren Menschen häufig vor und beeinträchtigt die Lebensqualität zusätzlich.

1.1.2 Behinderung

1. Für die Altenpflege sind zwei Definitionen des Begriffs Behinderung bedeutsam: Eine grundsätzliche Begriffsbestimmung der WHO und eine nach dem deutschen Sozialgesetzbuch IX. Die Weltgesundheitsorganisation unterteilt in ihrer Definition für Behinderung den Begriff in drei Komponente. Nennen und beschreiben Sie diese.

- *Schädigung (Impairment)*
  Mangel oder Abnormitäten der anatomischen, psychischen oder physiologischen Funktionen und Strukturen des Körpers
- *Beeinträchtigung (Disability)*
  Funktionsbeeinträchtigung oder -mängel aufgrund von Schädigungen, die typische Alltagssituationen behindern oder unmöglich machen
- *Behinderung (Handicap)*
  Nachteile einer Person aus einer Schädigung oder Beeinträchtigung

2. Geben Sie die wesentlichen Inhalte der Definition für Behinderung nach dem Sozialgesetzbuch IX wieder.

§ 2 Behinderung
„Menschen sind behindert, wenn ihre körperliche Funktion, geistige Fähigkeit oder seelische Gesundheit mit hoher Wahrscheinlichkeit länger als sechs Monate von dem für das Lebensalter typischen Zustand abweichen und daher ihre Teilhabe am Leben in der Gesellschaft beeinträchtigt ist. Sie sind von Behinderung bedroht, wenn die Beeinträchtigung zu erwarten ist."
(Sozialgesetzbuch IX)

1.1.3 Rehabilitation und Pflegebedürftigkeit

1. Der Begriff der Rehabilitation steht im direkten Zusammenhang zu Behinderung und Krankheit. Erläutern Sie diesen Zusammenhang.

Menschen haben durch verschiedenste Ursachen (Krankheit oder angeborene Behinderung) Fähigkeiten verloren, welche durch Rehabilitation wieder hergestellt oder verbessert werden sollen.

Grundbegriffe altenpflegerischen Handelns

2. Geben Sie die Wortherkunft des Begriffes Rehabilitation an.

Der Begriff kommt aus dem Lateinischen und setzt sich zusammen aus:
re = wieder und
habilitare = befähigen

3. Wie definiert die WHO Rehabilitation?

„Rehabilitation ist die Summe der aufeinander abgestimmten Maßnahmen, die darauf ausgerichtet sind, körperlich, geistig und/oder seelisch Behinderte bis zum höchsten individuell erreichbaren Grad geistiger, sozialer, beruflicher und wirtschaftlicher Leistungsfähigkeit herzustellen oder wieder herzustellen, damit sie einen angemessenen Platz in der Gemeinschaft finden." (WHO)

4. Nennen Sie die drei Prinzipien der Rehabilitation.

- *Restitution*
  restitutio (lat.) = Wiederherstellung
- *Kompensation*
  compensation (lat.) = Ausgleich
- *Adaptation*
  adaptare (lat.) = Anpassung

5. Bestimmen Sie die Phasen der Rehabilitation in der Reihenfolge nach Eintritt einer Erkrankung.

- medizinische Rehabilitation
- berufliche Rehabilitation
- soziale Rehabilitation

6. Eine besondere Form der Rehabilitation ist die geriatrische Rehabilitation, welche wiederum im Sozialgesetzbuch IX definiert ist, um Leistungen zu finanzieren. Welcher Grundsatz ist der geriatrischen Rehabilitation zugrunde gelegt?

Die Wiederherstellung (Rehabilitation) geht **vor** Pflege.

7. Zählen Sie die Ziele auf, die die geriatrische Rehabilitation verfolgt.

Erhaltung oder Wiederherstellung von:
- Selbstständigkeit
- Selbstverantwortung
- spezifischen Fertigkeiten
- sozialer Integration und
- Lebensqualität

8. Wenn mit Rehabilitation keine Erhaltung oder Wiederherstellung möglich ist, wird der Mensch pflegebedürftig. Wo ist die Definition für die Pflegebedürftigkeit hinterlegt?	Die Pflegebedürftigkeit ist im Sozialgesetzbuch XI § 14 hinterlegt.
9. Beschreiben Sie die wesentlichen Inhalte der Definition für Pflegebedürftigkeit im Sozialgesetzbuch XI.	§ 14 Pflegebedürftigkeit „*Pflegebedürftig sind Personen, die wegen einer körperlichen, geistigen oder seelischen Krankheit oder Behinderung für die gewöhnlichen und regelmäßig wiederkehrenden Verrichtungen im Ablauf des täglichen Lebens auf Dauer, voraussichtlich für mindestens sechs Monate, in erheblichem Umfang oder höherem Maße der Hilfe bedürfen.*" (Sozialgesetzbuch XI)
10. Was versteht der Gesetzgeber unter den gewöhnlichen und regelmäßig wiederkehrenden Verrichtungen?	• Körperpflegemaßnahmen wie Waschen, Baden, Duschen, Zahnpflege usw. • mundgerechtes Zubereiten und Aufnahme von Nahrung • selbstständiges Aufstehen und Zubettgehen, An- und Auskleiden … • hauswirtschaftliche Versorgung wie Einkaufen, Kochen, Wäsche waschen …

1.2 Grundbegriffe der Gerontologie

1.2.1 Was ist Gerontologie?

1. Nennen Sie den Ursprung und die Bedeutung der Gerontologie.	Gerontologie stammt aus dem Altgriechischen und bedeutet Lehre bzw. Wissenschaft (logos) vom alten Menschen (geron).
2. Definieren Sie Gerontologie.	Gerontologie ist die Wissenschaft der körperlichen, psychischen und sozialen Vorgänge des Alterns.

Grundbegriffe der Gerontologie

3. Listen Sie die Hauptdisziplinen der Gerontologie auf.

- Gerontosoziologie
- Gerontopsychologie
- Geriatrie und Gerontopsychiatrie
- Biologie des Alters

4. Formulieren Sie die Fragestellungen, mit denen sich die Gerontosoziologie auseinandersetzt.

Die Gerontosoziologie beschäftigt sich mit den Lebensformen und Lebensmöglichkeiten alter Menschen in der Gesellschaft und leitet daraus soziologische Fragestellungen ab, wie z. B.:
- Wie sind die Wohnbedingungen alter Menschen?
- Wie ist die Einkommenssituation alter Menschen?
- Wie kann das Alter als letzte Lebensphase sinnvoll gestaltet werden?

5. Welchen Beitrag leistet die Gerontopsychologie in der Gerontologie?

Die Gerontopsychologie erforscht die Gesetzmäßigkeiten des Verhaltens und Erlebens alter Menschen.

6. Beschreiben Sie den Interessensgegenstand der Geriatrie und Gerontopsychiatrie.

Die Geriatrie ist ein Teilgebiet der Medizin und befasst sich mit den Alterserkrankungen. Die Gerontopsychiatrie, ebenfalls eine Subdisziplin der Medizin, widmet sich den psychischen Erkrankungen im Alter.

1.2.2 Altersbegriffe

1. Erklären Sie den Unterschied zwischen kalendarischem und biologischem Alter.

Das kalendarische Alter misst die Zeitspanne, die seit der Geburt eines Menschen vergangen ist.
Das biologische Alter bezieht sich auf den Zustand des Körpers bzw. auf körperliche Eigenschaften, wie z. B. Falten oder graue Haare.

2. Erläutern Sie das soziale Alter.

Das soziale Alter wird durch die soziale Position bestimmt. Ein Professor ist erwartungsgemäß keine 18 Jahre alt.

3. Beschreiben Sie das Alter als letzte Lebensphase aus demografischer Sicht.

Für Demografen beginnt das Alter als „letzte Lebensphase" meist mit 60 Jahren und endet mit dem Tod. Das Alter als letzte Lebensphase wird in „junge Alte" (60–70 Jahre), „mittelalte Alte" (70–80 Jahre) und „Hochaltrige" (80+) unterteilt.

4. Woran wird das psychische Alter gemessen?

Das psychische Alter wird daran gemessen, wie alt oder jung sich die betreffende Person fühlt.

5. Altern als Prozess – nehmen Sie dazu Stellung.

Altern ist ein Prozess, der mit dem Verschmelzen von Ei und Samenzelle beginnt und mit dem Tod endet.

1.3 Lebenslage alter Menschen

1.3.1 Demografische Entwicklung

1. Nennen Sie Ursachen für den Geburtenrückgang in Deutschland.

- Funktionswandel- und Strukturwandel der Familie
- Emanzipation und Enthäuslichung der Frau
- Konsumdenken und anspruchsvoller Lebensstil
- strukturelle Rücksichtslosigkeit gegenüber Familien
- emotionalisierte Paarbeziehungen
- gestiegene Ansprüche an die Elternrolle
- Einführung der Pille

2. Führen Sie die Faktoren auf, welche für die steigende Lebenserwartung in besonderem Maße ursächlich sind.

- medizinischer Fortschritt
- sicheres Einkommen im Alter
- verbesserte Hygiene
- bessere Arbeitsbedingungen
- Ausbau der Sozialversicherungssyteme

3. Zählen Sie schichtspezifische Faktoren auf, die die Lebenserwartung beeinflussen.

- Einkommen
- Bildung
- Beruf
- Lebensstil
- Wohnbedingungen

4. Beschreiben Sie, wie sich die durch Geburtenrückgang und steigende Lebenserwartung beeinflusste Bevölkerungsentwicklung auf die Sozialversicherungssysteme auswirkt.

Die Bevölkerungsentwicklung wirkt sich insbesondere auf die Renten- und Krankenversicherung nachteilig aus. Bei der Rentenversicherung verschiebt sich das Verhältnis zwischen Einzahler und Empfänger von ehemals 4:1 (1960) auf 2:1 (2010). Höhere Beiträge und niedrigere Renten sind die Folgen.
Die Krankenversicherungsausgaben steigen ebenfalls, weil Menschen im höheren Lebensalter mehr medizinische Leistungen beziehen.

Lebenslage alter Menschen

5. Was wird unter der Feminisierung des Alters verstanden und welche Faktoren tragen dazu bei?

Die Mehrheit der Hochbetagten sind weiblichen Geschlechts (bei den 75-Jährigen ca. 70 %). Neben biologischen Faktoren spielen folgende soziale Faktoren eine Rolle:
- Frauen gehen weniger Risiken ein.
- Frauen haben weniger belastende Arbeitsplätze.
- Frauen ernähren sich gesünder.
- Frauen leben gesünder und achten tendenziell mehr auf ihre Hygiene.
- Frauen konsumieren seltener Drogen.
- Frauen begehen seltener Suizide.

6. Es wird häufig von der Singularisierung der Gesellschaft gesprochen – nehmen Sie dazu Stellung.

Die Ausbreitung der Einpersonenhaushalte ist eine zentrale Tendenz der Gesellschaftsentwicklung. Die Hauptgruppe der Einpersonenhaushalte bilden die über 65-Jährigen. Jedoch auch in den jüngeren Altersgruppen ist eine deutliche Zunahme an Singles zu verzeichnen. Mangelnde Heiratsneigung, hohe Scheidungsraten, verlängerte Ausbildungszeiten, Mobilitätsimperative sowie die veränderte Sexualmoral können als Ursache für diesen Trend angesehen werden.

7. Ist der Rückgang an Mehrgenerationenhaushalten gleichzusetzen mit einer Entsolidarisierung der Generationen?

Die räumliche Trennung gefährdet nicht den Verbund zwischen den Generationen. Die Generationen erfreuen sich trotz oder sogar gerade wegen der räumlichen Trennung einer tiefen emotionalen Verbundenheit.

1.3.2 Wohnsituation alter Menschen

1. Beschreiben Sie, welche Wohnform sich alte Menschen im Regelfall am meisten wünschen.

Für alte Menschen ist die bevorzugte Wohnform ihre private Wohnung. Diese möchten sie auch bei zunehmender Hilfsbedürftigkeit nicht verlassen.

2. Welche teilstationären Dienste kennen Sie?

- Tagespflege
- Nachtpflege
- Kurzzeitpflege

Gerontologie

3. Zählen Sie Faktoren auf, die häufig zu einem Eintritt in eine stationäre Einrichtung führen.

- Gesundheitszustand
- Überbelastung oder Fehlen von Pflegepersonen
- Wunsch nach professioneller Betreuung
- nicht pflegegerechte räumliche Wohnbedingungen
- Wunsch nach sozialer Integration

4. Welche Faktoren begünstigen den Umzug in ein Heim?

- auf Freiwilligkeit beruhender Entschluss
- eigenständiges Aussuchen der Einrichtung
- Vorbereitungszeit für den Umzug ins Heim

5. Nennen Sie typische stationäre Wohnformen im Alter.

- Altenwohnheim
- Altenheim
- Altenpflegeheim

6. Erläutern Sie, was unter einer totalen Institution verstanden wird.

Eine totale Institution ist weitgehend von der Umwelt abgeschlossen und regelt hierarchisch die Lebensabläufe und Bedürfnisse der Insassen. Eine Trennung zwischen Arbeits-, Wohn- und Freizeitbereichen existiert nicht.

7. Beschreiben Sie die Merkmale des betreuten Wohnens.

Ältere Menschen können alten- und behindertengerechte Apartments oder Wohnungen mieten oder kaufen. Ferner können sie Betreuungsleistungen in Anspruch nehmen. Das betreute Wohnen ist für rüstige wie auch für hilfsbedürftige ältere Menschen geeignet, nicht jedoch für schwer pflegebedürftige Menschen.

8. Nennen Sie geeignete Wohnbedingungen für alte Menschen.

- Wohnungsgröße für Einzelpersonen ca. 40 qm, für zwei Personen mindestens 50 qm
- barrierefreies Wohnen
- gute Verkehrsanbindungen
- Einkaufsmöglichkeiten
- Ärzte, Apotheke und ambulanter Pflegedienst in der Nähe
- Möglichkeiten, spazieren zu gehen, z. B. in Parks

1.3.3 Theorien der Gerontologie

1. Erklären Sie, was eine Theorie ist.

Eine Theorie ist ein System von Begriffen, Definitionen und Aussagen, die gebraucht werden, um bestimmte Sachverhalte und Zusammenhänge zu verstehen.

2. Beschreiben Sie die Gemeinsamkeiten und Unterschiede der Disengagement-Theorie und der Aktivitätstheorie.

Beide Theorien setzen sich mit der Lebenszufriedenheit im Alter auseinander. Die Disengagement-Theorie geht davon aus, dass der Mensch nur dann zufrieden altert, wenn er sich aus dem aktiven Leben zurückzieht.
Die Aktivitätstheorie propagiert hingegen ein hohes Tätigkeitsniveau. Je aktiver der alte Mensch ist, desto zufriedener altert er.

3. Geben Sie den Inhalt der Kontinuitätstheorie wieder.

Gemäß der Kontinuitätstheorie altert der Mensch zufrieden, wenn er den Lebensstil seines mittleren Erwachsenenalters beibehält. Hierbei kann es sich um ein hohes, mittleres oder niedriges Aktivitätsniveau handeln. Entscheidend ist eine kontinuierliche Fortsetzung der gewohnten Lebensführung.

4. Was besagt die Theorie der sozioemotionalen Selektivität?

Mit zunehmendem Alter erfolgt eine Auswahl der sozialen Beziehungen. Die eher oberflächlichen Beziehungen werden zugunsten emotional wichtiger Beziehungen eingestellt.

5. Unterscheiden Sie das Defizit-Modell vom Kompetenz-Modell.

Das Defizit-Modell vertritt die Position, dass die Entwicklung der Intelligenz zwischen dem 20. und 30. Lebensjahr seinen Höhepunkt erreicht und anschließend kontinuierlich abnimmt. Der alte Mensch trifft mit seinen defizitären intellektuellen Fähigkeiten auf eine komplexe Umwelt, die ihn überfordert, so die Theorie.
Das Kompetenz-Modell betont hingegen die Fähigkeit alter Menschen, ihr Leben selbstbestimmt zu führen. Hierfür können sie verschiedene Ressourcen nutzen, beispielsweise ihre reichhaltige Lebenserfahrung, ihre soziale Kompetenz, aber auch soziale Unterstützungssysteme (Essen auf Rädern usw.).

Gerontologie

6. Auf welches Problem macht der Etikettierungsansatz aufmerksam?

Der Etikettierungsansatz (labeling approach) besagt, dass die Selbstwahrnehmung alter Menschen maßgeblich davon abhängt, wie andere Menschen sie betrachten. Bekommt ein älterer Mensch das Etikett „unselbstständig", so vertraut er nicht mehr seinen Fähigkeiten und erfüllt letztendlich die Zuschreibung.

7. Geben Sie den Inhalt der kognitiven Persönlichkeitstheorie wieder.

Die „kognitive Persönlichkeitstheorie" erklärt die Zufriedenheitsunterschiede alter Menschen.
1. Das Verhalten alter Menschen ist vom subjektiven Erleben und weniger von der objektiven Situation abhängig.
2. Das subjektive Erleben hängt von den individuellen Bedürfnissen und Erwartungen ab.
3. Zufriedenheit entsteht dann, wenn zwischen dem subjektiven Erleben und den Bedürfnissen bzw. Erwartungen ein Gleichgewicht herrscht.

8. Auf welches Problem macht das Dependency Support Script aufmerksam?

Pflegebedürftige erhalten vom Pflegepersonal mehr Aufmerksamkeit und Zuwendung, wenn sie sich hilflos und unselbstständig verhalten. Somit wird Abhängigkeit (dependency) unterstützt (support) und Unabhängigkeit bestraft. Die Verfestigungen solcher Verhaltensweisen werden auch „soziale Drehbücher" (scripts) genannt.

9. Auf welchen Sachverhalt weist die Theorie der intergenerationellen Solidarität hin?

Diese Theorie beschreibt den Verbund zwischen den Generationen. Nicht die Konkurrenz um Ressourcen prägt das Miteinander zwischen Jung und Alt, sondern wechselseitige emotionale Verbundenheit.

10. Beschreiben Sie die zwei Theoriegruppen, die den biologischen Alterungsprozess erklären.

- Alterung durch stochastische (zufällige) Prozesse. Unter den vielfältigen stochastischen Theorien ist die „Theorie der freien Radikale" von großer Bedeutung.
- Alterung durch festgelegte (deterministische) Prozesse, beispielsweise durch die begrenzte Teilungsfähigkeit von Zellen.

Wahrnehmung

1.3.4 Soziale Schicht und Alter

1. Was ist eine soziale Schicht?

Eine soziale Schicht ist eine große Gruppe von Personen, die sich hinsichtlich ihrer Lebenschancen und Verhaltensweisen stark ähneln.

2. Nehmen Sie Stellung dazu, ob ältere Arbeitnehmer beruflich benachteiligt werden.

Eine berufliche Diskriminierung findet hauptsächlich bei schlecht qualifizierten Arbeitern und Angestellten statt. Sie sind den stetig steigenden Arbeitsanforderungen nicht gewachsen und werden auf wenig qualifizierte und schlecht bezahlte Arbeitsplätze verwiesen, frühverrentet oder auf andere Weise aus dem Erwerbsleben gedrängt.

3. Beschreiben und nennen Sie die Gruppen, die hauptsächlich von der Armut im Alter betroffen sind.

Von der Altersarmut sind insbesondere die Gruppen betroffen, die kaum die Möglichkeit hatten, Leistungen im Sinne der Rentengesetzgebung zu erbringen. Hierzu gehören Langzeitarbeitslose, Menschen mit Behinderungen und mithelfende Familienangehörige.

4. In welcher Art und Weise beeinflusst die soziale Lebenslage älterer Menschen die sozialen Kontakte?

Je höher die soziale Schicht, desto mehr werden soziale Kontakte auch außerhalb der Kernfamilie gepflegt. Ältere Menschen der gehobenen Schicht scheinen mehr Mittel und Fähigkeiten zu besitzen, der Einsamkeit im Alter zu entgehen.

1.4 Wahrnehmung

1.4.1 Wahrnehmungsprozess und Wahrnehmungsorganisation

1. Erläutern Sie, was Wahrnehmung ist und wie sie abläuft.

Wahrnehmung ist der Prozess, in dem physiologische und psychische Reize verarbeitet werden. Die durch die Sinnesorgane aufgenommenen Reize werden an das Gehirn weitergeleitet und in Empfindungen umgewandelt. Die Empfindungen werden vom Gehirn identifiziert und in bereits gemachte Erfahrungen eingeordnet.

2. Was ist unter Sinnesmodalität zu verstehen?

Sinnesmodalität sind Sinneseindrücke und Empfindungen, die konkret einem Sinnesorgan und den dazugehörigen sensorischen Nerven zugeordnet werden können.

© Holland + Josenhans

3. Zählen Sie Sinnesmodalitäten auf.

Sehen, Hören, Riechen, Schmecken, Tasten, Temperaturempfinden, Gleichgewichtssinn, Bewegungs- (Kinästhesie) und Schmerzempfinden.

4. Nennen Sie allgemein die Stationen des Wahrnehmungsprozesses und beispielhaft für das Sehen.

Reiz → Sinnesorgan (Rezeptorzelle) → sensorische Nervenbahn → Hirnregion
Beispiel: Sehen
Lichtwellen → Auge (Stäbchen und Zäpfchen der Retina) → Sehbahn (nervus opticus) → Sehzentrum (visueller Kortex)

5. Wie verändert sich die Wahrnehmung im Alter?

Mit fortschreitendem Alter nimmt die Leistungsfähigkeit der Sinnesorgane ab, weil die Rezeptorzellen in den Sinnesorganen langsam absterben.

6. Erläutern Sie den Begriff Mehrdeutigkeit.

Unter Mehrdeutigkeit (Ambiguität) versteht die Wahrnehmungspsychologie die Tatsache, dass Reizkonfigurationen oftmals mehrere Deutungen zulassen. Ist das schwarze Objekt an der Wand eine Spinne oder ein Fleck? Ein sensorisches Bild kann mehrere Interpretationen zulassen. Ein Beispiel sind sogenannte Umspringbilder. Um in einer Umwelt zu überleben, neigt der Mensch jedoch zu eindeutigen Interpretationen. Nur so kann er seinen Wahrnehmungen voll und ganz vertrauen und sie zur Grundlage seines Handelns machen.

7. Erklären Sie die Begriffe distaler Reiz und proximaler Reiz. In welchem Zusammenhang stehen beide Begriffe?

Die Begriffe stammen aus der Wahrnehmungspsychologie und beziehen sich hauptsächlich auf die optische Wahrnehmung. Das physikalische Objekt der „wirklichen" Welt wird als distaler Reiz bezeichnet („distal" im Sinne von Distanz zum Beobachter). Das Bild, das auf der Netzhaut entsteht, wird proximaler Reiz genannt („proximal" im Sinne von nahe beim Beobachter). Im Wahrnehmungsprozess gewinnen wir aus dem proximalen Reiz Informationen, um über die Eigenschaften des distalen Reizes etwas aussagen zu können. Dass sich distaler Reiz und proximaler Reiz unterscheiden, zeigt sich beispielsweise darin, dass uns Gegenstände dreidimensional erscheinen, obgleich unser Netzhautbild Gegenstände zweidimensional abbildet.

Wahrnehmung

8. Beschreiben Sie, was unter Wahrnehmungskonstanz verstanden wird.

Unter Wahrnehmungskonstanz wird die Fähigkeit verstanden, unsere Umwelt auch unter wechselnder Perspektive, Beleuchtung, Entfernung als überwiegend stabil und invariant (unveränderlich) wahrzunehmen.

9. Nennen Sie mindestens drei verschiedene Wahrnehmungskonstanzen und nennen Sie Beispiele.

- Größenkonstanz – sorgt dafür, dass wir einen Gegenstand als gleichgroß wahrnehmen, auch wenn wir uns von ihm entfernen.
- Formkonstanz – sorgt dafür, dass z. B. ein DJ eine CD als rund empfindet, auch wenn er ein paar Schritte von ihr entfernt steht.
- Helligkeitskonstanz – ist dafür verantwortlich, dass wir eine weiße Wand trotz Änderung der Lichtverhältnisse (z. B. in der Dämmerung) immer noch als weiß wahrnehmen.

10. Erklären Sie den Unterschied zwischen einer Wahrnehmungstäuschung und einer Halluzination (Wahrnehmungsstörung).

Wenn unsere subjektive Wahrnehmung von der objektiven Wahrnehmung, d. h. physikalisch messbaren Wahrnehmung, abweicht, dann sprechen wir von einer Wahrnehmungstäuschung. Eine Halluzination hingegen ist eine Trugwahrnehmung, die der Betroffene als völlig real empfindet, obwohl keine Reizgrundlage vorliegt.

11. Erläutern Sie, was eine Illusion im Vergleich zur Halluzination ist.

Im Gegensatz zur Halluzination liegt bei der Illusion ein Reizgegenstand zugrunde, der aber verfälscht wahrgenommen wird. Beispielsweise wird ein krummer Ast auf der Wiese als Schlange wahrgenommen.

12. Erklären Sie den Begriff der sensorischen Deprivation.

Die sensorische Deprivation ist ein Zustand hochgradiger Reizisolation. Durch dauerhaften Reizentzug kommt es zu Orientierungsstörungen und einem Verlust intellektueller Fähigkeiten. Ferner können bei starkem Reizentzug Halluzinationen auftreten.

13. Sensorische Deprivation in der Altenpflege – nehmen Sie zu diesem Zusammenhang Stellung.

In der Langzeitpflege kann es durchaus zur sensorischen Deprivation kommen. Insbesondere bettlägrige Betroffene sind einer reizarmen Umgebung ausgesetzt.

14. Zählen Sie die wichtigsten Gesetze der Gestaltpsychologie auf.

Das Grundgesetz der Gestaltpsychologie lautet: Das Ganze ist mehr als die Summe seiner Teile. Hieraus leiten sich insbesondere folgende Gestaltgesetze ab:
- Gesetz der Nähe: Elemente mit einem geringen Abstand zueinander werden als zusammengehörig wahrgenommen.
- Gesetz der Ähnlichkeit: Elemente, die einander ähnlich sehen, werden eher als zusammengehörig angesehen als einander unähnliche Elemente.
- Gesetz der Geschlossenheit: Tendenz, Strukturen als Figur wahrzunehmen, die eher geschlossen als offen wirken.
- Gesetz der Prägnanz: Es werden bevorzugt die Strukturen wahrgenommen, die sich durch einfache und deutliche Merkmale abheben.

1.4.2 Soziale Wahrnehmung

1. Was ist unter sozialer Wahrnehmung zu verstehen?

Soziale Wahrnehmung ist eine Bezeichnung dafür, wie andere Personen und Gruppen wahrgenommen und wie ihre Verhaltensweisen interpretiert werden. Auch der Wahrnehmungsvorgang selbst wird von sozialen Faktoren geprägt und beeinflusst.

2. Geben Sie Beispiele für Faktoren, die die soziale Wahrnehmung beeinflussen.

- Affektivität: Verliebte sehen die Welt rosarot.
- Erwartungen und Erfahrungen
- Motive und Interessen
- Wahrnehmungstyp: Es gibt analytische und/oder ganzheitliche Wahrnehmungstypen.
- psychische Konstitution
- soziale Einflüsse: Beispielsweise beeinflusst Armut die Wahrnehmung.

3. Zählen Sie Wahrnehmungsfehler auf und erläutern Sie diese.

- Primacy-Effekt: Der erste Eindruck von einem Menschen führt oft zu einem derart stabilen Urteil, dass andere Eigenschaften übersehen werden.

Wahrnehmung

- Halo-Effekt: Eine hervorstechende Eigenschaft überstrahlt andere weniger prägnante Eigenschaften.
- logische Fehler: Es wird von einer Eigenschaft einer Person auf eine zweite Eigenschaft geschlossen, z. B.: Blondinen sind dumm.
- Sympathie- bzw. Antipathiefehler: Wenn eine Person als sympathisch empfunden wird, werden die negativen Eigenschaften gern übersehen.
- zentrische Tendenz: Über Personen werden Beurteilungen abgegeben, die zur Mitte tendieren.
- Projektion: Wahrnehmung eines eigenen, unbewussten negativen Merkmals an anderen Personen.
- Übertragung: Ein Altenpfleger verhält sich gegenüber einer Pflegebedürftigen ablehnend, weil sie ihn an seine dominante Mutter erinnert.

4. Nehmen Sie Stellung zu den Begriffen Selbstbild und Fremdbild.

Mit Fremdbild sind Vorstellungen gemeint, die andere sich von einem machen. Als Selbstbild wird die Gesamtheit der Vorstellungen bezeichnet, die jemand von sich selbst hat. Das Selbstbild ist in einem nicht unerheblichen Maße vom Fremdbild abhängig. Wird einem Menschen hinsichtlich seiner Fähigkeiten Vertrauen entgegengebracht, so vertraut er auch sich selbst. Umgekehrt wird das Selbstbewusstsein sehr auf die Probe gestellt, wenn einem die Menschen das Gefühl geben, unfähig zu sein (siehe auch self-fulfilling prophecy – Aufgabe 5).

5. Erläutern Sie die Self-fulfilling prophecy.

Eine „self-fulfilling prophecy" ist eine sich selbst erfüllende Vorhersage. Die Vorhersage oder Prophezeiung tritt gerade deshalb zwanghaft ein, weil fest an sie geglaubt und somit auch nach ihr gehandelt wird. Beispielsweise verzögern Lehrer, die einen Schüler für minderbegabt einschätzen, nachweislich dessen schulische Entwicklung (Rosenthal-Effekt).

6. Was ist ein Stereotyp?

Ein Stereotyp ist eine fest gefügte und durch neue Erfahrungen kaum beeinflussbare Vorstellung über Personen und Gruppen.

1.5 Entwicklungspsychologie

1.5.1 Anlage und Umwelt

1. Die Vertreter der Anlage-Umwelt-Kontroverse nehmen Extrempositionen ein. Beschreiben Sie diese.

Die Anhänger der Umwelt-Position sind der Auffassung, dass der Mensch ohne Wissen und Fertigkeiten gleichsam als „unbeschriebenes Blatt" auf die Welt kommt und nur durch seine Umwelt geprägt wird. Die Anlagetheoretiker vertreten die Position, dass allein die ererbten Gene die Entwicklung eines Menschen bestimmen.

2. Erläutern Sie die Anlage-Umwelt-Interaktion.

Anlage und Umwelt beeinflussen sich wechselseitig in der Weise, dass die Anlage das Potenzial zur Verfügung stellt, die Umwelt jedoch bestimmt, wie das Potenzial eingelöst wird.

3. Beschreiben Sie die sensible Periode.

Eine sensible Periode ist ein Zeitfenster, innerhalb dessen der Organismus bereit ist, bestimmte Fähigkeiten zu erwerben. Die Umwelt beeinflusst jedoch, in welcher Weise das Potenzial realisiert wird.

4. Verdeutlichen Sie die sensible Periode anhand eines Beispiels.

Das Erlernen der Muttersprache findet in der frühen Kindheit statt.

1.5.2 Psychosexuelle und psychosoziale Entwicklung

1. Nennen Sie die Stufen der psychosexuellen Entwicklung nach Sigmund Freud. Geben Sie auch die Altersbereiche an.

1. Orale Stufe (0–1 Jahre)
2. Anale Stufe (2–3 Jahre)
3. Phallische Stufe (4–5 Jahre)
4. Latente Stufe (6–12 Jahre)
5. Genitale Stufe (12–18 Jahre)

2. Welche Erkenntnisse können aus Freuds Stufenmodell in die Altenpflege übertragen werden?

Bei dementen Menschen kann beobachtet werden, dass sie die Phasen der psychosexuellen Entwicklung (die ersten drei Stufen) in umgekehrter Weise durchmachen. Was der Mensch zuerst erwirbt, geht zuletzt verloren (Ribotsche Gesetz).

3. Zählen Sie die Stufen der psychosozialen Entwicklung mit Atersangabe nach Erikson auf.	1. Vertrauen vs. Misstrauen (0–1,5 Jahre) 2. Autonomie vs. Selbstzweifel (1,5–3 Jahre) 3. Initiative vs. Schuld (3–6 Jahre) 4. Kompetenz vs. Minderwertigkeit (6 Jahre-Pubertät) 5. Identität vs. Rollendiffusion (Adoleszenz) 6. Intimität vs. Isolierung (junges Erwachsenenalter) 7. Generativität vs. Stagnation (mittleres Erwachsenenalter) 8. Ich-Integrität vs. Verzweiflung (höheres Erwachsenenalter)
4. Formulieren Sie die entscheidende Entwicklungsaufgabe, die auf der Stufe Ich-Integrität vs. Verzweiflung zu bewältigen ist.	Der ältere Mensch steht vor der Entwicklungsaufgabe, die Einmaligkeit und Endlichkeit seiner Existenz zu akzeptieren. Gelingt ihm das nicht, werden Verzweiflung, möglicherweise Zynismus und Lebenshass, seine Persönlichkeit ergreifen.

1.5.3 Entwicklungspsychologie nach Baltes und Havighurst

1. Nennen Sie die Leitsätze der Entwicklungspsychologie nach Paul B. Baltes.	• Entwicklung des menschlichen Erlebens und Verhaltens sind über die gesamte Lebensspanne möglich. • In jeder Lebensphase ist Entwicklung ein Wechselspiel aus Gewinnen und Verlusten. • Grundlegende Elemente menschlicher Entwicklung sind Selektion, Optimierung und Kompensation. • Die Fähigkeit, sich an neue Gegebenheiten anzupassen (Plastizität), nimmt tendenziell ab. • Entwicklung findet in einem biologischen, historischen und kulturellen Kontext statt.
2. Beschreiben Sie, was unter selektiver Optimierung mit Kompensation zu verstehen ist.	Es ist die Strategie alter Menschen, den körperlichen und geistigen Abbau zu bewältigen. Alte Menschen können sich auf einige wenige Bereiche, Interessen oder Ziele konzentrieren (Selektion), diese besonders ausbilden bzw. vervollkommnen (Optimierung) und Strategien entwickeln, wie der weitere Abbau verlangsamt oder aufgefangen werden kann (Kompensation).

3. Was versteht Robert J. Havighurst unter einer Entwicklungsaufgabe?

In jeder Entwicklungsphase stellen sich dem Individuum Aufgaben, die es zu bewältigen gilt. Diese Aufgaben bezeichnet Havighurst als Entwicklungsaufgaben.

4. Erläutern Sie, wodurch die Entwicklungsaufgaben an ein Individuum entstehen.

- individuelle Zielsetzungen
- soziokulturelle Erwartungen
- biologische Reifungsprozesse

5. Zählen Sie typische Entwicklungsaufgaben auf, die ein alter Mensch lösen muss.

- sich mit der Abnahme körperlicher und geistiger Leistungsfähigkeit auseinandersetzen
- sich mit dem eigenen Sterben oder dem Tod des Partners bewusst auseinandersetzen
- für altersgerechte Wohnverhältnisse sorgen
- seinen Lebensstil der neuen Einkommenssituation (Verrentung) anpassen

1.6 Lernen und Gedächtnis

1.6.1 Lerntheorien

1. Definieren Sie den Begriff Lernen.

Dauerhafte Verhaltensänderung, die durch Erfahrung und nicht durch Reifung, Krankheit oder Ermüdung verursacht wurde.

2. Was versteht man unter Reifung?

Reifung beinhaltet genetisch festgelegte Entwicklungsprozesse des Muskel-, Nerven- und Hormonsystems. Reifungsvorgänge bilden oftmals die Grundlage für Lernprozesse.

3. Erläutern Sie, was klassisches Konditionieren bedeutet.

Wenn ein neutraler Reiz mehrmals mit einem unbedingten Reiz verabreicht wird, so kann der ehemals neutrale Reiz ebenfalls eine Auslösereaktion hervorrufen. Der neutrale Reiz wird zu einem konditionierten, d. h. bedingten Reiz.

4. Finden Sie ein Beispiel einer klassischen Konditionierung aus dem Bereich der Altenpflege.

Wenn eine in weiß gekleidete Altenpflegerin eine Spritze verabreicht, die schmerzt, so kann der neutrale Reiz, d. h. die weiße Kleidung, bei der betreffenden Person zukünftig Angst auslösen.

Lernen und Gedächtnis

5. Erklären Sie, wie es zu einer Extinktion (Löschung) kommt.

Zu einer Extinktion kommt es dann, wenn der bedingte Reiz nicht mehr mit dem unbedingten Reiz dargeboten wird. Als Folge bleibt die bedingte Reaktion mit der Zeit aus.

6. Beschreiben Sie die Reizgeneralisierung und nennen Sie ein Beispiel.

Folgt auf einen bedingten Reiz eine bedingte Reaktion, so ist es möglich, dass ähnliche Reize ebenfalls eine bedingte Reaktion hervorrufen. Wird eine Person von einem schwarzen Hund gebissen, so ängstigt er sich zukünftig möglicherweise auch vor einem weißen Hund.

7. Was wird unter operantem Konditionieren verstanden?

Wenn ein Organismus mit einer bestimmten Verhaltensweise auf seine Umgebung einwirkt (Operation) und die Konsequenz dieser Operation sein weiteres Verhalten bestimmt, wird von operantem Konditionieren gesprochen.

8. Erläutern Sie, was ein Verstärker ist und zählen Sie die zwei Arten von Verstärkern auf.

Ein Verstärker ist die Konsequenz einer Verhaltensweise, die dafür sorgt, dass das gezeigte Verhalten in Zukunft häufiger auftritt.
- *positive Verstärker:* Wenn auf eine Verhaltensweise eine positive Konsequenz folgt.
- *negative Verstärker:* Wenn eine unangenehme Situation beendet wird.

9. Was wird unter Bestrafung verstanden?

Eine Bestrafung ist eine Reaktion auf eine Verhaltensweise, die dafür sorgen soll, dass das gezeigte Verhalten in Zukunft seltener auftritt.

10. Nennen Sie die Bedingungen für eine operante Löschung.

Von operanter Löschung wird gesprochen, wenn die Verstärkung ausbleibt, d. h. keine vorhersagbare Konsequenz auf ein Verhalten folgt.

11. Erklären Sie das Lernen am Modell bzw. Beobachtungslernen.

Dies sind die Bezeichnungen für einen Lernvorgang, der sich zwischen einem Beobachter (Nachahmer) und seinem Modell (Vorbild) ereignet.

12. Einige Modelle üben einen größeren Einfluss auf ihre Nachahmer aus. Beschreiben Sie diese Modelle.

- Modelle mit einem höheren sozialen Status.
- Modelle, die respektiert oder geliebt werden.
- Wenn der Beobachter Ähnlichkeiten zwischen sich und dem Modell wahrnimmt.
- Wenn das Modell sich deutlich von anderen konkurrierenden Modellen abhebt.

© Holland + Josenhans

1.6.2 Gedächtnisarten und Gedächtnisprozesse

1. Definieren Sie den Begriff Gedächtnis.

Gedächtnis ist die geistige Fähigkeit, Informationen aufzunehmen, diese zu speichern und gegebenenfalls abzurufen.

2. Erklären Sie den Begriff deklaratives Gedächtnis.

Das deklarative Gedächtnis speichert Fakten und Ereignisse, die jederzeit bewusst abrufbar sind.

3. Beschreiben Sie die Funktion, die das prozedurale Gedächtnis ausübt.

Das prozedurale Gedächtnis speichert Fertigkeiten, beispielsweise die Fertigkeit des Pfeifens, Radfahrens usw.

4. Nennen Sie die zwei Bereiche des deklarativen Gedächtnisses und beschreiben Sie, für welche Leistungen sie verantwortlich sind.

Das deklarative Gedächtnis gliedert sich in ein semantisches und in ein episodisches Gedächtnis. Das semantische Gedächtnis speichert von der eigenen Biografie unabhängiges Wissen. Das episodische Gedächtnis speichert Fakten und Ereignisse, die das eigene Leben betreffen.

5. Welche drei Prozesse müssen ablaufen, um Wissen zu einem späteren Zeitpunkt abzurufen?

1. Enkodieren: Erstmalige Verarbeitung der Informationen, um eine Repräsentation im Gedächtnis zu erhalten.
2. Speichern: Die enkodierte Information wird aufbewahrt.
3. Abrufen: Gespeicherte Informationen können aus dem Gedächtnis wiedergegeben werden.

1.6.3 Drei-Speicher-Modell

1. Erklären Sie die Funktion des Kurzzeitgedächtnisses.

Das in seiner Kapazität sehr beschränkte Kurzzeitgedächtnis (nur ca. 7 Informationseinheiten) nimmt eine kurzfristige Enkodierung (ca. 20 s) der aus dem sensorischen Gedächtnis stammenden Informationen vor. Ferner lädt es die benötigten Informationen aus dem Langzeitspeicher zur Informationsverarbeitung herunter. In Anlehnung an die Informatik wird das Kurzzeitgedächtnis auch Arbeitsspeicher genannt.

Lernen und Gedächtnis

2. Beschreiben Sie die Bedeutung des Langzeitgedächtnisses.

Das Langzeitgedächtnis ist der Ort, an dem unser gesamtes Weltwissen sowie Wissen über unsere Person gespeichert ist. Die Kapazität ist unbegrenzt. Vergessen ist daher nicht gleichzusetzen mit dem Verlust von Informationen, sondern mit dem Nichtauffinden von Informationen.

3. Erläutern Sie, was das sensorische Gedächtnis ist.

Das sensorische Gedächtnis ist die Fähigkeit unseres Gedächtnissystems, Informationen aus der Umwelt, die über die Sinnesorgane aufgenommen wurden, für kurze Zeit (ca. 1,5 s) zu speichern. Die Wissenschaft geht davon aus, dass es für jede Sinnesmodalität existiert.

1.6.4 Lern- und Gedächtnisleistungen im Alter

1. Wie verändern sich die Gedächtnisleistungen im Alter?

- Die Kapazität des Kurzzeitgedächtnisses nimmt ab.
- Der Prozess des Lernens und Erinnerns ist störanfälliger.
- Frisch Gelerntes wird schlechter erinnert.
- Das semantische Gedächtnis arbeitet schlechter als das episodische Gedächtnis.

2. Zählen Sie die Faktoren auf, die die Gedächtnisleistungen im Alter beeinflussen.

- Motivation
- Vorwissen
- Emotionen
- Lernstrategien
- Training
- körperliche und psychische Erkrankungen
- Überschaubarkeit und Strukturiertheit des Lernmaterials

3. Was besagt das Ribotsche Gesetz?

Informationen, die in der Kindheit gespeichert wurden, gehen zuletzt verloren. Hingegen gehen Informationen, die zuletzt gespeichert wurden, als erstes verloren. Das Ribotsche Gesetz wird besonders anschaulich bei dementen Menschen.

4. Definieren Sie die fluide Intelligenz.

Die fluide Intelligenz ermöglicht uns ein rasches Aufnehmen und Verarbeiten von Informationen.

5. Erläutern Sie, was zur kristallisierten Intelligenz gehört.

Unser gesamtes Wissen über uns und unsere Welt sowie unsere sprachlichen Fähigkeiten wird als kristallisierte Intelligenz bezeichnet.

6. Nennen Sie die Kriterien der Weisheit nach Baltes.

- Faktenwissen
- Strategiewissen
- lebenslange Kontextsensibilität
- Wissen um die Unsicherheiten des Lebens
- Wissen um die Relativität von Normen und Zielen

1.7 Kommunikation

1.7.1 Grundlagen der Kommunikation

1. Was ist Kommunikation?

Kommunikation bezeichnet den Prozess der Informationsübertragung.

2. Geben Sie die drei Axiome der sozialen Kommunikation nach Paul Watzlawick wieder.

1. In einer sozialen Situation kann man nicht nicht kommunizieren.
2. Jede Kommunikation hat einen Inhaltsaspekt und einen Beziehungsaspekt.
3. In einem Kommunikationsablauf ist das Verhalten des einzelnen Teilnehmers sowohl Reaktion auf das Verhalten des anderen, gleichzeitig aber auch Reiz und Verstärkung für das Verhalten des anderen.

3. Jede Kommunikation hat mindestens vier Aspekte. Wie heißen sie?

- Sachaspekt
- Beziehungsaspekt
- Selbstoffenbarungsaspekt
- Appellaspekt

4. Aus dem Umstand, dass jede Aussage mindestens vier Aspekte hat, ergeben sich mögliche Fehlerquellen. Beschreiben Sie diese.

Zum einen kann sich der Sprecher nicht darüber im Klaren sein, dass er mehrere Botschaften gleichzeitig aussendet. Zum anderen kann sich der Empfänger auf einen der Aspekte konzentrieren bzw. sogar spezialisieren.

5. Definieren Sie die verbale Kommunikation.

Unter verbaler Kommunikation wird die Verständigung (mündlich oder schriftlich) mit Worten verstanden.

Kommunikation

6. Definieren Sie die nonverbale Kommunikation.

Nonverbale Kommunikation bezeichnet eine Verständigung, die nicht auf Worten, sondern auf Mimik, Gestik und Haltung beruht.

7. Was ist unter paraverbaler Kommunikation zu verstehen?

Zur paraverbalen Kommunikation gehören sprechbegleitende Merkmale, z. B. Stimmhöhe, Lautstärke, Betonung, Pausen, Aussprache.

8. Erklären Sie, was eine Doppelbindung ist.

Eine Doppelbindung ist eine Kommunikationsstörung, die entsteht, wenn von einem Sender widersprüchliche Informationen ausgehen. Wenn z. B. die Mimik zum Gesagten nicht passt.

9. Finden Sie ein typisches Beispiel einer Doppelbindung aus Ihrem beruflichen Alltag.

Sie geben einem Pflegebedürftigen das Essen ein, mit den Worten: „Lassen Sie sich ruhig Zeit", wippen dabei mit dem Fuß auf und ab und schauen ständig auf die Uhr.

10. Paradoxien gehören zur Kommunikationstheorie. Erläutern Sie, was Paradoxien sind.

Paradoxien sind in sich widersprüchliche Botschaften. Sie bringen den Kommunikationspartner in eine für ihn unlösbare Situation. Beispiel: „Sie sollen sich frei fühlen!".

11. Beschreiben Sie die Metakommunikation.

Metakommunikation beschreibt die Art und Weise, wie miteinander kommuniziert wird.

12. Warum ist die Metakommunikation für die Altenpflege wichtig? Begründen Sie Ihre Antwort unter Bezugnahme auf die drei Axiome nach Watzlawick.

Der Altenpfleger sollte sich gemäß der drei Axiome nach Watzlawick bewusst sein, dass jede Pflegehandlung bereits ein Kommunikationsprozess ist. Im Kommunikationsprozess übermittelt er stets seine Einstellungen gegenüber dem Betroffenen. Dadurch werden wiederum Verhaltensweisen des Betroffenen hervorgerufen.

1.7.2 Transaktionsanalyse

1. Nennen Sie die drei Ich-Zustände, die die Transaktionsanalyse unterscheidet.

- *Kind-Ich* – der spontane, kreative und impulsive Teil der Persönlichkeit.
- *Erwachsener-Ich* – der rationale, nüchterne und abwägende Teil des Ichs.
- *Eltern-Ich* – der fürsorgliche, aber auch kritische und moralisierende Part des Ichs.

2. Was wird unter Transaktionen verstanden?

Transaktionen sind Botschaften, die ein Sender mit einem der drei Ich-Zustände an einen Ich-Zustand eines Empfängers richtet.

3. Bei Transaktionen kann es zu Störungen kommen. Zeigen Sie die Gründe hierfür auf.

Zu Störungen kann es bei der gekreuzten Transaktion kommen: ein Sender spricht aus einem bestimmten Ich-Zustand eine bestimmte Ich-Position eines Empfängers an; dieser antwortet jedoch auf einer anderen Ich-Ebene.

4. Erläutern Sie die Bedeutung der Transaktionsanalyse für die Altenpflege.

In der Altenpflege besteht die Gefahr, dass sich bestimmte Transaktionsmuster zwischen Betroffenem und Pflegekraft verfestigen. Der auf Hilfe und Zuwendung angewiesene Pflegebedürftige nimmt tendenziell gerne die Position des Kind-Ichs ein. Der Pflegende besetzt demgegenüber oft das fürsorgliche und bevormundende Eltern-Ich und verstärkt damit den Prozess der Infantilisierung.

1.7.3 Klientenzentrierte Gesprächsführung

1. Geben Sie den Kerngedanken der klientenzentrierten Gesprächsführung nach Rogers wieder.

Im Zentrum der Kommunikation stehen die Gefühle, Gedanken und Bedürfnisse des Gesprächspartners und nicht die eigene Person.

2. Nennen Sie die Basisvariablen der klientenzentrierten Gesprächsführung.

- Kongruenz: Aufrichtigkeit gegenüber dem Klienten
- Empathie: einfühlendes Verstehen
- Akzeptanz: Achtung vor dem Klienten

3. Listen Sie die zentralen methodischen Schritte der klientenzentrierten Gesprächsführung auf.

- Aktives Zuhören: Dem Klienten wird die Bereitschaft signalisiert ihn verstehen zu wollen.
- Paraphrasieren: Das Verstandene wird in eigene Worte gefasst (Spiegeln).
- Verbalisieren: Die emotionalen Erlebnisinhalte des Klienten werden in eigene Worte gefasst (Spiegeln).

4. Begründen Sie, warum die klientenzentrierte Gesprächsführung für die Altenpflege von Bedeutung ist.

Durch die zentralen Variablen der Kongruenz, Empathie und vor allem Akzeptanz entsteht eine Atmosphäre, in der sich der alte Mensch trotz seiner Defizite geachtet und respektiert fühlt. Dies fördert sein Selbstbewusstsein und seinen Willen, das individuelle Maß an Eigenständigkeit bewahren zu wollen.

Des Weiteren fördert die klientenzentrierte Gesprächsführung das Arbeitsklima. In einem anstrengenden und auch belastenden Beruf sind Mitarbeiter gefragt, die sich gegenseitig unterstützen und helfen können. Hierzu trägt zum Beispiel die Fähigkeit des aktiven Zuhörens bei.

1.7.4 Themenzentrierte Interaktion

1. Zählen Sie die Faktoren auf, die die Gesprächssituation in einer Gruppe beeinflussen (TZI).

Die Gesprächssituation wird durch das „Es" (Thema), das „Ich" (Person) und durch das „Wir" (Gruppe) bestimmt. Das „Umfeld" (Ort, Zeit, sozialer Hintergrund) beeinflusst die zuvor genannten Faktoren.

2. Fassen Sie die zentralen Regeln des TZI zusammen.

- In der Ich-Form sprechen. Wir verstecken uns gerne hinter Formulierungen wie „man sollte" und „alle sagen". Es gilt, volle Verantwortung für seine Meinung zu übernehmen.
- Die Motive der Fragen reflektieren. Echte Fragen tragen zur Problemlösung bei, unechte sind oft Ausdruck von Machtspielen.
- Für sich selbst sprechen. Anstatt andere zu interpretieren, die eigene Meinung sagen.
- Keine Verallgemeinerungen verwenden.
- Störungen haben Vorrang. Sie behindern den Gruppenprozess und müssen angesprochen werden. Sie sind oft Ausdruck eines Ungleichgewichts zwischen Person und Gruppe.
- Es spricht immer nur einer.

3. Welche Bedeutung hat der TZI-Ansatz für die Altenpflege?

In Teambesprechungen ist es bedeutsam, dass ein Gleichgewicht zwischen Person, Gruppe und Thema herrscht. Ferner fördern festgelegte und klare Regeln das Gelingen von Besprechungen.

4. Erläutern Sie die Vorteile einer Ich-Botschaft gegenüber einer Du-Botschaft.

In schwierigen Gesprächssituationen können Ich-Botschaften Konflikte entschärfen. Sie stellen das eigene Erleben in den Mittelpunkt, ohne den Gesprächspartner zu beschuldigen, wie das bei Du-Botschaften der Fall sein kann. Ich-Botschaften ermöglichen daher einen Raum des respektvollen Umgangs.

1.8 Soziale Rolle und soziale Gruppe

1.8.1 Rollentheorie

1. Definieren Sie soziale Rollen.

Soziale Rollen sind an soziale Positionen geknüpfte sanktionierbare Erwartungen.

2. Erklären Sie den Begriff soziale Position.

Eine soziale Position ist ein sozialer Ort in einem Gesellschaftssystem, der sowohl von einzelnen Personen als auch von einer Gruppe eingenommen werden kann.

3. Geben Sie Beispiele für Rollenerwartungen (Normen).

- Muss-Erwartungen: Bei Nicht-Erfüllung der Muss-Erwartungen drohen dem Rolleninhaber schwere Sanktionen.
- Soll-Erwartungen: Sie sollten erfüllt werden, sonst ist der Rolleninhaber spürbaren Sanktionen ausgesetzt. Die Sanktionen reichen von kleinen Strafen bis hin zur sozialen Ächtung.
- Kann-Erwartungen: Diese Erwartungen werden bei Erfüllung mit positiven Konsequenzen, wie sozialer Anerkennung, Zuspruch, Sympathie belohnt.

4. Zählen Sie Rollenerwartungen auf, die mit der Rolle des Altenpflegers verknüpft sind.

- Schweigepflicht
- Gleichbehandlung der Betroffenen
- physische Pflege
- emotionale Unterstützung des Betroffenen
- Mittlerrolle zwischen Arzt und Betroffenem
- erzieherische Funktion

5. Beschreiben Sie, wann es sich bei einem Konflikt um einen Interrollenkonflikt handelt.

Interrollenkonflikt (inter = zwischen) wird der Konflikt zwischen zwei oder mehreren Rollen eines Rollenträgers genannt.

Soziale Rolle

6. Wann liegt ein Intrarollenkonflikt vor?

Werden widersprüchliche Erwartungen an eine Rolle eines Rollenträgers herangetragen, so liegt ein Intrarollenkonflikt vor (intra = innerhalb).

7. Nennen Sie ein Beispiel für einen Interrollenkonflikt aus dem Bereich der Altenpflege.

Wenn eine Alternpflegerin zum Wochenenddienst eingeteilt wird, obwohl sie an diesem Wochenende einen Familienausflug geplant hatte, so liegt ein Interrollenkonflikt vor. Ihre Familienrolle konfligiert mit ihrer Rolle als Altenpflegerin.

8. Verdeutlichen Sie einen Intrarollenkonflikt anhand eines Beispiels aus der Altenpflege.

Eine Altenpflegerin muss viele Personen versorgen. Gleichzeitig haben einige Personen den Wunsch, dass die Pflegekraft sich möglichst viel Zeit für sie nimmt.

9. Erläutern Sie, was unter Rollendistanz zu verstehen ist.

Rollendistanz ist die Fähigkeit eines Rollenträgers, seine konkreten Rollenverpflichtungen zu lockern bzw. sich ganz von ihnen zu lösen.

10. Was sind soziale Drehbücher?

Soziale Drehbücher sind als Wissen gespeicherte Abläufe sozialen Handelns.

1.8.2 Soziale Gruppe

1. Erklären Sie den Begriff soziale Gruppe einschließlich zusätzlicher Definitionsmerkmale.

Zwei oder mehr Individuen bilden eine soziale Gruppe, wenn die Beziehung dieser Individuen zueinander als regelmäßig und zeitlich überdauernd betrachtet werden kann.
Zusätzliche Definitionsmerkmale sind:
- Gruppenbewusstsein (Wir-Gefühl)
- Existenz eines gemeinsamen Gruppenziels
- spezifische Gruppennormen
- differenzierte Rollen
- Face to Face Relation

2. Listen Sie Ihnen bekannte Gruppenphasen auf.

1. Orientierungsphase
2. Machtkampfphase
3. Vertrautheitsphase
4. Differenzierungsphase
5. Trennungsphase

3. Unterscheiden Sie die formelle von der informellen Gruppe.

Bei der formellen Gruppe sind die Beziehungen, Ziele, Rollen und Erwartungen der Mitglieder durch explizite Regeln (meist in schriftlicher Form) festgelegt.

Bei der informellen Gruppe basiert die Beziehung zwischen den Mitgliedern aufgrund spontaner Prozesse, wie z. B. Freundschaft oder gemeinsame Interessen.

4. Was wird unter Gruppenzwang verstanden?

Gruppenzwang ist der Einfluss der Gruppe auf ihre Mitglieder, sich konform (gleichförmig) zu verhalten.

1.9 Sterben und Tod

1.9.1 Sterbephasen

1. Nennen und charakterisieren Sie die Sterbephasen nach Elisabeth Kübler-Ross.

1. Nicht-Wahrhaben-Wollen: Der Sterbende möchte die ihn bedrohende Realität nicht wahrhaben.
2. Auflehnung: Phase der aufbrechenden Emotionen. Pflegepersonal sowie Angehörige können zur Projektionsfläche negativer Gefühle werden.
3. Verhandeln: Betroffener versucht durch Versprechungen und Verhandeln dem drohenden Schicksal zu entgehen bzw. es hinauszuzögern.
4. Depression: Der Sterbende wird von einer großen Trauer ergriffen.
5. Annahme: Der Betroffene ist jetzt bereit, zu sterben.

2. Kritisieren Sie das Modell der Sterbephasen von Kübler-Ross.

Sterben ist individuell verschieden. Menschen können diese Phasen durchlaufen, können jedoch genauso in nur einer verharren oder zwischen den Phasen hin- und herspringen. Die Reaktionen sind ferner durch folgende Faktoren geprägt:
- Krankheitsverlauf
- Persönlichkeit
- soziale Beziehungen
- soziale Schicht

Sterben und Tod

3. Zählen Sie auf, welche Auseinandersetzungsformen mit dem eigenen Tod Andreas Kruse unterscheidet.

- Der Mensch akzeptiert sein Sterben und möchte die verbleibende Zeit noch genießen.
- Der Mensch resigniert, verbittert zunehmend und empfindet sein Leben als Last.
- Manche Sterbenden ersetzen teilweise ihre Todesangst durch sie erfüllende und sinnstiftende Tätigkeiten.
- Andere versuchen, den nahen Tod zu verdrängen.
- Der Sterbende durchläuft Phasen tiefer Depression, die ihn in die Annahme seines Todes führen.

1.9.2 Bedürfnisse Sterbender

1. Nennen Sie die körperlichen Bedürfnisse, die sterbende Menschen haben.

- Wunsch, frei von Schmerzen zu bleiben
- Bedürfnis nach Ruhe
- Verlangen nach Flüssigkeitszufuhr
- Bedürfnis, durch entsprechende Lagerungstechniken die Atemnot zu lindern

2. Beschreiben Sie die psychischen Bedürfnisse, die Sterbende haben.

- Bedürfnis nach sozialen Beziehungen
- Bedürfnis, Gefühle auszuleben
- letzte Angelegenheiten regeln zu können
- Gewissheit, dass ihre Würde gewahrt bleibt, auch ohne Äußerungsmöglichkeiten
- Beachtung ihrer Wünsche und Bedürfnisse

3. Formulieren Sie die entscheidenden Grundsätze, die bei der Sterbebegleitung zu beachten sind.

- möglichst auf schmerzhafte und anstrengende Pflegemaßnahmen verzichten
- Wahrung des Selbstbestimmungsrechts
- Linderung der Atemnot durch Umlagern
- auf nonverbale Kommunikation achten
- auf ausreichende Flüssigkeitszufuhr achten
- das Ruhe- und Schlafbedürfnis beachten
- auf weitgehende Schmerzfreiheit achten
- sozialen Tod verhindern, d. h. soziale Kontakte aufrechterhalten
- sich Gesprächen über das Sterben stellen
- Bräuche der Religion respektieren

Gerontologie

4. Was verbirgt sich hinter dem Begriff sozialer Tod?

Bevor ein Mensch stirbt, kann er sozial sterben. Menschen aus seinem Umfeld verringern zu ihm die sozialen Beziehungen oder brechen sie sogar ab.

1.9.3 Sterbehilfe und Suizid

1. Unterscheiden Sie die aktive und passive Sterbehilfe.

Bei der aktiven Sterbehilfe handelt es sich um die direkte, aktive Tötung eines Menschen auf sein Verlangen hin. Unter passiver Sterbehilfe ist der Verzicht auf lebensverlängernde Maßnahmen zu verstehen.

2. Was ist unter indirekter Sterbehilfe zu verstehen?

Unter indirekter Sterbehilfe ist die bewusste Inkaufnahme eines verfrühten Todes durch Verabreichung einer schmerzlindernden Behandlung zu verstehen.

3. Zählen Sie Faktoren auf, die das Suizidrisiko erhöhen.

- körperliche Erkrankungen mit schweren Schmerzen
- psychische Erkrankungen
- Verlust von geliebten Menschen
- Einsamkeit
- höheres Lebensalter
- Zughörigkeit zum männlichen Geschlecht

4. Benennen Sie die Phasen des präsuizidalen Syndroms (Ringel).

1. sozialer Rückzug
2. Aggressionsstau
3. Selbstmordfantasien

5. Beschreiben Sie den Umgang mit suizidgefährdeten älteren Menschen.

- Suizidabsichten nicht verurteilen
- Suizidabsichten ernst nehmen
- Bereitstellen einer Bezugsperson
- bei akuten Suizidabsichten Einweisung in eine psychiatrische Klinik
- Gespräche personenzentriert führen

1.10 Belastungen in der Altenpflege

1.10.1 Berufstypische Belastungen

1. Nennen Sie physische Belastungen, denen Mitarbeiter in der Altenpflege ausgesetzt sind.

- Tragen
- Heben
- Lagern
- Schichtdienst
- Angriffen von Pflegebedürftigen
- hohes Laufpensum des Pflegepersonals

2. Welche psychischen Belastungen bringt der Beruf der Altenpflegerin mit sich?

- Zeitmangel
- Kommunikation mit Angehörigen
- Kommunikation mit psychisch kranken Personen
- Sterben und Tod von Personen
- hohe Verantwortung

3. Geben Sie Beispiele für organisatorische Maßnahmen, die die Belastungen in der Pflege reduzieren können.

- guter Personalschlüssel
- wenig Überstunden
- überlegte Teambildung
- klare Zielsetzungen und eindeutige Verteilung von Kompetenzen
- Mitbestimmung der Mitarbeiter
- Fortbildungsmöglichkeiten

1.10.2 Mobbing

1. Definieren Sie den Begriff Mobbing.

Mobbing beschreibt negative kommunikative Handlungen, die gegen eine Person gerichtet sind (von einer oder mehreren Personen) und die sehr oft und über einen längeren Zeitraum vorkommen und damit die Beziehung zwischen Täter und Opfer kennzeichnen (Leymann).

2. Erläutern Sie die Phasen, die der Mobbingprozess durchläuft (Leymann).

1. unbewältigte Konflikte
2. Konflikte eskalieren in psychologischen Schikanierungen
3. Übergriffe und Rechtsbrüche
4. Betroffener wird körperlich und seelisch krank
5. Ausgliederung aus der Arbeitswelt

3. Beschreiben Sie die fünf Gruppen, in die sich Mobbinghandlungen nach Leymann einteilen lassen. Geben Sie jeweils ein Beispiel dafür.

- Angriffe auf die Möglichkeit sich mitzuteilen (z. B. ständiges Unterbrechen)
- Angriffe auf die sozialen Beziehungen (z. B., wenn mit dem Betroffenen nicht mehr gesprochen wird)
- Angriffe auf das soziale Ansehen (z. B. die Verbreitung von Gerüchten über den Betroffenen)
- Angriffe auf die Qualität der Berufs- und Lebenssituation (z. B., wenn dem Betroffenen sinnlose Aufgaben gegeben werden)
- Angriffe auf die Gesundheit (z. B. Androhung körperlicher Gewalt)

4. Nennen Sie mögliche Ursachen für Mobbing am Arbeitsplatz.

- unüberlegte Arbeitsorganisation
- unzulängliche Aufgabengestaltung
- Verhalten und Erscheinung des Betroffenen weichen vom Üblichen ab
- „Personalarbeit mit anderen Mitteln"

5. Überlegen Sie sich Maßnahmen, welche Mobbing in Organisationen verhindern.

- „weiche" Instrumente: Selbstverpflichtungen, Leitsätze, Ethik-Standards usw.
- „harte" Instrumente: Betriebsvereinbarungen
- Öffentlichkeits- und Schulungsarbeit
- organisatorische Maßnahmen: Personalauswahl, Zielsetzungen, Teambildungen usw.

6. Zählen Sie Handlungsmöglichkeiten auf, die es für von Mobbing Betroffene gibt.

- Grenzen setzen: Eskalationsangebote sollten ausgeschlagen werden.
- persönliche Stabilisierung durch längere Krankschreibungen, Therapie, Kur
- objektive Veränderungen am Arbeitsplatz: Versetzung oder Kündigung
- öffentlich machen: Für das Umfeld muss Mobbing sichtbar gemacht werden.

1.10.3 Burnout

1. Erklären Sie, was unter Burnout zu verstehen ist.

Burnout ist eine körperliche, geistige und emotionale Erschöpfung, die das Resultat andauernder oder wiederholter emotionaler Belastung im Zusammenhang mit langfristigem, intensivem Einsatz für andere Menschen ist (Pines et. al.).

Belastungen in der Altenpflege

2. Nennen Sie die Symptome, die bei einem Burnout typischerweise auftreten.

- körperliche Symptome: Energiemangel, chronische Ermüdung, Kopfschmerzen, Übelkeit, Rückenschmerzen usw.
- emotionale Symptome: Niedergeschlagenheit, Hilflosigkeit, Hoffnungslosigkeit, Gedanken an Selbstvernichtung, unbeherrschbares Weinen usw.
- geistige Symptome: negative Einstellung zum Selbst, negative Einstellung zu seinen Klienten usw.

3. Beschreiben Sie die Phasen des Burnout-Syndroms nach Wolfgang Schmidbauer.

1. Anfangsphase: Der Betroffene zeichnet sich typischerweise durch Überengagement und eine Idealisierung seiner Arbeit und Fähigkeiten aus.
2. Einbruchphase: Die Leistungsfassade lässt sich nicht mehr aufrechterhalten. Anspruch und Wirklichkeit sind nicht deckungsgleich. Der Betroffene hegt nicht nur Widerwillen gegenüber seiner Arbeit, sondern auch gegenüber seinen Klienten. Müdigkeit bei der Arbeit und Zynismus gegenüber Pflegebedürftigen und Mitarbeitern sind typische Anzeichen eines beginnenden Burnout.
3. Abbauphase: Diese Phase ist gekennzeichnet durch Leistungsabbau. Depressive Symptome und psychosomatische Beschwerden quälen den Betroffenen. Alkohol- und Opiatmissbrauch sind typische Fluchtmuster. Der Betroffene bricht alle sozialen Beziehungen ab und vereinsamt.
4. Kompensierter Burnout: Anstatt komplett auszubrennen, wie oben beschrieben, wählen Betroffene häufiger den inneren Ausstieg. „Dienst nach Vorschrift" ist ihr Motto. Dabei versuchen sie ihr fehlendes Engagement mit unterschiedlichen Ausreden zu verbergen, z. B. Eheproblemen, Hausbau, pflegebedürftigen Angehörigen, gesundheitlichen Problemen usw.

4. Warum brennen Menschen in helfenden Berufen aus?

- emotional belastende Arbeit: Pflegende müssen sich Schmerzen, Ängsten, Zorn, Verzweiflung und dem Sterben ihrer Klienten aussetzen.
- klientenzentrierte Orientierung: Die helfende Beziehung ist nicht ausgewogen, sondern asymmetrisch: Der Helfer gibt, der Klient empfängt.
- Persönlichkeit des Helfers: Der Helfer ist oftmals besonders empfindsam für das Leiden seiner Klienten. Häufig sind seine Ansprüche an sich selbst hoch, und viele neigen dazu, die Probleme anderer Menschen mitzutragen.

5. Geben Sie Tipps, wie sich der Einzelne vor einem Burnout schützen kann.

- Problembewusstsein entwickeln
- Abgrenzung von Arbeit und Freizeit
- Rückzugsmöglichkeiten vom direkten Kontakt mit dem Klienten schaffen
- soziale Unterstützung und soziale Kontakte aufrechterhalten
- Delegieren lernen

6. Organisatorische Maßnahmen können einen Burnout verhindern. Welche Maßnahmen kennen Sie?

- Betreuungsschlüssel verbessern
- Rückzugsmöglichkeiten anbieten
- positive Arbeitsbedingungen schaffen
- organisatorische Flexibilität
- Aus-, Fort- und Weiterbildungen anbieten
- Supervision
- Überstundenreduzierung

1.10.4 Helfersyndrom

1. Beschreiben Sie das Helfersyndrom.

Menschen wählen die Rolle des Helfers, um Abhängigkeitsängsten zu entgehen und für die Pflegebedürftigen jener ideale Elternteil zu sein, den sie selbst sich in ihrer Kindheit gewünscht hätten.

2. Welche frühkindlichen Erfahrungen verursachen das Helfersyndrom?

Wenn Eltern ihr Kind ablehnen bzw. nicht um seiner selbst willen lieben, sondern nur seine Leistungen und sein angepasstes Verhalten wertschätzen, kann eine Helferpersönlichkeit entstehen.

Belastungen in der Altenpflege

3. Zählen Sie die typischen Merkmale des Helfersyndroms auf.

- auffälliges Verlangen nach Bestätigung
- Vermeiden von Gegenseitigkeit
- Idealisieren der eigenen Werthaltung
- Aggressionen werden indirekt ausgelebt, z. B. durch Klatsch und Intrigen

4. Überlegen Sie, welche Konflikte und Belastungen sich aus dem Helfersyndrom ergeben.

- Burnout als Folge übersteigerter Tätigkeit
- Gefahr einer Entmündigung des Pflegebedürftigen
- Konflikte mit Mitarbeitern
- Flucht aus dem Beruf

1.10.5 Gewalt in der Pflege

1. Definieren Sie den Begriff Gewalt.

Wenn Menschen dahingehend beeinflusst werden, dass ihre tatsächliche körperliche und geistige Verwirklichung geringer ist als ihre mögliche Verwirklichung, wird von Gewalt gesprochen.

2. Nennen und erklären Sie Formen der Gewalt.

- Vernachlässigung: das bewusste (aktive Vernachlässigung) oder unbewusste (passive Vernachlässigung) Unterlassen situationsgerechter Handlungen
- Misshandlung: aktive körperliche und/oder psychische und/oder finanzielle Schädigung

3. Zeigen Sie die Ursachen für Gewaltanwendungen in Pflegeeinrichtungen auf.

- ungünstiger Personalschlüssel
- wenig qualifiziertes Personal
- „problematische" Bewohner, die Mitarbeiter beispielsweise beschimpfen
- ungünstiges Arbeitsklima
- hohes Maß an bürokratischer Einmischung

4. Welche Gründe gibt es für Gewaltanwendungen in der häuslichen Pflege?

- Überforderung
- Antipathie: Schwiegermutter, die man noch nie leiden konnte
- Angst, das eigene Leben zu versäumen
- körperliche und psychische Erschöpfung
- Übermüdung
- Gefühl der Erfolglosigkeit: Trotz starken Engagements verschlechtert sich der Zustand des Angehörigen

© Holland + Josenhans

5. Beschreiben Sie Maßnahmen, die Gewalt in der häuslichen und stationären Pflege verhindern können.

Prävention zuhause:
- Schulung durch professionelle Kräfte
- Lockerung der Pflegebeziehung
- Entlastungsangebote, z. B. durch ambulante Dienste, Tagespflege, Nachtpflege, Kurzzeitpflege usw.

Prävention im Pflegeheim:
- Fortbildungen
- qualifiziertes Personal
- Personalschlüssel verbessern
- Supervision

1.10.6 Entspannungstechniken

1. Erläutern Sie, was unter progressiver Muskelrelaxation verstanden wird.

Die progressive Muskelrelaxation ist eine Entspannungstechnik, bei der alle Muskelpartien nacheinander angespannt und anschließend entspannt werden. Als Folge stellt sich ein Gefühl der Entspannung ein.

2. Was ist autogenes Training?

Autogenes Training ist eine konzentrative Technik, die es ermöglicht, durch selbsthypnotische Formeln Einfluss auf körperliche Prozesse zu nehmen.

3. Nennen Sie weitere Entspannungstechniken.

- Meditation
- Yoga
- sportliche Aktivitäten
- kreative Aktivitäten

2 Aktivierung und Rehabilitation in der Altenarbeit

2.1 Definitionen/Grundsätze/Ziele

1. Definieren Sie den Begriff Aktivierung.

- Den Menschen durch Motivation innerlich in Bewegung bringen.
- Den Menschen so anregen, dass sich in ihm etwas regt.

2. Welcher Grundsatz muss bei der Aktivierung beachtet werden?

Grundsatz:
Körper, Geist und Seele bilden eine Einheit und können nicht voneinander getrennt werden.

3. Nennen Sie die grundlegenden Kriterien für die Aktivierung im Pflegealltag.

- Zum Beobachter werden.
- Den zu Rehabilitierenden geduldig zu neuen Handlungsweisen anhalten.
- Die eigene Tätigkeit zurücknehmen.
- Den Blick dafür schulen, was tatsächlich notwendig ist, das heißt, *so wenig Hilfe wie möglich, aber soviel Unterstützung wie nötig geben*.

4. Definieren Sie den Begriff Rehabilitation in der Altenpflege.

- Unabhängig werden von der Pflege bzw. Hilfe anderer.
- Die Fähigkeiten, die zur eigenen selbstständigen Lebensführung verhelfen, wieder herstellen.

5. Die Rehabilitation wird in zwei Bereiche unterteilt. Nennen Sie die beiden Bereiche und geben Sie die Dauer der Reha an.

Externe Rehabilitation:
Kurzzeitrehabilitation
Interne Rehabilitation:
Langzeitrehabilitation

6. Beschreiben Sie den Ort und das Ziel der externen Rehabilitation.

Ort: in der Klinik (Geriatrie)
Ziel:
Alle Maßnahmen sind darauf ausgerichtet, den alten Menschen wieder in sein soziales Umfeld einzugliedern.
Der Rehabilitationsschwerpunkt liegt auf dem Erreichen optimaler Selbstständigkeit in den Aktivitäten des täglichen Lebens.

7. Beschreiben Sie die Orte und Ziele der internen Rehabilitation.

Die *interne Rehabilitation* unterteilt sich in drei Bereiche. Wichtige *Orte* sind die Einrichtungen der Altenhilfe:
- Sozialstation → ambulante Reha
- Tagespflegeheim → teilstationäre Reha
- Alten- und Pflegeheim → stationäre Reha

Ziele:
Dem auf Dauer auf Hilfestellung und Betreuung angewiesenen alten und kranken Menschen ein Lebensumfeld gestalten, indem
- seine Selbstständigkeit soweit wie möglich „gepflegt" und erhalten wird,
- er, entsprechend seiner vorhandenen Restressourcen, gefördert wird,
- Interessen und Lebensgewohnheiten Berücksichtigung finden,
- er sich weitmöglichst wohl, akzeptiert und gut versorgt fühlen kann.

2.2 Biografie

2.2.1 Wesentliche Elemente biografischen Arbeitens

1. Zählen Sie die vier Elemente biografischen Arbeitens auf.

- kalendarisches Alter
- sozialgeschichtlicher Hintergrund
- Lebenslauf
- Lebensgeschichte

2. Erläutern Sie das Element kalendarisches Alter.

- Definition über die Lebensjahre:
  - Sie geben die Zugehörigkeit zu einer bestimmten Generation an.
- Gesellschaftliches Strukturprinzip:
  - ordnet eine Altersstufe zu,
  - betrachtet und behandelt den Menschen auf altersspezifische Weise, schreibt dem Alter Eigenschaften und Fähigkeiten zu,
  - regelt die Teilnahme am gesellschaftlichen Leben, indem bestimmte Rollen zugeschrieben oder übernommen werden, mit den sich daraus ergebenden Ansprüchen.

3. Erläutern Sie das Element sozialgeschichtlicher Hintergrund.

- Entschlüsselung des Privatlebens durch Rekonstruktion von Lebenszusammenhängen wie Familie, Kindheit, Alter, regionale Geschichte, Alltagsgeschichten, Fest-, Feiertags- und Freizeitkultur.
- Aus der Zusammenschau von Sozial-, Politik-, Wirtschafts- und Epochengeschichte ergibt sich eine Annäherung an die prägenden, historischen Erfahrungen alter Menschen.

4. Erläutern Sie das Element Lebenslauf.

In der soziologischen Biografieforschung verweist der Begriff Lebenslauf auf
- eine soziale Gliederung in Altersstufen,
- auf die Übergänge von der einen zur anderen Altersstufe,
- auf Orientierungsmuster,
- auf die zu übernehmenden Rollen.

Diese Elemente bilden das notwendige Gerüst für das, was in der Biografie beschrieben wird.

5. Erläutern Sie das Element Lebensgeschichte.

Die Lebensgeschichte zeigt, wie der Mensch (das Individuum) sich und sein Leben sieht.
Die Deutung der Lebensgeschichte führt sehr nahe an das
- Individuelle des menschlichen Lebens,
- an Gefühle wie Freude, Liebe, Zuneigung, Freundschaft, Angst, Hoffnung und Trauer,
- an Vorlieben und Abneigungen.

2.2.2 Kenntnisermittlung für die Biografie

1. Die fünf Säulen der Identität von H. Petzold beinhalten Überlegungen zur eigenen Vergangenheit, zur Gegenwart, aber auch zur Zukunft (Lebensgeschichte).
a) Wozu dienen die Säulen?
b) Nennen Sie die einzelnen Säulen.

a) Die Säulen dienen der Orientierung bei der Biografiearbeit und Lebensgestaltung der alten Menschen über das Erkennen von Fähigkeiten, Fertigkeiten und Kompetenzen.

b)
- Säule der Leiblichkeit
- Säule der sozialen Beziehungen (soziales Netzwerk)
- Säule der Arbeit, Leistung und Freizeit
- Säule der materiellen Sicherheit
- Säule der Werte

2. Führen Sie Inhalte der Säule Leiblichkeit auf.

Inhalte sind beispielsweise:
- gute Gesundheit, körperliche Unversehrtheit,
- Krankheit
- zufrieden sein mit seinem Aussehen,
- kann Sexualität gelebt werden, wie es gewünscht wird
- Vitalität, Kraft, Ertüchtigung
- eigene Ausstrahlung

3. Führen Sie Inhalte der Säule soziale Beziehungen auf.

Inhalte sind beispielsweise:
- soziale Netzwerke der Familie:
  – Angehörige
  – Partnerschaft
  – Mutterschaft, Vaterschaft
  – Kindererziehung
- soziale Netzwerke des Freundeskreises
- soziale Netzwerke der Vereinsmitglieder
- soziale Netzwerke der Kollegen

4. Führen Sie Inhalte der Säule Arbeit, Leistung und Freizeit auf.

Von hohem Stellenwert in unserer Kultur sind beispielsweise:
- berufliche Tätigkeit, berufliche Leistung
- berufliche Chancen, beruflicher Status
- Arbeitslosigkeit
- Freizeitaktivitäten, Hobbys

5. Führen Sie Inhalte der Säule Werte auf.

Innere Werte wie beispielsweise:
- Ehrlichkeit, Bescheidenheit, Zufriedenheit
- Selbstlosigkeit, Hilfsbereitschaft, Aufopferung
- Pflichterfüllung, Treue, Zuverlässigkeit

6. Geben Sie die Bedeutung und Interventionsmöglichkeiten für die Säule Leiblichkeit an.

Bedeutung:
sich in seinem Körper, seiner Haut wohlfühlen
Interventionsmöglichkeiten:
- gesunde Ernährung, Bewegung
- Sport und Spiel
- entsprechende Körperpflege
- pfleglicher Umgang mit sich selbst

7. Geben Sie die Bedeutung und Interventionsmöglichkeiten für die Säule soziale Beziehungen an.

Bedeutung:
- sich in seinem Umfeld wohlfühlen
- bietet Chancen zur Selbstverwirklichung
Interventionsmöglichkeit:
- Pflege der sozialen Netzwerke

8. Geben Sie die Bedeutung und Interventionsmöglichkeiten für die Säule Arbeit, Leistung und Freizeit an.	*Bedeutung:* • Arbeit kann Lebenssinn geben, kann befriedigen. *Interventionsmöglichkeiten:* • Weder Über- noch Unterforderung in Kauf nehmen. • Freizeitaktivitäten erhalten.
9. Geben Sie die Bedeutung und Interventionsmöglichkeiten für die Säule materielle Sicherheit an.	*Bedeutung:* • Unter dem Wegfall materieller Sicherheit leidet die Identität. • Eigener Verdienst erlaubt Freiheiten. • Materieller Gewinn aus eigener Arbeit macht unabhängig. • Zu starke Abhängigkeit vom Geld (Geld des Ehemanns, Taschengeld von den Eltern oder der Sozialhilfe) schränkt die Freiheit ein. *Interventionsmöglichkeiten:* • weder Überforderung noch Unterforderung in Kauf nehmen
10. Geben Sie die Bedeutung und Interventionsmöglichkeiten für die Säule Werte an.	*Bedeutung:* • Werte geben dem Leben Sinn und Kraft. • Sie vermitteln Zugehörigkeit und führen zu einer bestimmten Haltung und Verhaltensweise. *Interventionsmöglichkeit:* • „Pflegen" der Werte.

2.3 Ressourcen und Fähigkeiten

1. Beschreiben Sie, was Ressourcen sind.	Ressourcen sind ganz unterschiedliche Hilfsquellen der alten Menschen. Dazu gehören: • persönliche, individuelle Fähigkeit/en. • Unterstützung in der Gestaltung der Umgebung • Unterstützung durch Dritte
2. Zeigen Sie den Stellenwert der Ressourcen auf.	• Ressourcen werden in der Pflegeplanung fortlaufend überprüft und aktualisiert. • Sie dienen der Erhaltung der Selbstständigkeit. • Sie fördern den Genesungsprozess. • Sie steigern das Selbstwertgefühl.

3. Nennen Sie die Ressourcengruppen.

- grundlegende Motivation des alten Menschen
- Fähigkeiten des alten Menschen, alles was er kann und weiß
- Angehörige, die ihre Unterstützung mit einbringen
- Fähigkeiten mit Hilfsmitteln umzugehen

4. Geben Sie für die unten aufgeführten Ressourcengruppen mindestens je zwei Beispiele.
a) **grundlegende Motivation des Betroffenen**
b) **Fähigkeiten des Betroffenen**
c) **Angehörige, die ihre Unterstützung mit einbringen**
d) **Fähigkeiten mit Hilfsmitteln umzugehen**

a)
- Kooperationsbereitschaft
- Akzeptieren von Einschränkungen
- Lernbereitschaft

b)
- kann sich verbal äußern
- kennt Risikofaktoren
- kennt die Ursachen seiner Erkrankung
- ist mobil
- kann seine Extremitäten bewegen

c)
- Die Tochter kommt jeden Abend zur Pflege.
- Die Ehefrau kommt jeden Tag um das Essen anzureichen.
- Der Sohn kommt zweimal in der Woche zum Vorlesen.
- Die Enkeltochter hilft beim Ausrichten von Festen.

d)
- Betroffener kann mit dem Rollator selbstständig gehen.
- Betroffener kann mit dem Schnabelbecher selbst trinken.
- Betroffener kann mit Tellerrand selbstständig essen.

2.4 Hilfestellung zur Orientierung/zur Tagesstrukturierung

2.4.1 Die vier Orientierungsstörungen

1. Nennen Sie die vier Orientierungsstörungen in der Reihenfolge, in der sie bei gerontopsychiatrisch veränderten Menschen auftreten.

- zeitliche Orientierung
- räumliche Orientierung
- situative Orientierung
- persönliche Orientierung

2. Worauf beruhen die Orientierungsstörungen?

Wenn Bewusstseinsstörungen fehlen, sind die Orientierungsstörungen Ergebnisse einer nicht mehr intakten Merkfähigkeit.

Hilfestellung zur Orientierung/zur Tagesstrukturierung

3. Beschreiben Sie die Bedeutung der Hilfsmittel zur Orientierung.

Über entsprechende Hilfsmittel soll
- die Orientierungsfähigkeit erleichtert werden
- die Orientierungsfähigkeit erhalten bleiben
- die Angst vor Kontrollverlust genommen werden

4. Erläutern Sie die
a) zeitliche Orientierung
b) räumliche und situative Orientierung
c) persönliche Orientierung

a) Die zeitliche Orientierung erfordert eine intakte Merkfähigkeit, um den Anschluss an das weiter ablaufende Geschehen zu behalten.
b) Bei der räumlichen und situativen Orientierung ist die aktuelle Merkfähigkeit nicht so stark erforderlich wie bei der zeitlichen Orientierung.
c) Daten zur eigenen Person sind, abgesehen von wenigen Ausnahmen, tief im Gedächtnis verankert. Daher bleibt das Wissen um die eigene Person/Identität lange erhalten.

2.4.2 Zeitliche Orientierung

1. Geben Sie Maßnahmen für die zeitliche Orientierung an.

Maßnahmen für die zeitliche Orientierung sind:
- jahreszeitliche Strukturierung
- gemeinsames Vorbereiten von Festen
- Gewohnheiten der Betroffenen feststellen
- optische Reize bieten
- Unterstützung bei der Kleiderauswahl
- strukturierten, gleichbleibenden Tagesablauf/Wochenablauf schaffen
- allgemeine Hilfsmittel zur Orientierung bieten

2. Erläutern und begründen Sie die Maßnahme *jahreszeitliche Strukturierung*.

Erläuterung:
Jahreszeitliche Strukturierung kann erfolgen durch eine entsprechende Dekoration von Fluren und Gemeinschaftsräumen.
Begründung:
- bietet Abwechslung
- regt Sinneseindrücke an
- weckt Erinnerungen

3. Begründen Sie die Maßnahme *gemeinsames Vorbereiten von Festen*.

Begründung:
- Aktivieren von Erinnerungen und Ressourcen
- Anknüpfen an gewohnte Rituale

4. Erläutern und begründen Sie die Maßnahme *Gewohnheiten der Betroffenen feststellen*.

Erläuterung:
Gewohnheiten feststellen wie z. B.:
- sonntags Kirchgang
- freitags Fisch essen
- montags Wäsche waschen

Begründung:
- Verbindung zwischen Wochentagen und bestimmten Aktivitäten herausfinden.

5. Erläutern und begründen Sie die Maßnahme *optische Reize bieten*.

Erläuterung:
Optische Reize können z. B. sein:
- Mahlzeiten so anrichten, dass das Auge mitisst
- farbige Tischwäsche verwenden
- farbiges Geschirr verwenden
- farbige Servietten verwenden

Begründung:
- optische Reize helfen den Tagesablauf anhand der gebotenen Reize zu strukturieren
- optische Reize überbrücken die Eintönigkeit des Alltags

6. Erläutern und begründen Sie die Maßnahme *Unterstützung bei der Kleiderauswahl*.

Erläuterung:
Maßnahmen können z. B. sein:
- sonntags festliche Kleidung anziehen
- wochentags eventuell Schürze umbinden

Begründung:
- Verbindung zwischen Wochentag und Kleidung herstellen

7. Erläutern und begründen Sie die Maßnahme *strukturierten, gleichbleibenden Tagesablauf/Wochenablauf schaffen*.

Erläuterung:
Maßnahmen können z. B. sein:
- bei sich wiederholenden Aktivitäten feste Zeiten einhalten
- für vertraute Rituale sorgen

Begründung:
- Gewohnheiten schaffen

8. Erläutern und begründen Sie die Maßnahme *allgemeine Hilfsmittel zur Orientierung bieten*.

Erläuterung:
Maßnahmen können z. B. sein:
- Abreißkalender mit großen Zahlen
- Uhren mit großen Ziffern

- aktuelle Tageszeitung bereithalten, evtl. vorlesen

Begründung:
- selbstständige Orientierung ermöglichen

9. Formulieren Sie die Ziele der zeitlichen Orientierung.

Ziele der zeitlichen Orientierung sind:
- beim Strukturieren des Lebens helfen
- Erkennen und Unterscheiden können von Tages- und Jahreszeiten
- der Vergesslichkeit entgegenwirken
- Aggressionen abbauen

2.4.3 Räumliche Orientierung

1. Nennen Sie die Überbegriffe, die wegweisend für die räumliche Orientierung sind.

- optische Markierungen
- Unterbrechungen
- Beleuchtung
- Einrichtung
- Farbschattierungen
- Infomaterial
- Reizüberflutung
- Bewohnerzimmer
- Veränderungen

2. Erläutern und begründen Sie den Überbegriff *optische Markierungen*.

Erläuterung:
Statt Beschriftungen bekannte Symbole, Bilder und Farben für die Kennzeichnung einzelner Räume verwenden.
Begründung:
- erhalten die Selbstständigkeit

3. Erläutern und begründen Sie den Überbegriff *Unterbrechungen*.

Erläuterung:
- Unterbrechungen setzen Akzente, welche die räumliche Orientierung erleichtern.
- Unterbrechungen können sein:
  - Sitzgruppen
  - Blumen
  - Bilder und Lampen
  - unterschiedliche Farben

Begründung:
- erleichtern das Zurechtfinden
- laden zum Verweilen ein
- schaffen Atmosphäre und Kontakte

Aktivierung und Rehabilitation in der Altenarbeit

4. Erläutern und begründen Sie den Überbegriff *Beleuchtung*.

Erläuterung:
Die Beleuchtung muss gut sein:
- nicht zu grell
- nicht zu dunkel
- optimal 300 Lux

Begründung:
- Zu grelles Licht macht aggressiv,
- Zu dunkles Licht macht Angst, kann die Verwirrtheit steigern.
- 300 Lux entsprechen dem Tageslicht und fördern das Wohlbefinden.

5. Erläutern und begründen Sie den Überbegriff *Einrichtung*.

Erläuterung:
Die Einrichtung soll:
- konstant und einfach sein
- übersichtlich, aber nicht steril
- sich an den Gewohnheiten der Bewohner orientieren

Begründung:
- erleichtert das Zurechtfinden
- fördert das Wohlbefinden

6. Erläutern und begründen Sie den Überbegriff *Farbschattierungen*.

Erläuterung:
Wände Böden und Decken in unterschiedlichen Farbschattierungen halten.

Begründung:
- erleichtert das Erkennen von räumlichen Grenzen

7. Erläutern und begründen Sie den Überbegriff *Infomaterial*.

Erläuterung:
Infomaterial aufhängen wie:
- Stadtpläne, Geländepläne
- Busfahrpläne

Das Material muss gut lesbar sein und an einer gut sichtbaren Stelle hängen.

Begründung:
- erleichtert und ermöglicht eine Orientierung nach außen

8. Erläutern und begründen Sie den Überbegriff *Reizüberflutung*.

Erläuterung:
Reizüberflutungen vermeiden wie:
- ständig laufende Fernseher
- ständig laufende Radios

Hilfestellung zur Orientierung/zur Tagesstrukturierung

Begründung:
- Reize können nicht eindeutig wahrgenommen und differenziert werden.
- Reize verwirren zusätzlich.

9. Erläutern und begründen Sie den Überbegriff *Bewohnerzimmer*.

Erläuterung:
Bewohnerzimmer entsprechend ausstatten:
- mit eigenen Möbeln
- nach eigenem Geschmack
- mit Erinnerungsstücken, Fotos und Bildern
- mit Nachtleuchten oder Bewegungsmelder

Begründung:
- auf die Bedürfnisse der Bewohner eingehen
- vertraute Umgebung schaffen
- erleichtern nachts den Toilettengang
- verhindern Angst

10. Erläutern und begründen Sie den Überbegriff *Veränderungen*.

Erläuterung:
Ständige Veränderungen vermeiden.
Begründung:
- Veränderungen wirken belastend
- Veränderungen erschweren das Zurechtfinden

11. Nennen Sie die Ziele der räumlichen Orientierung.

Die Ziele sind:
- sich in Räumen und Gebäuden zurechtfinden
- das eigene Zimmer finden
- sich wohl fühlen

2.4.4 Persönliche Orientierung/personelle Orientierung

1. Geben Sie Überbegriffe an, die bei der persönlichen Orientierung helfen.

- immer mit dem Namen ansprechen
- Würde wahren
- Erscheinungsbild beibehalten
- biografieorientierte Gespräche
- Kontakte pflegen
- persönliche Post
- Zimmer kennzeichnen

2. Erläutern und begründen Sie den Überbegriff *immer mit dem eigenen Namen ansprechen*.

Erläuterung:
Betroffenen immer mit dem Namen und dem eventuell vorhandenen Titel ansprechen.
Begründung:
- erinnert an die eigene Person

3. Erläutern und begründen Sie den Überbegriff *Würde wahren*. Gehen Sie dabei auch auf die Ausnahme ein.

Erläuterung:
Würde des Betroffenen wahren heißt:
- Betroffenen mit Sie ansprechen.

Begründung:
- Ansprache zeigt Respekt
- steigert das Selbstwertgefühl

Ausnahme:
Ansprache mit dem Vor- bzw. Kosenamen
- bei ausdrücklichem Wunsch des Betroffenen
- wenn die Identifikation nur über den Vor- oder Kosenamen erfolgt

Begründung:
- Betroffener fühlt sich nur so angesprochen
- Betroffener reagiert sonst nicht auf die Ansprache

4. Erläutern und begründen Sie den Überbegriff *persönliches Erscheinungsbild beibehalten*.

Erläuterung:
persönliches Erscheinungsbild beibehalten heißt:
- gleichbleibende Frisur
- gleichbleibende Kleidung
- gleichbleibendes modisches Zubehör
- wenn nötig, mit Fotos daran erinnern

Begründung:
- Persönlichkeit des Betroffenen soll gestärkt werden

5. Erläutern und begründen Sie den Überbegriff *biografieorientierte Gespräche*.

Erläuterung:
biografieorientierte Gespräche führen heißt:
- mithilfe von Fotos
- anhand von Bildern
- mithilfe von Erinnerungsstücken

Begründung:
- Der Bezug zum eigenen Leben soll erhalten bleiben.

6. Erläutern und begründen Sie den Überbegriff *Kontakte pflegen*.

Erläuterung:
Kontakte pflegen zu Angehörigen und Freunden.

Begründung:
- Angehörige und Freunde liefern Informationen über den Betroffenen
- erhalten Sozialkontakte

Hilfestellung zur Orientierung/zur Tagesstrukturierung

7. Erläutern und begründen Sie den Überbegriff *persönliche Post*.

Erläuterung:
Persönliche Post immer persönlich aushändigen.
Begründung:
- erinnert an die eigene Person

8. Erläutern und begründen Sie den Überbegriff *Zimmer kennzeichnen*.

Erläuterung:
Die Zimmerkennzeichnung soll:
- groß sein
- gut lesbar sein
- evtl. speziell nach eigenem Wunsch oder selbst gestaltet sein
- an der Zimmertür angebracht werden

Begründung:
- stärkt die Individualität

9. Geben Sie Überbegriffe für die personelle Orientierung (Mitarbeiter) an.

Überbegriffe für die personelle Orientierung sind:
- äußere Erscheinung
- personelle Veränderungen
- Parfum

10. Erläutern und begründen Sie den Überbegriff *äußere Erscheinung*.

Erläuterung:
Die äußere Erscheinung soll nicht ständig verändert werden. Die Veränderungen beziehen sich dabei sowohl auf die Frisur und die Haarfarbe, als auch auf den persönlichen Stil.
Begründung:
- Vertrautheit bleibt erhalten

11. Erläutern und begründen Sie den Überbegriff *personelle Veränderungen*.

Erläuterung:
Häufige personelle Veränderungen sind zu vermeiden.
Begründung:
- Bildung einer vertrauensvollen Beziehung ist sonst nicht möglich
- eine Umstellung auf zahlreiche Pflegepersonen ist nicht möglich

12. Erläutern und begründen Sie den Überbegriff *Parfum*.

Erläuterung:
Immer dasselbe Duftwasser oder Parfum verwenden.
Begründung:
- ist eine Erkennungshilfe, wenn die anderen Sinne nicht mehr so gut funktionieren

13. Geben Sie die Ziele der persönlichen Orientierung an.

Ziele sind:
- Kenntnisse über den eigenen Namen sollen erhalten bleiben.
- Kenntnisse über den Geburtstag, den Familienstand, die Kinder und den ehemaligen Beruf sollen erhalten bleiben.
- Kenntnisse über häufig ausgeführte Tätigkeiten sollen erhalten bleiben.

2.4.5 Situative Orientierung

1. Geben Sie Überbegriffe an, die Hilfestellung bei der situativen Orientierung bieten.

- Tagesstruktur
- tagesstrukturierende Maßnahmen
- Lebenserfahrung
- Realität
- Erinnerungsstücke
- Pinnwand

2. Erläutern und begründen Sie den Überbegriff *Tagesstruktur*.

Erläuterung:
Der Tag soll eine gleichmäßig wiederkehrende Struktur aufweisen und entsprechende Rituale beinhalten.
Begründung:
- Die Tagesstruktur und Rituale helfen dabei, sich besser zurecht zu finden.

3. Erläutern und begründen Sie den Überbegriff *tagesstrukturierende Maßnahmen*.

Erläuterung:
Tagesstrukturierende Maßnahmen sollen sich immer an den Vorlieben, den Ressourcen und der Biografie der Bewohner orientieren.
Begründung:
- erhöhen die Beteiligung an diesen Maßnahmen
- können Unruhe, Angst und den Gebrauch von Beruhigungsmitteln abbauen
- fördern die soziale Einbindung

4. Erläutern und begründen Sie den Überbegriff *Lebenserfahrung*.

Erläuterung:
Die Lebenserfahrungen der Betroffenen müssen berücksichtigt werden.

Begründung:
- Lebenserfahrungen sind im Altgedächtnis verankert
- die Betroffenen können darauf zurückgreifen und fühlen sich dadurch angenommen und verstanden

5. Erläutern und begründen Sie den Überbegriff *Realität*.

Erläuterung:
Die Realität der Betroffenen muss akzeptiert werden.
Begründung:
das Zurückholen in die Realität ist nicht möglich
- baut Druck auf
- verstärkt Ängste und Unruhezustände

6. Erläutern und begründen Sie den Überbegriff *Erinnerungsstücke*.

Erläuterung:
Erinnerungsstücke müssen respektiert werden.
Begründung:
- Erinnerungsstücke helfen bei der Gestaltung der Wohnumwelt (Vertrautheit)
- Erinnerungsstücke bieten Gesprächsanreize

7. Erläutern und begründen Sie den Überbegriff *Pinnwand*.

Erläuterung:
Pinnwand mit Terminen aufhängen. Sie sollten:
- groß geschrieben und übersichtlich angeordnet sein
- wenn möglich, mit entsprechenden vertrauten Bildern oder Symbolen versehen sein

Begründung:
- erleichtert die situative Orientierung
- entlastet das Gedächtnis
- nimmt Ängste

8. Nennen Sie die Ziele der situativen Orientierung.

Ziele sind:
- leichtere Anpassung an die neue soziale Situation
- Förderung der sozialen Integration im Wohnbereich
- Förderung des individuellen Befindens

2.5 Schaffung eines förderlichen und sicheren Wohnumfeldes

2.5.1 Häusliche Umgebung

1. Nennen Sie grundlegende Aufgaben der Pflegenden im häuslichen Bereich, die dabei helfen, den Alltag für den älteren Menschen sicherer zu machen.

- Mängel erkennen
- bei Mängeln für Abhilfe sorgen
- Gefahrenquellen und Hindernisse beheben
- durch kleine Hilfen Erleichterung schaffen

2. Beschreiben Sie, welche Funktion die häusliche Umgebung für ältere Menschen hat.

Die häusliche Umgebung soll den älteren Menschen soziale Kontakte ermöglichen.

3. Zählen Sie Möglichkeiten auf, welche die häusliche Umgebung im Außenbereich alten- und/oder rollstuhlgerecht machen.

- Fußwege ohne Stufen anlegen
- genügend Bewegungsfläche auf Gehwegen einplanen
- barrierefreie Zugänge schaffen
- Lichtschalter und Türdrücker im Greifbereich von Rollstuhlfahrern einrichten. Die Standardhöhe beträgt 85 cm.

4. Wie können barrierefreie Hauseingänge geschaffen werden?

Im Außenbereich sollten, als Ergänzung zu den vorhandenen Treppen, Rampen angebracht werden, um Höhenunterschiede stufenlos überwinden zu können.

5. Nennen Sie Ausstattungsdetails für einen seniorengerechten Eingangsbereich.

- Windfang
- gute Eingangsbeleuchtung
- Dämmerungsschalter
- gut erkennbare Hausnummer
- gut lesbare Namensschilder
- Abstellmöglichkeiten
- Hausklingel
- Sprechanlagen

6. Erläutern Sie die Bedeutung des Windfangs im Eingangsbereich.

Er bietet Schutz bei Wind und Wetter, die Eingangstür kann in Ruhe geöffnet werden.

Schaffung eines förderlichen und sicheren Wohnumfeldes

7. Wozu dient eine gute Beleuchtung, wodurch zeichnet sie sich aus?

Die Beleuchtung dient der Sicherheit und sollte sich deshalb über einen Bewegungsmelder einschalten, sie darf keine Schlagschatten werfen.

8. Erklären Sie die Funktion eines Dämmerungsschalters.

Der Dämmerungsschalter schaltet mit Beginn der Dunkelheit die Beleuchtung ein. Dadurch sind Hauseingang und Hausnummer gut zu erkennen. Wenn es hell wird, geht das Licht selbsttätig aus.

9. Die Hausnummer muss gut erkennbar sein. Nennen Sie geeignete Möglichkeiten zur Umsetzung.

- große Zahlen an gut sichtbarer Stelle anbringen
- eine beleuchtete Hausnummer montieren
- die Eingangsleuchte durch eine Lampe mit Hausnummer austauschen

10. Geben Sie Gründe für ein gut beschriftetes und beleuchtetes Namensschild an.

- es kann auch bei Dunkelheit gelesen werden
- im Notfall muss der Arzt nicht lange suchen

11. Führen Sie Beispiele auf, die das Öffnen und Schließen der Haustür erleichtern.

- individuell einstellbare, automatische Türschließer
- Falls kein Türschließer vorhanden ist, brauchen Gehbehinderte eine Abstellmöglichkeit für den Stock.

12. Beschreiben Sie die Problematik der Hausklingel, geben Sie eine entsprechende Alternative an.

- Das Läuten der Hausklingel wird mit zunehmendem Alter oft nicht wahrgenommen, da hohe Töne nicht mehr gehört werden.
- Ein Zwei-Ton-Gong mit unterschiedlichen Tonhöhen schafft Abhilfe.

13. Weshalb sind Sprechanlagen für ältere Menschen wichtig?

Ältere Menschen werden oft von Betrügern an der Haus- oder Wohnungstür überrumpelt. Sprechanlagen helfen dabei, ungebetene Gäste nicht an die Wohnungstür gelangen zu lassen.

14. Erläutern Sie den Vorteil von Gegensprechanlagen.

Gegensprechanlagen ermöglichen das gleichzeitige Sprechen und Hören von beiden Teilnehmern.

2.5.2 Wohnraumanpassung

■ **Der Bodenbelag für ältere Menschen, Gehbehinderte und Rollstuhlfahrer**

1. Beschreiben Sie, welche Eigenschaften der Bodenbelag aufweisen muss.

Der Bodenbelag muss pflegeleicht, fußwarm und sicher zu begehen sein.

2. Geben Sie geeignete Bodenbeläge und Ausführungen an und begründen Sie ihre Aussagen.

- *Parkett- und Dielenböden*, die in einigen älteren Wohnungen noch zu finden sind. Sie können versiegelt werden, was die Pflege wesentlich erleichtert. Staubsaugen und feuchtes Aufwischen genügen.
- *Textile Beläge*, besonders dann, wenn der alte Bodenbelag durch einen neuen ersetzt werden soll. Der neue Belag kann häufig auf dem vorhandenen Fußbodenbelag verlegt werden.
- Ein *Gummi- oder Kunststoffbelag* mit Profilen versehen hilft, einen glatten, kalten Badezimmerboden altersgerecht anzupassen.

3. Welche zusätzlichen positiven Eigenschaften hat ein textiler Belag?

Der Teppichfußboden verbessert die Wärme- und Schalldämmung in der Wohnung, die Pflege des Belags ist einfach.

4. Nennen Sie besonders empfehlenswerte Teppichböden.

- Teppichboden mit kurzem Flor.
- Schlingenware, nicht zu hell und nicht zu dunkel. Sie ist gegen Flecken unempfindlicher als einfarbige Ware.
- Rips (flache Schlingenware) oder Nadelfilz für Menschen mit starker Gehbehinderung oder auch Rollstuhlfahrer.

5. Für Rollstuhlfahrer gibt es einen Teppichboden, der besonders gut geeignet ist. Wie heißt er, welchen Vorteil bietet er?

Teppichboden Flotex. Durch ein spezielles Verfahren ist er mit besonders dichten Fasern ausgestattet. Dadurch ist er sehr stabil und kann mit angenehmem Rollwiderstand befahren werden.

6. Erläutern Sie, worauf beim Neukauf eines Teppichbodens zu achten ist.

Auf die Kennzeichnung. Das Teppichsiegel und die jeweiligen Symbole informieren über das verwendete Material und die Eignung.

Schaffung eines förderlichen und sicheren Wohnumfeldes

■ Stolperfallen beseitigen

7. Der Fußabstreifer vor der Tür kann zur Stolperfalle werden. Nennen Sie geeignete Abhilfen.

- er darf nicht zu hoch sein
- er muss rutschfest liegen oder
- versenkt (bodenbündig) sein

8. Stufen, Treppen und Schwellen können zu einem Hindernis werden. Geben Sie eine altersgerechte Ausführung an.

- Stufen müssen sich klar voneinander abheben. Dies kann durch Aufkleben farbiger Profile auf die vordere Stufenkante erreicht werden.
- Ausgetretene Stufen ausbessern oder erneuern, nicht mehr spiegelblank wachsen.
- Vollflächig verklebte Teppichbeläge ermöglichen gefahrloses Begehen.
- Schwellen:
  Durch farbliche Kennzeichnung die Gefahr besser kenntlich machen.

9. Beschreiben Sie, wie die nachfolgend aufgezählten Stolpergefahren vermieden werden können.
a) lose liegende Teppiche
b) dünne Teppiche
c) herumliegende Kabel
d) Stolpern beim nächtlichen Toilettengang

a) Teppiche entfernen, vor allem, wenn die Teppiche Fransen haben.
b) Dünne Teppiche können mithilfe spezieller Antirutsch-Haftfolie auf den Boden geklebt werden. Antirutsch-Matten ohne Klebefilm reichen nicht aus.
c) Für genügend Steckdosen sorgen. Besonders in der Nähe des Sitzplatzes und des Bettes sollten Steckdosen in bequem zu erreichender Höhe installiert werden.
d)
- Bettsocken mit rutschhemmender Sohle vermeiden das Ausrutschen.
- Orientierungsleuchte anbringen, die den Boden vor dem Bett beleuchtet. Mit einem Bewegungsmelder gekoppelt schaltet sie sich ein, wenn der Betroffene aus dem Bett steigt und verlöscht selbsttätig nach einer bestimmten Zeit.

10. Zählen Sie die Bedingungen auf, die an eine altersgerechte Beleuchtung gestellt werden.

- Sie muss durchgängig hell sein, um Stolperfallen und Gefahrenquellen erkennen zu können.
- Für ältere Menschen muss eine stärkere, schatten- und blendungsfreie Beleuchtung installiert werden.

© Holland + Josenhans

■ Möblierung bzw. Ausstattung von Räumen

11. Überlegen Sie, worauf bei der Möblierung von Räumen hauptsächlich zu achten ist.

- Nötiger Bewegungsraum darf nicht verstellt werden.
- Möbel sollten leicht zu pflegen sein.
- Möbel sollten keine scharfen Ecken und Kanten haben.
- Möbel sollten einen stabilen Stand haben.

12. Nennen Sie Maßnahmen, die Bewegungsraum erhalten und Hilfe für Gehbehinderte bieten.

- auf die notwendigsten Möbel beschränken
- Dekorationen und Blumenvasen entfernen
- Durchgangswege von einem Raum zum anderen unbedingt freihalten
- Kommode, Tische und niedrige Sesselrücken so platzieren, dass sie als Stützen oder Stockersatz dienen.

13. Geben Sie die Durchgangsbreiten zwischen den Möbeln, vor Schränken, vor und hinter der Tür an sowie die notwendigen freien Flächen für Rollstuhlfahrer.

- Die Durchgangsbreiten sollten 90 cm betragen.
- Für Rollstuhlfahrer sind Flächen zum Wenden von 1,20 Meter Breite einzuplanen.

14. Erläutern Sie das Schaffen von Stauraum in Schränken.

- Für die Aufbewahrung von Gegenständen ist auf eine bequeme Greifhöhe zu achten. Sie befindet sich zwischen Augenhöhe und Knie des Benutzers.
- Für kleine Menschen und Rollstuhlfahrer sind sideboardartige Schränke mit Schubladen in den unteren Fächern geeignet.
- Kleiderstangen müssen auf bequemer Höhe angebracht werden.

15. Das Bett im Schlafzimmer spielt für ältere und kranke Menschen eine bedeutende Rolle.
a) Nehmen Sie Stellung zu getrennt aufgestellten Betten.

a)
- Bei getrennt aufgestellten Betten stören sich die Bewohner bei Schlaflosigkeit nicht gegenseitig.
- Getrennt aufgestellte Betten erleichtern das Bettenmachen und wenn nötig die Krankenpflege.

→

Schaffung eines förderlichen und sicheren Wohnumfeldes

b) Gehen Sie auf die geeignete Betthöhe ein, berücksichtigen Sie dabei auch Rollstuhlfahrer.

c) Nennen Sie eine Alternative zum Krankenhaus-Pflegebett, das häufig nicht durch die Tür passt.

b) Wenn kein Pflegebett nötig ist, soll die Höhe 42–45 cm betragen. Diese Höhe entspricht der Stuhlhöhe und ist auch gut für Rollstuhlfahrer zu erreichen.

c) Das eigene Bett kann durch einen Einstellbettrahmen zu einem vollwertigen Pflegebett werden. Die Rahmen sind in Sanitätshäusern erhältlich.

16. Zeigen Sie auf, was beim Einbau bzw. Umbau einer Dusche zu beachten ist.

Die Dusche
- sollte ebenerdig sein oder
- nur einen niedrigen Einstiegsrand haben und
- mit einem rutschsicheren Boden ausgestattet sein.

17. Zählen Sie Kriterien und Möglichkeiten auf, die für das Sitzen am Waschbecken sprechen.

- Bei älteren Menschen nehmen Waschen und Frisieren oft längere Zeit in Anspruch, deshalb werden diese Tätigkeiten gerne im Sitzen ausgeführt.
- Das Waschbecken dazu in einer Höhe von 68–70 cm befestigen. Damit ist für Beinfreiheit gesorgt und der Benutzer kommt nahe an das Waschbecken heran.
- Höhenverstellbare Spezialwaschbecken lassen sich dem Waschen im Stehen und im Sitzen anpassen.

18. Welche Anforderungen werden an ein Waschbecken gestellt?

- Das Waschbecken muss fest montiert sein, damit der Benutzer sich darauf abstützen kann.
- Das Becken sollte so groß und tief sein, dass Armbäder genommen werden können.
- Es sollte im günstigsten Fall eine dem Körper angepasste Form aufweisen, d. h. vorne leicht eingebuchtet sein.

■ Türen

19. Nennen Sie Sicherheitseinrichtungen für die Wohnungs- und Eingangstür.

- Weitwinkelspion. Er ermöglicht das Rundumsehen, eventuell auf die Augenhöhe eines Rollstuhlfahrers bringen.
- Kastenschloss mit Sperrbügel
- Kastenschloss mit Einbruchsicherung

20. Schildern Sie die Problematik von innenanschlagenden Türen und geben Sie Umsetzungsmöglichkeiten an.

- In Toiletten, kleinen Bädern und kleinen Räumen verhindert eine innenanschlagende Tür das Öffnen der Tür bei einem Notfall, weil sie durch den Körper des Benutzers versperrt wird.
- Die Anschlagseite der Tür durch einen Schreiner ändern lassen oder die Tür durch eine Schiebetür ersetzen.
- Die Entriegelung der Tür muss von außen erfolgen können.

2.5.3 Hilfsmittel für die Einrichtung

1. Ordnen Sie folgenden Begriffen entsprechende Hilfsmittel zu und begründen Sie Ihre Aussagen.
a) scharfe Ecken und Kanten
b) Möbelgriffe
c) Schubladen
d) feststehende Fachböden unterhalb der Kniehöhe
e) Tische und Stühle
f) Spiegel
g) Toilette

a) Aufziehbahre Gummiprofile schützen vor Verletzungen.
b) Gegen große, gut sichtbare Griffe austauschen, sie ermöglichen sicheres Zugreifen.
c) Eine Festhaltevorrichtung einbauen, damit die Schubladen beim Öffnen nicht herausfallen.
d) Durch Schubladen oder Körbe auf einfachen Führungsschienen austauschen. Sie können besser genutzt werden.
e) • aufeinander abstimmen:
Zu lange Möbelbeine absägen oder Beinverlängerer aus dem Sanitätshandel anbringen.
- Um bequem sitzen zu können, müssen sich Fußgelenke, Kniegelenke und die Hüftbeugung im rechten Winkel befinden.
- Am Tisch sitzend sollten auch die Ellbogen rechtwinklig gebeugt sein.

f) Spiegel mit Kippbeschlägen versehen, damit sie für sitzende Menschen nach vorne geneigt werden können.
g) Die Toilette kann bei Beinversteifung und Hüftleiden erhöht werden durch:
- einen Porzellansockel, entweder 6 oder 10 cm hoch
- Aufsätze, die individuell verstellbar sind
- Ersatz der Toilette durch eine Toilette mit größerer Sitzhöhe: eine an der Wand hängende Toilette, die in beliebiger Höhe montiert werden kann

Schaffung eines förderlichen und sicheren Wohnumfeldes

h) Badewanne, Dusch- und WC-Bereich
i) Badewanne
j) Dusche

h) Haltegriffe erleichtern das Hinsetzen und Aufstehen. Sie sind so anzubringen, dass sie im rechten Winkel belastet werden. Auf Rechts- und Linkshänder achten.
i)
- Einstiegshilfen für die Badewanne können an der Wand und/oder auf dem Boden befestigt werden.
- Eine Trittstufe vor der Badewanne erleichtert das Ein- und Aussteigen, wenn der Wannenboden höher als der Fußboden liegt.
- Einstiegshilfen mit Haltegriffen kombinieren. Sie erleichtern sowohl das Ein- und Aussteigen als auch das Hinsetzen und Aufstehen.
- Wannensitze zum Einhängen in die Wanne erleichtern das Baden und Duschen in der Wanne.
- Wannenverkürzer verhindern das Vorrutschen in der Wanne.
- Ein Badewannenlifter, hydraulisch oder per Ladegerät, macht weitgehend unabhängig von fremder Hilfe.

j) Eine Sitzgelegenheit, eventuell fest an der Wand montiert und hochklappbar, oder ein stabiler Kunststoffhocker helfen bei Standunsicherheit.

2. Zeigen Sie die Versorgungsmöglichkeiten bei der Hilfsmittelversorgung der Altenpflege auf.

- Versorgung über die Krankenkassen: Hilfsmittel zum Ausgleich einer Behinderung
- Versorgung über die Pflegekasse mit Pflegehilfsmitteln

3. Wer verordnet Hilfsmittel?

Sie werden ärztlich, über ein Rezeptformular, verordnet. Deren Notwendigkeit muss mit mindestens einer entsprechenden Diagnose begründet werden.

4. Wer prüft die Leistungsvoraussetzungen?

Die Kasse prüft die Voraussetzungen. Im Zweifelsfall zieht sie den Medizinischen Dienst zur Klärung hinzu.

2.6 Tagesstrukturierende Maßnahmen

2.6.1 Ziele

1. Zeigen Sie vier wesentliche soziale Ziele auf, die über Gruppenaktivierung erreicht werden können und erläutern Sie diese kurz.

- Neue Kontakte knüpfen.
  - Die Gruppe kann für vereinsamte und isolierte alte Menschen Ersatz für zwischenmenschliche Beziehungen bieten.
- Austausch mit Menschen in ähnlicher Situation.
  - Auch die anderen in der Gruppe haben ähnliche Belastungen und Einschränkungen erfahren.
  - Ein Austausch bietet eventuell Hilfe beim positiven Verändern der eigenen Situation.
- Anerkennung erhalten, Selbstvertrauen gewinnen.
  - Neue Erfahrungen mit anderen Menschen und mit sich selbst machen.
  - Ressourcen können ausprobiert, reaktiviert und erweitert werden. Gleiche Interessen können erlangt werden, die gerade auch außerhalb der Gruppe Beziehungen stärken (auf andere zugehen).
- Erwerb von Kompetenzen und Fähigkeiten zur besseren Alltagsbewältigung.
  - Das Teilnehmen an unterschiedlichen Angeboten/Aktivierungen stärkt Fähigkeiten und Fertigkeiten zur Bewältigung des Alltags.

2.6.2 Vorbereitungsarbeiten für die Planung

1. Nennen Sie die drei unerlässlichen Kriterien, die eine personenbezogene Planung fordert.

- Biografie
- Inhalt der Gruppenaktivierung
- Zielformulierung

2. Erläutern Sie das Kriterium *Biografie*.

Biografien enthalten Informationen über biografische Eigenheiten wie z. B.
- Vorlieben, Hobbys, berufliche Aktivitäten
- Kontakte nach außen, Geselligkeit oder Zurückgezogenheit
- Figenarten, Wesensart und Kulturkreis der Teilnehmer

3. Beschreiben Sie das Kriterium *Gruppenaktivierung*.

Gruppenaktivierungen sollen:
- an den Erfahrungen der Teilnehmer anknüpfen
- deren Fähigkeiten fördern und unterstützen
- deren Interessen berücksichtigen bzw. neue Interessen wecken
- Ressourcen nutzen
- Krankheitsbilder berücksichtigen bzw. durch entsprechende Angebote diese mildern bzw. verbessern

Die Informationen aus den Biografien unterstützen eine sinnvolle Themenfindung.

4. Definieren Sie das Kriterium *Zielformulierung*.

- Das Formulieren von Zielen wirkt sich auf die Wahl der Methoden und des Medieneinsatzes aus.
- Ziele beschreiben Absichten, die möglichst genau das beobachtbare Verhalten angeben, zu dem die Teilnehmer geführt werden sollen.

2.6.3 Kriterien zur Gruppengröße

1. Nennen und erklären Sie die einzelnen Gesichtspunkte, nach denen sich die Größe der Gruppe richtet.

- *Rüstigkeit der Teilnehmer:*
  Eine kleine Gruppe von 2–3 Personen ist dann sinnvoll, wenn die Teilnehmer viel Hilfestellung brauchen, z. B. bei einer handwerklichen Aktivierung. Sonst entstehen zu lange Wartezeiten, die Aktivierungsbereitschaft sinkt.
- *Behinderung der Teilnehmer:*
  Je stärker die Behinderung der Teilnehmer ist, desto individueller muss die Zuwendung sein, bzw. desto individueller müssen seine Ressourcen angesprochen werden.
- *Angebot:*
  Singen, Gymnastik, Geburtstags- oder sonstige Feiern lassen eine größere Gruppe zu als handwerkliche Aktivierungen.
- *Anzahl der Gruppenleiter:*
  Stehen mehrere Gruppenleiter zur Verfügung, können auch größere Gruppen betreut werden.

2.6.4 Sachbezogene Planung

1. Nach welchen Gesichtspunkten wählen Sie den Gruppenraum aus?

- passend zum Thema und zur Zielsetzung
- Beleuchtung
- Möbel/sonstige Ausstattung
- Raumtemperatur
- gemütliche und freundliche Ausstrahlung

2. Führen Sie die einzelnen Gesichtspunkte zur Raumauswahl aus.
a) passend zum Thema und zur Zielsetzung
b) Beleuchtung
c) Möbel
d) sonstige Ausstattung

a) Die Raumgröße richtet sich nach der Gruppengröße und dem Angebot, z. B.
   - großer Raum für Seniorengymnastik
   - ruhiger Raum für Yoga
   - Raum mit leicht zu reinigendem Bodenbelag für handwerkliche Tätigkeiten

b) Auf gute Lichtverhältnisse im Raum achten:
   - Lichtquellen müssen intakt sein
   - blendungsfreies Arbeiten muss gewährleistet sein
   - Abschattungsmöglichkeiten sollten vorhanden sein

c)
   - Sitzplätze auf bequeme Sitzposition überprüfen
   - Tische auf geeignete Arbeitshöhe prüfen
   - Tische müssen genügend Arbeitsfläche und Bewegungsraum bieten
   - Möglichkeiten zur Bereitstellung von Materialien überprüfen bzw. organisieren wie z. B. ein fahrbarer Wagen oder Beistelltisch

d)
   - Wege und Gänge freihalten, Stolperfallen (Kabel) vermeiden oder sichern
   - Anzahl der Steckdosen überprüfen
   - Tische nach den Kriterien der Sitzordnung anordnen
   - für handwerkliche Aktivierungen müssen ein Waschbecken und ein Verbandskasten vorhanden sein
   - Telefon oder Klingel sollte in der Nähe sein bzw. Handy bereitlegen
   - wenn nötig, ein „Bitte nicht stören"-Schild anbringen
   - eine Toilette sollte sich in unmittelbarer Nähe befinden

→

e) **Raumtemperatur**
f) **gemütliche und freundliche Atmosphäre**

e) • den Raum vor jeder Aktivierung gut lüften und wieder auf angenehme Temperatur bringen
   • auf gute Sauerstoffzufuhr achten
f) Entsprechende Atmosphäre ist über jahreszeitlichen Schmuck und/oder durch entsprechende zum Thema passende Bilder und/oder Materialien zu schaffen.

3. Erläutern Sie, was bei der Raumbelegung zu beachten ist.

- Raumbelegung frühzeitig anmelden, mit dem Team abstimmen und eintragen
- alle zuständigen Mitarbeiter frühzeitig über das Vorhaben, die teilnehmenden Bewohner, den Zeitpunkt und die Raumbelegung informieren
- der tägliche Ablauf auf der Station wird nicht unvorbereitet gestört, Besucher der Teilnehmer können entsprechend informiert werden
- 1–2 Tage vor der Aktivierung nochmals an die getroffene Vereinbarung erinnern

2.6.5 Planungskriterien zur Sitzordnung

1. Führen Sie die wesentlichsten, bei der Sitzordnung zu beachtenden Punkte auf.

- Rollstuhlfahrer können sich an schmalen Tischen nicht gegenübersitzen
- Rollstühle mit Fußstützen brauchen viel Platz
- Teilnehmer so setzen, dass gegenseitige Hilfestellung möglich ist
- Sympathien und Antipathien, Eigenarten und Sinneseinschränkungen beachten
- Schwerhörige mit dem hörenden Ohr neben den Gruppenleiter setzen
- die Gruppenleitung muss von allen gut zu sehen sein

2.6.6 Zeitplanung

1. Beschreiben Sie, wie Sie Kontinuität und Tagesstrukturierung über die Zeitplanung erreichen.

- Angebote zu regelmäßigen Zeiten im Tages- und Wochenplan eingliedern
- Regelmäßigkeit bedeutet Verlässlichkeit und Motivationsstütze
- Regelmäßigkeit bildet das Gerüst, das die Woche und den Tag gliedern hilft

2. Nennen Sie die Kriterien, nach denen sich die Wahl der Tageszeit für Angebote richtet.

- am Vormittag Angebote einplanen, die Konzentration und Aufmerksamkeit erfordern
- am Nachmittag Angebote mit geselligem Charakter durchführen

3. Worauf ist bei der Dauer eines Angebots zu achten?

Angebote auf die Konzentrationsfähigkeit der Teilnehmenden anpassen:
- Angebote mit geistigem Charakter nicht länger als eine Stunde
- Gruppenangebote mit geselligem Charakter nicht länger als zwei Stunden

2.6.7 Aktivierungsgrundsätze/Voraussetzungen zur Mitarbeit

1. Erläutern Sie folgende Aktivierungsgrundsätze:
a) **Kompetenzen erwarten**
b) **Informationen zur gewählten Aktivierung geben**
c) **Anfangen, wo die Teilnehmer stehen**
d) **Tagesverfassung berücksichtigen**
e) **die folgenden Schritte regelmäßig ankündigen**
f) **eigene Freude über Fortschritte zeigen**

a) Nicht von Defiziten, sondern von vorhandenen Fähigkeiten ausgehen.
b) Ermöglicht den Teilnehmenden, sich auf die Aktivierung einzustellen.
c)
- auf den Biografien, dem Erfahrungsschatz aufbauen
- Gewohnheiten beachten

d)
- Teilnehmende können nur im eigenem Tempo mitmachen
- nur die Anpassung des Schnelleren an den Langsameren gelingt
- vermeidet Überforderung und Frustration

e)
- ermöglicht die Einstellung und damit die Mitarbeit der Teilnehmenden auf die Vorgehensweise des Gruppenleiters
- Ankündigung auch nonverbal, durch Berührung oder Vorzeigen

f) Ehrliche Freude und angemessenes Lob motivieren.

2.6.8 Methodische Hinweise zur Umsetzung der Programmplanung

1. Erklären Sie die unten aufgeführten methodischen Hinweise zur Umsetzung der Programmplanung.
a) Alltagsbeanspruchung/Alltagsbezug einplanen
b) Themenorientierte Angebote zusammenstellen
c) vom Bekannten zum Unbekannten vorgehen
d) vom Leichten zum Schweren gehen
e) Fordern, aber nicht überfordern
f) Aktivierungsangebote spielerisch aufbauen
g) Aktivierung stufenweise aufbauen
h) Entscheidungsmöglichkeiten anbieten
i) gelegentliche Hilfen in kleinem Umfang motivieren
j) Materialauswahl

a)
- Alltagsbeanspruchung ist die beste Förderung. Sie ist tief im Langzeitgedächtnis verwurzelt.
- Lebenspraktische Fertigkeiten sichern bzw. erhöhen die Unabhängigkeit.

b)
- Themen- und biografieorientiert ausgewählte Angebote vermitteln Sicherheit.
- Die Teilnehmer können auf ihren Erfahrungsschatz zurückgreifen und dadurch eigene Beiträge leisten.

c) Aufgaben/Aktivitäten, die bekannt sind, können ohne Leistungsdruck ausgeführt werden. Sie sind lebensgeschichtlich am meisten geübt, mechanisiert. Sie stärken das Selbstbewusstsein.

d)
- stärkt das Selbstwertgefühl des Einzelnen
- motiviert zum Weitermachen und zum Meistern größerer Herausforderungen

e) Erwartungen und Anforderungen im Rahmen des Machbaren stellen und dadurch Stärken bewusst machen.

f)
- Freude steht im Vordergrund.
- Der spielerische Charakter vermindert den Erwartungsdruck und reduziert Versagensängste.

g)
- Die Anforderungsstufen den Fähigkeiten der Teilnehmer anpassen.
- Kleine Schritte vermeiden Überforderung, z. B. bei Demenz.

h)
- Bietet den Teilnehmern die Möglichkeit Kompetenzen einzusetzen.
- Die Meinung der Teilnehmer bleibt gefragt.

i) Manchmal etwas abzunehmen, kann der Beziehung gut tun, darf aber nicht zur Grundeinstellung werden.

j)
- Materialien sollen Aufforderungscharakter haben.
- Materialien nach den Fähigkeiten und Fertigkeiten der Teilnehmer zusammenstellen.

k) Materialvorbereitung und Nachbereitung zur Aktivierung nutzen

l) Selbstständigkeit steht vor Kunstfertigkeit

k)
- So wenig wie möglich selbst ausführen.
- Selbstständigkeit und Eigeninitiative der Teilnehmer stärken.

l)
- Prozessorientiert und nicht ergebnisorientiert arbeiten.
- Der Weg ist wichtiger als das Ziel.
- Die Freude an der Herstellung zählt.

2.6.9 Planung des Programmablaufs/Verlaufsplanung

1. Nennen Sie die drei Hauptbestandteile der Verlaufsplanung.

- Hinführung/Aufwärmphase
- Hauptteil
- Abschluss

2. Nennen Sie die Inhalte der einzelnen Bestandteile.

a) Hinführung/Aufwärmphase
b) Hauptteil
c) Abschluss

a)
- Begrüßung der Teilnehmer am Anfang jeder Aktivierung
- gegenseitige Vorstellung bei neu Hinzugekommenen und/oder Gästen
- Hinführung zum Thema über ein themenorientiertes Lied, Gedicht, Rätsel …
- Aufwärmphase, um örtliche und situative Orientierung zu geben
- Ängste und Hemmungen abbauen

b)
- Nennen des Angebots, anknüpfend an die Hinführung
- kurzer Überblick über die geplante/n Aktivität/en und die Dauer
- Durchführung des geplanten Programms unter Beachtung entsprechender methodischer Hinweise und der durch die formulierten Ziele bedingten Methoden, Medien und Materialien
- Einplanen von Ruhepausen

c)
- gemeinsames Aufräumen
- Betrachten der entstandenen Werke
- Lob
- gemeinsames Feststellen von Wünschen und Anregungen für die nächste Aktivierung
- Ende ankündigen
- je nach Planung Abschlusslied, Gedicht oder kurzes Gespräch auf den Hauptteil bezogen
- Verabschiedung, eventuell Teilnehmer zurückbegleiten

2.7 Gedächtnistraining

2.7.1 Die Informationsverarbeitung

1. Nennen Sie die drei Speicherebenen des Gedächtnisses.

- sensorisches Gedächtnis
- Kurzzeitgedächtnis
- Langzeitgedächtnis

2. Beschreiben Sie die Aufgaben des sensorischen Registers.

- filtert ankommende Sinnesreize:
  - blendet Unwichtiges aus
  - leitet nur Informationen weiter, die für den Einzelnen wichtig sind
  - schützt damit das Gehirn vor Überlastung
- leitet wichtige Informationen an das Kurzzeitgedächtnis weiter

3. Zählen Sie die Aufgaben auf, die das Kurzzeitgedächtnis übernimmt.

- Arbeitsspeicher für Sach- und Entscheidungsprozesse:
  - Weiterverarbeitung von Informationen aus dem sensorischen Gedächtnis
  - Abruf von Informationen aus dem Langzeitgedächtnis
- überträgt Informationen in das Langzeitgedächtnis

4. Nennen Sie die Eigenschaften des Kurzzeitgedächtnisses.

- begrenzte Speicherkapazität
- Störanfälligkeit

5. Zeigen Sie die Aufgaben des Langzeitgedächtnisses auf.

- langfristige Speicherung starker Eindrücke und/oder häufig wiederholter Inhalte
- lebenslange Speicherung von Lerninhalten, neue Inhalte können ständig aufgenommen werden
- Speicherung der Informationen in sinnvollem Bezug zueinander

2.7.2 Einflüsse auf die Lern- und Gedächtnisleistung

1. Führen Sie die Faktoren auf, die die Gedächtnisleistung beeinflussen.

- Krankheiten (körperlicher und psychischer Art), schlechtes Allgemeinbefinden
- Seh- und Hörschwächen
- Angst
- Aufmerksamkeit und Konzentration
- Überlagerungen
- Übung

2. Erläutern Sie die einzelnen Einflüsse auf die Gedächtnisleistung.
a) **Krankheiten (körperlicher und psychischer Art), schlechtes Allgemeinbefinden**
b) **Seh- und Hörschwächen**
c) **Angst**
d) **Aufmerksamkeit und Konzentration**
e) **Überlagerungen**
f) **Übung**

a) Krankheiten und schlechtes Allgemeinbefinden beeinträchtigen die Aufmerksamkeit und Konzentration. Das wirkt sich negativ auf die geistige Leistung aus.
b) Die Aufnahme von Informationen/Lernstoff ist erschwert.
c) Angst kann die Gedächtnisleistung blockieren.
d) Aufmerksamkeit und Konzentration fördern das Aufnehmen und Verarbeiten von Informationen.
e) Alte Informationen werden durch neue Informationen überlagert – nicht mehr gefunden –, wenn sie fast gleich sind und umgekehrt.
f) Liegt Gedächtnisleistung lange zurück, ist es schwieriger sich Neues anzueignen, weil die Übung fehlt.

2.7.3 Altersveränderungen des sensorischen Registers und Maßnahmen zur Erhaltung und Förderung von Gedächtnisleistung

1. Erläutern Sie die Gedächtnisleistung des sensorischen Registers.
a) **Nennen Sie Altersveränderungen, die das sensorische Register betreffen.**
b) **Geben Sie gezielte Maßnahmen zur Erhaltung und zur Verbesserung des sensorischen Registers an.**

a)
- Durch den Abbau der Sinnesorgane ist die Wiedergabe akustischer Reize verlangsamt.
- Visuelle Reize benötigen eine längere Bearbeitungszeit.

b)
- angemessen laut und langsam sprechen, wiederholen
- genügend Zeit geben, um visuelle Reize wirken zu lassen
- Geruchs- und Geschmacksnerven stimulieren
- für entsprechende und funktionstüchtige Seh- und Hörhilfen sorgen

Gedächtnistraining

2. Beschreiben Sie die Gedächtnisleistung des Kurzzeitgedächtnisses.
a) Beschreiben Sie die Altersveränderungen, die im Kurzzeitgedächtnis auftreten.
b) Zählen Sie gezielte Maßnahmen zur Erhaltung und Verbesserung des Kurzzeitgedächtnisses auf.

a)
- Die Informationsverarbeitung erfolgt langsamer.
- Der Merkumfang des Kurzzeitgedächtnisses ist geringer.
- Das Behalten umfassender Informationen für kurze Zeit fällt schwer.
- Die Störanfälligkeit ist höher.
- Konzentrations- und Aufmerksamkeitsschwierigkeiten nehmen zu.

b)
- genügend Zeit für die Informationsverarbeitung geben
- komplexe Aufgabenstellungen in kleine Arbeitsschritte unterteilen
- nicht zu viele Informationen auf einmal geben
- individuelle Bedürfnisse beachten
- für Ruhe und Ungestörtheit sorgen
- Leistungsdruck vermeiden
- kurze, klare Anleitung geben
- für genügend Wiederholung sorgen
- Abwechslung bei Methoden und Inhalten verhindert das Absinken der Konzentration

3. Erläutern Sie die Gedächtnisleistung des Langzeitgedächtnisses.
a) Welche Altersveränderungen treten im Langzeitgedächtnis auf?
b) Formulieren Sie gezielte Maßnahmen zur Erhaltung und Verbesserung des Langzeitgedächtnisses.

a)
- Der Ablauf beim Speichern und Erinnern von Informationen ist ungeordneter.
- Das systematische Abrufen von Erinnerungen für eine bestimmte Aufgabenstellung ist schwieriger.
- Das Finden einer speziellen Information erfordert mehr Zeit.

b)
- Abläufe, Handlungen, Infos immer nach dem gleichen Schema ablaufen lassen
- Aufgaben, Abläufe, Infos übersichtlich strukturieren und veranschaulichen
- Aktivitäten immer an festgelegten Tagen, zur gleichen Zeit wiederholen
- entsprechende Trigger einsetzen
- Hilfsfragen stellen, Impulse geben
- Kettenfragen vermeiden
- genügend Zeit geben
- Informationssammlung aufrufen wie z. B.
  - Aufsagen von Gedichten, Kinderreimen
  - Singen von Liedern/Chorälen
  - an alltäglichen Ritualen und Gewohnheiten anknüpfen

© Holland + Josenhans

2.7.4 Bedeutung und Ansatz des Gedächtnistrainings

1. Machen Sie die Bedeutung des Gedächtnistrainings anhand folgender Begriffe deutlich:
a) kognitive Fähigkeiten
b) Abrufen und Speichern von Informationen
c) anregende Umgebung
d) Leistungsfähigkeit
e) Verbesserung der Gedächtnisleistung

a) - Das Gedächtnistraining hilft sowohl bei der Erhaltung und Förderung kognitiver Fähigkeiten, als auch bei deren Reaktivierung.
- Bei geistigen Defiziten kann das Gedächtnistraining die noch verbliebenen geistigen Ressourcen nutzen und einen weiteren Abbau der geistigen Fähigkeiten verzögern.

b) Je häufiger das Gedächtnis durch Speichern und Abrufen von Informationen gefordert wird, desto wirksamer arbeitet es.

c) - Ein Mangel an Reizen wirkt sich negativ auf die Gedächtnisleistung aus:
Ein monotoner Tagesablauf, eine wenig anregende Umgebung und soziale Isolation fördern den geistigen Abbau.
- Für den Erhalt der geistigen Leistungsfähigkeit ist eine sozial und geistig stimulierende Umgebung ausschlaggebend.

d) Die Leistungsfähigkeit kann gesteigert bzw. erhalten werden durch ständiges Nutzen des Gedächtnisses, z. B. durch
- Problemlösungsprozesse
- Wissenserweiterung
- Erlernen neuer Fertigkeiten
- Erweiterung des Erfahrungsschatzes

e) Sie wirkt sich positiv aus auf
- die Gesamtpersönlichkeit
- den Erhalt der Unabhängigkeit
- die Selbsteinschätzung
- das Erhalten bzw. Neuanknüpfen sozialer Kontakte
- die seelische Stabilität

2. Geben Sie die fünf Hirnleistungen an, an denen das Training ansetzen muss.

- Wortfindung
- Reproduktion
- Formulierung
- Konzentration
- Merkfähigkeit

2.7.5 Angestrebte Ziele und Dimensionen des Gedächtnistrainings

1. Zählen Sie die Dimensionen auf, die bei der Zielformulierung anzusprechen sind.

- kognitive Dimension
- emotionale Dimension
- soziale Dimension
- körperliche Dimension

2. Formulieren Sie für die aufgeführten Dimensionen jeweils ein Ziel.
a) kognitive Dimension
b) emotionale Dimension
c) soziale Dimension
d) körperliche Dimension

a) Die Lernfähigkeit der Teilnehmer soll sich entwickeln, damit sie im Umfeld sicherer werden.
b) Das Selbstwertgefühl der Teilnehmer soll stabilisiert und die Angst vor dem Versagen abgebaut werden.
c) Die sozialen Fähigkeiten der Teilnehmer sollen erhalten, gepflegt und gefördert werden.
d) Die Teilnehmer sollen zur Erhaltung ihrer Selbstständigkeit ihre körperlichen Aktivitäten steigern.

2.7.6 Zusammenstellen von Übungen für das Gedächtnistraining

1. Zeigen Sie die wesentlichsten Kriterien auf, die beim Zusammenstellen von Übungen zu bedenken sind.

- Alle Bereiche des Gedächtnistrainings sollen gefördert werden.
- Die Übungen sollen unterschiedliche Sinne und Fähigkeiten ansprechen und anregen.
- Die Übungen sollten abwechslungsreich sein.

2. Nennen Sie die verschiedenen Bereiche, für die Gedächtnisübungen durchgeführt werden können.

- Wahrnehmung
- Konzentration
- Aufmerksamkeit
- langfristiges Behalten
- kurzfristiges Behalten
- Problemlösen
- Abruf
- Assoziation

3. Erläutern Sie die Gedächtnisübungen und/oder geben Sie jeweils ein Beispiel.
a) Übungen zur Wahrnehmung

a) Hierzu zählen die Übungen zum Hören, Sehen und Fühlen ebenso die Schulung des Geruchs- und Geschmackssinns.
Beispiel:
Förderung des Sehens:
Ein Bild teilweise abdecken, erraten was auf dem Bild zu sehen ist.

b) Übungen zur Konzentration
c) Übungen zur Aufmerksamkeit
d) Übungen zum langfristigen Behalten
e) Übungen zum kurzfristigen Behalten
f) Übungen zum Problemlösen
g) Übungen zum Abruf
h) Assoziationsübungen

b) Konzentriert sein bedeutet, seine Gedanken auf eine Tätigkeit zu richten und sich dabei von anderen Gedanken nicht ablenken zu lassen.
Beispiel:
Ein Ausschnitt aus einem vorgelesenen Märchen soll erkannt werden.

c) Aufmerksam sein, heißt bewusst wahrzunehmen, zu unterscheiden und zu benennen.
Beispiel:
Mehrere Gegenstände nacheinander zeigen und verdecken. Anschließend Gegenstände aufzählen lassen.

d) *Beispiel:*
Das Lernen der Namen der Teilnehmer.

e) *Beispiel:*
Zu vier Hauptwörtern ein passendes Tätigkeitswort suchen, das durch eine Redewendung mit diesen verbunden wird.

f) Zum Lösen von Problemen sind Fantasie, logisches Denken und sondierendes Denken notwendig.
Beispiel:
Mit den Buchstaben eines Wortes sollen verschiedene andere Wörter gebildet werden.

g) Im richtigen Moment soll eine passende Reaktion erfolgen, eine entsprechende Aussage gemacht, oder eine entsprechende Handlung durchgeführt werden.
Beispiel:
Zu den Buchstaben des Alphabets sind z. B. Städte, Vornamen und Blumen zu finden.

h) Assoziation heißt verknüpfen von Vorstellungen und Gedanken.
Beispiel:
Eine pantomimisch dargestellte Tätigkeit soll erkannt werden.

2.8 Erinnerungsarbeit

1. Erklären Sie den Unterschied zwischen Biografiearbeit und Erinnerungsarbeit.

- Biografiearbeit zeigt die individuelle, subjektiv erlebte Lebensgeschichte eines Menschen auf.
- Erinnerungsarbeit zeigt eine Vielzahl gemeinsamer Erinnerungen von Menschen auf, die der gleichen Generation angehören und im selben Land aufgewachsen sind.

2. Beschreiben Sie, welche Bedeutung die Erinnerungsarbeit für alte Menschen hat.

- Gemeinsames Erinnern an Erlebnisse und Erfahrungen und darüber ins Gespräch kommen
- Freude durch Kontakte bereiten
- Selbstverständnis der alten Menschen stärken

2.8.1 Erinnerungsarbeit mit dem Erinnerungskoffer

1. Zählen Sie auf, was Sie für die Methode Erinnerungskoffer benötigen.

- Es werden eine Kiste oder ein Koffer oder eine Truhe oder große Schuhschachteln benötigt. Die Größe richtet sich nach der Anzahl und Größe der Gegenstände.
- nach Themen gesammelte Erinnerungsstücke

2. Zeigen Sie Möglichkeiten des Sammelns auf.

- bei älteren Menschen und/oder deren Angehörigen
- in der eigenen Familie
- auf Flohmärkten oder Auktionen
- im Heimatmuseum

Hier verleihen Sie sowohl einzelne Gegenstände oder manchmal sogar bereits zusammengestellte Erinnerungskoffer.

3. Geben Sie mögliche Themen für die Erinnerungsarbeit und die dazugehörenden Materialien/Trigger an.

- *Haushalt*
Materialien: Kittel- und/oder Latzschürzen, Einmachgläser, Einmachgummis, Einkochtopf, Stopfei, Stopfgarn, Haken und Ösen, Hosengummi
- *Schulzeit*
Materialien: Schulranzen, Schülertafel, Griffel, Tafelschwamm, Tintenfass, Feder, Butterbrotpapier, Schulschürze, Ärmelschoner
- *Haarpflege*
Materialien: Lockenwickler, Nadeln, Haarnetz, Trockenhaube, Frisierumhang

4. Beschreiben Sie kurz zwei mögliche Vorgehensweisen bei der Methode der Erinnerungsarbeit mit dem Erinnerungskoffer.

- *Die Gegenstände im Koffer herumreichen (lassen).*
    - Gegenstände benennen
    - von jedem genau anschauen, betasten und ausprobieren/Handhabung vormachen lassen
    - Anregen zum Erzählen von Anekdoten
- *Den Koffer mit den Gegenständen in die Mitte stellen.*
    - jeder Teilnehmer wählt einen Gegenstand aus und zeigt ihn den anderen
    - Teilnehmer benennt den Gegenstand
    - Teilnehmer macht die Handhabung vor, nennt Einsatzmöglichkeiten
    - Anregen zum Erzählen von Anekdoten

5. Nennen Sie die wesentlichsten Ziele der Erinnerungsarbeit mit dem Erinnerungskoffer.

- greifbar machen von Erinnerungen über das Betrachten und Fühlen der Gegenstände
- Erinnerungen lebendig werden lassen durch das Hantieren mit früher verwendeten Gegenständen
- Körpergedächtnis aktivieren, was einen direkten Zugang zum Erlebten oder Gefühlten ermöglicht
- frühere Fähigkeiten und Fertigkeiten wieder aufleben lassen

6. Für welche Personengruppe ist die Methode der Erinnerungsarbeit mit dem Erinnerungskoffer besonders gut geeignet? Begründen Sie ihre Aussagen.

- *Für ältere Menschen, die sich nur noch schwer verbal äußern können.* Sie können das Erkennen über die Körpersprache zum Ausdruck bringen.
  Falls diese in einer großen Gruppe überfordert sind, ist der Erinnerungskoffer als Einzelaktivierung einzusetzen.
- *Für demente Menschen in Form der 10-Minuten-Aktivierung.*
  Die kurze Dauer von 10 Minuten ermöglicht ihnen ihre Aufmerksamkeit für diesen Zeitraum aufrecht zu erhalten.

2.9 Spiele

2.9.1 Bedeutung des Spiels für den alten Menschen

1. Listen Sie auftretende Problemfelder auf, denen Spiele positiv entgegenwirken können.

- fehlende Anforderungen
- Abstumpfung
- vermindertes Selbstvertrauen
- Hemmungen
- Egoismus
- nachlassendes Gedächtnis
- ungeübtes Denkvermögen
- nachlassende Sinneswahrnehmung
- Integrationsschwierigkeiten

2. Nennen Sie vier Überbegriffe, die Ziele und Wirkungen des Spielens deutlich machen.

- anregend
- gemeinschaftsbildend
- charakterbildend
- funktionsfördernd

2.9.2 Einteilung der Spiele

1. Unterscheiden Sie die zwei großen Gruppen, in die Spiele eingeteilt werden können.

- Spiele für eine Person
- Spiele für mehrere Personen

2. Nennen Sie Überbegriffe für Spiele für mehrere Personen und geben Sie jeweils ein Beispiel an.

- Gesellschaftsspiele/Brettspiele: z. B. Mensch-ärgere-Dich-nicht
- Würfelspiele: z. B. Kniffel
- Kartenspiele: z. B. 17 und 4
- Geschicklichkeitsspiele: z. B. Eierlauf
- Ratespiele: z. B. Sprichwörter raten
- Quizspiele/Bewegungsspiele

3. Erläutern Sie, warum sich die in Aufgabe 2 genannten Spiele besonders gut eignen.

- Sie können von zwei und mehr Personen gespielt werden.
- Sie haben vertraute und feste Regeln.
- Sie sind unabhängig von einer bestimmten Teilnehmergruppe.
- Sie benötigen keine Spielleitung.

4. Welchen Stellenwert haben Spiele für eine Person?

Sie sind wichtig für Pflegestationen, weil häufig ein Spielpartner fehlt.

5. Nennen Sie Überbegriffe für geeignete Spiele für eine Person und geben Sie jeweils ein Beispiel an.

- Geduldsspiele:
  z. B. Patience, Puzzle
- Denkspiele:
  z. B. Solitaire
- Geschicklichkeitsspiele:
  z. B. Labyrinth

2.9.3 Spielauswahl/allgemeine Kriterien

1. Beschreiben Sie die Kriterien der Spieleauswahl.

- biografie- und interessenbezogen
- Betonung des geselligen Charakters
- attraktiv und spannend
- zur Teilnahme anregend
- geistige Fähigkeiten fördernd

2. Werten Sie nachfolgende Spielinhalte/Spielarten auf ihre Durchführbarkeit aus.
a) **körperliche Anforderungen**
b) **Konversationsspiele**
c) **Schreib- und Zeichenspiele**
d) **Quiz- und Wettkampfspiele**
e) **Zufallsspiele**

a) Spiele mit hohen körperlichen Anforderungen meiden, da die meisten Bewohner häufig in ihrer Beweglichkeit eingeschränkt sind.
b) Reine Konversationsspiele meiden, da die Ausdrucksmöglichkeiten der Bewohner stark variieren.
c) Reine Schreib- und Zeichenspiele vermeiden, weil die meisten Bewohner dadurch überfordert werden.
d) Quiz- und Wettkampfspiele nur durchführen, wenn diese in der Gruppe gespielt werden, damit nicht der einzelne Spieler als Verlierer dasteht.
e) Der geringe Einfluss auf den Spielverlauf kann die Spielfreude mindern.

3. Welche Beeinträchtigungen sind bei der Spieleauswahl zu berücksichtigen?

Beeinträchtigungen
- des Sehens
- des Hörens
- der Feinmotorik

2.9.4 Anforderungen an Spiele

1. Führen Sie die adäquate Ausführung des Spielmaterials unter den Aspekten Erhaltung und Förderung von Ressourcen und unter Berücksichtigung von Einschränkungen aus.
Gehen Sie ein auf:
a) Sehen
b) ungeeignete Farben
c) geeignete Farben
d) Farben allgemein
e) Sehen/Ressource Lesen/Selbsttätigkeit
f) Feinmotorik/Selbsttätigkeit
g) Kartengröße und Stärke
h) kognitive Fähigkeiten/Selbsttätigkeit

a)
- Spiele müssen übersichtlich sein.
- Spielmaterialien wie Spielfeld, Spielfiguren, Würfel und sonstiges Zubehör müssen groß, deutlich und eindeutig sein.
- Neutralen Untergrund für Spiele wählen, damit sie sich gut abheben.

b) Spielmaterialien in dunklen Farbtönen wie Blau, Violett und Grün sind für Sehschwache schwer zu unterscheiden, werden oft nur für Schwarz, Grau oder Braun gehalten.

c) Gelb und Orange werden auch von Sehschwachen bzw. fast Blinden gut wahrgenommen, die Farben Rot und Grün werden meist richtig erkannt.

d) Farbkontraste erleichtern die optische Wahrnehmung.

e) Eigenständiges Lesen/Vorlesen ermöglichen, Spielanleitungen, Frage- und Antwortkarten, die groß und deutlich geschrieben sind.

f) Spiele müssen einfach zu handhaben sein.

g) Karten sollten ein Größenformat von mindestens 19 × 12 cm aufweisen und mindestens 3 mm stark sein.

h) Spielanleitungen und Spielregeln müssen kurz, einfach und klar formuliert sein.

2.9.5 Anforderungen an die Spielleitung

1. Zählen Sie die Voraussetzungen auf, die die Spielleitung erfüllen sollte.

- eigenes Interesse und Freude am Spielen haben
- eigene Spielerfahrung mitbringen, da sie bei der Gestaltung abwechslungsreicher Spielprogramme hilft
- muss das Spielprogramm den Bedürfnissen der Bewohner anpassen können
- sollte Spiele sinnvoll, also nach Wirkung und Zielen, einsetzen
- sollte zur eigenen Sicherheit neue Spiele vorher ausprobieren und eventuell verändern (Regeln, Spieldauer, Spielmittel)

2. Erläutern Sie die im Folgenden genannten Aspekte, die bei der Spielleitung zu beachten sind.
a) Spielerklärung
b) Spielatmosphäre
c) Offenheit
d) Aufgaben abgeben
e) Zeitplanung

a) Das Spielziel, die Regeln und der Spielablauf sind kurz und klar, mit einfachen, verständlichen Worten zu erklären.
b) Die Spielleitung muss während des Spiels Ruhe und Übersicht bewahren, geduldig sein, Einfühlungsvermögen und Improvisationstalent haben.
c) Die Spielleitung muss offen für die Anregungen der Teilnehmer sein.
d) Die Spielleitung sollte sich nicht in den Mittelpunkt stellen, sondern, wenn möglich, Aufgaben an die Teilnehmer delegieren.
e) • Die Spielleitung muss die Zeitplanung kontrollieren. Spiele sollten nicht zu lange dauern, dann werden sie langweilig, und ein nicht zu Ende geführtes Spiel schafft Unzufriedenheit.
 • Die Konzentration der Teilnehmer ist zu beachten.

2.9.6 Vorbereitung der Spielauswahl/Umsetzung

1. Listen Sie die bei der Spielauswahl wesentlichsten Kriterien auf.

• biografieorientierte Spiele
• Spielmittel an Behinderungen anpassen
• Spielregeln an die Fähigkeiten der Teilnehmer anpassen

2. Führen Sie die einzelnen Kriterien aus.
a) biografieorientierte Spiele
b) Spielmittel an Behinderungen anpassen

a) biografieorientierte Spiele nach körperlichen und geistigen Fähigkeiten auswählen. Personen und Spiele müssen zusammenpassen.
b) • große Würfel verwenden
 • eindeutige Abbildungen einsetzen
 • Spielumfang eventuell reduzieren
 • mit vereinfachten Spielregeln spielen
 • mit vereinfachtem Spielplan (weniger Felder oder weniger Karten) spielen
 • große Spielbretter verwenden, Teilnehmer sollten jedoch alle Felder selbstständig erreichen können

c) Spielregeln an die Fähigkeiten der Teilnehmer anpassen

c) • bei bekannten Spielen in Absprache mit den Teilnehmern
- geänderte Spielregeln, z. B. Memory gemeinsam, nicht gegeneinander spielen, drei statt zwei Karten aufdecken, bei Dementen mit offenen Karten spielen

3. Formulieren Sie, was bei der Anordnung von Spielen zu beachten ist.

Eine übersichtliche Anordnung auf dem Spieltisch verbessert die Wahrnehmung und Orientierung.

4. Zählen Sie die Aufgaben auf, die die Teilnehmer beim Spielen übernehmen können.

- Ausrichten des Spielbretts
- Aufbau
- Mischen
- Spielstand mitschreiben
- eventuell Regeln vereinfachen

5. Wie reagieren Sie, wenn ein Spiel nicht ankommt?

Ein Reservespiel bereithalten.

2.9.7 Allgemeine Verhaltensregeln

1. Nennen Sie die wichtigsten Verhaltensregeln während des Spiels.

- Vor dem genauen Spielablauf steht die Spielfreude. Abweichungen jedoch nur zulassen, wenn alle einverstanden sind.
- Das Spiel abbrechen, wenn es nicht ankommt, Reservespiel anbieten.
- Während des Spiels den Spielablauf nicht verändern, Übersicht kann verloren gehen.
- Bei einem Spielprogramm mit mehreren Spielen kurzer Dauer anspruchsvolle Spiele am Anfang spielen, Leistungsfähigkeit ist dann am größten.
- Das Abschlussspiel muss ein Erfolgserlebnis bieten, denn es ist Motivation für die nächste Spielrunde.

2.9.8 Spielverlauf bei einem unbekannten Spiel

1. Schildern Sie den Ablauf des Spielverlaufs in der richtigen Reihenfolge.

- Spielnennung
- Spielziel
- Vorstellung des Spielmaterials
- Erklären der Spielregeln
- Einführung
- Probespiel

2. Führen Sie die einzelnen Ablaufkriterien beim Spielen aus.
a) Spielnennung
b) Spielziel
c) Vorstellen des Spielmaterials
d) Erklären der Spielregeln
e) Einführung
f) Probespiel

a) Die Spielnennung dient als Orientierungshilfe.

b) Die Nennung des Spielziels dient als Mitteilung, wann das Spielziel erreicht ist, und hilft dabei, die Regeln besser zu verstehen.

c) Das Spielmaterial zeigen, anschauen und anfassen lassen sowie erklären, dient der Vertrautheit und Anschaulichkeit.

d) Die Spielleitung muss die Spielregeln selbst sicher beherrschen.

e)
- einfache Wortwahl
- kurze Sätze
- klare, unmissverständliche Aussagen
- langsam und geduldig erklären
- gleichzeitiges Vormachen zur Verbesserung der Anschaulichkeit
- Verständniskontrolle durchführen, durch Nachfragen, Reaktionen beobachten
- umfangreiche Spiele in Abschnitten einführen, höchstens drei Informationen auf einmal geben
- Details eventuell während des Probespiels erklären. Der Gesamtzusammenhang muss jedoch erhalten bleiben.

f) Das Probespiel ist ohne „Leistungsdruck", beispielsweise mit offenen Karten und mit Tippsgeben. Verständnisprobleme lassen sich so klären. Das Probespiel evtl. in Gruppen durchführen, um gemeinsame Erfahrungen zu ermöglichen.

2.9.9 Spielverlauf bei einem bekannten Spiel

1. Schildern Sie die Vorstellung des Spielmaterials.

Das Spielmaterial von den Teilnehmern benennen und erklären lassen fördert die Erinnerung und gibt Orientierung.

2. Schildern Sie zwei Möglichkeiten für das Erklären der Spielregeln und die Voraussetzung dafür.

Der Spielleiter muss regelsicher sein.
- Die Spielregeln von den Teilnehmern erklären zu lassen fördert das Selbstwertgefühl der Teilnehmer.
- Durch Nachfragen Spielregeln zu entwickeln, ist gleichzeitig eine Absprache der Spielregeln und ergibt häufig Varianten bei bekannten Spielen.

3. Welches Angebot kann nach dem Erklären der Spielregeln erfolgen?

Ein Probespiel anbieten, auf Wunsch auch direkter Spielbeginn.

2.10 Demenz und integrative Validation

2.10.1 Symptome der Erkrankung/Schutzstrategien/Rückzug

1. Um adäquat handeln zu können, müssen Pflegende die Symptome der Demenz kennen. Nennen Sie mindestens zehn grundlegende Symptome.

- Gedächtnisausfälle
- gestörte Denkabläufe
- Sprachstörungen
- Wahrnehmungsstörungen
- Selbst- und Fremdgefährdung
- Angst
- Katastrophenreaktionen
- Aggressivität
- motorische Unruhe
- Verlust der Selbststeuerung
- Erkennungsstörungen
- Orientierungsstörungen
- Handfertigkeitsstörungen
- Vernachlässigung der Hygiene
- Inkontinenz

2. Zu Beginn der Krankheit werden die Symptome für die Betroffenen immer bedrohlicher. Um ihre Würde zu wahren, entwickeln sie Schutzstrategien. Zeigen Sie entsprechende Schlagworte auf und erläutern Sie diese.

- Verleugnung:
  Das kann bzw. darf doch nicht wahr sein.
- Relativieren:
  Ich war schon immer etwas vergesslich.
- Somatisieren:
  Ich hab da was im Kopf.
- Notieren:
  Merkzettel schreiben, damit etwas behalten werden kann.
- Ritualisieren:
  Auf gleiche Abläufe achten.
- Isolieren:
  Rückzug aus Verpflichtungen, Aufgaben und sozialen Bindungen.
- Konfabulieren:
  Beim Sprechen den roten Faden verlieren, aber trotzdem flüssig weiterreden, um im Gespräch zu bleiben, wobei der Gesprächsinhalt nebensächlich wird.

3. Beschreiben Sie, wie Demenzbetroffene ihre eigenen Rettungsversuche erleben.

Sie werden von stark wechselhaften Gefühlen wie Angst, Wut, Trauer, Verzweiflung, Misstrauen und Ungeduld begleitet.

4. Wie verhalten sich Pflegende in dieser Situation?

Die Strategien müssen geschützt und akzeptiert werden.

5. Geben Sie vier Gründe für den Rückzug in die Vergangenheit an.

- Sie können durch ihre Erkrankung Gegenwart und Zukunft nicht mehr festhalten.
- Sie erfahren persönliche Begrenzung.
- In ihrer Vergangenheit erleben sie Bestätigung und spüren Selbstwertgefühl in ihren gelebten Rollen und Funktionen.
- Sie sehnen sich nach Sicherheit und Geborgenheit.

2.10.2 Integrative Validation/integrativer validierender Ansatz (IVA)

1. Nennen Sie die Ressourcen, die bei der Demenz erhalten bleiben.

Ressourcen:
- Antriebe
- Gefühle

Demenz und integrative Validation

2. Erläutern Sie die Ressource Antriebe und geben Sie fünf Beispiele dazu an.

- Antriebe sind angelegte oder von der Gesellschaft erlernte Normen und Regeln.
- Sie sind der Motor des Handelns.
- Sie lassen sich biografisch ermitteln und zeigen persönliche Ausprägung und Gestaltung.

Beispiele:
Fleiß, Pflichtbewusstsein, Pünktlichkeit, Sparsamkeit, Ehrlichkeit

3. Erläutern Sie die Ressource Gefühle und geben Sie fünf Beispiele dazu an.

- Wegen nachlassender Gehirnleistung setzen die Erkrankten ihre Gefühle als Richtschnur und Orientierung ein.
- Gefühle sind immer echt, sie werden spontan geäußert.
- Gefühle bleiben lebendig.
- Gefühle können die Antriebe überlagern.

Beispiele:
Wut, Angst, Freude, Misstrauen, Ärger

4. Was heißt validieren im Zusammenhang mit Demenzbetroffenen?

- wertschätzender Umgang mit Dementen
- was von dem Betroffenen gesagt, getan und gefühlt wird, ernst nehmen
- Gefühle annehmen, akzeptieren, nicht korrigieren
- jede Aussage des Dementen für gültig erklären, das von den Gefühlen ausgelöste Verhalten bestätigen/spiegeln

5. Erklären Sie den Begriff integrativ im Zusammenhang mit dementen Menschen.

Integrativ heißt:
- das Verhalten eines dementen Menschen in einen Sinnzusammenhang zu bringen
- die IVA in den Arbeitsalltag der Pflege- und Betreuungskräfte einzugliedern – einheitliche Pflege und Betreuungsverständnis im Team
- die Einbindung des biografischen Arbeitens, der Milieutherapie, der Rituale
- Einfließen und Nutzen der intuitiven Erfahrungen der Pflegekräfte in diese Arbeit

6. Nicole Richard hat Naomi Feils Methode zu einem Konzept der integrativen Validation weiterentwickelt. Stellen Sie das Konzept anhand folgender Stichwörter vor:
a) wertschätzende Grundhaltung
b) Wahrnehmung
c) Fragen
d) Biografie und Rituale
e) Konflikte
f) Kommunikation

a) Im Mittelpunkt stehen Anerkennung und Respekt, Unterstützung der Ressourcen Betroffener und deren Akzeptanz.
b) Die Pflegenden lernen aufmerksam zuzuhören und die Körpersprache der Betroffenen zu beobachten, um individuelle Fähigkeiten und Bedürfnisse der Erkrankten zu erkennen.
c) Fragen und Interpretationen vermeiden, um den dementen Menschen nicht in die Enge zu treiben und zu verunsichern.
d) Lebensgeschichte und Rituale der Dementen in Gespräche integrieren.
e) Grundlage des jetzigen Verhaltens von Dementen sind nicht aufgearbeitete Konflikte, deren Aufarbeitung aber nicht im Vordergrund steht, sondern das Spiegeln der Gefühle und das Annehmen des Dementen.
f) Das Konzept beinhaltet eine besondere Umgangs- und Kommunikationsweise mit den Dementen.

2.10.3 Kommunikation: verbal/nonverbal/paraverbal

1. Nennen Sie wesentliche Kriterien, die bei der verbalen Kommunikation zu beachten sind.

- direkte Anrede
- Ansprache
- kurze, einfache Sätze
- Anweisungen
- Dialekt
- Störquellen
- Eingangskanäle der Wahrnehmung

2. Führen Sie die einzelnen Kriterien der verbalen Kommunikation aus und begründen Sie diese.
a) direkte Ansprache
b) Aussprache
c) Dialekt

a) Person immer mit dem Namen ansprechen, damit sie sich angesprochen fühlt.
b) Langsam, deutlich und betont sprechen, um die verlangsamte Aufnahmefähigkeit zu beachten.
c) Keinen Dialekt, Fremdwörter oder Fachsprache einsetzen. Ausnahme: gemeinsamer Dialekt. Er verbessert die Verständigung und vermittelt Geborgenheit, darf andere Anwesende aber nicht ausschließen.

Demenz und integrative Validation

d) **kurze einfache Sätze**
e) **Anweisungen**
f) **Störquellen**
g) **Eingangskanäle der Wahrnehmung**

d)
- Die Erkrankten können sich nicht auf mehrere Anforderungen gleichzeitig einstellen, einfache Anforderungen können erfüllt werden.
- Komplexe Abläufe in Einzelschritte unterteilen, damit sie erfüllt werden können.
- Die nachlassende Merkfähigkeit wird so berücksichtigt.

e) Genaue Anweisungen geben, gleichbleibende Formulierungen verwenden.

f) Störquellen vermeiden, Radio und Fernseher im Hintergrund abschalten, sie lenken ab.

g) Verschiedene Wahrnehmungskanäle nutzen. Bevorzugtes Sinnesorgan ansprechen. Unterstützung durch eindeutige Gesten erleichtert die Kommunikation.

3. Nennen Sie wesentliche Kriterien, die bei der nonverbalen Kommunikation zu beachten sind.

- positive Gefühle
- Blickkontakt
- Körperkontakt
- authentische Sprachwiedergabe
- paraverbal

4. Führen Sie die einzelnen Kriterien der nonverbalen Kommunikation aus und begründen Sie diese.
a) **positive Gefühle**
b) **Blickkontakt**
c) **Körperkontakt**
d) **authentische Sprachwiedergabe**
e) **paraverbal**

a) Lächeln, warmherzige Zuwendung
b) Blickkontakt aufnehmen, immer auf der gleichen Ebene kommunizieren, nicht von oben herab.
Erkrankter fühlt sich eher angesprochen.
c) Liebevolle Berührungen, wie Streicheln, dabei aber die Individualität und Würde des Menschen berücksichtigen.
Gefühlssignale werden noch lange wahrgenommen.
d) Wenn der Betroffene schreit, begegnen wir ihm laut, ist der Betroffene traurig, reden wir mit leiser ruhiger Stimme, zeigen damit Kongruenz.
e)
- Betont sprechen, denn die akustische Gliederung hebt Wichtiges hervor.
- Die Stimmmelodie sollte ruhig, liebevoll, tief und echt klingen.

2.10.4 Methode der IVA nach Nicole Richard

1. Die Vorgehensweise der IVA basiert auf vier Schritten. Zeigen Sie die einzelnen Schritte in der richtigen Reihenfolge auf.

- Gefühle und Antriebe wahrnehmen
- Gefühle und Antriebe validieren
- allgemein validieren
- Einbinden eines Lebensthemas

2. Beschreiben Sie die Vorgehensweise bei den einzelnen Schritten und machen Sie diese an der beispielhaften Aussage „Ich muss zu meiner Mutter" klar.
a) Gefühle und Antriebe wahrnehmen
b) Gefühle und Antriebe validieren
c) allgemein validieren

a)
- gezeigte Gefühle können sein: Unruhe, Sorge, Angst, Liebe
- Antriebe können sein: Verlässlichkeit, Fürsorge, Pflichtbewusstsein.

b) Gefühle und Antriebe annehmen und in kurzen, direkten Sätzen persönlich bestätigen – zum Echo werden –, mit einer Sprache, die für die Betroffenen verständlich ist.
- Den Namen des Betroffenen nennen, und/oder biografische Daten einfügen.
- Gefühle validieren:
  - Sie haben keine Ruhe mehr. Und/oder:
  - Sie sind ganz in Sorge. Und/oder:
  - Sie sind ganz aufgeregt. Und/oder:
  - Sie sitzen wie auf heißen Kohlen.
- Antriebe validieren:
  - Sie kennen Ihre Pflichten. Und/oder:
  - Auf Sie kann man sich verlassen. Und/oder:
  - Sie lieben Ihre Mutter.

c)
- In verallgemeinerter Form ausdrücken, was vorher speziell auf diesen Menschen ausgerichtet war, mit Hilfe von Sprichwörtern, Volksweisheiten und Redewendungen.
  - Ein allgemeines Echo geben-, der Betroffene fühlt sich im Allgemeinen verstanden, denn der Volksmund hat immer Recht.

  Allgemein validieren:
  - Daheim ist daheim. Und/oder:
  - Mutter ist die Beste. Und/oder:
  - Wenn die Pflicht ruft.

Demenz und integrative Validation

d) Einbinden eines Lebensthemas

d)
- Das Lebensthema kann den Beruf oder das Hobby betreffen.
- In das Lebensthema Schlüsselwörter und Antriebe mit einbinden – nach dem Prinzip der Verallgemeinerung.

3. Schildern Sie im Bezug auf die Antriebe und Schlüsselwörter den möglichen Ablauf beim Lebensthema „Hausfrau/Tochter".

- Antriebe:
  - Sie sind immer tüchtig.
  - Sie sind eine fürsorgliche Tochter.
  - Sie sorgen für ihre Mutter.
  - Sie tragen Verantwortung.
  - Sie sehnen sich nach ihrer Mutter.
- Schlüsselwörter:
  - Im Haus und Garten immer fleißig.
  - Wäsche waschen, stopfen, bügeln, kochen.
  - Sie kennen Ihre Pflicht.

2.10.5 Gespräch bzw. Kontakt mit Dementen aufnehmen nach Richard

1. Beschreiben Sie das Erarbeiten eines Lebensthemas.
a) Nennen Sie die einzelnen Schritte bei der Erarbeitung eines Lebensthemas in der richtigen Reihenfolge.
b) Zeigen Sie Möglichkeiten auf, die das Finden eines entsprechenden Themas unterstützen.
c) Schildern Sie den Ablauf eines solchen Gesprächs/einer Kontaktaufnahme.

a) Im Team
- Lebensthema suchen
- lebensthemenbezogene/berufsbezogene Antriebe sammeln
- lebensthemenbezogene/berufsbezogene Schlüsselwörter sammeln
- mithilfe der gewonnenen Erkenntnisse validierende Sätze sammeln

b) mithilfe der Angehörigen Bilder aus dem Leben des Betroffenen sammeln
- „Themenkiste" mithilfe der Angehörigen zusammenstellen, biografiebezogene Gegenstände dazu sammeln
- Gewohnheiten, Rituale, Traditionen erfragen
- gleichbleibende „Startsätze" formulieren, – Rituale entwickeln

c)
- validierende Sätze aus dem Lebensthema zusammenstellen
- gleichbleibende „Schlusssätze" formulieren, – Rituale entwickeln

2. Geben Sie zu den einzelnen Schritten mögliche Gesprächsinhalte an.
a) „Startsätze"/Rituale
b) validierende Sätze zum Lebensthema „Hausfrau"
c) „Schlusssätze"/Rituale

a) • Da sitzt/kommt Frau/Herr B.. Berufsbezeichnung nennen, Namen wiederholen, evtl. Arbeits- oder Wohnort nennen.
b) • Sie können aus allem etwas Leckeres kochen. Und/oder:
 • Die Familie muss zufrieden sein. Und/oder:
 • Ihr Haushalt läuft wie am Schnürchen. Und/oder:
 • In ihrem Haushalt ist alles blitzsauber.
c) • Die Arbeit ruft.
 • Ich muss wieder an die Arbeit.
 • Darf ich Sie wieder besuchen?
 • Zum Abschied die Hand geben.

3. Was können Sie mit diesen Gesprächen/der Kontaktaufnahme bei Ihrem Klientel bewirken?

• Personen ansprechen, die oft rufen oder sich sehr zurückgezogen haben.
• Unterstützen des Erhalts der Identität.
• Die Lebensgeschichte der Betroffenen bleibt durch mehrmaliges Erzählen am Tag, lebendig.
• Manche Demente nehmen dadurch ebenfalls Kontakt auf.
• Die Betroffenen können ihre Lebensrolle und erbrachten Leistungen spüren.

2.10.6 Milieutherapie/soziale Umgebung

1. Verdeutlichen Sie den Begriff soziale Umgebung anhand folgender Stichworte.
a) einheitliches Konzept
b) gleiche Pflegepersonen
c) adäquater Umgang mit dem Klientel

a) Alle Mitglieder beteiligen sich an der Planung und Umsetzung des Konzepts.
b) • Feste Bezugspersonen für die Betreuten.
 • Bildung einer vertrauensvollen Beziehung zwischen Betroffenen und Mitarbeitern.
 • Eine Umstellung auf zahlreiche Pflegepersonen ist nicht möglich.
 • Zivilkleidung betont die Partnerschaftlichkeit.
c) Biografieorientiert, einfühlsam, geduldig, sensibel und verständig mit dem Klientel umgehen.

2.10.7 Milieutherapie/Tagesstruktur

1. Gehen Sie im Zusammenhang mit dem Begriff Tagesstrukturierung auf folgende Begriffe ein:
a) **eigene Struktur**
b) **gleichbleibende Struktur**
c) **Aktivitäten und Ruhephasen**
d) **Angebote**

a) Demente Menschen können ihren Tag nicht mehr selbst strukturieren und brauchen deshalb eine vorgegebene Tagesstruktur.
b) Jeder Tag soll einen gleichbleibenden Ablauf aufweisen. Die Tagesstruktur wird zur Gewohnheit, vermittelt Sicherheit.
c) Aktivierungsphasen und Beruhigungsphasen sollen sich abwechseln, damit keine Überforderung stattfindet.
d) Dementengerechte Angebote sollen die Kompetenzen des Einzelnen berücksichtigen. Aktivitäten sollen sowohl vertraute als auch unvertraute Handlungen beinhalten.

2.10.8 Milieutherapie/räumliche Umgebung

1. Nennen Sie die Funktionen, die eine dementengerechte Umgebung erfüllen muss.

- Schutz
- Aktivierung

2. Wie gehen Sie mithilfe der Gestaltung der räumlichen Umgebung auf die veränderte Wahrnehmung dementer Menschen ein?

Durch eine klar strukturierte räumliche Umgebung:
- kontrastreiche Farben einsetzen
- verwirrende Muster meiden

3. Gehen Sie gezielt auf die Bedeutung der richtigen Beleuchtung ein.

Gute Ausleuchtung und natürliche Lichtverhältnisse anstreben:
- grelles Licht führt zu Stress
- zu dunkle Räume erzeugen Angst
- eindeutige Helligkeit am Tag fördert die Normalisierung des Schlaf-Wach-Rhythmus
- verhindert optische Halluzinationen

4. Beschreiben Sie Raumstrukturen, die helfen der Vergesslichkeit dementer Menschen entgegenzuwirken.

- eindeutige Wegführung, um das Zurückfinden zu erleichtern
- sinnvolle Rundwege und Endlosflure, die wieder zum Ausgangspunkt zurückführen
- unbewusst wirkende Orientierungshilfen, z. B. Handlauf, Lichtführung, Farbgebung

5. Zählen Sie Möglichkeiten auf, wie dem Bewegungsdrang Rechnung getragen werden kann.	• Ausreichend Bewegungsraum bieten ermöglicht das Ausleben des Bewegungsdrangs. • Barrierefreie Wege bieten, Hindernisse erfordern Entscheidungen (Richtungswechsel), die überfordern können.
6. Auf welche Weise begegnen Sie der Weglauftendenz?	• Stationsein- und -ausgänge möglichst versteckt legen • Vermeidung von Flurenden (Sackgassen) • visuelle und akustische Kontrolle über die Ein- und Ausgänge einer Station
7. Stellen Sie dar, wie Aktivitäten und biografieorientiertes Handeln angeregt werden.	• abwechslungsreiche, stimulierende Wege für die Anregung des Altgedächtnisses und zum Erhalt von Kompetenzen • Raumelemente mit Aufforderungscharakter wie: 　– Regale mit Küchenutensilien oder 　– Wäsche zum Hantieren oder 　– Werkzeuge 　– große Spiegel, große Bilder und Bewegungsspielelemente
8. Erläutern Sie, wie eine vertraute heimische Atmosphäre geschaffen werden kann.	Individuelle und wohnliche Gestaltung durch kleine Wohneinheiten: • mit alten Möbeln von zu Hause • persönliche Gebrauchsgegenstände • vertraute, eigene Bilder • eigenen Raumschmuck, der Geborgenheit vermittelt • niedriger Geräuschpegel • keine gleichzeitig auftretenden akustischen Signale • akustische und visuelle Überreizung vermeiden

3 Gesundheits- und Krankheitslehre

3.1 Allgemeine Begriffe

3.1.1 Zell- und Gewebelehre

1. Die kleinste lebensfähige Einheit in einem Organismus ist die Zelle. Benennen Sie die Strukturen 1–4 und deren Funktionen.

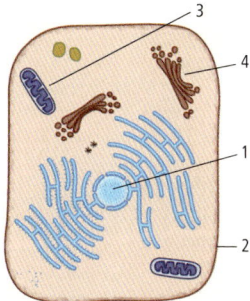

1 – *Zellkern:*
Ist das Steuerzentrum für Stoffwechselvorgänge und enthält das Erbgut, die Gene.

2 – *Zellmembran:*
- Sie grenzt die Zelle von anderen Zellen ab.
- Ihre Durchlässigkeit (Permeabilität) bestimmt den Stoffaustausch zwischen den Zellen.
- Kontaktvermittlung zu benachbarten Zellen.

3 – *Mitochondrien:*
Aus Zucker und Sauerstoff wird die Energie für den Zellstoffwechsel gewonnen (innere Atmung).

4 – *Zytoplasma* (Grundsubstanz):
Besteht zu 70 % aus Wasser, enthält Eiweiß (Proteine), Kohlenhydrate, Fette und Salze. Hier findet ein Teil des Zellstoffwechsels statt.

2. Der Stoffaustausch durch die Zellmembran wird durch unterschiedliche Mechanismen ermöglicht. Erklären Sie folgende Begriffe:
a) Diffusion
b) Osmose
c) Filtration

a) Diffusion ist ein Ausgleich von Konzentrationsunterschieden in Flüssigkeiten oder Gasen.
Beispiel: Zucker im Kaffee verteilt sich auch ohne Umrühren nach einer gewissen Zeit.
b) Osmose ist ebenfalls ein Ausgleich von Konzentrationsunterschieden, allerdings sind die Stoffe durch eine Membran getrennt, welche vorwiegend für Wasser durchlässig ist. So strömt das Wasser in Richtung der hohen Konzentration. Beispiel: Streut man Salz auf ein Radieschen, „zieht" das Salz Wasser an.
c) Bei der Filtration werden Stoffe aufgrund von Druckunterschieden und je nach Größe durch die Poren der Zellmembran gepresst. Beispiel: In den Blutkapillaren der Nierenkörperchen werden Wasser, Harnstoff, Salze, und Zucker in den Primärharn abgepresst. Die Blutzellen verbleiben in den Kapillaren.

3. Beschreiben Sie, was Resorption bedeutet.

Resorption bedeutet Aufnahme von Stoffen über die Haut oder Schleimhäute durch unterschiedliche Mechanismen.

4. Erklären Sie die Begriffe:
a) Ischämie
b) Infarkt
c) Nekrose

a) Ischämie ist ein Sauerstoffmangel im Gewebe durch verminderte Durchblutung.
b) Ein Infarkt liegt vor, wenn ischämisches Gewebe abstirbt.
c) Nekrose ist abgestorbenes Gewebe in einem lebenden Organismus.

5. Die einzelnen Zellen im Körper sind je nach ihrer Funktion spezialisiert. Verbände von Zellen mit gleicher Spezialisierung nennt man Gewebe. Nennen Sie vier Gewebearten.

- Nervengewebe
- Muskelgewebe
- Epithelgewebe (Deckgewebe)
- Binde- und Stützgewebe

6. Zählen Sie Beispiele für das Vorkommen von Epithelgewebe auf.

- Haut
- Magen-Darmschleimhaut
- Bronchialschleimhaut

7. Welche Formen von Muskelgewebe kommen im menschlichen Körper vor?

- Skelettmuskulatur = quergestreifte Muskulatur
- glatte Muskulatur
- Herzmuskulatur

8. Welcher Gewebeart ist das Fettgewebe zuzuordnen?

Das Fettgewebe gehört zum Bindegewebe.

9. Nennen Sie zwei weitere Beispiele für Binde- und Stützgewebe.

- Knochengewebe
- Knorpelgewebe

10. Erklären Sie die Begriffe
a) Atrophie
b) Hypertrophie

a) Atrophie ist die Schrumpfung eines Organs durch Abnahme der Zellzahl oder Größenabnahme der einzelnen Zellen.
b) Hypertrophie ist die Größenzunahme eines Organs durch Zunahme der Zellzahl oder der Zellgröße.

3.1.2 Begriffe in der Krankheitslehre (Terminologie)

1. Zur eindeutigen Orientierung am Körper werden Fachbegriffe benutzt. Erklären Sie:
a) **cranial – kaudal**
b) **lateral – medial**
c) **anterior – posterior**
d) **distal – proximal**
e) **ventral – dorsal**
f) **zentral – peripher**
g) **ulnar – radial**

a) cranial: zum Kopf hin
   kaudal: vom Kopf weg
b) lateral: seitlich von
   medial: zur Mitte hin
c) anterior: vorne
   posterior: hinten
d) distal: vom Rumpf weg
   proximal: zum Rumpf hin
e) ventral: bauchwärts
   dorsal: rückenwärts
f) zentral: in der Mitte
   peripher: am Rande
g) ulnar: zur Elle (Ulna) hin
   radial: zur Speiche (Radius) hin

2. Physiologie ist die Lehre von den normalen Lebensvorgängen im Körper. Was ist die Pathophysiologie?

Die Pathophysiologie beschreibt Entstehungsmechanismen und krankhafte Funktionen im Körper.

3. Bei der Ursachenforschung von Erkrankungen wird immer häufiger eine genetische Disposition erkannt. Was ist damit gemeint?

Disposition bedeutet die Veranlagung zu einer Erkrankung. Genetisch bedeutet, dass diese Veranlagung im Erbgut, den Genen, angelegt ist.

4. Erklären Sie die Begriffe:
a) **Anamnese**
b) **Symptome**
c) **Diagnose**
d) **Differenzialdiagnose**
e) **Prognose**
f) **Prophylaxe, Prävention**

a) Anamnese: Vorgeschichte des Kranken
b) Symptome: Beschwerden, Veränderungen, die auf eine Krankheit hinweisen.
c) Diagnose: Erkennen und Benennen der Erkrankung
d) Differenzialdiagnose: Die Erkrankung kann nicht eindeutig benannt werden, es kommen weitere Diagnosen in Betracht.
e) Prognose: Wahrscheinlicher Verlauf der Erkrankung, Heilungsaussicht
f) Prophylaxe, Prävention: Vorbeugende Maßnahmen zur Verhinderung von Krankheiten.

5. Um den Verlauf einer Krankheit zu beschreiben, werden folgende Begriffe verwendet. Erklären Sie
a) **akut**
b) **chronisch**
c) **rezidiv**
d) **Rekonvaleszenz**

a) akut: Die Erkrankung tritt plötzlich mit deutlichen Symptomen auf.
b) chronisch: Die Erkrankung verläuft langwierig und ist nicht heilbar.
c) rezidiv: Die Erkrankung tritt erneut auf.
d) Rekonvaleszenz: Gesundungsphase mit Wiederherstellung der Gesundheit

3.1.3 Entzündung

1. Bei den meisten Krankheitsprozessen im Körper liegt eine Entzündung vor. Nennen Sie die fünf Kardinalsymptome einer Entzündung.

- Rötung
- Schwellung
- Überwärmung
- Schmerz
- gestörte Funktion

2. Geben Sie Ursachen für eine Entzündung an.

- Verletzungen
- Eindringen von Fremdkörpern
- infektiöse Erreger (z. B. Bakterien, Viren, Pilze)
- Giftstoffe (Chemikalien)

3. Beschreiben Sie, was pathophysiologisch bei einer Entzündung abläuft.

Durch die Verletzung oder das Eindringen von Fremdstoffen werden Botenstoffe freigesetzt. Diese Botenstoffe (Histamin, Prostaglandine, Zytokine) aktivieren das Immunsystem und machen die Blutgefäße durchlässiger. So können die Zellen des Immunsystems besser eindringen, dabei tritt aber auch Wasser (Exsudat) aus. Geschädigtes Gewebe und auch Fremdkörper werden vom Immunsystem abgebaut, der Heilungsprozess setzt ein.

4. Wann spricht man von einem Ödem? Nennen Sie Beispiele.

Ödem ist eine Flüssigkeitsansammlung im Raum zwischen den Zellen (interstitieller Raum), was sich nach außen als Schwellung zeigt. Beispiele für Ödeme sind Beinödeme bei Herzinsuffizienz, Lymphödem im Arm nach einer Brustoperation, Schwellung bei einer Entzündung.

3.1.4 Immunsystem

1. Erläutern Sie die Aufgaben des Immunsystems.

Das Immunsystem schützt den Körper vor eingedrungenen Mikroorganismen oder Fremdstoffen. Es zerstört fehlerhafte Zellen (z. B. Krebszellen) und leitet Heilungsprozesse ein.

2. Zum Immunsystem gehören die lymphatischen Organe. Zählen Sie drei lymphatische Organe auf.

- Milz
- lymphatischer Rachenring
- Lymphknoten

3. Durch die Immunzellen ist das Immunsystem im gesamten Körper verteilt. Benennen Sie die Immunzellen.

Die Immunzellen sind die Leukozyten (weiße Blutkörperchen). Man kann verschiedene Leukozyten unterscheiden:
- Granulozyten
- Monozyten
- Makrophagen
- Lymphozyten

4. Welche Aufgabe haben die Makrophagen?

Die Makrophagen werden auch Fresszellen genannt. Sie machen Fremdstoffe oder Erreger unschädlich, indem sie diese in sich aufnehmen und verdauen (Phagozytose).

5. Bei der Immunabwehr kommt es manchmal zu Eiterbildung. Erläutern Sie, wie es dazu kommt.

Eiter besteht aus Zelltrümmern von Gewebe, Leukozyten und zerstörten Krankheitserregern. Insbesondere bei der Abwehr von Bakterien kommt es zur Eiterbildung durch Einwanderung der Leukozyten.

6. Krankheitserreger werden unter anderem durch Antikörper vom Immunsystem bekämpft, da diese Antigene „erkennen" (spezifische Immunabwehr).
a) Was ist ein Antigen?
b) Was sind Antikörper und wo werden diese gebildet?

a) Als Antigen werden alle Substanzen bezeichnet, die eine Abwehrreaktion des Immunsystems auslösen. Beispielsweise ist ein Virus ein Antigen.
b) Antikörper sind Eiweißstoffe, die von bestimmten Lymphozyten gebildet werden (B-Lymphozyten). Diese Antikörper können sich auf körperfremde Stoffe (Antigene) „setzen" und sie so markieren. Dadurch wird das Antigen erkannt und vom Immunsystem unschädlich gemacht.

Gesundheits- und Krankheitslehre

7. Formulieren Sie, was es bedeutet, wenn man gegen eine Krankheit (z. B. Masern) immun ist.

Es bedeutet, dass man an Masern nicht mehr erkranken kann. Das Immunsystem besitzt bereits Antikörper gegen das Masernvirus. Dringt ein Masernvirus ein, wird dieses sofort unschädlich gemacht.

8. Durch Impfungen wird versucht, Immunität gegen Krankheiten zu erreichen.
a) **Was ist eine passive Impfung?**
b) **Was enthält ein Impfstoff, mit dem eine aktive Impfung durchgeführt wird?**
c) **Wie wird Immunität durch eine aktive Impfung, z. B. bei Hepatitis B, erreicht?**

a) Bei einer passiven Impfung werden fertige Antikörper gegen bestimmte Krankheitserreger oder Gifte verabreicht. Diese schützen vor Erkrankung, wenn man Kontakt mit einem Krankheitserreger hatte, allerdings nur für kurze Zeit.
b) Im Impfstoff ist der Krankheitserreger vorhanden, allerdings in einer Form, in der die Krankheit nicht zum Ausbruch kommen kann.
c) Das Immunsystem lernt, durch die meist mehrmalige Impfung, das Hepatitis B Virus kennen. Antikörper werden gebildet und das Immunsystem bildet Gedächtniszellen. Bei Kontakt mit einem „echten" Hepatitis B Virus wird dieses sofort über die Antikörper erkannt und das Virus kann, bevor es zu einer Erkrankung kommt, unschädlich gemacht werden.

9. Erklären Sie, was eine Allergie ist.

Eine Allergie ist eine Überempfindlichkeitsreaktion gegenüber bestimmten Substanzen (Allergene). Diese rufen eine heftige Antigen-Antikörperreaktion hervor.

10. Erläutern Sie, wann von einem anaphylaktischen Schock gesprochen wird.

Eine heftige allergische Reaktion mit Blutdruckabfall und Bewusstlosigkeit wird als anaphylaktischer Schock bezeichnet.

11. Beschreiben Sie, was unter einer Autoimmunkrankheit verstanden wird. Nennen Sie Beispiele.

Es handelt sich um eine Fehlreaktion des Immunsystems. Es werden Antikörper gegen körpereigenes Gewebe produziert. Beispiele sind rheumatoide Arthritis, Glomerulonephritis nach Infekten, Diabetes mellitus Typ 1.

3.1.5 Infektionskrankheiten

1. Nennen Sie verschiedene Gruppen von Krankheitserregern.

- Viren
- Bakterien
- Pilze
- Einzeller
- Würmer

2. Wodurch ist ein Virus gekennzeichnet?

Ein Virus besteht aus einer Hülle und einem Kern, der das Erbmaterial (Genom) enthält. Ein Virus kann sich nur mithilfe einer Wirtszelle vermehren.

3. Zählen Sie Erkrankungen auf, die von Viren verursacht werden.

- Influenza (Grippe)
- Masern
- Hepatitis A
- Hepatitis B
- HIV-Infektion (AIDS)
- Lippenherpes

4. Erklären Sie, was Virustatika sind.

Virustatika sind Medikamente, die zur Behandlung von bestimmten viralen Erkrankungen eingesetzt werden.

5. Definieren Sie den Begriff Inkubationszeit.

Inkubationszeit ist der Zeitraum von der Ansteckung (erster Kontakt mit dem Erreger) bis zum Ausbruch von Krankheitssymptomen.

6. Nennen Sie Symptome und Komplikationen bei einer Grippeerkrankung (Influenza).

Typisch für eine Influenza sind hohes Fieber, Schüttelfrost, Kopf- und Gliederschmerzen, schweres Krankheitsgefühl. Komplikationen sind Lungenentzündung, Herzinsuffizienz, Enzephalitis (Gehirnentzündung).

7. Eine Infektion mit dem HIV-Virus führt langfristig zu dem Krankheitsbild AIDS.
a) Zeigen Sie mögliche Ansteckungswege mit dem HIV-Virus auf.
b) Welches „Organ" wird vom HIV-Virus befallen?

a) Die Viren sind im Blut, Speichel, in Tränenflüssigkeit, im Sperma und Vaginalsekret vorhanden. Kontakt mit diesen Flüssigkeiten, z. B. beim Geschlechtsverkehr, oder eine Nadelstichverletzung kann zur Ansteckung führen.
b) Das Virus vermehrt sich in bestimmten weißen Blutzellen (T-Lymphozyten) und schwächt so das Immunsystem.

c) Beschreiben Sie das Krankheitsbild AIDS.

c) AIDS ist durch das Auftreten von gehäuften Infektionen gekennzeichnet, auch durch Erreger, die sonst nicht pathogen sind.
- Pilzerkrankungen der Haut- und Schleimhäute (Soor)
- Lungenentzündungen durch Pilze, Einzeller
- Hauttumoren (Kaposi-Sarkom)
- Durchfallerkrankungen

8. Wodurch sind Bakterien gekennzeichnet?

Bakterien haben eine Zellwand. Im Inneren befindet sich das Zytoplasma, das alles enthält, damit sich das Bakterium vermehren kann.

9. Bakterien im Körper bilden teilweise einen natürlichen Schutz vor Infektionskrankheiten. Erläutern Sie dies.

Auf der Haut und den Schleimhäuten siedeln Bakterien (Flora), die durch ihre Stoffwechselprodukte dafür sorgen, dass krank machende (pathogene) Bakterien sich nicht ausbreiten können.

10. Geben Sie die Eigenschaften an, die Bakterien haben, die Krankheiten verursachen.

Die Bakterien können sich stark vermehren, sie produzieren teilweise Zellgifte, dringen in Zellen ein und zerstören diese.

11. Führen Sie bakterielle Erkrankungen auf.

- Blasenentzündung (Zystitis)
- Mandelentzündung durch Streptokokken (Angina tonsillaris)
- Salmonellenenteritis
- Nasen-Nebenhöhlen-Entzündung (Sinusitis)
- Lungenentzündung durch Pneumokokken
- Hirnhautentzündung durch Meningokokken
- Tuberkulose

12. Antibiotika werden zur Behandlung bakterieller Infektionen eingesetzt.
a) Welchen Wirkmechanismus haben Antibiotika?
b) Was bedeutet Breitspektrum- Antibiotikum?

a) Antibiotika greifen auf unterschiedliche Weise in den Stoffwechsel von Bakterien ein, sodass diese in ihrer Vermehrung gehemmt oder sogar abgetötet werden. Vom Wirkmechanismus hängt ab, ob ein Antibiotikum wirksam ist oder nicht.
b) Ein Breitspektrum-Antibiotikum wirkt auf viele verschiedene Bakterien und wird dann eingesetzt, wenn der Erreger noch nicht bekannt ist.

c) Nennen Sie typische Nebenwirkungen.
d) Beschreiben Sie, was Resistenz bedeutet.
e) Schildern Sie, was bei der Einnahme von Antibiotika zu beachten ist.

c) Je nach Art des Antibiotikums gibt es unterschiedliche Nebenwirkungen. Häufig sind Übelkeit, Erbrechen und Durchfall, da die schützenden Bakterien auch von dem Antibiotikum zerstört werden.
d) Resistenz bedeutet, dass das Antibiotikum unwirksam ist. Bakterien können ihre Stoffwechselstrukturen wandeln, sodass das bisher wirksame Antibiotikum keinen Angriffspunkt mehr hat.
e) Antibiotika sollten nach genauem Zeitplan und ausreichend lange verabreicht werden. So entstehen keine Wirklücken, in denen sich die Bakterien wieder vermehren können oder gar Resistenzen ausbilden können.

13. Nennen Sie verschiedene Antibiotikagruppen.

- Penizilline
- Tetrazykline
- Sulfonamide
- Gyrase-Hemmer
- Cephalosporine

14. Erläutern Sie, wo Pilze eine Rolle als Krankheitserreger spielen.

Pilze kommen vorwiegend als Haut- oder Nagelpilzinfektion vor. Ansonsten kommt es zu Pilzinfektionen, wenn eine Abwehrschwäche vorliegt oder die schützende Bakterienflora gestört ist.

3.1.6 Tumoren

1. Erklären Sie den Begriff Tumor.

Als Tumor wird eine Raumforderung bezeichnet. Tumoren sind meist Zellansammlungen, die durch übermäßiges Zellwachstum gekennzeichnet sind.

2. Unterscheiden Sie
a) gutartige (benigne) Tumoren
b) bösartige (maligne) Tumoren

a) *Benigne (gutartige) Tumoren*
  - Wachstum auf ein Organ begrenzt
  - Organgrenzen werden nicht überschritten
  - nur verdrängendes Wachstum
  - bilden keine Tochtergeschwülste

b) *Maligne (bösartige) Tumoren*
  - wachsen in das Gewebe ein (infiltrierendes Wachstum)
  - Organgrenzen werden überschritten
  - Bildung von Tochtergeschwülsten

3. Beschreiben Sie, was Metastasen sind und wie sie entstehen.

Metastasen sind Tochtergeschwülste. Über den Blut- oder Lymphweg wandern Tumorzellen in andere Organe ein, die dort erneut Tumoren bilden.

4. Bezeichnen und erläutern Sie die Therapieformen, die bei der Therapie von bösartigen Tumoren eingesetzt werden.

- *Operation:*
  Sie hat das Ziel, den Tumor möglichst komplett zu entfernen.
- *Strahlentherapie:*
  Sie zerstört schnell wachsende Tumorzellen.
- *Chemotherapie:*
  – Zytostatika zerstören schnell wachsende Zellen.
  – Hormone können bei bestimmten Tumoren das Wachstum hemmen.

5. Was ist eine kurative Therapie?

Eine kurative Therapie hat das Ziel, eine Krankheit zu heilen.

6. Erklären Sie die Palliativtherapie.

Palliativtherapie hat bei unheilbaren Erkrankungen das Ziel, die Lebensqualität zu erhalten oder zu verbessern (z. B. Schmerztherapie).

3.1.7 Allgemeine Arzneimittellehre

1. Nennen Sie verschiedene Darreichungsformen von Medikamenten.

- Tabletten
- Kapseln
- Zäpfchen (Suppositorien)
- Tropfen
- Salben/Cremes
- Pflaster
- Ampullen/Infusionen

2. Arzneien werden auf unterschiedliche Arten verabreicht. Beschreiben Sie folgende Applikationsformen:
a) oral
b) rektal
c) transdermal
d) sublingual

a) oral = durch den Mund
b) rektal = über den Enddarm
c) transdermal = über die Haut
d) sublingual = unter die Zunge

Allgemeine Begriffe

3. Erläutern Sie eine parenterale Gabe.

Parenteral bedeutet, dass der Magen-Darm-Trakt umgangen wird.

4. Parenterale Gabe heißt meist: in Form einer Spritze. Erläutern Sie die Abkürzungen der Verabreichungsformen.
a) i. v.
b) s. c.
c) i. m.

a) i. v. = intravenös = in eine Vene
b) s. c. = subcutan = unter die Haut *Clexane, Insulin*
c) i. m.= intramuskulär = in einen Muskel gespritzt *B12 + Psychoph.*

5. Es gibt frei verkäufliche Medikamente und rezeptpflichtige. Wann wird ein BtM.-Rezept benötigt?

BtM steht für Betäubungsmittel. Bewusstseinsverändernde Substanzen (z. B. starke Schmerzmittel wie Morphin), die zu Abhängigkeit führen können, müssen auf speziellen Rezepten vom Arzt verordnet werden.

6. Die Pharmakokinetik eines Arzneimittels beschreibt den Stoffwechselweg des Medikamentes im Körper.
a) Was ist Resorption?
b) Auf welchen Wegen wird ein Medikament wieder ausgeschieden (Elimination)?
c) Was bedeutet first-pass-Effekt?
d) Nennen Sie zwei Applikationsformen, bei denen der first-pass-Effekt vermieden wird.

a) Resorption ist die Aufnahme des Medikamentes in die Blutbahn über die Haut oder Schleimhäute.
b) Die Leber kann Medikamente abbauen. Die Medikamente oder ihre Abbauprodukte werden dann über die Galle und den Darm oder über die Nieren ausgeschieden. Manche Substanzen werden über die Atemluft oder über die Haut abgegeben.
c) Wird ein Medikament über die Magen-Darmschleimhaut aufgenommen, gelangt es über die Pfortader zunächst in die Leber. Manche Medikamente werden von der Leber abgebaut und so gelangt nur noch eine verminderte Dosis zum eigentlichen Wirkort. Dies muss bei der Dosierung berücksichtigt werden.
d) Bei rektaler oder sublingualer Gabe gelangt das Medikament direkt in den Körperkreislauf.

7. Zählen Sie Faktoren auf, die die Resorption eines Medikamentes vermindern können.

- Durchfallerkrankung
- vorhergehende Magen- oder Darmoperation
- gleichzeitige Einnahme bestimmter Medikamente oder Nahrungsmittel

8. Erklären Sie den Begriff Kumulation.

Kumulation bedeutet, dass sich ein Medikament im Körper anhäuft, also mehr aufgenommen als ausgeschieden wird.

9. Die Halbwertszeit bezieht sich auf die Wirkdauer eines Medikamentes. Was besagt die Halbwertszeit?

Die Halbwertszeit gibt an, nach welcher Zeit nur noch die Hälfte der ursprünglichen Arzneimenge im Blut vorhanden ist.

10. Die Pharmakodynamik beschreibt die Wirkungen und Nebenwirkungen eines Medikamentes. Nennen Sie drei mögliche Wirkmechanismen eines Medikamentes.

- Aktivieren oder Blockieren eines Rezeptors (z. B. Beta-Blocker)
- Aktivieren oder Blockieren eines Enzyms (Stoffwechselaktivator)
- Beeinflussung von Transportvorgängen in der Zellmembran (z. B. Diuretika)

11. Was ist ein Arzneimittelexanthem?

Ein Arzneimittelexanthem ist eine allergische Reaktion auf ein Medikament, was sich als Hautausschlag zeigt.

3.1.8 Analgetika

1. Nennen Sie die deutsche Bezeichnung für Analgetika.

Analgetika sind Schmerzmittel.

2. Unterscheiden Sie die Arten von Analgetika und beschreiben Sie deren Wirkung.

- Opioide (Analgetika vom Morphintyp) oder zentral wirksame Analgetika
- Nicht-Opioide oder peripher wirksame Analgetika

3. Zählen Sie Beispiele für Nicht-Opioide auf.

Nicht-Opioide: Azetylsalizylsäure (Aspirin®), Paracetamol, Metamizol (Novalgin®), Diclofenac (Voltaren®).

4. Erläutern Sie die Wirkungen der Nicht-Opioide.

Sie hemmen am Entstehungsort die schmerzvermittelnden Botenstoffe (Prostaglandine). Außer der schmerzlindernden (analgetischen) Wirkung haben sie eine fiebersenkende und entzündungshemmende (antiphlogistische) Wirkung.

Allgemeine Begriffe

5. Schildern Sie die möglichen Nebenwirkungen bei der Gabe von Azetylsalizylsäure oder Diclofenac.

Häufig tritt als Nebenwirkung eine Entzündung der Magen-Darmschleimhaut mit möglicher Geschwürbildung und Blutung auf.

6. Listen Sie Beispiele für Medikamente vom Morphintyp auf.

Morphin (MST®), Fentanyl (Durogesic®), Pethidin (Dolantin®), Tramadol (Tramal®), Tilidin (Valoron®)

7. Welche Wirkungen haben Medikamente vom Morphintyp?

Sie schalten die Schmerzwahrnehmung im Gehirn aus, wirken angstlösend und beruhigend (sedierend).

8. Nennen Sie fünf typische Nebenwirkungen bei der Gabe von Opioiden.

- Atmung wird gedämpft bis zu Atemstillstand
- Obstipation (Darmträgheit)
- Übelkeit/Erbrechen zu Beginn der Therapie
- enge Pupillen
- hohes Suchtpotenzial

9. Die WHO hat ein Stufenschema entwickelt zur Anwendung von Analgetika. Erläutern Sie es.

Stufe 1 bedeutet leichte Schmerzen.
Hier sollten Medikamente vom Nicht-Opioidtyp zum Einsatz kommen.
Stufe 2 bedeutet stärkere Schmerzen.
Hier können schwache Opioide (z. B. Tramadol) eingesetzt werden, auch in Kombination mit Nicht-Opioiden.
Stufe 3 bedeutet starke Schmerzen.
Hier müssen Opioide eingesetzt werden, auch in Kombination mit Nicht-Opioiden.

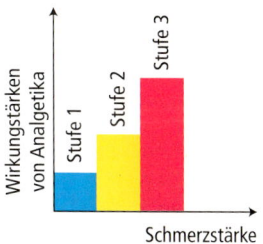

10. Wenn auf Dauer eine Schmerztherapie erforderlich ist, sollten Analgetika nicht nach Bedarf gegeben werden, sondern nach einem festen Zeitplan. Erklären Sie weshalb.

Die Schmerztherapie hat das Ziel, dass es erst gar nicht zu wesentlichen Schmerzen kommt. Durch Einnahme der Analgetika nach einem festen Zeitplan werden ein gleichmäßiger Wirkspiegel des Medikamentes im Blut und damit auch eine gleichbleibende analgetische Wirkung erreicht. Damit kann das Medikament meist außerdem niedriger dosiert werden.

3.1.9 Diagnostische Methoden

1. Zählen Sie Untersuchungsmethoden auf, die das Herzkreislauf-System erfassen.

- Pulsmessung
- Blutdruckmessung
- EKG (Elektrokardiogramm)

2. Beschreiben Sie, was von einem EKG erfasst wird.

Ein EKG erfasst die elektrischen Ströme des Herzens. Es lässt den Herzrhythmus erkennen und ob die Ausbreitung der elektrischen Erregungsleitung im Herzen normal ist.

3. Unterscheiden Sie folgende EKG-Untersuchungen:
a) Langzeit-EKG
b) Belastungs-EKG (Ergometrie)

a) EKG-Aufzeichnung über 24 Stunden, möglichst unter Alltagsbedingungen
b) Puls, Blutdruck und Herzströme werden unter Belastung, z. B. auf einem Fahrradergometer, erfasst.

4. Zur Beurteilung innerer Organe wird oft die Technik der Endoskopie eingesetzt. Was ist Endoskopie?

Als Endoskopie werden Untersuchungen bezeichnet, bei denen ein röhrenförmiges Instrument (Endoskop) in eine Körperhöhle eingeführt wird. Die optische Ausstattung ermöglicht es, Organe und Gewebe direkt zu betrachten.

5. Nennen Sie Beispiele für endoskopische Untersuchungen.

- Magen-Darmspiegelung
- Spiegelung der Bronchien (Bronchoskopie)
- Gelenkspiegelung (Arthroskopie)

6. Welche Vorbereitungen müssen für eine Darmspiegelung (Coloskopie) durchgeführt werden? Begründen Sie dies außerdem.

Am Vortag der Untersuchung müssen abführende Maßnahmen begonnen werden durch z. B. Trinken von abführenden Lösungen, damit keine Stuhlreste mehr im Darm vorhanden sind. Der Untersucher kann die Darmschleimhaut sonst nicht beurteilen.

7. Die Endoskopie bietet auch die Möglichkeit, eine Biopsie zu entnehmen. Was ist das?

Eine Biopsie ist die Entnahme einer Gewebeprobe.

8. In der Labordiagnostik werden Körperflüssigkeiten untersucht. Zählen Sie drei auf.

- Blut
- Urin
- Wundsekret

9. Es gibt verschiedene bildgebende Methoden zur Diagnostik. Nennen Sie drei Methoden und deren physikalische Grundlagen.

- Röntgendiagnostik:
  Röntgenstrahlen durchdringen Gewebe unterschiedlich stark. Diese Unterschiede werden erfasst und abgebildet.
- Ultraschall (Sonografie):
  Schallwellen werden von unterschiedlichem Gewebe verschieden reflektiert (zurückgeworfen). Bei der Sonografie werden diese Unterschiede dargestellt.
- Magnetresonanztomografie (MNR):
  Mithilfe eines starken Magnetfeldes werden magnetische Ströme im Gewebe erzeugt. Diese werden bei einem MNR erfasst und dargestellt.

10. Nennen Sie Organe oder Erkrankungen, die sich gut über ein einfaches Röntgenbild darstellen lassen.

- Das Skelettsystem und Frakturen (Knochenbrüche) lassen sich gut darstellen.
- Bei einer Röntgenaufnahme des Brustkorbs kann das Lungengewebe beurteilt werden, ob z. B. eine Lungenentzündung vorliegt.

11. Welche gesundheitliche Problematik hat die Röntgentechnik?

Röntgenstrahlen können Zellen schädigen. Deshalb können sie Krebs auslösen oder die Keimzellen schädigen.

3.2 Bewegungs- und Stützapparat

3.2.1 Bau und Funktion des Bewegungs- und Stützapparats

■ **Bau und Funktion von Knochen und Gelenken**

1. Aus welchen Strukturen ist der Bewegungsapparat aufgebaut?

Der Bewegungsapparat ist aus Knochen, Gelenken, Muskeln, Sehnen und Bändern aufgebaut.

2. Am Skelett kann man die Knochen nach ihrer Form unterscheiden.
a) Benennen Sie die Strukturen des abgebildeten Röhrenknochens.

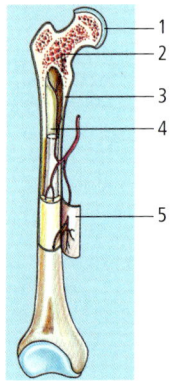

b) Zählen Sie Beispiele für Röhrenknochen auf.
c) Welche Bedeutung hat die Epiphysenfuge?

a) 1 – Gelenkknorpel
2 – Spongiosa (Knochenbälkchen)
3 – Kompakta (kompakte Außenschicht)
4 – Markhöhle
5 – Periost (Knochenhaut)
b) • Oberschenkelknochen (Femur)
• Oberarmknochen (Humerus)
• Fingerknochen
c) Die Epiphysenfuge ist die Wachstumsfuge, die das Längenwachstum des Knochens ermöglicht. Mit der Pubertät kommt es zur Verknöcherung der Epiphyse und somit zum Stillstand des Wachstums.

3. Nennen Sie Beispiele für platte Knochen und deren Besonderheit.

platte Knochen:
• Schädelknochen
• Brustbein
• Rippen
• Beckenknochen
Besonderheit:
In der Spongiosa befindet sich rotes Knochenmark, welches für die Bildung der Blutzellen beim Erwachsenen verantwortlich ist.

4. Über die Blutgefäße in der Knochenhaut (Periost) wird der Knochen ernährt.
a) Wofür wird Vitamin D (Calciferol) benötigt?

a) Vitamin D wird für die Aufnahme von Kalzium aus dem Darm benötigt. Vitamin D fördert den Einbau von Kalzium in den Knochen.

Bewegungs- und Stützapparat

b) Geben Sie die Mineralien an, die hauptsächlich für den Knochenaufbau benötigt werden.

c) Nennen Sie Hormone, die den Knochenstoffwechsel beeinflussen, und beschreiben Sie ihre Wirkung.

b) • Kalzium
 • Phosphat

c) • *Parathormon*
   fördert mit Vitamin D die Kalziumresorption aus dem Darm. Setzt Kalzium aus dem Knochen frei.
 • *Kalzitonin*
   fördert den Einbau von Kalzium in den Knochen.
 • *Glukokortikoide*
   unterstützen den Knochenabbau.
 • *Sexualhormone (Oestrogen/Testosteron)*
   unterstützen den Knochenaufbau.

5. Das Skelett des Menschen besteht aus über 200 Knochen. Bezeichnen Sie die Knochen von 1–9.

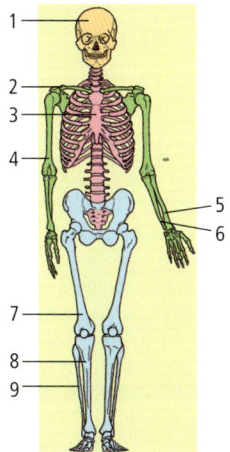

1 – Schädel
2 – Schlüsselbein (Clavicula)
3 – Brustbein (Sternum)
4 – Oberarmknochen (Humerus)
5 – Speiche (Radius)
6 – Elle (Ulna)
7 – Oberschenkel (Femur)
8 – Schienbein (Tibia)
9 – Wadenbein (Fibula)

6. Erläutern Sie, woraus und wie ein Gelenk zusammengesetzt ist.

Der Gelenkkörper besteht aus einem Gelenkkopf und einer Gelenkpfanne. Knorpel überzieht die Gelenkfläche. Die Gelenkkapsel aus derbem Bindegewebe verbindet die beiden Knochenteile. Die Innenhaut der Gelenkkapsel (Synovialis) produziert die Gelenkschmiere (Synovia), die im Gelenkspalt verteilt ist.

7. Die Wirbelsäule ermöglicht durch ihren Aufbau Rumpfstabilität und große Beweglichkeit. Beschreiben Sie den Aufbau der Wirbelsäule.

Lordose –
Kyphose –

Die Wirbelsäule besteht aus:
 7 Halswirbeln,
12 Brustwirbeln,
 5 Lendenwirbeln,
Kreuzbein und Steißbein.
Zwischen den einzelnen Wirbelkörpern befinden sich die Bandscheiben, die als Puffer dienen. Die Wirbelkörper sind über Gelenke verbunden, die durch Bänder stabilisiert werden.

■ **Bau und Funktion der Skelettmuskulatur**

8. Bei der Muskulatur werden die glatte und quer gestreifte Muskulatur unterschieden.
a) Geben Sie an, wie die glatte Muskulatur noch genannt wird und nennen Sie Beispiele, wo sie vorkommt.
b) Wie wird die quer gestreifte Muskulatur auch bezeichnet und wo ist sie vorzufinden?

a) Glatte Muskulatur wird auch Eingeweidemuskulatur genannt. Sie befindet sich z. B. im Magen, Darm, in den Gallengängen, im Harnleiter.
b) Quer gestreifte Muskulatur wird auch als Skelettmuskulatur bezeichnet. Skelettmuskulatur sind die Muskeln, die das Skelett bewegen.

9. Die Skelettmuskulatur hat eine weitere Funktion außer der Bewegung. Beschreiben Sie diese.

Die Skelettmuskulatur produziert und speichert Wärme.
Bei Bewegung kommt es zu einer Art Pumpfunktion, sodass der Rücktransport des Blutes in den Venen gefördert wird.

10. Erklären Sie, was Kontraktion ist.

Kontraktion ist das Zusammenziehen des Muskels.

11. Bewegung erfordert das Zusammenspiel von unterschiedlichen Muskelgruppen.
a) Was sind in diesem Zusammenhang Antagonisten?
b) Nennen Sie ein Beispiel.

a) Antagonist (Gegenspieler) ist die Muskelgruppe, die eine gegenläufige Bewegung durchführt.
b) Der M. biceps führt am Oberarm eine Beugung durch, sein Antagonist, der M. triceps, führt eine Streckung aus.

12. Zum Training der Muskulatur können isometrische oder isotonische Übungen gemacht werden. Erläutern Sie diese.

Bei *isometrischen Übungen* wird die Muskulatur angespannt, aber keine Bewegung ausgeführt.
Bei *isotonischen* Übungen verkürzt (kontrahiert) sich der Muskel und es werden Bewegungen ausgeführt.

13. Muskeln gehen an ihren Enden in Sehnen über.
a) Was sind Sehnenscheiden?
b) Nennen Sie zwei Körperstellen, an denen Sehnen gut sichtbar oder tastbar sind.

a) Sehnenscheiden sind eine Hülle für die Sehne, in der sie leicht gleitet, aber vor Druck von außen geschützt ist.
b) Am Handrücken sind die Strecksehnen der Finger sichtbar und oberhalb der Ferse die Achillessehne.

3.2.2 Erkrankungen des Bewegungs- und Stützapparats

■ **Degenerative Erkrankungen**

1. Definieren Sie den Begriff Arthrose.

Arthrose ist eine schmerzhafte degenerative Gelenkerkrankung, bei der es zur Zerstörung des Gelenkknorpels kommt. Dies kann immer wieder zu Entzündungen führen mit der Folge, dass das Gelenk zerstört wird.

2. Häufig sind die großen Gelenke von Arthrose betroffen.
Nennen Sie die medizinischen Fachbegriffe für Arthrose der Schulter, der Hüfte, der Knie.

Omarthrose: Arthrose des Schultergelenkes
Coxarthrose: Arthrose des Hüftgelenkes
Gonarthrose: Arthrose des Kniegelenkes

3. Zählen Sie die Faktoren auf, die die Entwicklung einer Arthrose begünstigen.

- Die Abnutzung der Gelenke wird durch Überbelastung beschleunigt, z. B. bei Übergewicht, bestimmten Sportarten.
- Verletzungen und Fehlstellungen führen zu Arthrose in jungen Jahren.
- Bei Bewegungsmangel wird Knorpel schlechter ernährt, was eine Arthroseentwicklung begünstigt.

Gesundheits- und Krankheitslehre

4. Schmerzen und Bewegungseinschränkungen stehen bei Arthrose im Vordergrund. Beschreiben Sie Therapien, die bei Arthrose eingesetzt werden.

- Krankengymnastik zur Erhaltung der Beweglichkeit und Kräftigung der Muskulatur
- Schmerztherapie in Form von Schmerzmitteln, entzündungshemmenden Medikamenten, Wärmeanwendungen je nach Stadium der Arthrose
- Operation zur Korrektur von Fehlstellungen, Glätten von Gelenkflächen, Gelenkersatz

5. Was ist eine Kontraktur und worin liegen ihre Ursachen?

Kontraktur ist eine Versteifung des Gelenkes. Sie entsteht durch dauerhafte Verkürzung von Sehnen und Bändern des Gelenkes.
Ursache ist mangelnde Bewegung (Immobilität) z. B. bei Lähmungen oder Arthrose.

6. Bei Schmerzen im Bereich der Lendenwirbelsäule mit Ausstrahlung in ein Bein ist an einen Bandscheibenvorfall zu denken.
a) Fassen Sie zusammen, was ein Bandscheibenvorfall ist.
b) Wie kommt es zu der beschriebenen Symptomatik und mit welchen Komplikationen muss gerechnet werden?

a) Bei einem Bandscheibenvorfall kommt es zur Verlagerung von Bandscheibengewebe in Richtung Wirbelkanal oder Zwischenwirbellöcher. Dies führt zu Druck auf die dort verlaufenden Nervenfasern.
b) Die Symptomatik entsteht durch den Druck auf die Nerven und die damit verbundene Entzündungsreaktion. Dies kann die Nerven so schädigen, dass es zu Funktionsstörungen wie sensible Ausfälle und Lähmungen kommen kann.

■ Entzündliche Erkrankungen

7. Arthritis ist eine sehr häufig auftretende entzündliche Krankheit.
a) Erläutern Sie die Arthritis.
b) Nennen Sie Ursachen für Arthritis.

a) Arthritis bedeutet Entzündung eines Gelenkes, wobei die Gelenkinnenhaut (Synovialis) entzündlich gereizt ist, was auch zu der Ergussbildung mit Schwellung, Rötung, Überwärmung und Schmerzen führt.
b)
- Arthrose (aktivierte Arthrose)
- rheumatische Erkrankungen
- infektiöse Ursachen (Bakterien, Borellien)

Bewegungs- und Stützapparat

c) Wie wird eine akute Arthritis therapiert?

c) Die Entzündung wird lokal mit Kälte behandelt. Gabe von Schmerz- und antientzündlichen Mitteln.
Bei bakterieller Ursache werden Antibiotika gegeben.

8. Da für die rheumatoide Arthritis eine Polyarthritis typisch ist, nennt man diese auch primär chronische Polyarthritis (pcP).
a) Beschreiben Sie die rheumatoide Arthritis.
b) Zählen Sie typische Symptome der rheumatoiden Arthritis auf.

a) Die rheumatoide Arthritis ist eine in Schüben verlaufende entzündliche Erkrankung der Gelenke. Die Entzündungsreaktion geht von der Synovialis aus und zerstört im Verlauf die Gelenkstrukturen.
b)
- Arthritis an mehreren Gelenken (Polyarthritis)
- symmetrischer Befall der Gelenke
- Morgensteifigkeit
- Rheumafaktor oft positiv
- allgemeines Krankheitsgefühl
- schubförmiger Verlauf

9. Um ein Fortschreiten der Erkrankung und damit Zerstörung der Gelenke zu verhindern, bekommen Betroffene mit pcP eine sogenannte Basistherapie. Schildern Sie die Wirkweise dieser Medikamente.

Die Medikamente unterdrücken das Immunsystem, hemmen die Zellvermehrung und greifen in die Entzündungsreaktion an der Synovialis ein (Goldpräparate, Resochin®, Imurek®, Methotrexat®).

10. Der Morbus Bechterew ist ebenfalls eine rheumatische Erkrankung. Zeigen Sie auf, was beim Morbus Bechterew vorliegt.

Beim Morbus Bechterew sind die Gelenke an der Wirbelsäule entzündet, was im Verlauf von Jahren zu einer kompletten Versteifung der Wirbelsäule führt.

11. Nennen Sie Therapiemöglichkeiten bei Morbus Bechterew.

Tägliche Gymnastik und physikalische Therapie wie z. B. Wärmeanwendungen können das Fortschreiten der Versteifung vermindern. Medikamentöse antientzündliche Therapie nützt wenig.

Thema „Gicht" vergleiche Kapitel 3.6.6 „Hyperurikämie und Gicht", Seite 151

■ Osteoporose

12. Es wird geschätzt, dass jede 3. Frau und jeder 10. Mann über 50 Jahre an Osteoporose leiden. Erläutern Sie die Osteoporose.

Bei Osteoporose (Knochenschwund) kommt es zu einem Ungleichgewicht zwischen Auf- und Abbau der Knochensubstanz. Dies führt zu einer Abnahme der Knochendichte und damit der Stabilität des Knochens.

13. Nennen Sie Faktoren, die die Entwicklung einer Osteoporose begünstigen.

- genetische Veranlagung
- mangelnde Kalziumzufuhr in der Ernährung (erhöhter Bedarf im Kindes- und Jugendalter, Schwangerschaft)
- Hormonumstellung in den Wechseljahren
- mangelnde Bewegung
- Mangel an Vitamin D
- Medikamente wie Glukokortikoide, Heparin, Antiepileptika

14. Durch welche Symptome und Komplikationen macht sich eine Osteoporose bemerkbar?

Symptome können Schmerzen, Minderung der Körpergröße oder Verformung der Wirbelsäule (Buckelbildung = Kyphose) sein.
Oft wird die Erkrankung erst nach Auftreten von Frakturen ohne entsprechende Gewalteinwirkung erkannt (Oberschenkelhalsbruch, Wirbelfrakturen).

15. Geben Sie Maßnahmen an, die der Osteoporosevorbeugung dienen.

Den Knochenaufbau unterstützen durch:
- ausreichende Zufuhr von Kalzium, besonders schon im Kindes- und Jugendalter
- Bewegung
- ausreichende Zufuhr von Vitamin D (durch ausreichende Lichtexposition der Haut kann der Körper selbst Vitamin D bilden)
- Meiden von sogenannten Kalziumräubern: Nikotin, Alkohol, Lebensmittel mit hohem Phosphatgehalt (Cola, Wurst)

16. Bei der Therapie der Osteoporose wird Kalzium mit Vitamin D kombiniert verabreicht. Begründen Sie dies.

Da insbesondere bei alten Menschen oft eine Unterversorgung mit Kalzium und mit Vitamin D vorliegt, sollte es kombiniert gegeben werden. Vitamin D wird für die Aufnahme von Kalzium aus dem Darm und den Einbau in den Knochen benötigt.

Verletzungen von Knochen und Gelenken

17. Erklären Sie folgende Begriffe:
a) Luxation
b) Distorsion
c) Fraktur

a) Luxation ist eine Verrenkung. Das bedeutet, dass die Gelenkkugel und die Gelenkpfanne nicht mehr aufeinander stehen.
b) Distorsion ist eine Verstauchung. Das Gelenk wird im Kapsel- und Bandbereich überdehnt.
c) Fraktur bedeutet Knochenbruch.

18. Bei einer Fraktur wird eine offene von einer geschlossenen unterschieden.
a) Wann wird von einer offenen Fraktur gesprochen?
b) Erläutern Sie die Komplikationen, die bei einer offenen Fraktur auftreten können.

a) Ein offener Bruch liegt bei einer zusätzlich offenen Verletzung vor.
b) Es besteht die Gefahr, dass Krankheitserreger eindringen und sich eine Knochenentzündung (Osteomyelitis) entwickelt.

19. Eine geschlossene Fraktur wird häufig mit einem Gipsverband versorgt. Was muss nach Anlegen eines Gipsverbandes immer wieder geprüft werden?

Es wird z. B. an den Zehen oder den Fingern, die nicht eingegipst sind, geprüft, ob diese beweglich sind (Motorik), das Gefühl vorhanden ist (Sensibilität) und es wird auf Schwellung oder Verfärbungen geachtet. So kann rechtzeitig erkannt werden, ob es zu Durchblutungsstörungen durch den Gips kommt.

20. Eine häufige Fraktur im Alter ist die Oberschenkelhalsfraktur. Beschreiben und begründen Sie deren Behandlung.

Bei einer Oberschenkelhalsfraktur wird meist eine Prothese eingesetzt. Dies hat den Vorteil, dass die Betroffenen wieder schnell mobilisiert werden können.

21. Eine Distorsion des Fußes im Sprunggelenk ist eine häufige Verletzung. Welche Erstmaßnahmen können ergriffen werden?

- Kühlung mittels kalten Umschlägen oder Kühlbeuteln
- Stabilisierung des Gelenkes mit Kompressionsverband

3.3 Haut

3.3.1 Aufbau der Haut und Hautanhangsgebilde

1. Die Haut ist das größte Organ des Körpers. Nennen Sie die wichtigsten Funktionen der Haut.

- Schutz vor Umwelteinflüssen und Krankheitserregern (Bakterien, Viren)
- Wärmeregulation über Schweißabsonderung
- Speicherung von Fett als Schutz und Nahrungsdepot
- Sinnesorgan (Tasten, Fühlen)
- Atmungsorgan, über Talg und Schweißdrüsen kann der Körper Stoffe ausscheiden (z. B. Knoblauch)

2. Zählen Sie die drei Hauptschichten der Haut von innen nach außen auf.

- Oberhaut (Epidermis)
- Lederhaut (Korium)
- Unterhaut (Subcutis)

3. Geben Sie die Faktoren an, die die Hautfarbe bestimmen.

- Der Melaningehalt der Haut (Melanin ist ein dunkler Farbstoff, der in der Epidermis gebildet wird).
- Die Hautdurchblutung (rosige Haut bei guter Durchblutung, livide Haut bei schlechter Sauerstoffversorgung).

4. Benennen Sie die sogenannten Hautanhangsgebilde.

- Haare
- Nägel
- Schweiß-, Duft- und Talgdrüsen

5. Welche Aufgaben haben die Schweißdrüsen?

- sie bilden den Säureschutzmantel der Haut
- Stoffwechselprodukte werden ausgeschieden
- Temperatur wird durch Verdunstung reguliert

6. Die Haut ist auch ein Sinnesorgan. Welche Sinnesqualitäten werden über die Haut vermittelt?

Über freie Nervenendigungen werden folgende Reize erfasst:
- Schmerz
- Druck, spitz, stumpf
- Wärme, Kälte
- Vibration

3.3.2 Erkrankungen der Haut

■ **Symptome bei Erkrankungen der Haut**

**1. Bei Erkrankungen der Haut kommt es zu sichtbaren Hauterscheinungen (Effloreszenzen) oder auch Ausschlag (Exanthem) genannt.
Ordnen Sie den Effloreszenzen nebenstehende Aussagen zu.**
a) **Bläschen (Vesicula)**
b) **Macula/Maculae (Fleck/Flecken)**
c) **Papel**
d) **Pustel**
e) **Quaddel/Quaddeln**
f) **Zyste**

	1. zeigen sich bei Vitiligo
	2. ist ein Knötchen
	3. treten bei Windpocken auf
	4. ist ein Eiterbläschen
	5. entstehen bei Kontakt mit Brennnesseln
	6. flüssigkeitsgefüllter Hohlraum, der innen mit einer Epithelschicht ausgekleidet ist

Lösung: 1.b, 2.c, 3.a, 4.d, 5.e, 6.f

2. Defekte der Haut werden unterschiedlich bezeichnet. Erklären Sie die Begriffe:
a) **Erosion**
b) **Ulkus**
c) **Rhagade**

a) Oberflächliche Wunde (Schürfung), die ohne Narbenbildung abheilt.
b) Geschwür, das alle Hautschichten betrifft und mit Narbenbildung abheilt.
c) Rhagade ist ein spaltförmiger Hauteinriss, z. B. an den Mundwinkeln.

3. Häufiges Symptom bei Hauterkrankungen ist Pruritus (Juckreiz).
a) **Nennen Sie drei Hauterkrankungen, bei denen Pruritus auftritt.**
b) **Bei Erkrankungen der inneren Organe kann ebenfalls Pruritus auftreten. Nennen Sie zwei Beispiele.**

a)
- Pilzinfektion
- Neurodermitis
- allergisches Exanthem

b)
- Leberzirrhose
- Diabetes mellitus

4. Erläutern Sie Pruritus senilis.

Juckreiz, der oft begleitend bei Altershaut auftritt, wird Pruritus senilis genannt.

5. Beschreiben Sie die Veränderungen der Haut beim alten Menschen.

Im Alter nehmen die Elastizität und der Wassergehalt der Haut ab. Zudem sind die Durchblutung und die Regeneration der Haut vermindert. Dadurch ist die Haut trocken und verletzlich.

6. Zeigen Sie Möglichkeiten, wie Pruritus gelindert werden kann.

- fettende Hautpflege
- austrocknende Behandlung meiden (häufiges Waschen mit Seife)
- kühlende Umschläge
- Juckreiz stillende Medikamente (z. B. Antihistaminika) lokal als Gel/Creme oder systemisch, z. B. Tropfen/Tabletten
- Behandlung der Grundkrankheit

■ Dekubitus

7. Was ist ein Dekubitus?

Dekubitus ist ein Druckgeschwür, welches z. B. bei Bettlägerigkeit entsteht.

8. Geben Sie drei Faktoren an, die bei der Entstehung eines Dekubitus zusammenwirken.

- der Druck auf die Haut (Kompression)
- die Zeit/Dauer, die der Druck ausgeübt wird
- zusätzliche, die Haut schädigende Einflüsse wie Schwitzen, Urin oder Grunderkrankungen, die die Durchblutung vermindern (z. B. Herzinsuffizienz)

9. Nennen Sie typische Körperpartien, die bei Bettlägerigen dekubitusgefährdet sind.

- Schulterblätter
- Kreuz- und Steißbeinbereich
- Hüfte
- Fersen

■ Infektiöse Hauterkrankungen

10. Meist durch Bakterien verursacht, kommt es zu folgenden Hauterscheinungen. Beschreiben und erklären Sie:
a) Furunkel
b) Karbunkel
c) Abszess

a) Eine tiefe Infektion des Haarbalges, die als geröteter, schmerzhafter Knoten mit Eiterpfropf erscheint.
b) Es ist eine flächenhafte Entzündung der Haut durch Verschmelzen mehrerer Furunkel.
c) Eiterhöhle, die durch Absterben von Gewebe entsteht.

Haut

11. Ein Erysipel (Wundrose) tritt als scharf begrenzte, flächenhafte Rötung auf. Oft sind die Unterschenkel betroffen.
a) Zählen Sie weitere Symptome bei einem Erysipel auf.
b) Wodurch entsteht ein Erysipel?
c) Schildern Sie die Therapie bei Erysipel.

a) Weitere Symptome sind Fieber (typisch Schüttelfrost), Schwellung, Überwärmung und Schmerzen am Bein.
b) Die Erreger sind meist Bakterien (Streptokokken), die über kleinste Hautverletzungen eindringen (z. B. Zehenzwischenräume).
c) • Kühlung und Ruhigstellung (Bein hoch lagern)
• Gabe von Antibiotikum
• bei Bedarf Schmerzmittel mit entzündungshemmender und fiebersenkender Wirkung

12. Benennen Sie die Erreger, die zur Bildung von Warzen führen.

Die Erreger der Warzen sind Viren.

13. Der Herpes zoster (Gürtelrose) ist eine durch Viren verursachte Erkrankung.
Stellen Sie Symptomatik und Befund an der Haut bei Herpes zoster dar.

Bei Herpes zoster treten Bläschen an der Haut auf, die gruppiert sind, aufplatzen und dann verkrusten. Die Effloreszenzen sind halbseitig auf ein Hautgebiet beschränkt, das von einem Spinalnerven versorgt wird (Dermatom).
Begleitsymptome können Fieber und allgemeines Krankheitsgefühl sein.
Typisch sind starke, brennende Schmerzen (Zosterschmerz), die auch vor und nach Abheilen des Hautbefundes auftreten können.

14. Schildern Sie die Entstehung einer Herpes zoster Erkrankung (Gürtelrose).

Das Herpes zoster Virus schlummert in den Spinalnerven. Bei geschwächter Immunabwehr (z. B. im Alter, Diabetes mellitus, Tumorerkrankung) kann es sich vermehren und es tritt eine Gürtelrose auf.

15. Welches Krankheitsbild entwickelt sich bei Erstkontakt mit dem Herpes zoster Virus?

Beim Erstkontakt mit dem Herpes zoster Virus entwickeln sich Windpocken.

16. Nach welchem Prinzip wird der Hautbefund bei Herpes zoster therapiert?

Befallene Haut trocken halten, Anwendung von austrocknenden und eventuell Juckreiz lindernden Mitteln lokal.

17. Beschreiben Sie, welche Medikamente zur Therapie bei Herpes zoster eingesetzt werden.

Gegeben werden Virustatika oral oder als Infusion bei schwerem Verlauf, wie z. B. Aciclovir, sowie Schmerzmedikamente.

18. Wie wird eine Pilzerkrankung der Haut bezeichnet?

Eine Pilzerkrankung der Haut ist eine Dermatomykose.

19. Charakterisieren Sie den Hautbefund bei einer Dermatomykose.

Die Haut ist in einem umschriebenen Bereich gerötet, schuppt und es besteht ein Juckreiz.

20. Geben Sie die Bezeichnung für eine Pilzerkrankung der Nägel an.

Eine Pilzerkrankung der Nägel ist eine Onchymykose.

21. Zählen Sie die Bedingungen auf, die die Entstehung und Ausbreitung einer Pilzerkrankung fördern.

- feuchtes, warmes Milieu (Zehenzwischenräume, Hautfalten, z. B. unter der weiblichen Brust, Genitalbereich)
- Abwehrschwäche, z. B. bei Diabetikern
- geschädigte Haut, z. B. bei schlechter Durchblutung, trockene Haut

22. Was liegt bei einem Mundsoor (Soorstomatitis) vor?

In der normalen Mundflora befinden sich vereinzelt auch Candida-Pilze. Nimmt die Candidabesiedlung überhand, kommt es zu einer Entzündung, die als Soor bezeichnet wird.

23. Beschreiben Sie die Symptomatik bei einer Soorinfektion der Mundschleimhaut.

Typisch für eine Soorinfektion sind weiße, schwer abstreifbare Beläge auf der Zunge und an der Mundschleimhaut.

24. Nennen Sie die Bezeichnung der Medikamente zur Behandlung von Pilzerkrankungen.

Medikamente zur Behandlung von Pilzerkrankungen werden Antimykotika genannt.

25. Zeigen Sie die Möglichkeiten auf, eine Nagelmykose zu behandeln und geben Sie an, wie lange die Therapie dauert.

- Auftragen von antimykotischem Nagellack
- operative Entfernung des Nagels
- Gabe von oralen Antimykotika

Die Behandlung kann bis zu einem Jahr dauern.

26. Wie wird eine Dermatomykose lokal behandelt und wie lange sollte die Therapie erfolgen?

Antimykotika werden lokal als Salbe oder Spray angewendet. Bei Lokalisation in Hautfalten den Bereich trockenlegen, z. B. durch Einlegen eines Baumwolltuches.
Die Behandlung sollte nach Verschwinden des Hautbefundes noch eine Woche fortgeführt werden.

**27. Skabies tritt immer wieder auch in Pflegeheimen auf.
Erläutern Sie, was Skabies ist und welche Symptomatik dabei auftritt.**

Skabies oder Krätze ist ein Befall von Milben, die sich in der Haut vermehren.
Symptome sind starker Juckreiz, die Milbengänge sind oft wegen der Kratzspuren nicht zu erkennen.

28. Schildern Sie, wie es zur Ansteckung bei Skabies kommt.

Ansteckung bei Skabies erfolgt von Mensch zu Mensch bzw. über Gegenstände (Matratzen, Kleider).

■ Hauttumoren

29. Teilen Sie folgende Hauttumoren in gutartige (benigne) und bösartige (maligne) Tumoren ein: Basaliom, Fibrom, Hämangiom, Melanom, Pigmentzellnaevus, Spinaliom

Gutartig:
Fibrom, Hämangiom, Pigmentzellnaevus
Bösartig:
Basaliom, Melanom, Spinaliom

30. Beschreiben Sie ein Pigmentzellnaevus.

Pigmentzellnaevus ist ein Leberfleck: eine Anhäufung von Melanin bildenden Zellen.

31. Warum sollte ein Pigmentzellnaevus beobachtet werden?

Aus einem Pigmentzellnaevus kann sich ein Melanom entwickeln.

32. Erklären Sie ein Hämangiom.

Hämangiom ist ein Blutschwamm: angeborene Fehlbildung von Blutgefäßen, die als roter Fleck oder Papel erscheint.

33. Was ist ein Fibrom?

Fibrom ist ein bindegewebiger Tumor, der als derber Knoten in der Haut tastbar ist oder als gestielte Papel, z. B. an den Augenlidern, auftritt.

34. In Deutschland werden vermehrt bösartige Hauttumoren diagnostiziert. Nennen Sie die Faktoren, die das Auftreten von bösartigen Tumoren der Haut begünstigen.

- UV-Stahlung
- Alter

35. Beschreiben Sie das Basaliom nach
a) **Aussehen**
b) **typischer Lokalisation**
c) **Therapie**
d) **Prognose**

a) Das Basaliom erscheint als derbes Knötchen mit zentraler Eindellung und perlartigem Randsaum. Bei Verletzung kommt es zu einer nicht abheilenden Krustenbildung.
b) Typische Lokalisation ist das Gesicht.
c) Operative Entfernung (Bestrahlung, wenn OP nicht möglich)
d) Da das Basaliom keine Metastasen bildet, ist die Prognose gut, wenn der Tumor komplett entfernt werden kann. Bei unvollständiger Entfernung wächst der Tumor weiter ins umliegende Gewebe ein.

36. Im Alter entwickelt sich oft eine aktinische Keratose.
a) **Was ist eine aktinische Keratose?**
b) **Begründen Sie, warum eine aktinische Keratose behandelt werden sollte.**

a) Aktinische Keratosen erscheinen als bräunlich, graue Hautschuppen, besonders an Licht exponierter Haut. Bei Entfernung der Schuppen entsteht eine blutige Erosion.
b) Keratosen sind mögliche Vorstufen für den weißen Hautkrebs (Spinaliom).

37. Das maligne Melanom ist ein sehr bösartiger Tumor. Nennen Sie Kriterien, die bei einem Leberfleck auf ein Melanom hinweisen können.

- Asymmetrie des Leberflecks
- Juckreiz
- Neigung zu Blutung
- unscharfe Begrenzung und unregelmäßiger Rand
- ungleichmäßige Färbung
- Wachstum oder Durchmesser größer als 5 mm

38. Das maligne Melanom neigt zu frühzeitiger Metastasierung. Lokalisieren Sie das häufige Auftreten von Metastasen.

- Gehirn
- Leber
- Lunge
- Knochen

3.4 Sinnessysteme

3.4.1 Bau und Funktion des Auges

1. Benennen Sie die Strukturen des Auges.

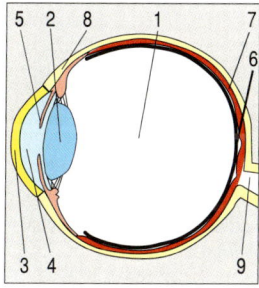

1 – Glaskörper
2 – Linse
3 – Hornhaut
4 – vordere Augenkammer
5 – Regenbogenhaut (Iris)
6 – Netzhaut/Retina
7 – Aderhaut
8 – Lederhaut
9 – Sehnerv

39. Zählen Sie die Therapien auf, die bei einem malignen Melanom eingesetzt werden.

- Operation, Entfernung des Tumors möglichst mit ausreichendem Randsaum aus gesundem Gewebe
- Strahlentherapie
- Chemotherapie

2. Durch die Pupille gelangt das Licht in das Inneres des Auges.
a) Nennen Sie die Strukturen, die die Pupille bilden.
b) Welche Funktion hat die Pupille?

a) Die Pupille ist ein Sehloch, das in der Regenbogenhaut (Iris) liegt.
b) Die Weite der Pupille kann sich je nach Lichthelligkeit verändern.
Miosis: Engstellung bei hellem Licht
Mydriasis: Weitstellung bei wenig Licht

3. Beschreiben Sie die Funktion der Linse.

Die Linse ist mithilfe des Ziliarmuskels verformbar und ändert damit ihre Brechkraft. Dies ermöglicht scharfes Sehen in der Nähe und in der Ferne (Akkomodation).

4. Erläutern Sie die Strukturen der Netzhaut und deren Funktionen.

Die Netzhaut besteht aus Sinneszellen (Zapfen und Stäbchen), die das einfallende Licht in Nervenimpulse umsetzten. Die Zapfen ermöglichen das Farbensehen, die Stäbchen das Hell-Dunkelsehen.

3.4.2 Erkrankungen des Auges

1. Beschreiben Sie die Symptome einer Konjunktivitis.

Eine Konjunktivitis ist eine Entzündung der Augenbindehaut und äußert sich durch Rötung, Jucken und Brennen des Auges.

2. Glaukom ist eine der häufigsten Erkrankungen des Sehnervs.
a) Was wird unter einem Glaukom verstanden?
b) Nennen Sie Symptome bei Glaukom.
c) Schildern Sie die Folgen eines unbehandelten Glaukoms.

a) Glaukom oder auch grüner Star bedeutet Schädigung der Netzhaut und des Sehnervs. Ursache können erhöhter Augeninnendruck sein oder Durchblutungsstörungen der Netzhaut und des Sehnervs.

b) Symptome sind zu Beginn keine vorhanden. Verschwommenes Sehen, Schleier-Sehen und Gesichtsfeldausfälle treten erst im weiteren Verlauf auf. Bei einem akuten Glaukomanfall durch Erhöhung des Augeninnendruckes, kommt es zu massiven Kopfschmerzen, Übelkeit, Erbrechen, das Auge ist gerötet.

c) Unbehandelt schreitet die Schädigung des Sehnervs fort und führt letztlich zur Erblindung.

3. Erklären Sie, was Katarakt ist und wie die Kataraktoperation erfolgt.

Katarakt oder grauer Star ist eine Linsentrübung. Bei der OP wird die trübe Linse entfernt und eine künstliche Linse eingesetzt.

4. Begründen Sie, warum es zur Altersweitsichtigkeit (Presbyopie) kommt.

Die Elastizität der Linse nimmt ab, eine Anpassung auf das Nahsehen ist zunehmend nicht mehr möglich.

5. In Deutschland ist die häufigste Ursache für Erblindung eine Retinopathie (Schädigung der Netzhaut). Geben Sie zwei Ursachen an.

- Hypertonie
- Diabetes mellitus

6. Erkrankungen des Auges werden meistens lokal mit Augentropfen behandelt. Erläutern Sie, was bei ihrer Verwendung zu beachten ist.

- kurze Haltbarkeit der Tropfen nach Anbruch der Tropfflasche
- Die Flaschenspitze darf nicht mit dem Auge oder Haut in Kontakt kommen, um eine Keimübertragung zu vermeiden.

Sinnessysteme

3.4.3 Bau und Funktion des Ohres und Gleichgewichtsorganes

1. Benennen Sie die Strukturen von:
a) äußerem Ohr
b) Mittelohr
c) Innenohr

a) Zum äußeren Ohr gehören Ohrmuschel, äußerer Gehörgang, Trommelfell.
b) Die Gehörknöchelchen Hammer, Amboss und Steigbügel in der Paukenhöhle und der Verbindungsgang zum Rachen, die Ohrtrompete (Tuba eustachii), bilden das Mittelohr.
c) Im Schädelknochen eingebettet ist das Innenohr mit der Schnecke und dem Gleichgewichtsorgan, den Bogengängen.

2. Erklären Sie die Funktion der Gehörknöchelchen.

Sie verstärken den Schall, der vom Trommelfell auf sie übertragen wird und leiten ihn über das ovale Fenster an das Labyrinth der Schnecke weiter.

3. Beschreiben Sie die Lage der Sinneszellen, die die Schallwellen (Geräusche) erfassen.

Die Sinneszellen (Haarzellen) liegen in der Gehörschnecke. Sie wandeln die Schallwellen in elektrische Impulse um.

4. Welche Sinnesreize werden in den Bogengängen erfasst?

Die Bogengänge erfassen Drehbewegungen und signalisieren dem Gehirn die Ausrichtung der Körperachse zur Erde (Gleichgewichtsorgan).

3.4.4 Erkrankungen des Ohres und Gleichgewichtsorganes

1. Um was handelt es sich bei einer Otitis media? Nennen Sie auch Ursachen und Symptome.

Otitis media ist eine Mittelohrentzündung. Symptome sind Ohrenschmerzen, manchmal begleitet von Fieber. Ursachen sind meist virale oder bakterielle Infektionen.

2. Zählen Sie Ursachen für Schwerhörigkeit (Hypakusis) auf.

- Cerumenpfropf (Ohrschmalz) im äußeren Gehörgang
- Verkalkung der Gehörknöchelchen
- Erguss im Mittelohr
- chronische Otitis media
- Schädigung der Sinneszellen in der Gehörschnecke (z. B. durch Lärm, schlechte Durchblutung)
- Schädigung des Hörnervs (N. acusticus)

3. Führen Sie aus, wann von Tinnitus gesprochen wird.

Tinnitus ist ein Ohrgeräusch, das als sehr störend empfunden wird und vom Betroffenen nicht beeinflusst werden kann.

3.5 Nervensysteme

3.5.1 Bau und Funktion des Nervensystems

1. Bezeichnen Sie die abgebildeten Strukturen einer Nervenzelle.

1 – Neurit oder Axon
2 – Zellkern
3 – Dendrit
4 – Myelinscheide
5 – Synapse

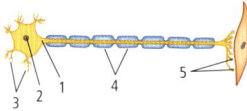

2. Nach welchen Prinzipien erfolgt die Signalübertragung im Nervensystem?

Es gibt zwei Formen der Signalweiterleitung:
- In den Nervenzellen erfolgt eine elektrische Übertragung.
- Zwischen den Nervenzellen erfolgt eine chemische Übertragung.

3. Synapsen sind die Kontaktstellen zu anderen Nervenfasern. Erklären Sie die dort stattfindende chemische Signalübertragung.

In der Synapse befinden sich in Bläschen eingeschlossene Neurotransmitter (Botenstoffe). Die Neurotransmitter können in den synaptischen Spalt ausgestoßen werden und lösen in der angrenzenden Nervenfaser wieder ein elektrisches Signal aus.

4. Nennen Sie drei Neurotransmitter.

- Dopamin
- Serotonin
- Azetylcholin

5. Erläutern Sie die Funktion der Myelinscheide.

Die Myelinscheide wirkt wie eine Isolierschicht und ermöglicht eine schnelle elektrische Signalweiterleitung.

6. Das Nervensystem wird in drei Teile gegliedert. Benennen Sie diese und die entsprechenden anatomischen Strukturen.

- Das *zentrale Nervensystem* besteht aus Gehirn und Rückenmark.
- Das *periphere Nervensystem* umfasst die Spinalnerven und Hirnnerven.
- Das *vegetative Nervensystem* beinhaltet Sympathikus und Parasympathikus.

7. Bestimmen Sie die abgebildeten Gehirnstrukturen.

1 – Großhirn
2 – Zwischenhirn
3 – Hypothalamus
4 – Hypophyse
5 – Hirnstamm
6 – Kleinhirn

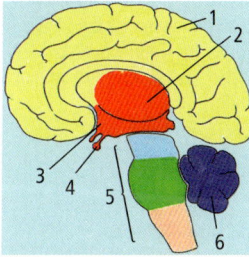

8. Der Hirnstamm lässt sich in drei Abschnitte unterteilen. Unterscheiden Sie diese.

- Mittelhirn (Mesencephalon)
- Brücke (Pons)
- verlängertes Mark (Medulla oblongata)

9. Welche Steuerungsfunktionen liegen wo im Hirnstamm?

Im Mittelhirn sind Kerngebiete (Kern = Umschaltstelle), die z. B. Bewegungsabläufe steuern. Im verlängerten Mark befinden sich Steuerzentren für Atmung und Herztätigkeit.

10. Beschreiben Sie den Verlauf der Pyramidenbahnen und deren Funktion.

Die Pyramidenbahnen verlaufen von der motorischen Großhirnrinde ins Rückenmark, wobei sie sich im Stammhirn überkreuzen. Die Pyramidenbahnen steuern Bewegung.

11. Erläutern Sie, was unter einem extrapyramidalen System verstanden wird und welche Aufgabe es hat.

Unter extrapyramidalem System werden die Zentren im Gehirn verstanden, die ebenfalls die Motorik steuern, aber außerhalb der Pyramidenbahnen liegen. Das sind vorwiegend die Kerngebiete im Mittelhirn.

Gesundheits- und Krankheitslehre

12. Über welche Blutgefäße erfolgt die Blutversorgung des Gehirns?

Die Blutversorgung erfolgt über die beiden Halsschlagadern (A. carotis) und die beiden Arterien entlang der Wirbelsäule (A. vertebralis).

13. Das Gehirn und Rückenmark sind von den Hirnhäuten umgeben. Benennen Sie die Hirnhäute von außen nach innen.

- Dura mater (harte Hirnhaut)
- Arachnoidea (Spinngewebshaut)
- Pia mater (weiche Hirnhaut)

14. Geben Sie an, was der Liquor ist.

Liquor, oder auch Nervenwasser, ist eine Flüssigkeit, die die Hohlräume im Gehirn und den Subarachnoidalraum (also zwischen Arachnoidea und Pia mater) ausfüllt.

15. Die Verknüpfung des zentralen und peripheren Nervensystems erfolgt im Rückenmark. Benennen Sie die Strukturen.

1 – Spinalnerv
2 – Vorderhorn
3 – Hinterhorn
4 – afferente (sensible) Nervenfaser
5 – efferente (motorische) Nervenfaser
6 – Spinalganglion

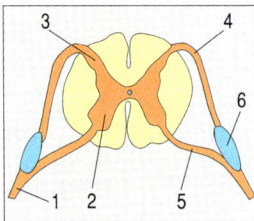

16. Erläutern Sie am Beispiel des Kniesehnenreflexes, was unter einem Reflex verstanden wird.

Ein Reflex ist eine unwillkürliche Reaktion des Nervensystems auf einen Reiz. Durch Schlag auf die Kniesehne wird der Muskel gedehnt. Dieses Reizsignal wird ins Rückenmark weitergeleitet. Das Rückenmark sendet das Signal an den Muskel sich zu kontrahieren, es erfolgt eine Streckbewegung.

Nervensysteme

17. Die Hirnnerven entsprechen den Spinalnerven, haben aber ihren Ursprung im Gehirn.
a) Wie viele Hirnnerven gibt es?
b) Welche Funktion hat der 7. Hirnnerv (N. facialis)?
c) Welcher Hirnnerv versorgt die Gesichtshaut mit sensiblen Nervenfasern?
d) Wie prüft man die Funktion des 12. Hirnnervs (N. hypoglossus)?

a) Es gibt zwölf Hirnnervenpaare.
b) Der N. facialis versorgt die mimische Muskulatur.
c) Die Sensibilität im Gesicht wird über die Äste des N. trigeminus weitergeleitet.
d) Die Funktionsprüfung erfolgt durch die Prüfung der Beweglichkeit der Zunge, da der N. hypoglossus die Zungenmuskulatur versorgt.

18. Beschreiben Sie die Aufgabe des vegetativen Nervensystems.

Das vegetative Nervensystem versorgt die glatte Muskulatur der inneren Organe und Drüsen. Es passt die Funktion der Organe den wechselnden Bedürfnissen des Körpers an.

19. Geben Sie die Wirkung von Sympathikus und Parasympathikus auf die Organe Herz, Lunge, Darm an.

	Sympathikus	Parasympathikus
Herz (Puls)	beschleunigt	verlangsamt
Lunge (Bronchien)	erweitern sich	verengen sich
Darm (Tätigkeit)	wird gehemmt	wird angeregt

3.5.2 Erkrankungen des zentralen Nervensystems

■ Symptome bei neurologischen Erkrankungen

1. Erklären Sie die Begriffe Parese und Plegie.

Parese bedeutet Minderung der motorischen Fähigkeit.
Plegie bedeutet komplette Lähmung.

2. Beschreiben Sie allgemein Tremor.

Tremor ist unwillkürliches Zittern. Meist sind die Extremitäten betroffen oder auch der Kopf.

3. Definieren Sie die beiden Tremorformen.

- *Ruhetremor:* In Ruhe ist das Zittern vorhanden, bei gezielter Bewegung wird es geringer (z. B. bei M. Parkinson).
- *Intentionstremor:* Das Zittern verstärkt sich bei zielgerichteten Bewegungen (z. B. bei Kleinhirnerkrankungen).

4. Unterscheiden Sie eine zentrale von einer peripheren Lähmung.

	Lähmung zentral	Lähmung peripher
Schädigung	im Gehirn oder Rückenmark	peripherer Nerv oder Muskel
Muskeltonus	erhöht (Spastik)	erniedrigt, schlaff
Eigenreflexe	gesteigert	fehlen
Muskulatur	geringer Abbau	nimmt deutlich ab (Atrophie)

5. Erläutern Sie die Aphasie.

Aphasie ist eine Sprachstörung, die nach abgeschlossener Sprachentwicklung auftritt. Die Sprechorgane sind intakt. Es handelt sich um eine Störung im zentralen Nervensystem.

6. Verdeutlichen Sie die Unterschiede zwischen einer motorischen und einer sensorischen Aphasie.

Motorische Aphasie:
Das Sprachverständnis ist im Wesentlichen erhalten, aber die Sprachproduktion deutlich gestört.
Sensorische Aphasie:
Das Sprachverständnis ist gestört, die Sprache ist flüssig, aber das Gesprochene ergibt keinen Sinn.

7. Beschreiben Sie die Ataxie und geben Sie ein Beispiel.

Der Bewegungsablauf ist aufgrund von fehlender Muskelkoordination gestört.
Beispiel Gangataxie: breitbeiniger, schwankender Gang

8. Benennen Sie Bewusstseinsstörungen von Schläfrigkeit bis Bewusstlosigkeit.

Somnolenz = Schläfrigkeit
Sopor = Schlafzustand, nicht erweckbar, Reaktion auf Reize
Koma = tiefe Bewusstlosigkeit

9. Störungen der Sensibilität (Empfindungsstörungen) haben unterschiedliche Ursachen. Zählen Sie drei Ursachen auf.

- Schädigung der Sinnesrezeptoren (z. B. Verbrennungen der Haut)
- gestörte Weiterleitung der Erregungen zum Gehirn (Polyneuropathie)
- beeinträchtigte Reizverarbeitung im Gehirn

10. Erklären Sie die Begriffe
a) Hypästhesie
b) Hyperalgesie
c) Parästhesie

a) *Hypästhesie:* herabgesetzte Berührungsempfindung
b) *Hyperalgesie:* gesteigerte Schmerzempfindung
c) *Parästhesie:* Missempfindung ohne äußeren Reiz (z. B. Kribbeln in den Füßen)

■ Entzündliche Erkrankungen des ZNS

11. Meningitis ist eine oft lebensbedrohliche Erkrankung.
a) Was ist eine Meningitis?
b) Nennen Sie drei Krankheitsauslöser.
c) Beschreiben Sie die Symptomatik, die auf Meningitis hinweist.

a) Meningitis ist eine Entzündung der Hirnhäute.
b)
- Bakterien (z. B. Meningokokken, Pneumokokken oder Tuberkelbakterien)
- Viren
- selten Pilze

c)
- schweres Krankheitsgefühl
- Kopfschmerz
- Nackensteifigkeit („Meningismus")
- Bewusstseinsveränderungen bis Koma

12. Definieren Sie die Enzephalitis.

Es handelt sich um eine Entzündung des Gehirns und damit des Nervengewebes.

13. Multiple Sklerose (MS) ist eine der häufigsten neurologischen Erkrankungen. Zu welchen Veränderungen führt MS im Gehirn und Rückenmark?

Es kommt zu herdförmigen Entzündungen im zentralen Nervensystem mit Zerstörung der Myelinscheiden (weiße Substanz) und Untergang von Nervenzellen.

14. Nennen Sie typische Symptome bei MS bezüglich
a) der Augen
b) der Blasen-Mastdarmfunktion
c) des Gangbildes

a) Doppelbilder bei Augenmuskellähmungen
b) Inkontinenz
c) Es kommt zu einem breitbeinigen steifen Gangbild durch spastische Lähmung der Beine, kombiniert mit Koordinationsstörungen der Muskulatur (Ataxie).

Gesundheits- und Krankheitslehre

15. Wer ist typischerweise von MS betroffen?

MS tritt meist zwischen dem 20. und 40. Lebensjahr erstmals auf. Es sind häufiger Frauen betroffen. Ist ein Elternteil an MS erkrankt, besteht ein gering erhöhtes Risiko an MS zu erkranken.

16. Beschreiben Sie den Verlauf und die Prognose bei MS.

MS hat einen schubförmigen Verlauf, wobei es zu langen Intervallen ohne Symptomatik kommen kann (Remission). MS kann aber auch rasch zu kompletter Pflegebedürftigkeit führen. Der Verlauf ist nicht vorhersehbar.

17. Zählen Sie Medikamentengruppen auf, die bei MS eingesetzt werden.

- Glukokortikoide
- Interferone
- Spastikblocker

■ Gehirnblutungen

18. Je nach Lokalisation der Blutung im Gehirn, werden drei Formen der Gehirnblutung unterschieden.
Benennen Sie die Gehirnblutung, deren Lokalisation und das betroffene Gefäß sowie die Ursachen der Blutung.

Formen der Gehirnblutung	Lokalisation	verletztes Gefäß	Ursache
epidurales Hämatom	zwischen Schädelkalotte und harter Hirnhaut	Einriss einer Meningealarterie	Schädelfraktur
subdurales Hämatom	zwischen harter Hirnhaut und Spinngewebshaut	Einriss einer Brückenvene	oft nur Bagatelltrauma
subarachnoidale Blutung bzw. intrazerebrale Blutung	unter der Spinngewebshaut in das Hirngewebe	Einriss einer intrazerebralen Arterie	Arteriosklerose Aneurysma

19. Beschreiben Sie die typische Symptomatik bei einer intrazerebralen Blutung.

- stärkste Kopfschmerzen mit
- Übelkeit und Erbrechen
- rasche Bewusstseinseintrübung

■ Apoplex

20. Bei einem Schlaganfall (Apoplex) kommt es zum Absterben von Hirngewebe (Infarkt).
a) Was ist ein ischämischer Infarkt?
b) Geben Sie Ursachen für einen ischämischen Infarkt an.

a) Zu einem ischämischen Infarkt kommt es durch mangelnde Durchblutung im Gehirn z. B. bei einem Gefäßverschluss.
b) • Arteriosklerose der Hirngefäße
  • Thrombosen und Embolien aus der Halsschlagader (A. carotis)
  • Embolien aus dem Herzen, z. B. bei Vorhofflimmern

21. In 15 % der Fälle liegt eine Blutung als Ursache für den Apoplex vor. Nennen Sie Faktoren, die solch einen Apoplex begünstigen.

Blutungen werden begünstigt durch:
• zu hohen Blutdruck
• Gefäßmissbildungen (Aneurysma)
• Therapie mit Antikoagulantien (gerinnungshemmende Medikamente wie z. B. Marcumar)

22. Je nach Verlauf eines Schlaganfalls werden TIA und PRIND unterschieden. Erläutern Sie beide Verläufe.

TIA = **t**ransitorische **i**schämische **A**ttacke: es kommt zu neurologischen Ausfällen, die sich innerhalb 24 Stunden komplett zurückbilden.
PRIND = **p**rolongiertes **r**eversibles **i**schämisches **n**eurologisches **D**efizit: die neurologischen Ausfälle bilden sich in den ersten zwei bis drei Wochen komplett zurück.

23. Schildern Sie die Symptome, die bei einem Verschluss der linken A. cerebri media (Mediainfarkt) zu erwarten sind.

Typisch sind ein rechtsseitige spastische Hemiparese und hängender Mundwinkel rechts (Fazialisparese). Häufig ist eine Aphasie vorhanden.

24. Wie wird die Symptomatik bezeichnet, wenn der von einem Schlaganfall Betroffene
a) die erkrankte Körperhälfte nicht wahrnimmt?
b) eine ausgeprägte Fallneigung zur betroffenen Seite hat?

a) *Neglect Syndrom:* Körperhälfte wird vernachlässigt, was sich nicht durch die motorischen oder sensorischen Ausfälle erklären lässt.
b) *Pusher Syndrom:* Der Kranke nimmt immer eine Schräglage ein, indem er sich mit der gesunden Seite zur betroffenen drückt.

M. Parkinson

25. Das Parkinson Syndrom gehört zu den Erkrankungen des extrapyramidalen Systems. Nennen Sie die beiden Neurotransmitter, die bei Parkinson im Ungleichgewicht stehen und beschreiben Sie das Ungleichgewicht.

Dopamin ist im Vergleich zu Azetylcholin erniedrigt.

26. Zählen Sie die Hauptsymptome bei M. Parkinson auf und erläutern Sie diese.

- *Akinese:* Bewegungsstarre (Arme pendeln beim Gehen nicht mit), maskenhaftes Gesicht
- *Rigor:* Muskelsteifigkeit mit einem wächsernen Widerstand
- *Tremor:* Ruhetremor, grobschlägig, kann einseitig betont sein.
- *vegetative Symptome:* verstärktes Schwitzen, Speichelfluss und Salbengesicht durch erhöhte Talgproduktion

27. Mit welchen Therapieprinzipien greifen die Medikamente gegen Parkinson?

- Gabe von Dopamin
- Hemmung von Azetylcholin (Anticholinergika)
- Medikamente, die wie Dopamin wirken oder die Wirkung von Dopamin verstärken (Dopaminagonisten)

Epilepsie

28. Beschreiben Sie, was bei einem zerebralen Krampfanfall im Gehirn passiert.

Bei einem Krampfanfall kommt es zu einer unkontrollierten elektrischen Entladung im Gehirn wie bei einem Gewitter.

29. Wann wird von Epilepsie gesprochen?

Von Epilepsie wird gesprochen, wenn sich die Krampfanfälle wiederholen.

30. Nennen Sie die Untersuchungstechnik, die typische Hinweise auf das Vorliegen einer Epilepsie gibt.

Veränderungen im EEG (Elektroenzephalogramm = Messung der Hirnströme) können auf eine Epilepsie hinweisen.

Nervensysteme

31. Zählen Sie Auslöser auf, die einen Krampfanfall verursachen können.

- Flackerlicht
- Alkoholkonsum oder Alkoholentzug
- Schlafentzug
- Fieber (bei Kindern)
- Stoffwechselentgleisungen (Hypoglykämie)

32. Mit welchem Medikament kann ein akuter Krampfanfall unterbrochen werden?

Mit Diazepam kann ein Krampfanfall unterbrochen werden.

33. Führen Sie die drei Phasen eines Grand-Mal-Anfalles auf.

- tonische Phase (starre, verkrampfte Muskulatur)
- klonische Phase (Zuckungen der Muskulatur, häufig Stuhl- und Urinabgang)
- Terminalschlaf

34. Definieren Sie die Aura.

Aura ist eine Wahrnehmung, die wie ein Vorbote vor einem Krampfanfall auftritt (z. B. Geruch).

35. Erläutern Sie eine Absence.

Bei einer Absence kommt es zu einer kurzzeitigen Bewusstseinsstörung ohne typische Ohnmacht. Tritt oft bei Kindern auf und wird als Verträumtheit verkannt.

■ Gehirntumoren

36. Nennen Sie drei primäre Gehirntumoren.

- Glioblastom
- Astrozytom
- Meningeom

37. Geben Sie in Stichworten die zu erwartende Symptomatik bei einem Gehirntumor an.

- Kopfschmerzen
- Übelkeit, Erbrechen
- Lähmungen
- Bewusstseinsstörungen
- psychische Veränderungen

38. Bei Gehirntumoren handelt es sich häufig um Metastasen (sekundäre Gehirntumoren). Wo befinden sich häufig die Ausgangstumoren?

Die Metastasen stammen häufig von einem
- Bronchialkarzinom
- Mammakarzinom
- Nierenkarzinom

3.5.3 Erkrankungen des peripheren Nervensystems

1. Erklären Sie die Polyneuropathie.

Es sind Erkrankungen von peripheren Nerven, die nicht verletzungsbedingt sind. Es können sensible, motorische und vegetative Nervenfasern betroffen sein.

2. Zählen Sie drei Ursachen für eine Polyneuropathie auf.

- Diabetes mellitus
- Gifte (Alkohol) oder Medikamente (z. B. Zytostatika)
- Vitamin-B12-Mangel

3.6 Hormonsystem und Stoffwechselerkrankungen

3.6.1 Das Hormonsystem

1. Benennen Sie die abgebildeten Hormondrüsen.

1 – Hypophyse
2 – Schilddrüse
3 – Epithelkörperchen
4 – Nebenniere
5 – Langerhanssche Inseln im Pankreas
6 – Eierstöcke (Ovarien)
7 – Hoden (Testis)

2. Erläutern Sie, was ein Hormon ist.

Ein Hormon ist ein Botenstoff, der von einer endokrinen Drüse (Hormondrüse) gebildet und in den Blutkreislauf abgegeben wird. An den Zielzellen (Organen) beeinflussen Hormone über Rezeptoren vielfältige Stoffwechselvorgänge.

3. Der Hypothalamus und die Hypophyse sind Steuerzentren des Hormonsystems und stellen eine Verbindung zwischen Nervensystem und Hormonsystem her.
a) Geben Sie die Hormondrüsen an, die von der Hypophyse gesteuert werden.
b) Zählen Sie die Hormone auf, die eine direkte Zellwirkung haben und von der Hypophyse abgegeben werden.

a)
- Schilddrüse
- Nebenniere
- Ovarien
- Testis

b)
- Wachstumshormon (STH)
- Adiuretin (ADH)
- Oxytocin
- Prolaktin

3.6.2 Schilddrüse

1. Beschreiben Sie Lage und Form der Schilddrüse.

Die Schilddrüse besteht aus zwei ovalen Lappen, die durch eine Brücke (Isthmus) verbunden sind. Sie liegt unterhalb des Schildknorpels vor der Luftröhre.

2. Welches Hormon wird von der Schilddrüse gebildet und welche Wirkung hat es?

Thyroxin wird von der Schilddrüse gebildet. Es regt die Stoffwechselvorgänge wie Fettabbau, Aufbau von Eiweiß an. Es dient dem Wachstum und der Ausreifung von Zellen.

3. Benennen Sie den Grundbaustein, den die Schilddrüse zur Hormonbildung benötigt.

Die Schilddrüse benötigt Jod, das ausreichend mit der Nahrung aufgenommen werden muss.

4. Zählen Sie typische Symptome einer Hyperthyreose (Überfunktion der Schilddrüse) auf.

- Tachykardie
- Unruhe
- Gewichtsabnahme, Durchfälle
- Schweißausbrüche
- Haarausfall

5. Ursache für eine Hyperthyreose ist oft ein autonomes Adenom. Was ist das?

Ein autonomes Adenom ist ein Bezirk in der Schilddrüse, in dem Thyroxin unabhängig vom Bedarf des Körpers gebildet wird und sich von den Steuermechanismen nicht beeinflussen lässt.

6. Stellen Sie die Auswirkungen einer Hypothyreose (Unterfunktion der Schilddrüse) im Kindesalter dar.

Im Vordergrund steht, dass Nervenzellen nicht ausreifen können und dass das Knochenwachstum eingeschränkt ist. Das führt unbehandelt zu Debilität und Kleinwuchs.

7. Nennen Sie Symptome einer Hypothyreose beim Erwachsenen.

Die Symptome entwickeln sich oft schleichend:
- Müdigkeit und Antriebsschwäche bis Koma
- Bradykardie
- struppiges Haar
- Obstipation
- trockene Haut
- heisere Stimme

8. Schildern Sie die Behandlung einer Hypothyreose.

Die Behandlung erfolgt durch Gabe von Thyroxin in langsam steigender Dosierung.

9. Bei ca. 15 % der Deutschen liegt eine Struma vor.
a) Definieren Sie eine Struma.
b) Welche Ursache hat eine Struma? Erklären Sie den Regelmechanismus.
c) Nennen Sie Komplikationen, die bei einer Struma auftreten können.

a) Als Struma – oder auch Kropf – wird eine Vergrößerung der Schilddrüse bezeichnet. Über die Funktion der Schilddrüse sagt das nichts aus.
b) Die Ursache ist Jodmangel. Die Hypophyse stimuliert die Schilddrüse stark zur Hormonproduktion, dadurch vergrößert sich die Schilddrüse und kann so besser Jod speichern und ausreichend Thyroxin bei geringer Jodzufuhr bilden.
c)
  - Es kann zur Unterfunktion kommen.
  - Die Schilddrüse kann sich knotig umwandeln. Damit geht ein erhöhtes Risiko für ein Schilddrüsenkarzinom einher.
  - Durch Druck auf die Luftröhre kann es zu Atemnot kommen.

10. Bei einer Schilddrüsenoperation, muss auf die nahen Epithelkörperchen geachtet werden.
a) Geben Sie an, welches Hormon die Epithelkörperchen bilden.
b) Erläutern Sie die Funktion des Hormons.

a) Das Parathormon wird in den Epithelkörperchen gebildet.
b) Es hält den Kalziumspiegel im Blut konstant, indem es z. B. Kalzium aus dem Knochen löst.

3.6.3 Nebenniere

1. Beschreiben Sie Lage und Aufbau der Nebennieren.

Die Nebennieren sitzen dem oberen Pol der Niere auf. Man kann eine äußere Rinden- von einer inneren Markschicht unterscheiden.

2. Nennen Sie die Hormone, die an folgenden Orten gebildet werden:
a) in der Nebennierenrinde
b) im Nebennierenmark

a)
- Minaralkortikoide (Aldosteron)
- Glukokortikoide (Kortison)
- Androgene (Androsteron)

b)
- Adrenalin
- Noradrenalin

3. Erläutern Sie die Funktion von Aldosteron.

Aldosteron reguliert den Natrium- und Kaliumspiegel im Blut und greift so auch in die Blutdruckregulation ein.

4. Der Hauptvertreter der Glukokortikoide ist das Kortison. Welche physiologische Wirkung hat es?

Kortison reguliert Entzündungsreaktionen und steigert den Blutzuckerspiegel.

5. Kortison wird auch als Medikament eingesetzt.
a) Zählen Sie die Nebenwirkungen auf, die bei einer hoch dosierten oder längeren Anwendung von Kortison zu erwarten sind.

a)
- Gewichtszunahme mit Fett- und Wassereinlagerung
- Bluthochdruck
- Diabetes mellitus
- Grauer Star (Katarakt)
- Osteoporose
- Magen-, Darmgeschwüre
- Hautatrophie
- Infektanfälligkeit
- depressive Stimmungsschwankungen

b) Nennen Sie drei Beispiele für Indikationen, wo Kortison eingesetzt wird.

b)
- allergische Hauterkrankungen
- nach Organtransplantation
- Asthma bronchiale

3.6.4 Hormone der Bauchspeicheldrüse

1. Bezeichnen Sie die Hormone, die von der Bauchspeicheldrüse gebildet werden.

- Insulin
- Glukagon

2. Erklären Sie die Wirkung von Insulin.

Insulin senkt den Blutzuckerspiegel, indem es
- Glukose in die Muskelzellen schleust
- Glukose in der Leber speichert in Form von Glykogen
- Abbau von Fett zu Glukose verhindert
- Aufbau von Fett und Eiweiß fördert

3. Führen Sie Hormone auf, die eine Steigerung des Blutzuckerwertes bewirken.

- Glukagon
- Adrenalin
- Glukokortikoide

3.6.5 Diabetes mellitus

1. Diabetes mellitus ist die häufigste Stoffwechselerkrankung. Beschreiben Sie die Diagnose von Diabetes mellitus.

Durch Messung des Blutzuckerwertes (BZ-Wert) kann die Diagnose Diabetes mellitus gestellt werden.

	Normale BZ-Werte	Diabetes mellitus
BZ nüchtern	unter 100 mg/dl	über 126 mg/dl
BZ 2 Stunden nach dem Essen	unter 140 mg/dl	über 140 mg/dl

2. Definieren Sie den HbA_{1c}-Wert.

Der HbA_{1c}-Wert bezeichnet den an Hämoglobin gebundenen Zucker. Der Wert ist erhöht, wenn in den letzten 2 bis 3 Monaten die BZ-Werte regelmäßig erhöht waren.

Hormonsystem und Stoffwechselerkrankungen

3. Es werden Diabetes mellitus Typ 1 und Typ 2 unterschieden. Erläutern Sie folgende Aspekte zum Diabetes mellitus Typ 1:
a) **Ursachen für Diabetes mellitus Typ 1**
b) **typische Symptome für einen Typ 1 Diabetes**
c) **Therapie des Typ 1 Diabetes**
d) **Insulindosierung**

a) Beim Typ 1 Diabetes produziert die Bauchspeicheldrüse kein Insulin mehr. Das bedeutet, die Stoffwechselvorgänge, die Insulin steuert, finden nicht statt.
b) • Gewichtsabnahme
 • Durst und Polyurie
 • Infektanfälligkeit
c) Das fehlende Insulin muss ersetzt werden. In der Regel wird zu den Mahlzeiten das Insulin s. c. gespritzt. (In besonderen Fällen werden Insulinpumpen verwendet.)
d) Die Dosis richtet sich nach dem aktuellen BZ-Wert, nach Umfang und Zusammensetzung der Mahlzeit und der körperlichen Belastung.

4. Viel häufiger liegt ein Diabetes mellitus Typ 2 vor.
a) **Warum kommt es beim Typ 2 zur Erhöhung der BZ-Werte?**
b) **Nennen Sie Faktoren, die das Auftreten eines Typ 2 Diabetes begünstigen.**
c) **Zählen Sie typische Symptome für einen Typ 2 Diabetes auf.**

a) Beim Typ 2 Diabetes liegt eine Insulinresistenz vor, d. h. das vorhandene Insulin kann nicht wirken. Der Körper versucht durch gesteigerte Insulinproduktion eine Senkung des BZ zu erreichen. Im weiteren Verlauf sind die Inselzellen im Pankreas erschöpft und es kommt zu einem Insulinmangel.
b) Die Insulinresistenz ist eine genetische Veranlagung. Wenn Übergewicht, Bewegungsmangel, erhöhte Blutfette oder hormonelle Veränderungen (Schwangerschaft, Glukokortikoide) hinzukommen, entwickelt sich ein Diabetes mellitus Typ 2.
c) • Übergewicht
 • erhöhter Durst und vermehrtes Wasserlassen
 • Phasen mit Heißhunger
 • Müdigkeit und Schlappheit
 • vermehrt Infekte, Hautinfektionen
 • Impotenz, Störung des Menstruationszyklus

**5. Grundlage der Therapie beim Typ 2 Diabetes ist eine Diät.
Auf was muss bei dieser Diät geachtet werden?**

• Die Kalorien/Kilojoule sollten so bemessen sein, dass sich das Gewicht normalisiert.
• Kohlenhydrate sollten langsam aufgespaltet werden (Vollkornprodukte, kein Zucker), wenig Fett, ausreichend Eiweiß.
• Mehrere kleine Mahlzeiten verhindern starke BZ-Schwankungen.

© Holland + Josenhans

Gesundheits- und Krankheitslehre

6. Beschreiben Sie die blutzuckersenkende Wirkung oraler Antidiabetika.

Durch Steigerung der Insulinausschüttung (Sufonylharnstoffe) oder Verstärkung der Insulinwirkung (Metformin) kommt es zur BZ-Senkung.

7. Regelmäßige körperliche Bewegung ist ebenfalls ein wichtiger Baustein bei der Therapie des Typ 2 Diabetes. Erläutern Sie diesen Baustein.

- Bei körperlicher Anstrengung kann Glukose auch ohne Insulin in die Muskelzelle gelangen.
- Gleichzeitig trägt Bewegung zur Gewichtsregulierung bei.

8. Zeigen Sie mögliche Spätfolgen bei einem schlecht eingestellten Diabetes mellitus auf.

Durch die erhöhten BZ-Werte kommt es zu einer beschleunigten Entwicklung von Arteriosklerose. Dies zeigt sich
- am Auge (Retinopathie)
- am Herzen (KHK)
- an den Nieren (Nephropathie)

Weitere Spätfolgen sind
- schlecht heilende Wunden
- diabetischer Fuß (AVK, Polyneuropathie)

9. Als Folge von Diabetes kann es zu einem hypoglykämischen Koma kommen. Nennen Sie dafür
a) **Ursachen**
b) **typische Symptome**
c) **Therapie**

a) Es tritt bei Diabetikern auf bei Überdosierung von Antidiabetika oder Insulin, bei ungenügender Nahrungszufuhr, starker körperlicher Belastung, Alkoholkonsum.
b) Typische Symptome sind Heißhunger, Kaltschweißigkeit, Bewusstlosigkeit bei BZ unter 40 mg/dl.
c) Beim wachen Betroffenen Gabe von Traubenzucker, sonst Glukose i. v.

10. Eine weitere Folge von Diabetes kann ein hyperglykämisches Koma sein. Beschreiben Sie seine
a) **Ursachen**
b) **typischen Symptome**
c) **Therapie**

a) Tritt bei Diabetikern auf bei Diätfehler, Antidiabetika vergessen, Infekten, Fieber, Hyperthyreose.
b) Typische Symptome sind starker Durst, Polyurie, trockene Haut, tiefe gesteigerte Atmung, Azetongeruch besonders bei Typ 1, Bewusstlosigkeit, BZ über 400 mg/dl. Die Symptome entwickeln sich langsam.
c) Gabe von Insulin, Ausgleich des stark gestörten Elekrolyt- und Wasserhaushaltes.

3.6.6 Hyperurikämie und Gicht

1. Welche Stoffwechselstörung liegt bei einer Gicht vor?

Es handelt sich um eine Störung des Harnsäurestoffwechsels, die zu erhöhten Harnsäurespiegeln im Blut (Hyperurikämie) führt.

2. Männer sind zehnmal häufiger von Gicht betroffen als Frauen. Schildern Sie Ursachen, die zu einer Hyperurikämie führen.

- erbliche Veranlagung für verminderte Ausscheidung von Harnsäure
- verminderte Ausscheidung bei Nierenerkrankungen
- vermehrte Bildung von Harnsäure bei Zytostatikatherapie, Leukämie
- vermehrte Bildung bei fett- und eiweißreicher Ernährung, Alkoholkonsum

3. Geben Sie die Organe an, die durch die erhöhte Harnsäure geschädigt werden können und erklären Sie dies.

Gelenke und Nieren können geschädigt werden. Bei Erhöhung der Harnsäure kommt es zur Kristallbildung. Diese Harnsäurekristalle lagern sich in Gelenken ab und führen zu einer Entzündungsreaktion.
In der Niere können dadurch Nierensteine auftreten.

4. Beschreiben Sie das Krankheitsbild bei einem Gichtanfall.

Es treten plötzlich heftige Schmerzen in einem oder mehreren Gelenken auf (typisch Großzehengrundgelenk). Die Gelenke sind geschwollen, gerötet und überwärmt. Zusätzlich können Fieber, Kopfschmerz und Erbrechen auftreten.

5. Nennen Sie das Medikament, das zur Vermeidung von Gichtanfällen und Senkung der Harnsäure eingesetzt wird.

Allopurinol (Zyloric®) fördert die Ausscheidung von Harnsäure.

6. Die Ernährung kann die Harnsäurebildung ebenfalls beeinflussen. Geben Sie eine Ernährungsempfehlung bei Gicht.

- Meiden von Alkohol
- Zufuhr von ausreichend Flüssigkeit
- Meiden von purinreichen Lebensmitteln wie Innereien, Fleisch, Hülsenfrüchte
- ballaststoffreiche Lebensmittel wie Vollkornprodukte, Salate, Gemüse bevorzugen
- bei Übergewicht langsame Gewichtsreduktion

3.7 Blut- und Lymphsystem

3.7.1 Blutbestandteile und ihre Funktion

1. Nennen Sie fünf Aufgaben des Blutes.
- Transport von Sauerstoff, Nährstoffen, Hormonen
- Abtransport von Kohlenstoffdioxid und anderen Abbauprodukten
- Immunabwehr
- Blutgerinnung
- Wärmeregulation
- Pufferung

2. Zählen Sie die Bestandteile des Blutes auf.
- feste Bestandteile (die Blutzellen): Erythrozyten, Leukozyten, Thrombozyten (Blutplättchen)
- flüssige Bestandteile: Wasser, Proteine, darunter Gerinnungsfaktoren: insbesondere Fibrinogen, Blutsalze, Enzyme, Hormone

3. Definieren Sie
a) Blutplasma
b) Blutserum

a) *Blutplasma:* Blut ohne Blutzellen
b) *Blutserum:* Blutplasma ohne Fibrinogen

4. Wo werden die Blutzellen gebildet?

Blutzellen werden beim Erwachsenen im Knochenmark der platten Knochen gebildet (Becken, Brustbein).

5. Erläutern Sie die Funktionen der Erythrozyten.
- Transport von Sauerstoff
- Abtransport von Kohlendioxid

6. Beschreiben Sie, wodurch die Bildung von Erythrozyten angeregt wird.

Sauerstoffmangel führt zur Ausschüttung von Erythropoetin (Hormon, das von Niere gebildet wird). Erythropoetin (EPO) stimuliert das Knochenmark zur Bildung von Erythrozyten.

7. Erklären Sie, was bei einer Hämolyse stattfindet.

Hämolyse ist der Abbau von Erythrozyten.

8. Fassen Sie den Abbau von Erythrozyten und Hämoglobin zusammen.

Erythrozyten werden in der Milz und Leber abgebaut. Hämoglobin wird in der Leber zu Bilirubin abgebaut und vorwiegend über Galle ausgeschieden.

9. Stellen Sie die Aufgaben der Leukozyten dar.

- Abwehr von Krankheitserregern und Fremdstoffen durch:
  - unspezifische Abwehr (Fresszellen)
  - spezifische Abwehr (Bildung von Antikörpern)
- Beteiligung am Entzündungsprozess

10. Nennen Sie die Hauptformen von Leukozyten.

- Monozyten
- Lymphozyten
- Granulozyten

11. Leukozyten befinden sich außer in der Blutbahn vorwiegend im lymphatischen System. Welche Aufgaben hat das lymphatische System?

Das lymphatische System ist an der Immunabwehr beteiligt und dient als Drainage von Flüssigkeit zwischen den Zellen (Interstitium) und Abtransport von Nahrungsfetten aus dem Darm.

12. Beschreiben Sie den Aufbau des lymphatischen Systems und nennen Sie fünf lymphatische Organe.

Das lymphatische System wird von den Lymphbahnen und lymphatischen Organen gebildet. Die Lymphbahnen enthalten die Lymphflüssigkeit. Sie verlaufen parallel zu den venösen Blutgefäßen.
Lymphatische Organe:
- Milz
- Wurmfortsatz
- Thymus
- Rachenring
- Lymphknoten

3.7.2 Erkrankungen der roten Blutzellen

1. Definieren Sie das Krankheitsbild Anämie.

Anämie ist Blutarmut: Anzahl der Erythrozyten ist vermindert bei normalem Blutvolumen

2. Weitere Laborparameter weisen auf eine Anämie hin.
a) Erklären Sie Hb-Wert und Hämatokrit (HKT).
b) Wie verändern sich der Hämatokrit- und Hb-Wert bei Anämie?

a) Hb-Wert = Gehalt an Hämoglobin
   Hämatokrit = Volumenanteil der Zellen im Blut
b) Die Werte sind erniedrigt.

3. Zählen Sie vier typische Symptome bei Anämie auf.	- Blässe - Müdigkeit - Atemnot - Herzbeschwerden
4. Nennen Sie drei grundsätzliche Ursachen für Anämie.	- Blutverlust - verminderte Erythropoese (Blutbildung) - gesteigerte Hämolyse

5. Führen Sie Ursachen für eine Eisenmangelanämie auf.	- Blutverlust bei Magen-Darmgeschwüren, Blasentumoren
	- erhöhter Bedarf in der Schwangerschaft
	- mangelnde Aufnahme bei
	   – einseitiger Ernährung
	   – Entzündungen des Magen-Darmtraktes

6. Eisenpräparate werden bei Eisenmangel eingesetzt. **a) Was ist bei der Einnahme zu beachten?** **b) Welche Nebenwirkungen sind häufig?**	a) Das Präparat sollte nüchtern eingenommen werden. b) Der Stuhlgang wird schwarz und Obstipation (Verstopfung) kann auftreten.
7. Gesteigerte Hömolyse führt zu einer hämolytischen Anämie. Geben Sie drei Ursachen hierfür an.	- Medikamente - Vergiftungen - Sichelzellanämie - künstliche Herzklappe
8. Erläutern Sie, was eine perniziöse Anämie ist.	Es ist eine Anämie, die durch Vitamin-B_{12}-Mangel verursacht wird, mit zusätzlichen neurologischen Symptomen.
9. Damit Vitamin B_{12} vom Körper aufgenommen werden kann, muss sich Vitamin B_{12} mit dem Intrinsic factor verbinden. Wo wird er gebildet?	Der Intrinsic factor wird in den Belegzellen der Magenschleimhaut gebildet.

10. Nennen Sie Gründe für die Entstehung des Vitamin-B_{12}-Mangels.	- Fehlen des Intrinsic factor bei
	   – chronischer Gastritis
	   – Zustand nach Entfernung des Magens
	- Malabsorption (z. B. Zöliakie)
	- Mangelernährung (Alkoholiker, Veganer)

3.7.3 Erkrankungen der weißen Blutzellen

1. Definieren Sie Leukämie.

Leukämie ist Blutkrebs, die unkontrollierte Vermehrung von weißen Blutzellen.

2. Zählen Sie fünf Krankheitszeichen bei Leukämie auf.

- Anämie
- Nachtschweiß
- Fieber
- gehäufte Infekte
- erhöhte Blutungsneigung

3. Beschreiben Sie die Unterscheidungsmerkmale der Leukämieformen.

- nach Verlauf der Erkrankung akut – chronisch
- nach Art der entarteten Zellen
- lymphatisch (Lymphozyten)
- myeloisch (Myelozyten)

3.7.4 Gerinnungssystem

1. Führen Sie die Bestandteile des Blutes auf, die der Blutgerinnung dienen.

- Thrombozyten
- Fibrinogen
- weitere Gerinnungsfaktoren

2. Wo werden die Gerinnungsfaktoren gebildet und welche Rolle spielt das Vitamin K dabei?

Die Gerinnungsfaktoren werden in der Leber gebildet. Für die Bildung ist teilweise Vitamin K erforderlich.

3. Kleinere Blutungen kommen spontan zum Stillstand. Erläutern Sie die Reaktionsabläufe, die dabei stattfinden.

- *Vasokonstriktion:* das verletzte Blutgefäß zieht sich zusammen
- *Thrombozytenaggregation:* Thrombozyten lagern sich an Verletzung an und verklumpen
- *Gerinnungsfaktoren* werden aktiviert, was dazu führt, dass Fibrin entsteht. Fibrin vernetzt Thrombozyten zu einem festen Thrombus.

4. Erklären Sie, was unter einer Thrombose zu verstehen ist.

Thrombose ist eine Erkrankung, bei der ein Blutgefäß, meist eine Vene, durch ein Blutgerinnsel (Thrombus) verstopft ist.

5. Erläutern Sie den Ablauf einer Embolie anhand einer Lungenembolie.

Wenn sich ein Thrombus ablöst und durch die Blutbahn schwimmt, wird von einer Embolie gesprochen. Bei der Lungenembolie liegt meist eine Thrombose in den tiefen Beinvenen vor. Die Thrombose löst sich ab und gelangt mit dem Blutstrom ins rechte Herz und von da in den Lungenkreislauf. Da sich die Gefäße wieder verengen, verstopft der Embolus das Lungengefäß.

6. Nennen Sie drei Medikamente, die in die Blutgerinnung eingreifen, und deren Wirkungsweise.

- *Cumarine:* hemmen das Vitamin K in der Leber, sodass weniger Gerinnungsfaktoren gebildet werden können
- *Heparine:* hemmen Gerinnungsfaktoren, sodass letztlich weniger Fibrin entsteht
- *Thrombozytenaggregationshemmer:* hemmen die Verklumpung der Erythrozyten

7. Ordnen Sie den drei in Aufgabe 6 genannten Medikamenten jeweils eine typische Indikation zu.

- *Cumarine:* zur Therapie über einen längeren Zeitraum, z. B. nach tiefer Beinvenenthrombose
- *Heparine:* Thromboseprophylaxe
- *Thrombozytenaggregationshemmer* (z. B. ASS): Bei Arteriosklerose kleiner Blutgefäße zur Vorbeugung eines Herzinfarktes oder eines Schlaganfalls

3.8 Herz- und Gefäßsystem

3.8.1 Bau und Funktion des Herzens

1. Beschreiben Sie die Aufgabe des Herzens.

Das Herz dient als zentrale Pumpe des Blutkreislaufes, sodass die Transportvorgänge in allen Blutgefäßen möglich sind.

2. Das Herz ist ein Hohlmuskel und liegt im mittleren Brustraum. Zählen Sie die vier angrenzenden Strukturen auf.

- vorne Rückseite des Brustbeins
- unten Zwerchfell
- seitlich rechte und linke Lunge
- hinten Speiseröhre und Aorta

3. Benennen Sie die Strukturen 1–9 des Herzens.

1 – linker Vorhof
2 – linke Kammer
3 – rechter Vorhof
4 – rechte Kammer
5 – Herzscheidewand (Septum)
6 – Mitralklappe
7 – Aortenklappe
8 – Pulmonalklappe
9 – Trikuspidalklappe

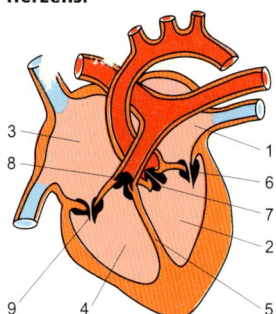

4. Nennen Sie die zuführenden und abführenden Gefäße des Herzens.

Zuführend sind die V. cava (obere und untere Hohlvene) und die V. pulmonalis (Lungenvene). Abführend sind die Aorta (Hauptschlagader) und A. pulmonalis (Lungenarterie).

5. Erläutern Sie den Blutfluss und Sauerstoffgehalt des Blutes im
a) linken Herzen
b) rechten Herzen

a) Sauerstoffreiches Blut fließt vom linken Vorhof in die linke Kammer und dann über die Aorta in den großen Kreislauf (Körperkreislauf).
b) Sauerstoffarmes Blut, welches aus der oberen und unteren Hohlvene in den rechten Vorhof gelangt, wird über die rechte Kammer in den kleinen Kreislauf (Lungenkreislauf) gepumpt.

6. Der Pumpvorgang des Herzens kann in zwei Phasen unterteilt werden. Benennen und beschreiben Sie diese.

Systole: die rechte und linke Kammer kontrahieren sich und pumpen so das Blut in den großen und kleinen Kreislauf.
Diastole: Die Herzkammern erschlaffen.

7. Erklären Sie den Aufbau der Herzmuskelwand von innen nach außen.

- Endokard: dünne glatte Innenhaut
- Myokard: Muskelschicht, die 8–11 mm dick ist
- Epikard: dünne Außenhaut
- Perikard: Herzbeutel, bindegewebige Schicht, die das gesamte Herz umgibt

Gesundheits- und Krankheitslehre

8. Welche Blutgefäße versorgen den Herzmuskel mit Sauerstoff und wie ist deren Verlauf?

Koronararterien (Herzkranzgefäße) sind für die Durchblutung des Herzmuskels verantwortlich.
Auf Höhe der Aortenklappe zweigen die rechte und die linke Koronararterie ab. Die Koronararterien liegen kranzförmig auf dem Herzmuskel.

9. Das elektrische Reizleitungssystem (ERLS) steuert den Herzrhythmus. Nennen Sie vier Strukturen des ERLS.

- Sinus-Knoten
- AV-Knoten
- His-Bündel *– Tawara oder Kammerschenkel*
- Purkinje Fasern

10. Welches Nervensystem beeinflusst die Herztätigkeit von außen?

Die Herztätigkeit wird durch das vegetative Nervensystem Sympathikus und Parasympathikus beeinflusst.

3.8.2 Erkrankungen des Herzens

■ Koronare Herzkrankheit und Herzinfarkt

1. Was ist eine koronare Herzkrankheit (KHK)?

KHK ist eine Einengung oder ein Verschluss der Herzkranzgefäße, was zu Mangeldurchblutung (Ischämie) und somit zu Sauerstoffmangel (Hypoxie) des Herzmuskels führt.

2. Angina pectoris ist ein Leitsymptom der KHK. Beschreiben Sie das Symptom.

Angina pectoris ist Enge in der Brust. Die Beschwerden treten meist belastungsabhängig auf mit Schmerzen und Engegefühl, eventuell begleitet von Luftnot (Dyspnoe). Typisch ist die Ausstrahlung des Schmerzes in den linken Arm.

3. Erläutern Sie die medikamentösen und nicht medikamentösen Maßnahmen, die bei einem akuten Angina-pectoris-Anfall ergriffen werden.

Ziel der Behandlung ist die Verbesserung der Sauerstoffversorgung des Herzens:
- körperliche Ruhe
- Oberkörper erhöht lagern
- Befreien von beengender Kleidung
- Gabe von Nitro als Spray oder Kapseln

4. Durch welche vier weiteren Symptome bzw. Erkrankungen kann sich eine KHK noch äußern?

- Herzrhythmusstörungen
- Herzinfarkt
- Herzinsuffizienz
- plötzlicher Herztod

5. Ursache der KHK ist eine fortschreitende Arteriosklerose der Herzkranzgefäße.
a) Was ist Arteriosklerose?
b) Zählen Sie vier Hauptrisikofaktoren für Arteriosklerose auf.

a) Arteriosklerose bedeutet Gefäßverkalkung durch Ablagerung von Fetten und Gewebeumbau der Arterienwand.
b) Hypertonie, Diabetes mellitus, Rauchen, Fettstoffwechselstörung (Hypercholesterinämie)

6. Zur Therapie der Arteriosklerose werden invasive bzw. operative Verfahren eingesetzt. Erklären Sie die
a) PTCA
b) Bypass OP

a) PTCA: Darstellung der Herzkranzgefäße über einen Katheter mit Kontrastmittel. Verengte Gefäße können mit einem Ballon aufgedehnt werden und mit einem Stent (Drahtröhrchen) offen gehalten werden.
b) Bypass OP: Engstellen an den Herzkranzgefäßen werden mithilfe neu angelegter Blutgefäße umgangen.

7. Bei der KHK ist der Herzinfarkt eine mögliche Komplikation. Definieren Sie den Herzinfarkt.

Bei einem Herzinfarkt kommt es zum Absterben von Herzmuskelgewebe (Nekrose) aufgrund einer Mangeldurchblutung. Meist ist ein Herzkranzgefäß durch einen Thrombus (Blutgerinnsel) verschlossen.

8. Lässt sich ein Angina-pectoris-Anfall von einem Herzinfarkt unterscheiden?

Die Symptomatik ist im Wesentlichen die gleiche. Bei einem Angina pectoris Anfall, der sich nicht nach wenigen Minuten bessert, muss von einem Herzinfarkt ausgegangen werden. Bei einem Herzinfarkt treten oft zusätzliche Symptome wie Übelkeit, Erbrechen, kalter Schweiß auf (vegetative Symptome).

9. Nennen Sie drei Komplikationen, die nach einem Herzinfarkt auftreten können.

- Herzinsuffizienz
- Herzrhythmusstörungen
- Herzwandaneurysma mit Rupturgefahr

10. Häufigste Todesursache nach einem Herzinfarkt ist der kardiogene Schock. Erklären Sie den kardiogenen Schock.

Schock bedeutet generalisiertes Kreislaufversagen, was zu lebensbedrohlichem Sauerstoffmangel im ganzen Körper führt. Beim kardiogenen Schock ist Herzversagen (Pumpversagen) die Ursache.

11. Welche Medikamente werden bei der KHK eingesetzt, um einem Herzinfarkt vorzubeugen bzw. einen erneuten Infarkt zu verhindern?

- Azetylsalizylsäure (ASS®) niedrig dosiert, zur Verhinderung von Thromben in den Herzkranzgefäßen
- Nitrate können die Herzkranzgefäße erweitern und das Herz entlasten
- Blutdrucksenker wie z. B. Beta-Blocker zur Entlastung des Herzens

■ Herzinsuffizienz

12. Erläutern Sie den Begriff Herzinsuffizienz.

Das Herz kann nicht ausreichend Blut und damit Sauerstoff in den Kreislauf pumpen (Herzmuskelschwäche).

13. Nennen Sie vier typische Krankheitszeichen bei Herzinsuffizienz.

- Ödeme
- Dyspnoe
- Lippenzyanose (Blaufärbung der Lippen)
- Nykturie (nächtliches Wasserlassen)

14. Bei der Herzinsuffizienz werden eine Links- und eine Rechtsherzinsuffizienz unterschieden.
a) Wo befinden sich die Ödeme bei der Links- bzw. bei der Rechtsherzinsuffizienz?
b) Geben Sie Ursachen an für eine Links- und eine Rechtsherzinsuffizienz.

a) *Linksherzinsuffizienz:* Lungenödem
   Rechtsherzinsuffizienz: Beinödeme, Aszites
b) *Rechtherzinsuffizienz* entwickelt sich bei chronischen Lungenerkrankungen (z. B. Asthma), Herzklappenfehler des rechten Herzens.
   Zu *Linksherzinsuffizienz* kommt es bei Hypertonie, KHK, Klappenfehlern des linken Herzens.

15. Listen Sie Medikamente auf, die zur Behandlung der Herzinsuffizienz eingesetzt werden.

- ACE-Hemmer senken den Blutdruck und entlasten das Herz.
- Diuretika wirken entwässernd, vermindern Ödeme und entlasten das Herz.
- Digitalisglykoside stärken die Herzkraft.

Herz- und Gefäßsystem

■ Herzrhythmusstörungen

16. Erklären Sie die Begriffe
a) Arrhythmie
b) Tachykardie
c) Bradykardie
d) Extrasystole

a) Der Herzrhythmus ist unregelmäßig.
b) Das Herz schlägt mehr als 100-mal pro Minute.
c) Das Herz schlägt weniger als 40-mal pro Minute.
d) Zusätzlicher Herzschlag außerhalb des normalen Herzrhythmus.

17. Die häufigste Herzrhythmusstörung ist die absolute Arrhythmie bei Vorhofflimmern.
a) Was ist Vorhofflimmern?
b) Beschreiben Sie den Puls bei absoluter Arrhythmie.
c) Welche Komplikation wird bei Vorhofflimmern gefürchtet?

a) Der Vorhof führt schnelle Kontraktionen durch (über 300 pro Minute), die aber zu keinem Blutausstoß führen und auch die Reizüberleitung ist gestört.
b) Der Puls fühlt sich völlig unregelmäßig an und die Herzfrequenz pro Minute kann stark schwanken.
c) Im linken Vorhof können sich Thromben bilden, die sich ablösen können (Embolie) und so z. B. zu einem Schlaganfall (Apoplex) führen.

18. Erläutern Sie, wann von Kammerflimmern gesprochen wird und was es für den Kreislauf bedeutet.

Bei Kammerflimmern kommt es zu mehr als 300 Kontraktionen der Herzkammer pro Minute. Das entspricht funktionell einem Herzstillstand.

19. Beschreiben Sie die Maßnahme, die bei Kammerflimmern schnellstmöglich durchgeführt werden sollte.

Wenn vorhanden, sollte möglichst schnell mit einem Defibrillator der Herzrhythmus wieder hergestellt werden. Sonst Reanimation mit Herzdruckmassage und Beatmung.

20. Zählen Sie fünf Ursachen für Herzrhythmusstörungen auf.

- Herzinsuffizienz
- KHK
- Erkrankung der Schilddrüse
- Hypertonie
- Herzklappenfehler

21. Wie werden die Medikamente bezeichnet, die bei Herzrhythmusstörungen eingesetzt werden?

Medikamente bei Herzrhythmusstörungen sind Antiarrhythmika.

22. Geben Sie die apparativen Techniken an, die zur Diagnostik von Herzrhythmusstörungen eingesetzt werden.

- Ruhe-EKG
- Langzeit-EKG
- Belastungs-EKG

■ Herzklappenfehler, Entzündungen

23. Erklären Sie die Begriffe
a) **Endokarditis**
b) **Myokarditis**
c) **Perikarditis**

a) Entzündung der Herzinnenhaut, meist durch Bakterien, besonders betroffen sind die Herzklappen
b) Entzündung des Herzmuskels, meist durch Viren
c) Entzündung des Herzbeutels durch Viren, Bakterien oder bei Stoffwechselentgleisungen (z. B. Urämie)

24. Benennen Sie die Herzklappenfehler, die am linken Herzen auftreten können.

- Aortenklappeninsuffizienz
- Aortenklappenstenose
- Mitralklappenstenose
- Mitralklappeninsuffizienz

25. Nennen Sie zwei Ursachen für einen Herzklappenfehler.

- angeborene Fehlbildung
- durch bakterielle Endokarditis veränderte Herzklappe

26. Patienten mit Herzklappenfehlern bekommen auch bei leichten Infekten Antibiotika. Begründen Sie dies.

Die veränderte Herzklappe begünstigt das Ansiedeln von Bakterien, was zu einer Endokarditis führt. Von der infizierten Herzklappe können die Bakterien immer wieder in den Körper streuen. Frühzeitige Antibiotikagabe soll dies verhindern.

3.8.3 Aufbau des Gefäßsystems

1. Das Blutgefäßsystem besteht aus Arterien und Venen. Welche Funktion hat
a) **das arterielle Gefäßsystem?**
b) **das venöse Gefäßsystem?**

a) Arterien transportieren das Blut vom Herzen weg.
b) Venen sammeln das Blut aus den Organen (2/3 des Blutvolumens befindet sich in den Venen) und transportieren es zum Herzen.

2. Beschreiben Sie den Wandaufbau einer Arterie von innen nach außen.

- *Intima:* Sie ist aus glatter Gefäßinnenschicht (Endothel) und lockerem Bindegewebe aufgebaut.
- *Tunica media:* Die mittlere Schicht besteht aus Muskulatur und Bindegewebe.
- *Adventitia (Tunica externa):* Die äußere Schicht besteht aus Bindegewebe und elastischen Fasern.

3. Vergleichen Sie den Wandaufbau einer Vene im Vergleich zu dem einer Arterie.

Der Wandaufbau einer Vene gleicht im Prinzip dem einer Arterie. Die Intima bildet in der Vene zusätzlich Taschenklappen. Die Muskelschicht (Tunica media) ist schwächer ausgebildet, die Adventitia ist dicker.

4. Erläutern Sie die Funktion der Taschenklappen einer Vene.

Die Taschenklappen wirken in den Venen wie ein Ventil und unterstützen den Rückstrom des Blutes zum Herzen. So wird das venöse Blut von den oberflächlichen Venen zu den tiefen Venen geleitet.

5. Die Muskelpumpe unterstützt ebenfalls den Blutrückfluss in den Venen. Erklären Sie die Muskelpumpe.

Die Venen verlaufen zwischen der Skelettmuskulatur. Arbeitet (kontrahiert) die Muskulatur, werden die Venen zusammengepresst. Das Blut wird in Richtung Herz getrieben, da die Taschenklappen einen Rückfluss verhindern.

6. Was sind Kapillaren und welche Funktion haben sie?

Arterien verzweigen sich zu immer dünneren Gefäßen bis hin zu den Kapillaren. Das sind ganz kleine Gefäße, durch deren Wand der Nähr- und Sauerstoffaustausch stattfindet.

7. Beim Kreislaufsystem werden ein Lungen- und ein Körperkreislauf (kleiner und großer Kreislauf) unterschieden.
a) Nennen Sie die Gefäße des Körperkreislaufes, die vom Herzen abgehen bzw. ins Herz münden und deren Sauerstoffgehalt.

a) Die *Aorta* (Hauptschlagader) transportiert vom linken Herzen sauerstoffreiches Blut in den Körper.
In der *V. cava inferior und superior* (untere und obere Hohlvene) fließt sauerstoffarmes Blut in das rechte Herz zurück.

b) Nennen Sie die Gefäße des Lungenkreislaufes, die vom Herzen abgehen bzw. ins Herz münden und deren Sauerstoffgehalt.

b) In der *A. pulmonalis* fließt sauerstoffarmes Blut vom rechten Herzen in die Lunge.
In den *Vv. pulmonales* fließt sauerstoffreiches Blut ins linke Herz.

8. An verschiedenen Stellen des Körpers lässt sich der Puls messen.
a) Beschreiben Sie, was beim Pulsmessen erfasst wird.
b) Zählen Sie die fünf Körperstellen auf, die das Pulsmessen ermöglichen und jeweils die dort verlaufende Arterie.

a) Durch den Ausstoß von Blut während der Systole des Herzens entsteht eine Druckwelle im Gefäßsystem, die erfasst wird.
b)
- am Hals unterhalb des Kiefers: A. carotis
- am Handgelenk radial (unterhalb des Daumens): A. radialis
- in der Leiste: A. iliaca
- in der Kniekehle: A. poplitea
- am Fußrücken: A. dorsalis pedis

9. Der Druck in den Arterien wird beim Blutdruckmessen erfasst. Welche Arterie wird beim Blutdruckmessen am Oberarm erfasst?

Bei Messung des Blutdruckes am Oberarm wird die A. brachialis erfasst.

10. Nennen und erklären Sie drei Faktoren, die für die Höhe des Blutdruckes bestimmend sind.

- Das *Blutvolumen:* Bei Erhöhung des Blutvolumens steigt der Druck an.
- *Pumpleistung* des Herzen: Bei schwacher Pumpleistung ist der Blutdruck niedrig.
- *Gefäßwiderstand:* Bei verengten Gefäßen ist der Widerstand hoch, der Blutdruck steigt.

11. Erläutern Sie die Mechanismen/Systeme, die der Körper zur Regulation des Blutdruckes hat.

- Pressorezeptoren: Sie befinden sich in der A. Carotis; sie messen den Blutruck und regulieren über das vegetative Nervensystem die Weite der Blutgefäße und damit den Blutdruck.
- Hormone wie Adrenalin, Noradrenalin, Angiotensin, Renin und Aldosteron regulieren den Blutdruck über die Gefäßweite und Eingreifen in den Salz- und Wasserhaushalt des Körpers.

3.8.4 Erkrankungen des Gefäßsystems

■ Arterielle Hypertonie

1. In Deutschland erkrankt ca. jeder Vierte im Laufe seines Lebens an Bluthochdruck (arterielle Hypertonie).
Definieren Sie, wann eine Hypertonie vorliegt.

Bei dauerhafter Erhöhung des Blutdruckes über 140/90 mmHg, der in Ruhe gemessen wird, wird die Diagnose Hypertonie gestellt. Nach WHO erfolgt folgende Einteilung:

Klassifikation nach WHO	Blutdruck systolisch mmHg	Blutdruck diastolisch mmHg
milde Hypertonie (Grad 1)	140–159	90–99
mittelschwere Hypertonie (Grad 2)	160–179	100–109
schwere Hypertonie	≥ 180	≥ 110

2. Die Hypertonie wird in primäre (essenzielle) Hypertonie und sekundäre Hypertonie eingeteilt.
a) Nennen Sie Ursache und Häufigkeit der primären Hypertonie.
b) Nennen Sie Ursachen und Häufigkeit der sekundären Hypertonie.

a) Zu 90 % handelt es sich um eine primäre Hypertonie, das heißt, es sind keine Ursachen für den Bluthochdruck zu finden. Die Entstehung ist wahrscheinlich genetisch bedingt.
b) Bei 10 % der Erkrankten findet sich eine auslösende Ursache für den erhöhten Blutdruck wie:
- Erkrankungen der Niere (Niereninsuffizienz)
- Schilddrüsenüberfunktion
- Schwangerschaft
- erhöhter Hirndruck
- Herzklappenfehler (Aortenklappenstenose)
- Medikamente (Kortison, Schmerzmittel, Psychopharmaka)

3. Eine Hypertonie wird oft über Jahre nicht bemerkt, da die Betroffenen keine Beschwerden haben.
Welche Spätkomplikationen sind zu befürchten?

Hypertonie beschleunigt die Entwicklung von Arteriosklerose und führt so zu Organschäden:
- am Auge (Netzhautblutungen, Erblindung)
- am Herzen (Herzinsuffizienz, KHK)
- an der Niere (Niereninsuffizienz)
- am Gehirn (Schlaganfall, Demenz, Gehirnblutung)

4. Grundlage der Therapie des hohen Blutdruckes ist die Umstellung der Lebensgewohnheiten. Zählen Sie mindestens fünf Maßnahmen auf, die bei Hypertonie ergriffen werden sollten.

- Gewichtsreduktion
- regelmäßige körperliche Bewegung
- salzarme Kost
- nicht Rauchen
- weitere Risikofaktoren für Arteriosklerose beachten (Diabetes mellitus, Fettstoffwechselstörung)
- Techniken der Stressbewältigung erlernen

5. Benennen Sie die Stoffklassen an Medikamenten, die zur Therapie der arteriellen Hypertonie eingesetzt werden.

- ACE-Hemmer
- Diuretika
- Kalzium-Antagonisten
- Beta-Blocker

6. Erläutern Sie die Wirkung und Nebenwirkung von:
a) ACE-Hemmer
b) Diuretika
c) Kalzium-Antagonisten
d) Beta-Blocker

a) *ACE-Hemmer* greifen in das Angiotensin-Aldosteron-System ein, das über den Mineralhaushalt und über die Weite der Blutgefäße den Blutdruck reguliert. Entsprechend kann es als Nebenwirkung (NW) zu einer Verschiebung der Blutsalze kommen. Eine häufige Nebenwirkung ist Reizhusten.

b) *Diuretika* greifen an der Niere in den Salz-Wasser-Haushalt ein und wirken entwässernd. Nebenwirkungen sind Exsikkose, Störung des Mineralhaushaltes und dadurch auftretende Herzrhythmusstörungen.

c) *Kalzium-Antagonisten* bewirken eine Weitstellung der Blutgefäße, sodass der Widerstand und damit der Blutdruck abnimmt. Als Nebenwirkungen können Hitzegefühl, Beinödeme, Herzrhythmusstörungen auftreten.

d) *Beta-Blocker* greifen am sympathischen Nervensystem an und bewirken eine Verlangsamung der Herzfrequenz und mindern die Herzmuskelkraft, was zur Senkung des Blutdruckes führt. Nebenwirkungen sind Libidoverlust, Asthma bei vorbestehender Lungenerkrankung,

7. Eine hypertone Krise ist ein Notfall. Beschreiben Sie die zu erwartende Symptomatik.

Betroffene klagen über Kopfschmerz, Schwindel, eventuell mit Übelkeit und Erbrechen. Es können Angina pectoris auftreten oder neurologische Ausfälle (Lähmungen, Sprachstörungen).
Der Blutdruck ist über 220/110 mmHg erhöht.

Herz- und Gefäßsystem

8. Nennen Sie zwei Notfallmedikamente, die bei einer hypertonen Krise (nach ärztl. Anweisung) gegeben werden können und erläutern Sie, wie diese Medikamente verabreicht werden müssen.

- Kalzium-Antagonist Nifedepin (z. B. Adalat®) als Zerbeißkapsel oder als Tropfen
- Glycerolnitrat als Spray sublingual (z. B. Nitrolingual)

■ Periphere arterielle Verschlusskrankheit (pAVK)

9. Die periphere arterielle Verschlusskrankheit (pAVK) entsteht als Folge von Arteriosklerose. Führen Sie vier Hauptrisikofaktoren für die Entstehung der Arteriosklerose auf.

- Rauchen
- Hypertonie (Bluthochdruck)
- Störung im Fettstoffwechsel
- Diabetes mellitus

10. Zählen Sie vier weitere Erkrankungen auf, die sich auf Grundlage einer Arteriosklerose entwickeln können.

- Apoplex (Schlaganfall), Demenz
- koronare Herzkrankheit (KHK)
- Herzinfarkt
- Infarkt der Eingeweidearterien (Mesenterialinfarkt)

11. Wann wird von einer peripheren arteriellen Verschlusskrankheit (pAVK) gesprochen?

Bei der pAVK sind Arterien der Extremitäten, vorwiegend der Beine, durch Arteriosklerose verengt oder verschlossen.

12. Eine weitere Bezeichnung der pAVK ist Schaufensterkrankheit (Claudicatio intermittens). Begründen Sie diese Bezeichnung.

Typische Symptomatik bei der pAVK ist, dass die Betroffenen nach einer gewissen Gehstrecke wegen Schmerzen in den Beinen stehen bleiben müssen. In Ruhe lässt der Schmerz nach und sie können wieder weitergehen.

13. Nennen Sie weitere Symptome und Komplikationen bei pAVK.

Weitere Symptome sind Kältegefühl in den Beinen, Gefühlsstörungen. Es kann zu einem sogenannten offenen Bein kommen (Ulcus cruris). Bei fehlender Durchblutung kommt es zu Nekrosen und Absterben des entsprechenden Extremitätenabschnittes (Nekrose/Gangrän).

14. Zur Therapie der pAVK werden je nach Stadium unterschiedliche Verfahren eingesetzt.
a) **Erläutern Sie Therapien, die nicht medikamentös sind.**
b) **Welche Medikamente werden zur Therapie eingesetzt?**
c) **Beschreiben Sie operative Verfahren, die bei pAVK eingesetzt werden.**

a)
- Risikofaktoren, die zu Arteriosklerose führen, behandeln:
  – Rauchen einstellen
  – bei Hypertonie Blutdruck ausreichend senken
  – bei Diabetes mellitus strenge Blutzuckereinstellung
- Gehtraining fördert die Bildung von Umgehungskreisläufen (Kolaterale).

b) durchblutungsfördernde Medikamente, Azetylsalizylsäure (ASS), Schmerzmittel

c) Die Gefäße können mittels eines Katheters geweitet und Verschlüsse geöffnet werden *(PTCA)*. Einlage eines Drahtröhrchens *(STENT)*. Herstellung von Umgehungskreisläufen durch eine *Bypass-OP. Amputation* bei Nekrose oder Gangrän.

15. Als Folge von Arteriosklerose kann ein Aortenaneurysma auftreten.
a) **Was ist ein Aortenaneurysma?**
b) **Schildern Sie eine gefürchtete Komplikation.**

a) Ein Aortenaneurysma ist eine Ausweitung, Aussackung der Arterienwand im Bereich der Hauptschlagader (Aorta).

b) Das Platzen (Ruptur) des Aneurysmas mit oft tödlicher Blutung in den Bauchraum ist eine gefürchtete Komplikation.

■ Varikosis

16. Erklären Sie die Begriffe Varikosis und Varizen.

Varikosis ist die Erkrankung unter Krampfadern zu leiden. Varizen sind Krampfadern. Das sind erweiterte und gedehnte Venen an der Oberfläche, die das Blut schlecht zurücktransportieren, da die Taschenklappen defekt sind.

17. Nennen Sie die Faktoren, die zur Entstehung einer Varikosis beitragen.

- erbliche Veranlagung für zu schwaches Bindegewebe
- hormonelle Faktoren (Schwangerschaft)
- Übergewicht
- langes Stehen
- nach einer tiefen Beinvenenthrombose

18. Beschreiben Sie die Symptome und Komplikationen einer Varikosis.	Außer den sichtbaren Krampfadern kommt es zur Schwellneigung der Beine (Ödeme) und Schmerzen in den Beinen. Die Haut ist durch die Stauung schlecht ernährt und es kann zu einem Ulcus cruris kommen (Zeichen der chronisch venösen Insuffizienz). Das Risiko für eine Thrombose der tiefen Beinvenen ist erhöht.
19. Geben Sie Maßnahmen an, die zur Therapie einer Varikosis ergriffen werden können.	• Tragen von Stützstrümpfen • langes Stehen und Sitzen vermeiden • Risikofaktoren vermindern (Übergewicht) • verschiedene operative Verfahren zur Entfernung der Varizen
20. Eine weitere Komplikation bei Varikosis ist die Thrombophlebitis. Was ist eine Thrombophlebitis?	Thrombophlebitis ist eine Entzündung einer oberflächlichen Vene mit schmerzhafter Rötung und Erwärmung. Die Vene ist meist verhärtet tastbar.
21. Erläutern Sie die Therapie einer Thrombophlebitis.	• Anlegen von Stützstrümpfen oder eines Kompressionsverbandes • viel Bewegung, falls nicht möglich, Gabe blutverdünnender Medikamente (Heparin) • kühlende Umschläge • langfristig Entfernung der Varizen

■ Tiefe Beinvenenthrombose

22. Eine Thrombose der tiefen Beinvenen (Phlebothrombose) ist eine ernsthafte Komplikation bei Varikosis. **Beschreiben Sie, was eine Phlebothrombose ist.**	Die Vene ist durch einen Thrombus (Blutgerinnsel, Blutpfropfen) verschlossen und der venöse Blutabfluss ist behindert.
23. Nennen Sie drei weitere Risikofaktoren, die eine solche Thrombose begünstigen.	• Strömungsverlangsamung des Blutes, z. B. bei Bettlägerigkeit, Langstreckenflug • erhöhte Gerinnungsneigung nach einer OP durch Verletzung der Gefäße • erhöhte Gerinnungsneigung durch Medikamente („Pille"), Rauchen

24. Welche Symptome bzw. Komplikationen sind bei solch einer Thrombose zu erwarten?

Symptome sind Schwellung des betroffenen Beines, Schmerzen in der Fußsohle. Luftnot (Dyspnoe) eventuell mit Zeichen einer akuten Rechtsherzinsuffizienz weist auf die Komplikation Lungenembolie hin.

25. Geben Sie an, welche Medikamente zur Therapie einer Thrombose der tiefen Beinvenen eingesetzt werden.

Gabe von Heparin s.c. hochdosiert,
Marcumar bei längerer Therapiedauer

26. Schildern Sie die langfristigen Folgen einer Thrombose.

Es entstehen Umgehungskreisläufe (Varizen) um den Blutabfluss zu sichern. Meist tritt eine Neigung zur Ödembildung mit Stauung auf. Hieraus folgen wieder Zeichen der chronisch venösen Insuffizienz (atrophische Haut, Ulcus cruris).

■ Lungenembolie

27. Um was handelt es sich bei einer Lungenembolie?

Es kommt zu einem Verschluss einer Lungenarterie durch ein Blutgerinnsel, das sich aus den tiefen Beinvenen oder Beckenvenen abgelöst hat.

28. Nennen Sie typische Symptome bei einer Lungenembolie.

Abhängig von der Größe des verschlossenen Gefäßes kommt es zu:
- Dyspnoe
- Tachycardie
- Brustschmerz
- akute Rechtsherzinsuffizienz

29. Welche medikamentösen Erstmaßnahmen werden bei einer Lungenembolie ergriffen?

- Gabe von Sauerstoff
- ausreichende Schmerzmittelgabe, auch Morphine
- eventuell Sedierung mit z. B. Diazepam
- Heparingabe hochdosiert zur Gerinnungshemmung

3.9 Atmungssystem

3.9.1 Bau und Funktion der Atemwege

1. Benennen Sie die abgebildeten Strukturen des Atmungssystems.

1 – Nasenhöhle
2 – Rachen
3 – Kehlkopf
4 – Luftröhre (Trachea)
5 – rechter Hauptbronchus
6 – linker Hauptbronchus
7 – rechte Lunge
8 – linke Lunge

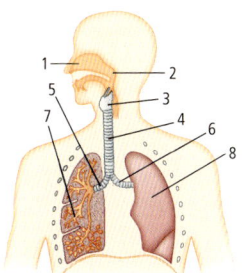

2. Welche Aufgaben hat der Nasenrachenraum bei der Atmung?

Die Atemluft wird dort befeuchtet und erwärmt. Mithilfe der Flimmerhärchen und der Schleimhaut wird die Atemluft gereinigt.

3. Mit dem Nasenraum in Verbindung stehen die Nasennebenhöhlen. Nennen Sie die Nasennebenhöhlen.

- Kieferhöhle (Sinus maxillares)
- Stirnhöhle (Sinus frontales)
- Siebbeinzellen (Cellulae ethmoidales)
- Keilbeinhöhle (Sinus sphenoidales)

4. Die Ohrtrompete (Eustachische Röhre) mündet in den Rachenraum. Beschreiben Sie die Funktion der Ohrtrompete.

Die Ohrtrompete ermöglicht die Belüftung und den Druckausgleich im Mittelohr.

5. Am Eingang der Luftröhre befindet sich der Kehlkopf. Erklären Sie die Funktionen des Kehlkopfes.

Mithilfe des Kehldeckels (Epiglottis) wird die Luftröhre reflektorisch beim Schlucken verschlossen.
Die im Kehlkopf befindlichen Stimmbänder dienen der Stimmbildung und schützen die Luftwege mit dem Hustenreflex vor dem Eindringen von Fremdkörpern.

6. Erläutern Sie den Aufbau der Luftröhre.

Die Luftröhre ist ein 10–15 cm langer muskulärer Schlauch, der von hufeisenförmigen Knorpelspangen offen gehalten wird. Die Innenschicht ist mit Schleimhaut ausgekleidet, die schleimbildende Becherzellen und ein Flimmerepithel enthält.

7. Die Bronchien verzweigen sich immer kleiner werdend und bilden einen Bronchialbaum. Benennen Sie die Bronchialstrukturen von groß nach klein.

- Hauptbronchus
- Lappenbronchus
- Segmentbronchus
- Bronchiolen
- Endbronchiole
- Alveole (Lungenbläschen)

8. Wie ist eine Alveole aufgebaut?

Eine Alveole besteht aus einer dünnen Epithelschicht, die über eine Basalmembran direkt mit den Blutkapillaren verbunden ist.

9. Beschreiben Sie die Funktion der Alveolen.

In den Alveolen findet der Austausch von Sauerstoff O_2 und Kohlendioxid CO_2 zwischen der Atemluft und dem Kapillarblut statt.

10. Entsprechend dem Bronchialbaum wird die Lunge in Abschnitte eingeteilt. Unterscheiden Sie diese.

Die Lungenflügel unterteilen sich in Lungenlappen.
rechte Lunge: drei Lappen
linke Lunge: zwei Lappen
Die Lungenlappen werden in Segmente unterteilt, die von den Lungenbläschen (Alveolen) gebildet werden.

11. Welche Strukturen bilden die Lungenwurzel (Lungenhilus)?

Die Lungenwurzel (der Lungenhilus) wird gebildet von
- der Lungenarterie (A. pulmonalis)
- den Lungenvenen (Vv. pulmonalis)
- dem Hauptbronchus
- Nerven
- Lymphgefäßen

12. Die Lungenflügel sind vom Brustfell (Pleura) umgeben. Erläutern Sie, was der Pleuraspalt ist.

Das Brustfell besteht aus zwei Blättern: ein inneres, das direkt auf der Lungenoberfläche aufliegt, und ein äußeres, was an der Innenwand des Brustkorbes liegt. Der dünne Raum zwischen den zwei Blättern ist mit Flüssigkeit gefüllt und wird Pleuraspalt genannt.

Atmungssystem

13. Beschreiben Sie den Bau und die Funktion des Zwerchfells (Diaphragma).

Das Zwerchfell ist eine Muskelplatte, die kuppelförmig im Brustraum verspannt ist. Das Zwerchfell trennt den Brustraum vom Bauchraum und unterstützt die Ein- und Ausatmung.

3.9.2 Atmung

1. Erklären Sie die Begriffe Inspiration und Exspiration.

Inspiration = Einatmung
Exspiration = Ausatmung

2. Erläutern Sie die Atemmechanik bei der Inspiration.

Der Brustkorb erweitert sich durch Kontraktion des Zwerchfells und Kontraktion der äußeren Zwischenrippenmuskulatur.
Durch Erweiterung des Brustkorbes dehnen sich die Lungenflügel aus und Luft wird eingesogen.

3. Wie verhält sich das Zwerchfell bei der Exspiration?

Das Zwerchfell entspannt sich, die Zwerchfellkuppe hebt sich an und der Brustraum wird verkleinert. Die Luft entweicht wieder.

4. Stellen Sie dar, was unter Atemhilfsmuskulatur verstanden wird.

Es ist die Muskulatur, die eine vertiefte Atmung ermöglicht. Das ist die Halsmuskulatur (Mm. scaleni) sowie die Schulter- und Brustmuskulatur (M. pectoralis).

5. Die Atemtätigkeit wird automatisch den Bedürfnissen des Körpers angepasst. Nennen Sie die Strukturen, die die Atmung steuern.

- Atemzentrum im Gehirn (verlängertes Mark/Medulla oblongata)
- Dehnungsrezeptoren in den Alveolen melden Luftfüllung und bewirken eine Gegenbewegung
- Rezeptoren in den Blutgefäßen (A. carotis) und Gehirn messen O_2- und CO_2-Konzentration im Blut
- Schmerz, Temperaturreize und psychische Faktoren beeinflussen das Atemzentrum im Gehirn

6. Bei einem normalen Atemzug (= Atemzugvolumen) werden ca. 500 ml Luft eingeatmet. Was ist die Vitalkapazität?

Vitalkapazität ist das Luftvolumen, das nach maximaler Einatmung maximal ausgeatmet werden kann.

7. Definieren Sie den Luftanteil, der als Residualvolumen bezeichnet wird.

Residualvolumen ist der Luftanteil, der auch nach maximaler Ausatmung in der Lunge verbleibt.

3.9.3 Erkrankungen der Atemwege

1. Zählen Sie typische Symptome auf, die bei Erkrankungen der Atemwege auftreten.

- Husten (Tussis)
- Auswurf (Sputum)
- Atemnot (Dyspnoe)
- Blaufärbung von Haut und Nägeln (Zyanose)

2. Geben Sie Untersuchungsmethoden an, die häufig zur Abklärung von Atemwegserkrankungen eingesetzt werden.

- Auskultation mit dem Stethoskop
- Röntgen des Thorax (Lunge)
- Lungenfunktionstest (Spirometrie)

3.9.4 Erkrankungen der oberen Luftwege

1. Bei einem Schnupfen kommt es häufig zu einer Sinusitis. Was ist darunter zu verstehen?

Sinusitis ist eine Entzündung der Nasennebenhöhlen.

2. Eine Angina tonsillaris (eitrige Mandelentzündung) ist meist durch Bakterien (Streptokokken) verursacht. Nennen Sie
a) **mögliche Symptome**
b) **mögliche Komplikationen**

a) Symptome: Fieber, starke Schluckbeschwerden, geschwollene Mandeln, eventuell mit Eiterbelägen
b) Komplikationen: Otitis media, Abszess, Schädigung von Niere oder Herz

3.9.5 Chronisch obstruktive Lungenerkrankungen

1. Beschreiben Sie das Lungenemphysem.

Beim Lungenemphysem werden durch Überblähung der Lunge die Alveolen zerstört und die Gasaustauschfläche wird immer kleiner.

Atmungssystem

2. Zu den häufigsten Erkrankungen der Atemwege gehören die chronisch obstruktiven Lungenerkrankungen (COLE oder COPD).
a) Was ist eine Obstruktion und was bedeutet sie für die Atmung?
b) Geben Sie zwei chronisch obstruktive Lungenerkrankungen an.
c) Zu welchen Folgeschädigungen kommt es bei einer COLE?

a) Obstruktion bedeutet Verengung der Bronchien und damit Erhöhung des Atemwegswiderstandes. Dadurch ist insbesondere die Ausatmung behindert, die normalerweise passiv erfolgt. Durch unvollständige Ausatmung kommt es zur Erhöhung des Residualvolumens.
b) • chronisch obstruktive Bronchitis
 • Asthma bronchiale
c) Es kommt zur Schädigung der Lunge mit Entwicklung eines Lungenemphysems. Durch Druckerhöhung im kleinen Kreislauf kommt es zu einem Cor pulmonale.

3. Zählen Sie Therapien bei einer COLE auf.

- auslösende Faktoren meiden (Rauchen)
- Atemgymnastik und Erlernen von Atemtechniken
- schleimlösende Medikamente (z. B. Acetylcystein, ACC)
- Medikamente, die die Bronchien erweitern (Bronchospasmolytika)
- entzündungshemmende Medikamente (z. B. Glukokortikoide)

4. Bei einer COLE erfolgt die medikamentöse Therapie meist in Form eines Sprays oder per Inhalation.
a) Beschreiben Sie die Vorteile dieser Arzneimittelform.
b) Formulieren Sie, was bei der Einnahme zu beachten ist.

a) Das Medikament gelangt direkt an den Ort, wo es gebraucht wird. Damit wird eine gute Wirksamkeit bei geringen Nebenwirkungen an anderen Organen erzielt.
b) Die Anwendungstechnik ist bei jedem Spray unterschiedlich und muss geübt werden. In Notfallsituationen kann das Spray oft nicht korrekt angewandt werden und es muss auf andere Therapieformen zurückgegriffen werden.

5. Definieren Sie chronische Bronchitis.

Von einer chronischen Bronchitis wird gesprochen, wenn innerhalb von zwei Jahren mindestens drei Monate lang Husten und Auswurf vorliegt (Definition nach WHO).

6. Führen Sie die häufigste Ursache für eine chronische Bronchitis auf.

Die häufigste Ursache für eine chronische Bronchitis ist das Rauchen.

7. Bei einem Asthma bronchiale kommt es zu einer anfallsartigen Verengung der Bronchien (Asthmaanfall).
a) Nennen Sie Auslöser für einen Asthmaanfall.
b) Welche Mechanismen führen in den Bronchien zur Verengung (Obstruktion)?

a) Auslöser: Allergene (Hausstaub, Pollen, Tierhaare), Kälte, körperliche Anstrengung, psychische Belastung
b) Es kommt zu einer Kontraktion der Bronchialmuskulatur (Spasmus), die Schleimhaut schwillt an (Ödem) und die Schleimbildung ist vermehrt.

3.9.6 Entzündliche Lungenerkrankungen

1. Nennen Sie Ursachen und Symptome einer akuten Bronchitis.

Eine akute Bronchitis wird meist durch Viren oder Bakterien verursacht.
Symptome sind Husten mit oder ohne Auswurf (Sputum), evtl. Fieber und allgemeines Krankheitsgefühl.

2. Bei der akuten Bronchitis werden verschiedene „Hustenmittel" eingesetzt. Erklären Sie die Wirkung der
a) Antitussiva
b) Expektorantien und Sekretolytika

a) Antitussiva werden auch Hustenblocker genannt. Sie wirken im Gehirn auf das Hustenzentrum.
b) Expektorantien und Sekretolytika fördern die Selbstreinigung der Bronchien, verflüssigen den Schleim und erleichtern so das Abhusten.

3. Die Pneumonie ist nach wie vor eine häufige Todesursache bei älteren Menschen.
a) Was ist eine Pneumonie?
b) Zählen Sie mögliche Ursachen einer Pneumonie auf.

a) Bei der Pneumonie (=Lungenentzündung) ist das Lungengewebe (Alveolen) entzündet.
b) Ursachen können Erreger wie Bakterien, Viren oder seltener Pilze sein. Nicht-infektiöse Ursachen sind Allergien, Autoimmunreaktionen, Giftinhalation.

→

Atmungssystem

c) Geben Sie typische Symptome einer Pneumonie an.

c) Typische Symptome sind:
Husten, Fieber, atemabhängige Schmerzen im Brustkorb, Atemnot (Dyspnoe).
Bei alten Menschen fehlt oft die typische Symptomatik.

4. Erläutern Sie die Aspirationspneumonie.

Insbesondere bei Schluckstörungen kommt es zur Einatmung von Nahrungsbrei oder Mageninhalt (= Aspiration). Dies führt zu einer chronischen Pneumonie.

5. Nennen Sie weitere Faktoren, die das Entstehen einer Pneumonie begünstigen.

- Bettlägerigkeit
- chronische Bronchitis
- Lungenkarzinom
- allgemeine Abwehrschwäche

6. Bei schweren Schluckstörungen werden die Betroffenen oft über eine Nahrungssonde (PEG) ernährt. Was ist bezüglich der Aspirationsgefahr zu beachten?

Der Oberkörper sollte während und ca. eine Stunde nach der Nahrungszufuhr über die Sonde hochgelagert werden, um ein Zurückfließen der Sondenkost in die Speiseröhre zu vermeiden.

7. Was ist eine Pleuritis und wie äußert sich diese?

Eine Pleuritis ist eine Entzündung des Brustfells. Typisch sind atemabhängige Schmerzen im Brustkorb.

8. Bei Flüssigkeitsansammlung im Pleuraspalt wird von einem Pleuraerguss gesprochen. Geben Sie drei Ursachen dafür an.

- Herzinsuffizienz
- Lungenkarzinom
- Pneumonie

9. Beschreiben Sie einen Pneumothorax.

Bei einem Pneumothorax dringt Luft in den Pleuraspalt. Dadurch wird der Unterdruck aufgehoben und der Lungenflügel fällt in sich zusammen (kollabiert).

10. Tragen Sie drei mögliche Ursachen für einen Pneumothorax zusammen.

- Stichverletzung des Brustkorbes
- Platzen einer Emphysemblase bei Lungenemphysem
- Rippenfraktur mit Verletzung der Pleura

Gesundheits- und Krankheitslehre

3.9.7 Bronchialkarzinom

**1. Das Bronchialkarzinom ist eine der häufigsten Krebserkrankungen.
Nennen Sie Symptome, die auf ein Bronchialkarzinom hinweisen können.**

- Husten mit teilweise blutigem Auswurf
- unklare Gewichtsabnahme
- zunehmende Atemnot (Dyspnoe)

2. Bei Diagnosestellung finden sich oft schon Metastasen.
a) In welchen Organen treten die Metastasen häufig auf?
b) Welche Symptome sind hierdurch möglich?

a) Metastasen treten oft in Leber, Gehirn und Knochen auf.
b)
- Ikterus bei Lebermetastasen
- neurologische Ausfälle, Lähmungen, Verwirrtheit bei Hirnmetastasen
- Knochenschmerzen bei Knochenmetastasen

**3. Ein Bronchialkarzinom wird wenn möglich operativ entfernt.
Beschreiben Sie weitere Therapiemöglichkeiten.**

Es wird Chemotherapie oder Strahlentherapie eingesetzt. Die Therapiewahl hängt vom Ergebnis der Gewebeprobe ab, da es verschiedene Typen von Bronchialkrebs gibt.

**4. Bei Verdacht auf ein Bronchialkarzinom wird in der Regel eine Bronchoskopie durchgeführt.
Erläutern Sie diese Untersuchung.**

Über den Rachen und die Luftröhre wird ein Endoskop in die Bronchien eingeführt. Der Untersucher kann Veränderungen der Bronchialschleimhaut erkennen und gezielt eine Gewebeprobe (Biopsie) entnehmen.

3.9.8 Tuberkulose

1. In Deutschland wurden in den letzten Jahren wieder zunehmend Fälle von Tuberkulose (TBC) registriert.
a) Zählen Sie mögliche Symptome bei TBC auf.
b) Wodurch wird TBC verursacht?

a) ständig leichtes Fieber, Husten, Auswurf, Gewichtabnahme, Nachtschweiß
b) Tuberkelbakterien, oder auch säurefeste Stäbchen genannt, sind die Erreger eine TBC.

→

c) Nennen Sie die Übertragungsart für TBC.
d) Erläutern Sie, was eine offene Tuberkulose ist.

c) Tröpfcheninfektion
d) Wenn die Tuberkuloseherde Anschluss zu den Bronchien haben, wird von einer offenen TBC gesprochen, die hoch ansteckend ist.

2. TBC wird mit einer Kombinationstherapie aus drei bis vier Antibiotika über mindestens sechs Monate therapiert. Begründen Sie dies.

Wird nur ein Antibiotikum gegeben, wird dieses wegen Resistenzentwicklung rasch unwirksam. Da die Tuberkelbakterien sehr widerstandsfähig sind, ist eine lange und konsequente Therapie erforderlich.

Thema „Lungenembolie" vergleiche Kapitel 3.8.4 „Erkrankungen des Gefäßsystems", Seite 165 ff.

3.10 Verdauungssystem

3.10.1 Bau und Funktion des Verdauungssystems

1. Benennen Sie die abgebildeten Strukturen des Verdauungssystems.

1 – Mundhöhle
2 – Zunge
3 – Speiseröhre (Ösophagus)
4 – Magen
5 – Zwölffingerdarm (Duodenum)
6 – Leber
7 – Gallenblase
8 – Bauchspeicheldrüse (Pankreas)
9 – Dünndarm
10 – Dickdarm (Colon)
11 – Mastdarm (Rektum)

Gesundheits- und Krankheitslehre

2. Zählen Sie die Funktionen der Zunge auf.

- unterstützt das Kauen und Saugen
- ertastet die Nahrung
- Geschmackswahrnehmung (süß, salzig, sauer, bitter)
- hilft bei Lautbildung beim Sprechen

3. Mit Einspeichelung der Nahrung in der Mundhöhle beginnt die Verdauung.
Wo wird der Speichel gebildet?

- Ohrspeicheldrüse (Parotis)
- Unterzungenspeicheldrüse
- Unterkieferspeicheldrüse

4. Der Speichel hat nicht nur eine verdauende Funktion. Beschreiben Sie seine weiteren Funktionen.

Der Speichel bildet mit den normalen Mundbakterien auch eine Schutzschicht für die Mundschleimhaut gegen Infektionen.

5. Wodurch wird die Speichelbildung angeregt?

Bei der Speichelbildung hat die Kaubewegung einen hohen Anteil, aber auch Geruchs- und Geschmacksreize und alleine der Gedanke an das Essen fördern die Speichelproduktion.

6. Der Verdauungstrakt von der Speiseröhre bis zum Mastdarm ist ein Röhrensystem mit prinzipiell gleichem Wandaufbau.
Benennen Sie die Schichten von innen nach außen und deren Funktionen.

- Mukosa (Schleimhaut): Innerste Schicht mit Drüsen, die Schleim und Verdauungssäfte bilden.
- Submukosa: Schicht unter der Schleimhaut, die viele Lymph- und Blutgefäße sowie Nerven enthält.
- Muskularis (Muskelschicht): Sie besteht aus glatter Muskulatur. Eine innere Ring- und eine äußere Längsmuskulatur ermöglichen den Transport des Speisebreies.
- Serosa: Dünne Hüllschicht, die teilweise zum Bauchfell gehört. Bildet Schleimstoffe und ermöglicht so leichtes Übereinandergleiten der angrenzenden Organe.

7. Erläutern Sie den Begriff Peristaltik.

Peristaltik ist die wellenförmige Bewegung im Verdauungstrakt. Durch koordinierte Kontraktion der glatten Muskulatur wird der Speisebrei von oral nach anal transportiert.

8. Wodurch wird die Peristaltik gesteuert?

Die Peristaltik wird über das vegetative Nervensystem gesteuert.
Parasympathikus: steigert die Muskelanspannung (Tonus) und fördert die Bewegung.
Sympathikus: vermindert den Tonus und die Bewegung.

9. Beschreiben Sie den Verlauf der Speiseröhre und die drei physiologischen Engstellen.

Die Speiseröhre beginnt hinter dem Ringknorpel und verläuft hinter der Luftröhre. Nach Durchtritt durch das Zwerchfell mündet sie in den Magen.
Natürliche Engstellen sind:
- auf Höhe des Ringknorpels
- auf Höhe des Aortenbogens
- der Zwerchfelldurchtritt

■ Magen

10. Benennen Sie die abgebildeten Magenabschnitte.

1 – Mageneingang (Kardia)
2 – Magengrund (Fundus)
3 – große Kurvatur
4 – kleine Kurvatur
5 – Magenkörper (Corpus)
6 – Pförtnervorraum (Antrum)
7 – Pförtner (Pylorus)

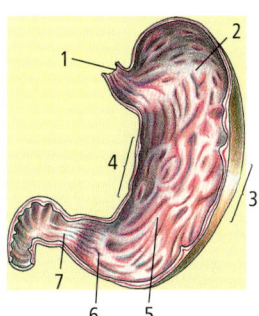

11. Die Magenschleimhaut produziert den Magensaft.
a) Zählen Sie die Schleimhautzellen auf und beschreiben Sie deren Funktion.

a)
- Belegzellen: bilden die Salzsäure und den intrinsic factor, der für die Vitamin-B12-Aufnahme erforderlich ist
- Hauptzellen: bilden Eiweiß spaltende Enzyme
- Nebenzellen: bilden die Schleimschutzschicht

b) Erläutern Sie, wie die Magensaftproduktion angeregt wird.

b) Die Magensaftproduktion wird von Geschmacks-, Geruchs- und optischen Eindrücken ausgelöst. Niedriger Blutzucker und Dehnung des Magens bei der Nahrungsaufnahme regen die Bildung von Magensaft an.

12. Zählen Sie die Aufgaben des Magens auf.

- Speicherung der Nahrung
- portionsweise Abgabe des Speisebreis an den Zwölffingerdarm
- Durchmischung der Nahrung und Einleitung erster Verdauungsprozesse (Eiweißspaltung).
- Abtötung von Bakterien

■ Dünndarm

13. Geben Sie die drei Hauptabschnitte des Dünndarms an.

- Duodenum (Zwölffingerdarm)
- Jejunum (Leerdarm)
- Ileum (Krummdarm)

14. Erklären Sie die Funktion des Dünndarms.

Im Duodenum findet die Durchmischung des Speisebreis mit den Verdauungssäften aus Pankreas und Galle statt. Die Nahrung wird mithilfe der Verdauungsenzyme in ihre Bestandteile zerlegt und die Nährstoffe werden resorbiert.

15. Die Dünndarmschleimhaut ist aus Zotten und Krypten aufgebaut. Welche Bedeutung und Funktion haben diese Strukturen?

Die unzähligen fingerartigen Ausstülpungen der Schleimhaut (Zotten) und die Vertiefungen in der Schleimhaut (Krypten) vergrößern die Darmoberfläche erheblich. Im Bereich der Zotten findet unmittelbar die Nährstoffaufnahme vom Darm in das Blut oder in die Lymphe statt. Die Krypten bilden Darmsaft, der Schleim, Enzyme und Hormone enthält.

16. In welche Grundbausteine muss die Nahrung zerlegt werden, um vom Dünndarm aufgenommen (resorbiert) werden zu können?

- Eiweiß muss in Aminosäuren zerlegt werden.
- Kohlenhydrate (langkettige Zucker/Stärke) werden in Einfachzucker (Glukose) gespalten.
- Fette werden in ihre Grundbausteine Fettsäuren und Glycerin gespalten.

■ Dickdarm

17. Nennen Sie die einzelnen Abschnitte des Dickdarms (Colon).

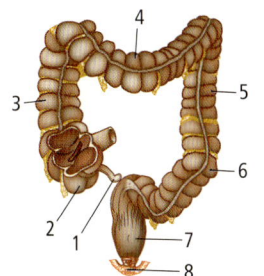

1 – Wurmfortsatz (Appendix)
2 – Blinddarm (Caecum)
3 – Colon ascendens (aufsteigender Grimmdarm)
4 – Colon transversum (querverlaufender Grimmdarm)
5 – Colon descensens (absteigender Grimmdarm)
6 – Sigmoid (S-förmige Schleife)
7 – Rektum (Mastdarm)
8 – After (Anus)

18. Erläutern Sie die Funktion des Dickdarms.

Im Dickdarm wird dem Speisebrei 70–85 % des Wassers entzogen. Darmbakterien zersetzen die Speisereste weiter (Fäulnis- und Gärprozesse). Der von der Schleimhaut gebildete Schleim macht den Kot gleitfähig.

19. Das Rektum (Mastdarm) bildet einen Sammelbehälter für den Stuhl.
a) Welche Strukturen ermöglichen den Verschluss des Rektums?
b) Schildern Sie, was bei der Stuhlentleerung (Defäkation) an diesen Strukturen passiert.

a) • innerer Schließmuskel (glatte Muskulatur)
 • Hämorrhoidalkissen (Schwellkörper aus arterio-venösen Blutgefäßen)
 • äußerer Schließmuskel (quergestreifte Beckenbodenmuskulatur)
b) Zunehmende Wandspannung im Rektum führt zu Erschlaffung des inneren Schließmuskels und Kontraktion der Darmmuskulatur. Der äußere Schließmuskel wird willentlich entspannt.

3.10.2 Erkrankungen des Verdauungssystems

■ Symptome bei Erkrankungen des Verdauungssystems

1. Nennen Sie Symptome, die auf eine Erkrankung des Verdauungstraktes hinweisen können.

• Übelkeit (Nausea)
• Erbrechen (Emesis)
• Durchfall (Diarrhoe)
• Verstopfung (Obstipation)

Gesundheits- und Krankheitslehre

2. Diarrhoe als Symptom kann die unterschiedlichsten Ursachen haben. Geben Sie Beispiele an für
a) **Infektionen**
b) **Stoffwechselstörungen**
c) **Erkrankungen des Dickdarms**

a) Viren sind häufig Auslöser für akute Durchfallerkrankungen (z. B. Rotaviren), Bakterien wie Salmonellen, Campylobacter oder Kolibakterien sind zum Teil meldepflichtige Erkrankungen.
b) Eine Überfunktion der Schilddrüse (Hyperthyreose) oder Bauchspeicheldrüsenerkrankungen (Pankreasinsuffizienz) können zu chronischen Durchfällen führen.
c) Entzündliche Dickdarmerkrankungen wie Divertikulitis, Colitis ulcerosa aber auch Tumoren können zu Durchfällen führen.

3. Obstipation (Verstopfung) ist ein häufiges Symptom. Wann wird von Obstipation gesprochen?

Wenn es zu einer verzögerten Stuhlentleerung kommt (nur alle 4–6 Tage) mit harter Stuhlkonsistenz, wird von Obstipation gesprochen.

4. Zählen Sie allgemeine Maßnahmen zur Vorbeugung einer Obstipation auf.

- ballaststoffreiche Kost
- ausreichende Flüssigkeitszufuhr
- Bewegung

5. Definieren Sie Laxantien.

Laxantien sind Medikamente, die eine abführende Wirkung haben und z. B. bei Obstipation oder zur Vorbereitung einer Darmuntersuchung verabreicht werden.

6. Nennen Sie drei Gruppen von Laxantien.

- Quellmittel (z. B. Leinsamen)
- osmotische Laxantien (enthalten wasserbindende Substanzen, Salze)
- schleimhautreizende Substanzen (Sennablätter, Dulcolax®)

■ Erkrankungen des oberen Gastrointestinaltrakts

7. Was wird als Dysphagie bezeichnet?

Dysphagie bedeutet Schluckstörung.

8. Geben Sie drei mögliche Ursachen für Dysphagie an.

Mögliche Ursachen sind:
1. akute Mandelentzündung
2. Tumor im Bereich der Speiseröhre
3. Lähmung der Schluckmuskulatur

9. Erläutern Sie, was eine Ösophagitis ist? Nennen Sie außerdem Symptome und Ursachen.

Ösophagitis bedeutet Entzündung der Speiseröhre. Leitsymptome sind Sodbrennen und saures Aufstoßen, das durch Zurückfließen (Reflux) von Magensaft in die Speiseröhre auftritt.

10. Gastritis (Entzündung der Magenschleimhaut) ist ein häufiges Krankheitsbild. Zählen Sie Symptome auf, die auf eine Gastritis hinweisen können.

- Druckgefühl in der Magengegend
- abdominelle Schmerzen
- Übelkeit/Erbrechen
- Appetitlosigkeit

11. Die Ursachen einer Gastritis sind vielfältig.
a) **Zeigen Sie äußere Einflüsse auf, die das Auftreten einer Gastritis begünstigen.**
b) **Nennen Sie chronische Erkrankungen, bei denen es häufig zu einer Gastritis kommt.**

a) Virale oder bakterielle Infektionen (Helicobacter pylori oft nachweisbar), übermäßiger Alkohol- oder Nikotingenuss, Stressreaktion z. B. nach Verbrennungen, Medikamente wie Kortison, Schmerzmittel
b) Herzinsuffizienz durch Stauung in den Blutgefäßen, Niereninsuffizienz durch Giftstoffe im Blut (Urämie)

12. Antazida werden häufig bei einer einfachen Gastritis eingesetzt. Was bewirken Antazida und was muss bei der Einnahme beachtet werden?

Antazida neutralisieren die vorhandene Magensäure. Sie sollten zwischen den Mahlzeiten eingenommen werden. Antazida dürfen nicht mit anderen Medikamenten zusammen verabreicht werden, da Antazida die Wirksamkeit möglicherweise herabsetzen.

13. Erläutern Sie die Begriffe
a) **Ulcus**
b) **Ulcus ventriculi**
c) **Ulcus duodeni**

a) Bei einem Ulcus handelt es sich um ein Geschwür, bei dem alle Wandschichten der Schleimhaut entzündet und in Folge zerstört sind.
b) Magengeschwür
c) Zwölffingerdarmgeschwür

14. Mit welcher Untersuchungsmethode lässt sich ein Magen-Darm-Geschwür diagnostizieren?

Mithilfe der Gastroskopie (Magenspiegelung) kann die Schleimhaut des Magens und des Zwölffingerdarms angeschaut werden und es lassen sich Biopsien entnehmen.

15. Die Ursachen für Magen-Darm-Geschwüre gleichen denen bei einer Gastritis. Bei der Therapie von Magen-Darm-Geschwüren werden Antibiotika eingesetzt. Begründen Sie dies.

70–90 % der Magen-Darm-Geschwüre entwickeln sich auf dem Boden einer Besiedelung mit dem Bacterium Helicobacter pylori. Durch Gabe von Antibiotika wird versucht, die Bakterien abzutöten (Eradikationstherapie). In Folge heilt das Ulkus dauerhaft ab. Bleibt die Besiedelung mit den Bakterien bestehen, kommt es zu erneuten Magen-Darm-Geschwüren.

16. Die Antibiotikatherapie wird mit Medikamenten kombiniert, die die Magensäureproduktion beeinflussen.
a) Was sind H_2-Blocker? Geben Sie auch Beispiele an.
b) Was sind Protonenpumpenhemmer. Geben Sie auch Beispiele an.

a) H_2-Blocker blockieren Rezeptoren an der Magenschleimhaut. So wird eine Stimulierung zur Bildung von Salzsäure unterdrückt. Beispiele: Ranitidin (Zantic®, Sostril®), Cimetidin (Tagamet®), Famotidin (Pepdul®)

b) Protonenpumpenhemmer verhindern direkt die Bildung von Salzsäure in der Magenschleimhaut. Beispiele: Omeprazol (Antra®), Pantoprazol (Pantozol®)

17. Nennen Sie Komplikationen, die bei Magen-Darm-Geschwüren auftreten können.

- Blutungen
- Durchbruch in die Bauchhöhle (Perforation)
- Bildung von Verengungen (Stenosen)
- maligne Entartung (Magenkarzinom)

18. Schildern Sie, wie sich eine Blutung im oberen Gastrointestinaltrakt (GI) äußert.

Bei einer Blutung im GI kann es zu Erbrechen von Blut (Hämatemisis) kommen, das Erbrochene sieht aus wie Kaffeesatz.
Teerstuhl weist auch auf eine Blutung im oberen GI hin, der Stuhl ist schwarz verfärbt.
Erklärung: Wenn Blut (Hämoglobin) mit Salzsäure in Kontakt kommt, wird es schwarz.

19. Wird ein Magenkarzinom frühzeitig erkannt, kann durch operative Entfernung des Magens (Gastrektomie) eine Heilung erzielt werden. Was muss nach einer Gastrektomie bezüglich der Ernährung beachtet werden?

Gabe von mehreren kleinen Mahlzeiten (alle zwei Stunden), Verträglichkeit von Speisen muss ausprobiert werden, nach dem Essen nicht hinlegen. Vitamine, insbesondere Vitamin B12, müssen teilweise parenteral ersetzt werden, da es durch die veränderte Darmpassage bzw. das Fehlen des Magens (der intrinsic factor fehlt z. B.) sonst zu Mangelerscheinungen (Anämie) kommt.

■ Chronisch entzündliche Darmerkrankungen

20. Bei den chronisch entzündlichen Darmerkrankungen werden der Morbus Crohn und die Colitis ulcerosa unterschieden. Stellen Sie die beiden Krankheitsbilder vergleichend gegenüber.

	Morbus Crohn	**Colitis ulcerosa**
Lokalisation	besonders Ileum betroffen, kann in allen Abschnitten des Verdauungstraktes vorkommen (von den Lippen bis zum Anus)	vorwiegend Colon betroffen
Symptome	breiige Durchfälle, 3–6 pro Tag, schubförmiges Auftreten, Blähungen, Schmerzen, Gewichtsverlust, Fieber	blutig-schleimige Durchfälle, bis 20 pro Tag, Blähungen, Schmerzen, Gewichtsverlust, Fieber
Komplikationen	Abszesse, Fisteln, Stenosen	Blutungen, Stenosen, Perforation, Aufblähung des Dickdarms und fehlender Stuhlabgang (toxisches Megacolon), erhöhtes Risiko für Colonkarzinom.
Therapie	Diät, entzündungshemmende Medikamente (Kortison und Salofalk®), operatives Vorgehen wird vermieden, da es häufig zu neuen Entzündungen und Fistelbildung kommt	Diät, entzündungshemmende Medikamente (Kortison und Salofalk®), operativ kann der betroffene Darmabschnitt entfernt werden

■ Erkrankungen des Dickdarms (Colon)

21. Erklären Sie Divertikel und Divertikulose.

Divertikel sind Ausstülpungen der Darmschleimhaut nach außen, die durch eine Darmwandschwäche auftreten. Zu finden sind Divertikel meist im Colon descendens und Sigma. Bei zahlreichem Auftreten wird von einer Divertikulose gesprochen.

22. Was liegt bei einer Divertikulitis vor?

Meist ist eine Divertikulose symptomlos. Jedoch bei 10 % der Betroffenen kommt zu einer Entzündung, einer Divertikulitis.

23. Nennen Sie typische Symptome einer Divertikulitis.

- krampfartige Schmerzen im Unterbauch
- Blähungen
- Durchfälle oder Verstopfung
- eventuell Fieber

24. Zählen Sie Komplikationen bei einer Divertikulitis auf.

- Perforationen mit Abszessbildung, Peritonitis
- Stenosen
- Blutungen

25. Dickdarmkrebs (Colonkarzinom) ist die häufigste Krebserkrankung. Welche Vorsorgeuntersuchungen werden für das Colonkarzinom empfohlen?

- Hämoccult-Test: Damit kann auch nicht sichtbares Blut im Stuhl nachgewiesen werden.
- Coloskopie (Dickdarmspiegelung)

26. Bei einer Coloskopie können Darmpolypen entfernt werden.
a) Beschreiben Sie, was Darmpolypen sind.
b) Begründen Sie, warum diese entfernt werden sollten.

a) Polypen sind gutartige Tumoren (Adenome) der Dickdarmschleimhaut.
b) Die Polypen haben das Risiko zu entarten, d. h., aus einem Polypen kann sich ein Karzinom entwickeln.

27. Oft wird ein Colonkarzinom erst erkannt, wenn es zu einem Ileus kommt.
a) Definierern Sie einen Ileus.
b) Geben Sie die Symptome eines Ileus an.

a) Ileus bedeutet, dass der Darminhalt nicht weitertransportiert werden kann. Dies führt zu einem lebensbedrohlichen Krankheitsbild.
b)
- Übelkeit, Erbrechen, Stuhlerbrechen
- abdominelle Schmerzen
- Schockzeichen (Blutdruckabfall, Tachykardie)

28. Es werden zwei Formen von Ileus unterschieden. Erklären Sie
a) mechanischer Ileus
b) paralytischer Ileus

a) Der Darminhalt kann aufgrund eines Hindernisses (Tumor, Stenose, Einklemmung des Darms) nicht weitertransportiert werden.
b) Es liegt eine Darmlähmung vor, z. B. bei Entzündungen im Bauchraum (Pankreatitis, Cholezystitis), nach Bauchoperationen, Durchblutungsstörungen der Darmgefäße (Mesenterialinfarkt), bei Stoffwechselentgleisungen wie Urämie.

Verdauungssystem

29. Was ist mit der Diagnose akutes Abdomen gemeint?

Bei der Symptomatik
- brettharter Bauch,
- stark druckschmerzhaftes Abdomen,
- niedriger Blutdruck, Puls schwach und schnell,

wird von einem akuten Abdomen gesprochen. Dabei ist von einem lebensbedrohlichen Krankheitsbild auszugehen.

30. Nennen Sie Ursachen für ein akutes Abdomen.

- Entzündungen wie Pankreatitis, Cholezystitis, Divertikulitis, Peritonitis
- Blutungen bei Magen-, Darmulzera oder Karzinomen
- Koliken bei Gallensteinen
- Ileus
- Perforation
- Durchblutungsstörungen der Darmgefäße (Mesenterialinfarkt)

Weitere Ursachen:
- Pneumonie
- akuter Harnverhalt
- geplatztes Aortenaneurysma

31. Beschreiben Sie die Peritonitis.

Peritonitis ist ein lebensbedrohliches Krankheitsbild, eine Entzündung des Bauchfells.

■ Hämorrhoiden

32. 70 % aller über 30-Jährigen haben Hämorrhoiden. Was sind Hämorrhoiden?

Hämorrhoiden sind Gefäßerweiterungen („Krampfadern") der arterio-venösen Blutgefäße im Analkanal.

33. Beschreiben Sie, welche Therapien bei Hämorrhoiden angewendet werden.

Allgemein sollte Obstipation und Übergewicht vermieden werden.
Lokal können entzündungshemmende Salben oder Zäpfchen angewendet werden.
Je nach Stadium der Hämorrhoiden können diese verödet oder müssen operativ entfernt werden.

34. Nennen Sie die vier Stadien von Hämorrhoiden und Beschwerden, die durch Hämorrhoiden auftreten können.

Stadium I: gelegentlich hellrote Blutauflagerungen, Afterjucken (Pruritus ani)
Stadium II: Beim Pressen werden Hämorrhoidenknoten sichtbar (Prolaps), die sich aber wieder von alleine zurückschieben. Nässen und Brennen sind typische Symptome.
Stadium III: Hämorrhoidalknoten schieben sich nicht von alleine zurück. Es kommt zu starken Schmerzen beim Stuhlgang und beim Sitzen.
Stadium IV: Hämorrhoidalknoten sind eingeklemmt, der Blutfluss ist gestört, es kommt zu heftigen Schmerzen.

■ Hernien

35. Definieren Sie eine Hernie.

Eine Hernie ist ein Eingeweidebruch. Wenn es zu Lücken (Bruchpforte) in der Bauchwand kommt, kann das Bauchfell heraustreten und auch Eingeweide (meist eine Darmschlinge) können in die Ausstülpung des Bruchsackes gelangen.

36. Nennen Sie Beispiele für das Auftreten von Hernien.

- Narbenhernien
- Leistenhernien
- Nabelhernien

37. Hernien werden meist operativ therapiert.
a) **Warum sollten Hernien operiert werden?**
b) **Was muss nach der Operation beachtet werden?**

a) Der Inhalt des Bruchsackes (meist eine Darmschlinge) kann eingeklemmt werden und der Darmabschnitt stirbt ab.
b) Nach der Operation einer Hernie sollten Tätigkeiten, die zu einem Druckanstieg im Bauchraum führen, vermieden werden (starkes Pressen beim Stuhlgang, schweres Heben).

3.10.3 Bau und Funktion der Leber

1. Beschreiben Sie Größe, Form und Lage der Leber im Körper.

Größe: Die Leber ist ca. 1,5 kg schwer und liegt im rechten Oberbauch.
Form: Die Oberseite ist konvex (vorgewölbt) geformt und grenzt ans Zwerchfell. Die Unterseite ist konkav (eingedellt) und grenzt an die Eingeweide.

→

Verdauungssystem

Lage: Links reicht die Leber bis über die Mittellinie hinaus. Rechts grenzt die Leber an die Rippen.

2. Benennen Sie die vier Leberlappen.

- rechter Leberlappen (Lobus dexter)
- linker Leberlappen (Lobus sinister)
- quadratischer Lappen (Lobus quadratus)
- geschwänzter Lappen (Lobus caudatus)

3. Welche Strukturen bilden die Leberpforte (Porta hepatis)?

Die Leberpforte ist ein Gefäßbündel an der Unterseite der Leber.
Leberarterie (A. hepatica), die Pfortader (V. portae) und Nervenfasern treten in die Leber ein.
Lebergallengänge (Ductus hepaticus dexter et sinister), Lymphgefäße und Nervenfasern treten aus.

4. Die Leber erhält zu 75 % Blut aus der Pfortader (V. portae). Woher kommt das Blut und was enthält das Blut?

In der Pfortader sammelt sich venöses, sauerstoffarmes Blut aus den Bauchorganen. Das Blut enthält Nährstoffe, die vorwiegend aus dem Dünndarm resorbiert wurden, Abbauprodukte aus der Milz und Hormone des Pankreas.

5. Zählen Sie die drei Hauptaufgaben der Leber auf.

- Entgiftung
- Stoffwechsel (Auf- und Abbau von Kohlenhydraten, Eiweiß und Fetten)
- Produktion der Gallenflüssigkeit

6. Die Leber dient auch als Speicherorgan. Erklären Sie in diesem Zusammenhang die Begriffe
a) Glykogen
b) Glukoneogenese

a) Glykogen wird von der Leber aus Glukose (Blutzucker) gebildet und gespeichert. Glykogen ist eine Speicherform von Glukose.
b) Glukoneogenese bedeutet Neubildung von Glukose. Die Leber kann aus Fett und Eiweiß Glukose neu bilden.

7. Nennen Sie zwei wichtige Eiweißkörper, die die Leber für das Blut herstellt.

- Albumin (hat Transportfunktion im Blut)
- Gerinnungsfaktoren

8. Geben Sie das Abfallprodukt an, das beim Eiweißstoffwechsel anfällt.

Abfallprodukt: Harnstoff

9. Die Leber hat auch eine zentrale Rolle beim Fettstoffwechsel. Beschreiben Sie die Stoffwechselvorgänge.

- Die Leber speichert Fette als Triglyceride (Neutralfette).
- Fette werden zu freien Fettsäuren abgebaut.
- Die Leber bildet Cholesterin, ein wichtiger Grundbaustein z. B. zur Hormonbildung.

10. Erläutern Sie die Ausscheidung der Abbauprodukte der Leber aus dem Körper.

- Wasserlösliche Abbauprodukte gelangen in die Lebervenen (Vv. Hepaticae) und werden über die Niere ausgeschieden.
- Wasserunlösliche Produkte werden über die Galle und damit den Darm ausgeschieden.

3.10.4 Erkrankungen der Leber

1. Ikterus ist ein Leitsymptom bei Lebererkrankungen. Was ist Ikterus und wodurch entsteht er?

Ikterus bedeutet Gelbfärbung der Haut und Schleimhäute (Gelbsucht). Die Gelbfärbung tritt durch Erhöhung des Bilirubins (gelber Blutfarbstoff) im Blut auf.

2. Beschreiben Sie den Stoffwechselvorgang, bei dem Bilirubin entsteht.

Bilirubin entsteht beim Abbau des roten Blutfarbstoffes (Hämoglobin) in der Leber.

**3. Es können drei Formen des Ikterus unterschieden werden.
Nennen und erklären Sie die drei grundsätzlich verschiedenen Ursachen für den Anstieg des Bilirubins im Blut.**

Prähepatischer Ikterus (hämolytischer Ikterus): Bei vermehrtem Abbau von Erythrozyten (Hämolyse) fällt vermehrt Bilirubin an, das die Leber nicht so schnell abbauen kann.
Hepatischer Ikterus: Bei Erkrankungen der Leber (Hepatitis, Leberzirrhose), die die Stoffwechselleistung der Leber vermindern.
Posthepatischer Ikterus (Verschlussikterus): wenn der Galleabfluss in den Gallewegen behindert ist, z. B. durch einen Stein oder Tumor.

4. Definieren Sie den Begriff Hepatitis und zählen Sie drei verschiedene Ursachen auf.

Hepatitis bedeutet Entzündung der Leber. Mögliche Ursachen sind
- Viren
- Medikamente, Gifte (Alkohol)
- angeborene Stoffwechselerkrankungen (z. B. M. Wilson)

5. Geben Sie die drei Virustypen an, die in Deutschland für eine Hepatitis bedeutsam sind.

- Hepatitis A Virus
- Hepatitis B Virus
- Hepatitis C Virus

6. Erläutern Sie die Übertragungswege (Ansteckungswege) für die verschiedenen Hepatitisviren.

Hepatitis A: fäkal-oral, das bedeutet über Wasser, Nahrungsmittel, mit Ausscheidungen (Stuhl und Urin) kontaminierte Gegenstände, ungenügende Hygiene (Händedesinfektion)
Hepatitis B: parenteral (über Blut), sexuell (Körperflüssigkeiten z. B. Sperma, Speichel), perinatal (unter der Geburt)
Hepatitis C: wie Hepatitis B

7. Beschreiben Sie Symptomatik und Verlauf einer viralen Hepatitis.

Prodromalphase: Beginn der Erkrankung mit grippeähnlichen Allgemeinsymptomen (Fieber, Appetitlosigkeit, Gelenkschmerzen, Übelkeit, Durchfall, Bauchschmerzen)
Krankheitsphase (ikterisches Stadium): Gelbfärbung der Haut, tritt nur bei einem Teil der Erkrankten auf.
Rekonvaleszenzphase: Krankheitszeichen gehen langsam zurück, Müdigkeit und verminderte Leistungsfähigkeit können über längere Zeit bestehen bleiben.

8. Welche Hepatitisformen können in eine chronische Hepatitis übergehen?

Übergang in eine chronische Hepatitis ist bei der Hepatitis B und C möglich.

9. Zeigen Sie die möglichen Folgen einer chronischen Hepatitis auf.

Eine chronische Hepatitis bedeutet, dass die Betroffenen das Virus auf Dauer in sich tragen und ansteckend sind.
Eine chronische Hepatitis kann zu einer Leberzirrhose führen und zu einem Leberzellkarzinom.

10. Formulieren Sie die Maßnahmen, die zur Vermeidung einer viralen Hepatitis zu ergreifen sind.

- Einhaltung von Hygienemaßnahmen (Händedesinfektion, kontaminierte Gegenstände desinfizieren, Handschuhe, Schutzkittel bei der Pflege)
- Impfung ist gegen Hepatitis A und B möglich

11. Wann wird von einer Fettleber gesprochen und welche zwei möglichen Ursachen hat sie?

Bei einer Fettleber sind über 50 % der Leberzellen verfettet. Mögliche Ursachen sind:
- Alkohol
- Diabetes mellitus

12. Definieren Sie die Leberzirrhose.

Es ist eine Schrumpfleber, die durch chronisch fortschreitende Zerstörung der Leberzellen mit bindegewebigem und knotigem Umbau der Leber entsteht.

13. Nennen Sie zwei Hauptursachen für die Entstehung einer Leberzirrhose.

- Alkohol
- Hepatitis

14. Die Symptomatik bei einer Leberzirrhose ist sehr vielfältig. Führen Sie drei sogenannte Leberhautzeichen auf.

- Palmarerythem (Rötung der Handinnenflächen)
- Lackzunge
- Spider naevi (Gefäßsternchen der Haut)

15. Durch die verminderte Syntheseleistung der Leber kommt es zu hormonellen Störungen. Geben Sie diesbezüglich mindestens vier Beispiele für Symptome.

Beim Mann:
- Gynäkomastie (Vergrößerung der Brust)
- Bauchglatze (Verlust der Behaarung)
- Libidoverlust
- Hodenatrophie

Bei der Frau:
- Störung der Regelblutung

16. Häufiges Symptom bei einer fortgeschrittenen Leberzirrhose ist Aszites.
a) Was ist Aszites?
b) Nennen Sie zwei andere Erkrankungen, bei denen Aszites auftreten kann.

a) Aszites ist Bauchwassersucht, eine Ansammlung von freier Flüssigkeit in der Bauchhöhle.
b) Bei einer Rechtsherzinsuffizienz oder bei Tumoren im Bauchraum kann Aszites auftreten.

17. Beschreiben Sie zwei Folgen, die durch die verminderte Syntheseleistung von Eiweiß bei Leberzirrhose auftreten.

- Erhöhte Blutungsneigung, da die Leber ungenügend Gerinnungsfaktoren bildet.
- Verminderte Albuminbildung (Transporteiweiß im Blut), was die Bildung von Aszites begünstigt.

Verdauungssystem

18. Bei einer Leberzirrhose entsteht ein Pfortaderhochdruck.
a) Erklären Sie, wie es zum Pfortaderhochdruck kommt.
b) Erläutern Sie die Folgen des Pfortaderhochdrucks.

a) Durch den Umbau der Leber, kann das Blut der Pfortader nur noch eingeschränkt durch die Leber fließen und es kommt zu einem Rückstau des Blutes, Pfortaderhochdruck oder auch portale Hypertension genannt.
b) • Vergrößerung der Milz
• Bildung von Umgehungskreisläufen (Ösophagusvarizen)
• Das Blut wird in der Leber nicht mehr entgiftet, was unter anderem zu Störungen der Gehirnfunktion führt (hepatische Enzephalopathie) und zum Leberkoma.

19. Die hepatische Enzephalopathie wird hauptsächlich durch den mangelnden Abbau von Eiweiß zu Harnstoff ausgelöst.
a) Zählen Sie drei typische Symptome bei hepatischer Enzephalopathie auf.
b) Nennen Sie den typischen Geruch, der von den Erkrankten ausgehen kann.

a) • Verwirrtheit
• unsicheres Gangbild
• Schriftbild unleserlich
b) Ammoniakgeruch

20. Was sind Ösophagusvarizen und welche gefährliche Komplikation kann auftreten?

Ösophagusvarizen sind erweiterte Venen in der Speiseröhre, die als Umgehungskreislauf bei Pfortaderhochdruck entstehen. Die Venen können aufreißen, was zu einer lebensbedrohlichen oberen gastrointestinalen Blutung führt.

21. Beschreiben Sie die Behandlung einer Leberzirrhose.

Die Schädigung der Leber kann nicht rückgängig gemacht werden, aber durch Vermeidung aller Stoffe (Medikamente, Alkohol), die die Leber belasten, kann das Fortschreiten aufgehalten werden.
In ausgewählten Fällen ist eine Lebertransplantation möglich.

3.10.5 Bau und Funktion der Gallenwege

1. Beschreiben Sie Größe und Lage der Gallenblase (Vesica fellea) im Körper.

Die Gallenblase ist birnenförmig und ca. 8–12 cm lang. Sie liegt an der Unterseite der Leber.

2. Benennen Sie die Gallengänge.

1 – Ductus hepaticus communis
2 – Ductus cysticus
3 – Ductus choledochus

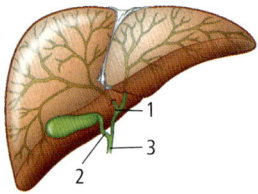

3. Erklären Sie den Aufbau der Gallenblasenwand von innen nach außen.

Im Innern ist eine Schleimhaut aus Zylinderepithel. Dann folgt eine Schicht aus glatter Muskulatur und lockerem Bindegewebe.

4. Welche Funktion hat die Gallenblase?

Die Gallenblase speichert und konzentriert die Gallenflüssigkeit.
Gallenflüssigkeit wird bei Bedarf in den Dünndarm ausgetrieben.

5. Nennen Sie vier hauptsächliche Bestandteile der Gallenflüssigkeit.

- Wasser
- Bilirubin
- Gallensäuren
- Phospholipide

6. Erläutern Sie die Aufgabe der Gallenflüssigkeit.

Die Gallenflüssigkeit unterstützt die Verdauung und Resorption von Fetten im Darm, indem sie für eine feine Verteilung der Fette (Emulgierung) im Nahrungsbrei sorgt.

7. Bilirubin ist ein Hauptbestandteil der Gallenflüssigkeit. Bei welchem Abbauprozess entsteht Bilirubin in der Leber?

Bilirubin entsteht beim Abbau des roten Blutfarbstoffes (Hämoglobin) in der Leber.

Verdauungssystem

8. Definieren Sie den enterohepatischen Kreislauf.

Die in den Dünndarm ausgeschiedenen Gallensäuren werden am Ende des Dünndarmes zum größten Teil rückresorbiert und gelangen über die Pfortader wieder in die Leber.

3.10.6 Erkrankungen der Gallenblase und Gallenwege

1. Definieren Sie eine Cholezystitis.

Cholezystitis ist die Entzündung der Gallenblase.

2. Hauptursache der Cholezystitis ist die Cholelithiasis. Was ist eine Cholelithiasis?

Cholelithiasis sind Gallensteine.

3. Erläutern Sie die typische Symptomatik einer Cholezystitis.

Typisch für die Cholezystitis sind Schmerzen im rechten Oberbauch, Fieber, Übelkeit und Erbrechen.

4. Mit welchen Komplikationen und Folgen muss bei einer Cholezystitis gerechnet werden?

- Ruptur (Platzen) der Gallenblase mit nachfolgender Peritonitis
- Entwicklung einer chronischen Cholezystitis
- Bei chronischer Cholezystitis besteht ein erhöhtes Risiko für ein Gallenblasenkarzinom.

5. Zählen Sie die therapeutischen Maßnahmen auf, die bei einer Cholezystitis ergriffen werden.

- Nahrungskarenz
- Gabe von Schmerzmitteln
- Gabe von Antibiotika
- operative Entfernung der Gallenblase

6. Nennen Sie vier Faktoren, die die Steinbildung in der Gallenblase begünstigen.

- erbliche Veranlagung
- Frauen sind häufiger betroffen als Männer
- Ernährung (Adipositas)
- Diabetes mellitus

7. Bei 20 % der Betroffenen mit Gallensteinen treten Gallenkoliken auf. Zählen Sie typische Symptome auf.

Heftige krampfartige Schmerzen im rechten Oberbauch, begleitet von vegetativer Symptomatik (Übelkeit, Erbrechen, Kreislaufreaktion).

8. Erklären Sie, welche Medikamente zur Behandlung einer Gallenkolik eingesetzt werden.

Es werden krampflösende Mittel gegeben, die die glatte Muskulatur der Gallengänge entspannen (Butylscopolamin, z. B. Buscopan®) und eventuell Schmerzmittel.

9. Geben Sie drei Komplikationen an, die bei einer Cholelithiasis auftreten können.

- Cholezystitis
- Verschlussikterus
- Pankreatitis

3.10.7 Bau und Funktion der Bauchspeicheldrüse

1. Beschreiben Sie
a) Form und Größe der Bauchspeicheldrüse (Pankreas)
b) Lage der Bauchspeicheldrüse im Körper

a) Die Bauchspeicheldrüse ist 14–18 cm lang und teilt sich in den dickeren Kopf und den sich verjüngenden Schwanzbereich auf.
b) Die Bauchspeicheldrüse liegt quer im Oberbauch hinter dem Bauchfell (retroperitoneal) auf Höhe des 1. Lendenwirbels. Der Kopf liegt in der Duodenalschlinge und der Schwanz reicht bis zur Milz.

2. Erklären Sie die Funktion des Pankreas:
a) äußere Sekretion
b) innere Sekretion

a) Das Pankreas bildet ca. 1,5 Liter Verdauungssaft pro Tag *(exokrine Funktion)*, der sich im Pankreasgang sammelt (Ductus pancreaticus) und in den Dünndarm abgegeben wird. Der Pankreassaft enthält Enzyme zur Spaltung von Eiweiß (Trypsin, Chymotrypsin), Kohlenhydraten (Amylase) und Fetten (Lipase).
b) In den Insellzellen bildet das Pankreas Hormone *(endokrine Funktion)*:
  - in den B-Zellen Insulin, das Hormon zur Blutzuckersenkung
  - in den A-Zellen Glukagon, der Gegenspieler von Insulin, der den Blutzucker ansteigen lässt

3.10.8 Erkrankungen der Bauchspeicheldrüse

1. Nennen Sie die Bezeichnung für eine Bauchspeicheldrüsenentzündung.

Pankreatitis ist eine Bauchspeicheldrüsenentzündung.

2. Zählen Sie drei mögliche Ursachen für eine akute Pankreatitis auf.

- Alkoholabusus
- Gallenwegserkrankungen
- Infektionen (z. B. Mumps)

3. Beschreiben Sie die Symptomatik einer akuten Pankreatitis.

Es tritt plötzlich heftiger Oberbauchschmerz auf, gürtelförmig mit Ausstrahlung in den Rücken. Zusätzlich kann Übelkeit und Erbrechen auftreten, in schweren Fällen Schockzeichen.

4. Schildern Sie den möglichen Verlauf und die eventuellen Komplikationen einer akuten Pankreatitis.

Der Verlauf einer Pankreatitis ist sehr unterschiedlich und zu Beginn der Erkrankung nicht vorhersehbar. Es gibt leichte (unbemerkte) Verläufe bis zu lebensbedrohlichen Komplikationen mit Nierenversagen, Schocklunge und Störung der Blutgerinnung (Verbrauchskoagulopathie).

5. Erläutern Sie die therapeutischen Maßnahmen bei einer akuten Pankreatitis.

- Flüssigkeits- und Nahrungskarenz
- Schmerztherapie
- Behandlung der Ursache (z. B. Entfernung von Gallestein)
- operative Therapie bei schweren Verlaufsformen

6. Bei einer chronischen Pankreatitis kommt es zum Versagen der Bauchspeicheldrüse. Welche Folgen hat das und wie können diese therapiert werden?

- Durch das Fehlen des Verdauungssaftes kommt es zur Gewichtabnahme, Fettstühlen, Mangelerscheinungen. Die Pankreasenzyme können medikamentös ersetzt werden.
- Durch Mangel an Insulin entwickelt sich ein Diabetes mellitus Typ 1, der mit Insulin therapiert werden muss.

7. Das Pankreaskarzinom ist der Tumor im Bauchraum mit der schlechtesten Prognose, da bei Diagnosestellung meist bereits Metastasen gefunden werden. Welche Symptomatik könnte auf ein Pankreaskarzinom hinweisen?

Typisch ist ein schmerzloser Ikterus mit dunklem Urin, heller Stuhl (Verschlussikterus). Oberbauchbeschwerden, Gewichtsverlust und Schmerzen im Rücken sind unspezifische Symptome.

3.11 Niere und ableitende Harnwege

3.11.1 Bau und Funktion der Niere

1. Geben Sie die Lage der Nieren im Körper an.

Die rechte und linke Niere liegen im Retroperitonealraum, unterhalb des Zwerchfells, neben der Wirbelsäule auf Höhe des 11. Brustwirbels bis 2. Lendenwirbels.

2. Beschreiben Sie Form und Größe der Niere.

Die Nieren sind bohnenförmig, ca. 11 cm lang, 6 cm breit und 3 cm dick.

3. Zählen Sie die Aufgaben und Funktionen der Niere auf.

- Ausscheidung harnpflichtiger Substanzen wie z. B. Harnstoff als Eiweißabbauprodukt
- Entgiftungsfunktion, z. B. Ausscheidung von Medikamenten
- Regulation des Salz- und Wasserhaushaltes
- Bildung der Hormone Renin und Erythropoetin

4. Welche Wirkungen haben die Hormone Renin und Erythropoetin?

Renin bewirkt durch Stimulation weiterer Hormone (Angiotensin, Aldosteron) eine Blutdrucksteigerung.
Erythropoetin stimuliert im Knochenmark die Bildung von roten Blutkörperchen (Erythrozyten).

5. Benennen Sie die Strukturen 1–6, die bei einem Längsschnitt durch die Niere sichtbar werden.

1 – Nierenrinde
2 – Nierenmark
3 – Nierenbecken
4 – Nierenarterie
5 – Nierenvene
6 – Harnleiter

6. Was wird als Nierenhilus bezeichnet und welche Strukturen befinden sich dort?

Die am medialen Nierenrand befindliche Vertiefung wird als Hilus bezeichnet. Dort verlaufen Harnleiter, Nierenarterie, Nierenvene, Lymphgefäße und Nerven.

**7. Nur mikroskopisch sichtbar sind die Nierenkörperchen (Glomerula/Glomerulum). Sie bilden mit den Nierenkanälchen das Nephron, die kleinste funktionelle Einheit der Niere.
Geben Sie die Strukturen eines Nephrons an.**

1 – Glomerulum
2 – Bowmansche Kapsel
3 – Nierenkanälchen
4 – Sammelrohr
5 – zuführende Arteriole
6 – Henle'sche Schleife

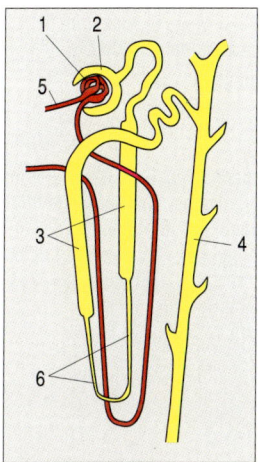

**8. Die Harnbildung erfolgt in den Nierenkörperchen und dem Tubulusapparat.
Welche Strukturen bilden den Tubulusapparat?**

Der Tubulusapparat wird von Harnkanälchen (Tubuli) gebildet, die aus der Bowmanschen Kapsel entspringen. Die Tubuli verlaufen schleifenförmig im Nierenmark und sind von Kapillaren umschlungen.

9. Erläutern Sie, was unter Primärharn zu verstehen ist.

Primärharn bildet sich durch Filtration des Blutes in den Nierenkörperchen. Pro Tag werden ca. 180 Liter Primärharn gebildet, der außer Wasser alle kleinmolekularen Blutbestandteile enthält.

10. Erklären Sie die Mechanismen, die im Tubulusapparat die Bildung von Sekundärharn ermöglichen.

- Diffusion zwischen Kapillaren und Harnkanälchen
- aktiver Transport von z. B. Blutsalzen führt dazu, dass 90 % des Wassers rückresorbiert wird

11. Geben Sie Beispiele für Substanzen,
a) **die aus dem Primärharn rückresorbiert werden**
b) **die mit dem Urin ausgeschieden werden**
c) **die bei gesunder Niere nicht in den Primärharn gelangen**

a) Ins Blut werden Glukose, Eiweiße und Blutsalze wie Natrium, Kalzium, Kalium wieder aufgenommen.
b) Harnpflichtige Substanzen sind Harnstoff, Harnsäure oder Medikamente.
c) Blutkörperchen und große Eiweißstoffe (Albumin) gelangen nicht in den Primärharn.

12. Die Durchblutung der Niere wird durch Autoregulation der Niere konstant gehalten. Dies ermöglicht erst eine konstante Harnbildung. Erklären Sie die Autoregulation der Niere.

Die Niere kann unabhängig vom Blutdruck im Körperkreislauf die Durchblutung und den Filtrationsdruck in der Niere konstant halten. Dies geschieht durch Veränderung der Blutgefäßweite. Voraussetzung ist ein arterieller Blutdruck zwischen 80 und 190 mmHg.

3.11.2 Bau und Funktion der ableitenden Harnwege

1. Beschreiben Sie Form, Lage und Aufbau der Harnblase.

Form: Die Harnblase ist kugelförmig.
Lage: Sie liegt im kleinen Becken unterhalb des Bauchfells (Peritoneum) hinter dem Schambein (Os pubis), vor dem Rektum beim Mann, vor der Gebärmutter bei der Frau.
Aufbau: Die Harnblase ist ein Hohlmuskel, der von innen mit einer Schleimhautschicht ausgekleidet ist.

2. Die Entleerung der Blase (Miktion) wird über den äußeren und inneren Schließmuskel gesteuert. Von welchen Strukturen werden die Schließmuskeln gebildet?

Der innere Schließmuskel wird durch Muskelschlingen der Harnblase am Austrittspunkt der Harnröhre und Muskelschlingen zwischen Schambein und Enddarm gebildet.
Den äußeren Schließmuskel bildet die Beckenbodenmuskulatur, die die Harnröhre spiralförmig umfasst.

3. Die reflexartig gesteuerte Miktion wird über verschiedene Miktionszentren im Rückenmark (sakrales Miktionszentrum) und im Gehirn gesteuert und kann willentlich beeinflusst werden. Beschreiben Sie die Vorgänge bei der Blasenentleerung.

Bei Füllung/Dehnung der Blase wird der Reiz an das sakrale Miktionszentrum, das Stammhirn und das Großhirn gemeldet. Der Harndrang wird bewusst wahrgenommen und der Miktionsreflex kann unterdrückt werden. Wird der Reflex frei gegeben, kontrahiert sich die Blase, der innere Schließmuskel öffnet sich, der äußere Schließmuskel wird willentlich geöffnet und der Harn kann abfließen.

4. Welches Nervensystem steuert das sakrale Miktionszentrum?

Das sakrale Miktionszentrum wird vom Parasympathikus (vegetatives Nervensystem) gesteuert.

3.11.3 Erkrankungen der Niere und ableitenden Harnwege

**1. Bei Erkrankungen des Harnsystems kommt es zu Störungen beim Wasserlassen.
Erklären Sie die Begriffe
a) Anurie
b) Oligurie
c) Pollakisurie
d) Dysurie
e) Nykturie**

a) Anurie bedeutet keine Harnbildung (unter 100 ml pro 24 Stunden).
b) Oligurie bedeutet verminderte Urinausscheidung (unter 500 ml pro 24 Stunden).
c) Pollakisurie ist häufiges Wasserlassen.
d) Dysurie bedeutet erschwertes Wasserlassen.
e) Nykturie ist nächtliches Wasserlassen.

2. Beim Urinschnelltest (Teststäbchen) wird der Urin auf Substanzen untersucht, die beim Gesunden im Urin nicht vorhanden sind. Nennen Sie fünf davon.

- Erythrozyten
- Leukozyten
- Nitrit (Bakterien)
- Glukose
- Eiweiß (Proteine)

3. Zählen Sie fünf typische Symptome bei Niereninsuffizienz auf.

- Ödeme
- verminderte Urinausscheidung
- blasse, graue Haut
- Anämie
- Hypertonie

4. Man kann je nach Verlauf eine akute oder eine chronische Niereninsuffizienz unterscheiden. Geben Sie jeweils mehrere Ursachen an.

Ursachen für akute Niereninsuffizienz:
- Sepsis
- hypovolämischer Schock

Ursachen für chronische Niereninsuffizienz:
- Diabetes mellitus
- Glomerulonephritis
- chronische Pyelonephritis

5. Welche Therapien werden bei einer chronischen Niereninsuffizienz eingesetzt?

- Gabe von Diuretika als Versuch, die Urinausscheidung zu steigern
- bilanzierte Flüssigkeitszufuhr und eiweißreduzierte Kost
- Dialyse (Nierenwäsche)
- Transplantation

6. Begründen Sie, warum sich bei einer chronischen Niereninsuffizienz eine Anämie entwickelt.

Die Niere kann auch kein Erythropoetin mehr bilden. Das ist ein Hormon, das die Bildung von Erythrozyten anregt.

7. Definierern Sie die Pyelonephritis.

Pyelonephritis ist eine bakterielle Entzündung des Nierenbeckens.

8. Zählen Sie typische Symptome einer Pyelonephritis auf.

- hohes Fieber, Schüttelfrost
- Schmerzen im Nierenlager (in der Flanke)
- Leukozyten und Bakterien im Urin nachweisbar

9. Ursache für eine Pyelonephritis können Harnabflussstörungen sein oder Faktoren, die eine aufsteigende Infektion begünstigen. Nennen Sie je drei Ursachen.

Harnabflussstörung bei:
- Nierensteinen
- Prostatahypertrophie
- Schwangerschaft

Aufsteigende Infektionen bei:
- Blasenkatheter
- Diabetes mellitus
- Fehlbildungen

Niere und ableitende Harnwege

10. Beschreiben Sie die Therapie bei einer Pyelonephritis.

Gabe von Antibiotika und reichliche Flüssigkeitszufuhr zum Ausschwemmen der Bakterien. Beseitigen der Ursache, wenn möglich.

11. Wann kommt es zu einer Nierenkolik?

Wenn ein Nierenstein im Harnleiter eingeklemmt wird, kommt es zu krampfartigen Schmerzen (Kolikschmerz) im Rücken, die in die Leiste ausstrahlen können.

12. Schildern Sie die Begleitsymptomatik, die bei einer Nierenkolik zu erwarten ist.

Die Schmerzen werden oft von Übelkeit und Erbrechen begleitet. Der Urin kann blutig sein, bei Verletzung des Harnleiters durch den Stein.

13. Von welcher Komplikation muss ausgegangen werden, wenn bei einer Nierenkolik zusätzlich Fieber auftritt?

Durch den Harnstau kann es zu einer aufsteigenden bakteriellen Infektion und zu einer Pyelonephritis kommen, mit der Gefahr die Niere dauerhaft zu schädigen.

14. Nennen Sie Faktoren, die die Bildung von Nierensteinen begünstigen.

- Flüssigkeitsmangel
- aufsteigende Infekte
- Harnstau
- genetische Veranlagung

15. Fassen Sie die Therapie bei einer Nierenkolik zusammen.

Zunächst werden ein Schmerzmittel und ein krampflösendes Mittel, z. B. Butylscopolamin (Buscopan®), gegeben. Zum Durchspülen des Harnleiters sollten 3–4 Liter Flüssigkeit gegeben werden. Bei älteren Menschen ist hierbei aber z. B. auf eine Herzinsuffizienz zu achten. Bewegung fördert das Abgehen des Steines, bei Fieber Gabe eines Antibiotikums.
Geht der Stein nicht spontan ab, muss der Stein operativ/endoskopisch entfernt werden.

16. Häufige Ursache einer chronischen Niereninsuffizienz ist eine Glomerulonephritis (kurz GN). Erläutern Sie, was darunter zu verstehen ist.

Es handelt sich um eine Entzündung der Nierenkörperchen (Glomerula), die nicht durch Bakterien verursacht ist, sondern meist durch eine Autoimmunreaktion.

17. Führen Sie drei typische Symptome bei einer GN auf.

- Ödeme
- Hypertonie
- Proteinurie

18. Bei unklarem Fieber muss immer auch an eine Blasenentzündung (Zystitis) bzw. einen Harnwegsinfekt (HWI) gedacht werden. Zählen Sie weitere typische Symptome auf.

- Brennen beim Wasserlassen
- krampfartige Schmerzen im Unterbauch
- Pollakisurie
- starker Uringeruch
- neu auftretende Inkontinenz

19. Beschreiben Sie die Laboruntersuchung, die bei Verdacht auf einen Harnwegsinfekt gemacht werden sollte.

Der Urin wird auf Bakterien untersucht. Werden mit dem Schnelltest (Teststäbchen) Erythrozyten, Leukozyten und Nitrit nachgewiesen, ist ein bakterieller Infekt sehr wahrscheinlich.

20. Wie wird eine Zystitis therapiert?

- reichliche Flüssigkeitszufuhr
- Antibiotika
- zur Krampflösung Wärme

21. An welche Erkrankungen muss bei einer schmerzlosen Hämaturie (Blut im Urin) gedacht werden?

- Blasenkarzinom
- Nierenkarzinom

22. Das Nierenkarzinom ist eine Erkrankung des mittleren und höheren Lebensalters.
a) Nennen Sie eine weitere Bezeichnung für das Nierenkarzinom.
b) An welchen Orten treten bevorzugt Metastasen auf?
c) Zeigen Sie auf, welche Therapien eingesetzt werden.

a) Hypernephrom
b) Metastasen treten bevorzugt in der Lunge, im Knochen (Wirbelsäule) und im Gehirn auf.
c) Durch operative Entfernung der Niere und umliegenden Gewebes, wird versucht den Tumor komplett zu entfernen. Bestrahlung dient der Tumorverkleinerung.

Geschlechtsorgane

3.12 Geschlechtsorgane

3.12.1 Bau und Funktion der männlichen Geschlechtsorgane

1. Benennen Sie die inneren Geschlechtsorgane des Mannes und geben Sie an, welche davon paarig angelegt sind.

Paarig angelegt sind die
1 – Hoden (Testis)
2 – Nebenhoden (Epididymidis)
3 – Samenleiter (Ductus deferens)
4 – Samenbläschen (Vesicula seminalis)
Einfach angelegt ist die
5 – Prostata (Vorsteherdrüse)

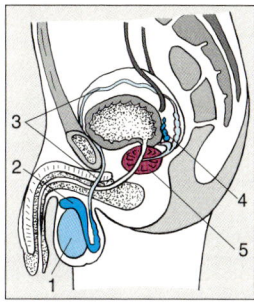

2. Geben Sie die äußeren Geschlechtsorgane des Mannes an.

- Penis (männliches Glied)
- Scrotum (Hodensack)

3. Der Samenstrang (Funiculus spermaticus) verläuft vom Hoden durch den Leistenkanal in den Beckenraum. Welche Strukturen verlaufen im Samenstrang?

- Samenleiter
- Hodenarterie
- Hodenvene
- Nerven
- Lymphgefäße

4. Erläutern Sie die Funktionen der Hoden (Testis).

Mit Beginn der Pubertät reifen im Hoden die Spermien (Samenzellen) aus den männlichen Keimzellen heran.
Im Hoden wird das männliche Sexualhormon Testosteron produziert.

5. Beschreiben Sie die Lage und Funktion des Nebenhodens (Epididymidis).

Die Nebenhoden liegen auf der Rückseite der Hoden auf und befinden sich somit ebenfalls im Hodensack. Die Nebenhoden speichern den Samen (Spermien).

© Holland + Josenhans

6. Geben Sie Form und Lage der Prostata (Vorsteherdrüse) im Körper an.

Die Prostata entspricht in Form und Größe einer Kastanie. Die Prostata umschlingt die Harnröhre und befindet sich zwischen Unterseite der Harnblase und dem Beckenboden.

7. Erklären Sie die Funktion der Prostata.

Die Prostata produziert Sekret, das den Hauptanteil der Samenflüssigkeit (Ejakulat = Samenerguss) ausmacht.

8. Beim Glied (Penis) lassen sich Penisschaft und Eichel unterscheiden. Wie wird die Hautfalte der Eichel bezeichnet?

Die Hautfalte der Eichel wird als Vorhaut oder Praeputium bezeichnet.

3.12.2 Erkrankungen der Geschlechtsorgane des Mannes

1. Das Prostataadenom (benigne Prostatahyperplasie) ist eine häufige Erkrankung des älteren Mannes.
a) Was ist ein Prostataadenom?
b) Zählen Sie typische Symptome auf, die bei einem Prostataadenom auftreten.

a) Das Prostataadenom ist eine gutartige Vergrößerung der Prostata, die zur Einengung der Harnröhre führt.
b) Je nach Ausmaß der Harnröhrenverengung kommt es zu folgenden Symptomen:
- abgeschwächter Harnstrahl
- verlängerte Miktion
- Miktion nur mit Einsetzen der Bauchpresse möglich
- häufiges Wasserlassen kleiner Portionen
- akuter Harnverhalt
- Überlaufblase mit Harnträufeln

2. Nennen Sie zwei Untersuchungen, die zur Beurteilung der Prostata durchgeführt werden.

- Bei der digitalen (mit Finger) Austastung des Enddarmes kann die rückseitige Oberfläche der Prostata beurteilt werden.
- Sonografie (Ultraschall) der Prostata ermöglicht Beurteilung von Größe und Struktur.

3. Typisches Symptom bei einer länger bestehenden Prostatavergrößerung ist Restharnbildung. Erläutern Sie, wann von Restharn gesprochen wird sowie die Symptome.

Von Restharn wird gesprochen, wenn die Blase nach der Miktion nicht vollständig entleert ist. Dies führt zu ständigem Harndrang und häufigem Wasserlassen nur kleiner Mengen.

Geschlechtsorgane

4. Erklären Sie, wie eine Überlaufblase entsteht und welche Symptome dabei auftreten.

Wenn die Restharnmenge immer größer wird, erfolgt eine so starke Dehnung der Blase, dass eine Entleerung durch Kontraktion der Muskulatur nicht mehr möglich ist. Der Urin staut sich in die Nieren zurück und fließt tröpfelnd über die Harnröhre ab.

5. Schildern Sie die Komplikationen, die durch die Harnabflussstörung bei einem Prostataadenom auftreten können.

Es kommt leichter zu aufsteigenden Harnwegsinfekten.
Durch Rückstau des Urins und die Infekte kann es zur Schädigung der Nieren kommen.
Bereits eine geringe Vergrößerung der Prostata kann zu stark schmerzhaftem, akutem Harnverhalt führen.

6. Stellen Sie die Therapiemöglichkeiten dar, die beim Prostataadenom eingesetzt werden.

- medikamentöse Therapie (z. B. pflanzliche Präparate) und Wachstumshemmung der Prostata durch Hormone
- operative Therapie mit Entfernung der Prostata
- Legen eines suprapubischen Dauerkatheters

7. Das Prostatakarzinom ist der dritthäufigste Krebs beim Mann. Nennen Sie Symptome, die auf ein Prostatakarzinom hinweisen.

Es gibt keine typischen Frühsymptome. Die Symptome sind die gleichen, wie beim Prostataadenom, das häufig gleichzeitig vorliegt. Schmerzen im Kreuzbereich und beim Stuhlgang weisen auf ein fortgeschrittenes Stadium hin.

8. Wohin erfolgt die Metastasierung beim Prostatakarzinom häufig?

Die Metastasen finden sich oft im Knochen.

9. Beschreiben Sie die Therapien, die beim Prostatakarzinom eingesetzt werden.

Im Frühstadium wird die Prostata mit den Samenbläschen und Lymphknoten entfernt.
Da Testosteron das Tumorwachstum fördert, werden im fortgeschrittenen Stadium beide Hoden entfernt oder eine Therapie mit Antiandrogenen durchgeführt.
Bestrahlung oder Gabe von Zytostatika erfolgt bei weiter fortschreitenden Tumoren.

10. In welcher Altersgruppe treten typischerweise Hodentumoren auf?

Hodentumoren treten meist bei jungen Männern auf (Häufigkeitsgipfel zwischen 20. und 40. Lebensjahr).

Gesundheits- und Krankheitslehre

11. Stellen Sie die Symptomatik dar, die auf einen Hodentumor hinweisen kann.

Eine schmerzlose, meist einseitige Schwellung eines Hodens ist ein typisches Symptom.

12. Definieren Sie eine Phimose.

Phimose bedeutet Verengung der Vorhaut. Die Vorhaut lässt sich nicht zurückschieben.

13. Nennen Sie die Bezeichnung für eine Entzündung der Vorhaut und Eichel.

Balanitis heißt die Entzündung der Vorhaut und Eichel.

3.12.3 Bau und Funktion der weiblichen Geschlechtsorgane

1. Benennen Sie die inneren Geschlechtsorgane.

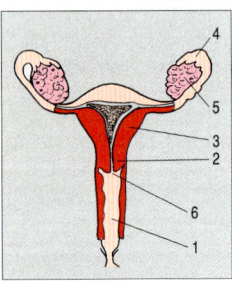

1 – Scheide (Vagina)
2 – Gebärmutterhals (Cervix)
3 – Gebärmutter (Uterus)
4 – Eileiter (Tuba)
5 – Eierstock (Ovar)
6 – Muttermund (Portio)

2. Zählen Sie die drei Schichten der Gebärmutterwand auf.

- Perimetrium (äußere Schicht)
- Myometrium (Muskelschicht)
- Endometrium (innere Schleimhautschicht)

3. Erläutern Sie die Funktionen der Eierstöcke (Ovarien).

In den Eierstöcken befinden sich die Eizellen (Keimzellen) der Frau.
Die Eierstöcke produzieren die weiblichen Geschlechtshormone Oestrogen und Progesteron (Gestagen).

4. Erklären Sie die Wirkung von Progesteron während des Menstruationszyklus.

Progesteron dient dem Erhalt einer Schwangerschaft und bewirkt
- Reifung der Gebärmutterschleimhaut
- Engstellung des Gebärmutterhalses
- Wachstum und Entwicklung der Brustdrüse

Geschlechtsorgane

5. Beschreiben Sie die Aufgabe der Östrogene während des Menstruationszyklus.

Östrogene fördern das Entstehen einer Schwangerschaft durch:
- Aufbau der Gebärmutterschleimhaut
- Förderung der Beweglichkeit der Eileiter
- Weitstellung des Gebärmutterhalses
- Anregung der Bildung von Scheidensekret

6. Warum kommt es zur Menstruationsblutung und was passiert dabei?

Wenn sich keine befruchtete Eizelle in der Gebärmutter einnistet, kommt es zum Abfall des Hormonspiegels (Progesteron). Dadurch stirbt die oberste Schicht des Endometriums ab, die als Blutung ausgestoßen wird.

7. Stellen Sie die Phase des Klimakteriums dar.

Klimakterium sind die Wechseljahre der Frau. Es ist eine Übergangsphase, bei der die Hormonproduktion in den Eierstöcken nach und nach aufhört.

8. Definieren Sie die Menopause und Postmenopause.

Menopause ist die letzte Menstruationsblutung und kennzeichnet das Erlöschen der Fortpflanzungsfähigkeit der Frau. Die anschließende Phase wird als Postmenopause bezeichnet.

9. Benennen Sie die Strukturen des äußeren Genitale der Frau (Vulva).

1 – Klitoris
2 – Harnröhrenmündung
3 – Scheidenöffnung
4 – kleine Schamlippen
5 – große Schamlippen

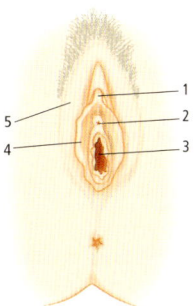

10. Die Brust (Mamma) der Frau ist ein sekundäres Geschlechtsmerkmal. Beschreiben Sie den Aufbau der Brust.

Die Brust besteht aus mehreren Drüsenlappen und dazwischen liegendem Fettgewebe. Ein Drüsenlappen besteht aus vielen Milchdrüsen und enthält die Milchgänge. Die Milchgänge vereinigen sich zu einem Milchausführungsgang, der in der Brustwarze (Mamille) endet.

3.12.4 Erkrankungen der weiblichen Geschlechtorgane

1. Viele Frauen leiden an einer Gebärmuttersenkung (Descensus uteri). Nennen Sie Symptome, die hierbei auftreten können.

- Schmerzen im Unterbauch und Kreuzbereich
- Harninkontinenz
- vermehrt Harnwegsinfekte
- Entzündung der Haut und Schleimhäute durch mechanische Reizung

2. Zählen Sie Faktoren auf, die eine Gebärmuttersenkung begünstigen.

- angeborene Bindegewebsschwäche
- Übergewicht
- Schwangerschaften und Geburten
- körperliche Anstrengung (schweres Heben)

3. Definieren Sie einen Totalprolaps.

Bei einem Totalprolaps ist die Gebärmutter sichtbar nach außen gestülpt.

4. Beschreiben Sie die Therapien, die zur Behandlung bei Gebärmuttersenkung eingesetzt werden.

- In leichten Fällen reicht Beckenbodengymnastik aus.
- Die operative Wiederherstellung der Scheidenstütze (Kolporaphie), meist mit Entfernung der Gebärmutter (Hysterektomie) kombiniert.
- Wenn eine große Operation nicht möglich ist, kann die Gebärmutter mit einem Pessar gestützt werden oder die Scheide verschlossen (Kolpoklesis) werden.

5. Um was handelt es sich bei einer Kolpitis?

Kolpitis ist eine Scheidenentzündung.

6. Das saure Scheidenmilieu ist normalerweise ein guter Schutz vor Entzündungen. Nennen Sie Faktoren, die eine Kolpitis begünstigen.

Das Scheidenmilieu kann verändert werden durch:
- Scheidenspülungen
- Antibiotika
- Oestrogenmangel
- Diabetes mellitus

7. Ein Symptom bei Kolpitis ist auffälliger Flour. Erläutern Sie dieses Symptom.

Als Flour bezeichnet man den Ausfluss der Scheide, der normalerweise hell und glasig ist.

8. Was ist eine Adnexitis?

Bei einer Adnexitis handelt es sich um eine Entzündung der Eileiter und Eierstöcke.

Geschlechtsorgane

9. Geben Sie Symptome an, die auf eine Adnexitis hinweisen können.

- akute Schmerzen im Unterbauch
- Fieber
- übelriechender, gelb-grüner Flour
- eventuell Übelkeit und Erbrechen

10. Bei einer Adnexitis werden Bettruhe und Gabe von Antibiotika verordnet. Zu welchen gefährlichen Komplikationen kann es kommen?

Es kann durch Verklebung der Eileiter zu Sterilität der Frau kommen.
Es können sich Abszesse bilden, die operativ entfernt werden müssen, oft mit Entfernung von Eileiter und Eierstock.

11. Fast jede 5. Frau über 30 Jahre hat Myome. Erklären Sie, was ein Myom ist.

Myom ist ein gutartiger Tumor der Gebärmuttermuskulatur.

12. Ein Myom wird nur bei Auftreten von Beschwerden therapiert. Nennen Sie Symptome, die eine Therapie notwendig machen.

- sehr starke Menstruationsblutung
- Druck auf Nachbarorgane (Blase, Darm)
- mögliche Ursache für unerfüllten Kinderwunsch

13. Seit Einführung der Krebsvorsorge für Frauen ist die Häufigkeit des Zervixkarzinoms rückläufig. Beschreiben Sie, was bei der Vorsorge untersucht wird.

Es wird ein Zellabstrich vom äußeren und inneren Muttermund (Portio und Zervix) entnommen. Die Zellen werden unter dem Mikroskop auf Krebszellen bzw. auf deren Vorstufen untersucht.

14. Symptome treten beim Zervixkarzinom erst im fortgeschrittenen Stadium auf. Zählen Sie mögliche Symptome auf.

- Ausfluss leicht blutig
- Schmerzen im Unterbauch
- Beschwerden durch Tumorwachstum in benachbarte Organe (Blase, Darm, Harnleiter, Nerven)

15. Das Korpuskarzinom (Gebärmutterkrebs) tritt bei Frauen in der Regel nach der Menopause auf. Stellen Sie ein typisches Symptom dar.

Bei Blutungen nach der Menopause muss immer an das Vorliegen eines Korpuskarzinoms gedacht werden.

16. Was ist eine Mastopathie?

Mastopathie ist eine gutartige knotige Veränderung der Brustdrüse. Hormonabhängig können die Knoten auch schmerzhaft sein.

17. Fast jede 10. Frau erkrankt an einem Mammakarzinom (Brustkrebs). Nennen Sie mögliche Vorsorgeuntersuchungen.

- Abtasten der Brust durch die Frau selbst und bei der Vorsorgeuntersuchung durch den Arzt
- Mammografie (Röntgenaufnahme der Brust)
- Sonografie der Brust (weniger zur Früherkennung geeignet)

18. Auf welche Komplikationen muss geachtet werden, wenn ein Mammakarzinom operativ behandelt wurde?

Da insbesondere in der Achselhöhle auch Lymphknoten entfernt werden, kann ein Lymphödem im Arm entstehen. Der Arm der betroffenen Seite sollte geschont werden.

19. Erläutern Sie, was die Hormontherapie z. B. mit Tamoxifen, beim Mammakarzinom bewirkt.

In den meisten Fällen fördern Oestrogene das Tumorwachstum. Es werden Hormone verabreicht, die die Oestrogenwirkung unterdrücken.

20. Geben Sie weitere Therapien an, die häufig bei einem Mammakarzinom eingesetzt werden.

Chemotherapie und Strahlentherapie werden oft an eine operative Therapie angeschlossen.

4 Psychiatrie

4.1 Merkmale psychischer Störungen

1. Erläutern Sie, was psychische Störungen sind und in welchen Bereichen sie auftreten.

Bei psychischen Störungen sind meist sowohl körperliche als auch psychische Funktionsbereiche betroffen. Häufig sind die Bereiche Alltag, Beruf und soziale Beziehungen beeinträchtigt.
Zu Störungen kommt es in folgenden Bereichen:
- Emotionen (z. B. bei Manien, Borderline, Depressionen)
- Denken (z. B. bei Psychosen und Demenzen)
- Verhalten (z. B. bei Zwangsstörungen)
- physiologische Vorgänge (z. B. bei Panikattacken)

2. Zählen Sie auf, wann psychiatrische Notfälle vorliegen.

Fachliche Hilfe wird notwendig bei:
- Suizidgefahr
- körperlicher Gefahr für sich selbst (z. B. Essstörungen)
- Gefahr für andere (z. B. bei Schizophrenien mit Verfolgungsideen)
- starken Depressionen, da diese häufig mit Suizidrisiken gekoppelt sind
- Süchten
- Verlust aller sozialer Kontakte
- starken Angststörungen
- Denk- und Wahrnehmungsverzerrungen (z. B. bizarre, unerklärliche Gedanken und Überzeugungen)

3. Geben Sie Ursachen für psychische Störungen an.

- neurochemische/neurobiologische Ursachen wie Mangel oder Überschuss an Neurotransmittern wie Dopamin oder Serotonin
- genetisch bedingte, erbliche Anfälligkeit für das Auftreten bestimmter psychischer Erkrankungen
- psychische Faktoren wie Traumatisierungen, Erlernen unangepasster Verhaltensmuster, kognitiv bedingte Einflüsse bei der Entstehung falsch angepasster Gefühle und Verhaltensmuster
- soziale Stressoren wie extreme Arbeitsüberlastung oder schädigende Beziehungskonflikte

4.2 Psychiatrische Einrichtungen

1. Es gibt in Deutschland viele unterschiedliche Einrichtungen und Dienste, die mit psychischer Gesundheit, Psychodiagnostik, Therapie, Prävention und Nachsorge psychischer Störungen zu tun haben.
Betrachten wir zunächst den ambulanten Bereich. Zählen Sie ambulante Einrichtungen auf.

- freie psychologische Praxen
- psychiatrische Ambulanzen
- psychologische Beratungsstellen
- sozialpsychiatrische Dienste
- schulpsychologische Dienste
- sozialtherapeutische Dienste
- neurologische und psychiatrische Arztpraxen

2. Bei massiven Einschränkungen durch psychische Störungen wird in der Regel eine stationäre Unterbringung notwendig.
Welche Einrichtungen sind Ihnen hier bekannt?

- psychiatrische Kliniken/Zentren
- psychiatrische und neurologische Abteilungen der Krankenhäuser
- psychosomatische Fachkliniken
- Rehabilitationskliniken
- forensische Einrichtungen im Strafvollzug
- Tages- und Nachtkliniken

3. Ergänzend zu den bislang aufgeführten Einrichtungen und Diensten gibt es noch eine Reihe zusätzlicher Einrichtungen, die für Menschen mit chronischen psychischen Störungen oder mit schweren Behinderungen vorgesehen sind.
Nennen Sie solche Einrichtungen.

- Wohnheime für psychisch Kranke
- beschützende Werkstätten
- Berufsförderwerke
- Wohngruppen für psychisch Kranke
- Telefonseelsorge
- Selbsthilfegruppen
- Patientenclubs

4.3 Gesetz über Hilfen und Schutzmaßnahmen bei psychischen Krankheiten (PsychKG)

1. Beschreiben Sie die Inhalte des PsychKG.

- Hilfen für Personen, die psychisch erkrankt sind
- die Anordnung von Schutzmaßnahmen bei Selbst- und Fremdgefährdung
- die Unterbringung psychisch Kranker in psychiatrischen Zentren

2. Zählen Sie die Träger der Hilfen auf.

- Kreise und kreisfreie Städte (untere Gesundheitsbehörden)
- häufig sozialpsychiatrische Dienste

3. Mit wem arbeiten die Träger der Hilfe zur Unterstützung und Ergänzung der eigenen Maßnahmen zusammen?

- Krankenhäusern
- niedergelassenen Ärztinnen und Ärzten
- niedergelassenen Psychotherapeuten
- Einrichtungen der Suchthilfe
- Sozial- und Jugendhilfe
- Betreuungsbehörden
- Verbänden der freien Wohlfahrtspflege

4. Beschreiben Sie, wie die Hilfe durchgeführt wird.

- regelmäßiges Abhalten von Sprechstunden oder Angebot von Hausbesuchen (Gesundheitsämter, sozialpsychiatrische Dienste und psychiatrische Praxen)
- Beratungsangebote, z. B. durch die Wohlfahrtsverbände

5. Kann eine Untersuchung angeordnet werden? Erläuten Sie Ihre Antwort.

Ja, bei akuter Selbst- und Fremdgefährdung, bei besonderer Eilbedürftigkeit (nach Anordnung durch die örtliche Ordnungsbehörde, die untere Gesundheitsbehörde, das Amtsgericht oder das Vormundschaftsgericht).
Bei akuter Selbstgefährdung kann die Wohnung betreten werden (Gefahrenabwehr). Eine Unterbringung kann gegen den Willen der Betroffenen und bei Willenslosigkeit der Betroffenen angeordnet werden.

6. Erläutern Sie, ob eine Einwilligung der Betroffenen vor der Durchführung von Therapiemaßnahmen erforderlich ist.

Ja, es sei denn, der Betroffene kann Grund, Bedeutung und Tragweite der Behandlung nicht einsehen oder sich nicht nach dieser Einsicht verhalten.

7. Geben Sie an, wann besondere Sicherungsmaßnahmen gestattet sind.

Bei erheblicher Selbstgefährdung, sowie der Gefährdung anderer sind solche Maßnahmen gerechtfertigt.

8. Geben Sie Sicherungsmaßnahmen an.

- Beschränkung des Aufenthalts im Freien
- Unterbringung in geschlossenen Räumen
- Fixierung

4.4 Psychodiagnostik

1. In der psychiatrischen Diagnostik werden häufig psychologische Tests und Beurteilungsverfahren eingesetzt. Welche sind Ihnen bekannt?

- Intelligenztests (z. B. Hamburg-Wechsler-Intelligenztest für Erwachsene – HAWIE)
- neuropsychologische Testverfahren zur Überprüfung der Hirnfunktionen
- Persönlichkeitstests wie der Minnesota Multiphasic Personalty Inventory Test – MMPI
- Demenztests, z. B. der Uhrentest
- Beurteilungsskalen, z. B. zur Einschätzung von Depressionen, Angststörungen oder Süchten
- ICD 10 Kategorisierungsschema
- DMS-IV Kategorisierungsschema

4.5 Angststörungen

1. Erklären Sie den Begriff Angststörungen.

Angststörungen sind ungewöhnlich starke und situationsunangepasste Ängste, gekoppelt mit einem ausgeprägten Vermeidungsverhalten.
Sie werden häufig von starken körperlichen Symptomen begleitet (Panikattacken).

2. Ängste rufen Veränderungen auf drei unterschiedlichen Ebenen hervor. Nennen und erklären Sie diese.

- *Kognitive Ebene:*
  Befürchtungen verschiedener Art, Angstphantasien, Vermeidungsüberlegungen
- *Verhaltensebene:*
  Ausweichen vor bestimmten Situationen, Flucht, Weglaufen …
- *physiologische/körperliche Ebene:*
  Hyperventilation, Schwitzen, Schwindel, Herzrasen usw.

4.5.1 Sozialphobie

1. Eine häufig vorkommende (spezielle) Phobie ist Menschenangst (auch Sozialphobie) genannt. Stellen Sie typische Merkmale dar.

Sozialphobien sind extreme Menschenängste, die in bestimmten sozialen Situationen besonders gehäuft auftreten:
- Angst vor dem Sprechen
- Meidung öffentlicher Auftritte jeder Art
- Kontaktängste
- starke Ängste vor dem Urteil anderer („die anderen sind Richter")

2. Nennen Sie die Entstehungsursachen sozialer Phobien.

- genetische Einflüsse (erhöhte Bereitschaft zu vegetativer Erregung)
- konditioniertes Vermeidungsverhalten durch persönliche Traumata
- Modelllernen über Erziehungseinflüsse (z. B. durch neurotische Eltern)

3. Erläutern Sie die beiden hauptsächlichen Therapieformen bei sozialen Phobien.
a) systematische Desensibilisierung
b) Konfrontationstherapie/Flooding

a) *Systematische Desensibilisierung:*
Den Betroffenen schrittweise gedanklich und praktisch mit dem angstauslösenden Reiz konfrontieren um ihn allmählich in die Lage zu versetzen, den Angstauslöser (z. B. eine Teambesprechung) gedanklich und real ertragen zu lernen.

b) *Konfrontationstherapie:*
Verhinderung der üblichen Angstreaktionen wie Weglaufen und andere Vermeidungstechniken. Starke, direkte Konfrontation mit den Angstreizen.
Ziel sollte die Erfahrung sein, dass sich eine sozialphobische Situation zunächst in Begleitung des Psychologen und dann alleine durchhalten lässt und sich damit in Zukunft Ängste abzumildern oder ganz zum Verschwinden bringen lassen.

4.5.2 Panikattacken

1. Beschreiben Sie, was unter einer Panikattacke zu verstehen ist und wie sie sich äußert.

Panikattacken sind häufig nicht vorhersehbare, sich wiederholende, plötzlich auftretende Angstanfälle mit einer schweren körperlichen Symptomatik. Diese zeigt sich in folgenden physiologischen Veränderungen:
- Atemnot
- unregelmäßiger Herzschlag
- Beklemmungsgefühle
- Übelkeit
- Angst zu sterben
- Angst vor Kontrollverlust
- starkes Schwitzen
- Kreislaufversagen
- Ohnmachtsgefühle

4.5.3 Agoraphobie

1. Definieren Sie das klinische Bild einer Agoraphobie.

Eine Agoraphobie ist die Angst vor weiten, offenen Plätzen sowie die Angst vor Enge oder großen Menschenansammlungen.
Es besteht die Befürchtung in solchen Situationen zu kollabieren, eine Panikattacke zu erleiden bzw. keinen Fluchtweg zu finden.

2. Zählen Sie Alltagsfolgen einer Agoraphobie auf.

- alle angstauslösenden Situationen werden gemieden (z. B. Einkaufen, Spazierengehen, Sportereignisse, U-Bahnfahren usw.)
- schleichende soziale Isolation
- Arbeitsunfähigkeit
- Angst vor der Angst – damit totaler Rückzug ins Private

3. Es bestehen verschiedene therapeutische Möglichkeiten im Umgang mit Agoraphobie. Nennen Sie diese.

- Psychopharmaka: trizyklische Antidepressiva, Monoaminooxydase-Hemmer
- Konfrontationstherapien
- Gruppentherapien
- kognitive Verfahren: genaue Informationen zur Störung, Umwerten der Angstreize, Neubewertung körperlicher und psychischer Symptome
- Selbsterfahrungsgruppen

4.5.4 Hypochondrie

1. Beschreiben Sie, was im Mittelpunkt einer hypochondrischen Störung steht.

Hypochondrische Menschen sind in extremer Weise dem eigenen Körper zugewandt, den sie Tag und Nacht genau beobachten.

Im Mittelpunkt stehen unbegründete Krankheitsbefürchtungen, Angst vor schweren Erkrankungen wie Krebs oder Infarkte. Die Personen fühlen sich hoffnungslos krank, jeder kleine Schmerz gibt zu schlimmsten Befürchtungen Anlass. Es handelt sich um die sogenannten „eingebildeten Kranken".

Es liegt in der Regel kein pathologischer ärztlicher Befund vor. Der Hypochonder ist jedoch fest davon überzeugt, schwer krank zu sein, wandert von Arzt zu Arzt und lässt zahllose Untersuchungen über sich ergehen.

2. Bestimmte Persönlichkeitsstrukturen erhöhen die Wahrscheinlichkeit des Auftretens einer Hypochondrie. Welche sind dies?

- depressive Menschen sind besonders gefährdet
- Menschen mit einer allgemeinen, generalisierten Angststörung sind häufig betroffen
- labile und suggestible Menschen sind einem höheren Risiko ausgesetzt

4.5.5 Spezielle Ängste im Alter

1. Ältere Menschen leiden häufig unter spezifischen Ängsten, die eng an ihre soziale Rolle und Lebenssituation gebunden sind. Nennen Sie Beispiele.

- Angst vor dem Nachlassen der geistigen Leistungsfähigkeit
- Angst, krank zu werden
- Angst, pflege- und hilfsbedürftig zu werden
- Angst, nicht mehr gebraucht zu werden
- Angst vor finanziellen Nöten
- Angst vor dem Sterben
- Angst, völlig von anderen abhängig zu werden

4.6 Zwangsstörungen

1. Geben Sie an, was unter Zwängen zu verstehen ist.

Zwänge sind Zwangshandlungen, Zwangsgefühle und Zwangsgedanken, die als quälend, lästig oder irrational empfunden werden, jedoch willentlich kaum unterbunden werden können (z. B. Kontrollängste, Waschzwänge …).
Zwänge füllen einen großen Teil des Tages aus und halten über längere Zeit an.

2. Stellen Sie eine Zwangsstörung mit einem ausgeprägten *Zwangsgedanken* vor.

Eine Zwangsvorstellung ist zum Beispiel die Vorstellung, jemanden bestimmten umbringen zu müssen.

3. Wie sieht eine Zwangsstörung mit *Zwangsritualen* aus?

Rituale beziehen sich häufig auf:
- Ordnung
- Sauberkeit
- ständige und übertriebene Kontrollen (immer wieder den Herd kontrollieren, Türen ständig öffnen und schließen, sich ständig duschen müssen, sich ständig die Hände waschen müssen …)

4. Zählen Sie Therapiemöglichkeiten bei Zwangsstörungen auf.

- Verhaltenstherapie (Ablernen der Rituale, Verlernen der Zwangssymptome …)
- systematische Desensibilisierung (siehe 4.5.1 Sozialphobie, Aufgabe 3, S. 219)
- konfrontative Techniken
- Medikamente: Serotonin-Wiederaufnahme-Hemmer

4.7 Depressionen

1. Depressionen sind weit verbreitet. Nennen Sie die fünf Bereiche, auf die sie Auswirkungen haben.

- emotionaler Bereich
- kognitiver Bereich
- Motivationsbereich
- Verhaltensbereich
- körperliche Symptomatik

2. Stellen Sie charakteristische Merkmale einer Depression dar.
a) emotionaler Bereich
b) kognitiver Bereich
c) Motivationsbereich
d) Verhaltensbereich
e) körperliche Symptomatik

a) *emotionaler Bereich:*
- Gefühl der Kraftlosigkeit
- Gefühle werden nicht mehr wahrgenommen
- eventuell Versagens-, Versündigungs- oder Schuldgefühle
- starke Gefühle der Lustlosigkeit

b) *kognitiver Bereich:*
- es besteht ein extrem negatives Selbstbild
- es gibt starke Tendenzen zur Selbstabwertung
- das Denken ist verlangsamt
- das Gefühl, alles falsch gemacht zu haben
- starke Überschätzung eigener Fehler
- hohes Suizidrisiko

c) *Motivationsbereich:*
- Gefühl des Gelähmtseins
- Wunsch nach Abhängigkeit
- Unfähigkeit, eigene Entscheidungen zu treffen

d) *Verhaltensbereich:*
- apathisches sich Zurückziehen
- Vermeiden von Alltagstätigkeiten
- „versteinertes" Dasitzen

e) *körperliche Symptomatik:*
- Schlafstörungen
- sich müde, erschöpft, zerschlagen fühlen
- Libidoverlust
- häufig psychosomatische Beschwerden wie Schmerzen im Kopf-, Brust- und Bauchbereich

3. Unterscheiden und erläutern Sie verschiedene Formen von Depressionen.

- *psychoreaktive Depressionen* durch Traumata (z. B. Tod des Partners)
- *Erschöpfungsdepressionen* durch dauerhafte Überlastungen im Alltag
- *endogene Depressionen:* wahrscheinlich genetisch bedingte oder begünstigte Depressionen
- *somatogene Depressionen:* Begleiterscheinung bestimmter Erkrankungen oder von Medikamenten

4. Nennen Sie Gründe, warum es in der stationären Altenpflege häufig zu Depressionen kommt.

- Verlust von Aufgaben
- schwere Erkrankungen
- Ende des Berufslebens
- eventuell Verlust des Partners
- negative Zukunftserwartungen

4.8 Suizid und Suizidversuch

1. Erklären Sie, was unter einem präsuizidalen Syndrom zu verstehen ist und zählen Sie Merkmale auf.

Das präsuizidale Syndrom ist der länger andauernde Prozess, der jedem Suizidversuch oder Suizid vorausgeht.
Typische Merkmale:
- Depressionen
- Gefühle der Ausweglosigkeit
- Störungen der Kommunikation mit anderen
- Verlust des Selbstwertgefühles
- Autoaggressionen
- Suizidfantasien

**2. Suizide können unterschiedliche Ursachen haben.
Stellen Sie einige dar.**

- Krankheiten (vor allem chronische Erkrankungen, unheilbare Erkrankungen und Rezidive)
- Folge schwerer Depressionen
- Gefühle der Vereinsamung und des Überflüssigseins
- Tod nahe stehender Menschen

3. Geben Sie Verhaltensweisen oder Verhaltenssignale an, die als Suizidwarnsignale gelten.

- persönliche Dinge werden verschenkt
- Depressionen häufen sich
- Suizidabsichten werden verbal geäußert
- soziale Beziehungen zu anderen werden stark eingeschränkt
- die eigene Person wird entwertet, ein negatives Selbstkonzept der eigenen Person entsteht
- die Stimmungslage verändert sich plötzlich
- das eigene Leben wird als sinn- und nutzlos empfunden

4.9 Demenzerkrankungen

1. Eine der häufigsten Demenzerkrankungen ist die Alzheimerdemenz. Sie äußert sich in typischen körperlichen und psychischen Symptomen.
a) Zählen Sie die körperlichen Symptome auf.
b) Zählen Sie die psychischen Symptome auf.

a) *körperliche Symptome:*
- Zittern der Hände und des Kopfes
- kleinschrittiger Gang
- gebeugte Körperhaltung
- enge Pupillen

b) *psychische Symptome:*
- starkes Nachlassen von Gedächtnis und Konzentration
- starke Verlangsamung des Denkens
- räumliche Desorientierung
- Wortfindungsstörungen
- Nachlassen von Interessen und Antrieben
- allmähliches Versiegen der Sprache
- Depersonalisation
- Wahnideen
- motorische Unruhe

2. Demenzen können unterschiedliche Ursachen und Auslöser haben. Nennen Sie einige typische Ursachen.

- ateriosklerotische Veränderungen der Blutgefässe im Gehirn
- Multiinfarktdemenzen
- Alzheimerkrankheit: Bildung sogenannter Eiweißplaques im Hirn und auf der Hirnoberfläche, die Nervenzellen zerstören oder abbauen
- Demenz als Begleiterscheinung bei Parkinson
- Hirntumoren
- Sauerstoffmangelzustände
- Schädeltraumatisierungen
- Pick-Demenz (betrifft vor allem das Frontalhirn)

3. Demenzen haben erhebliche Konsequenzen im Alltag. Geben Sie Beispiele dafür.

- Aphasien: Störungen der Wortfindung und des Sprachverständnisses, damit beträchtliche Kommunikationsprobleme
- Apraxie: Versagen im Umgang mit Alltagsgegenständen wie Zahnbürste, Herd, alle schwieriger zu bedienenden elektronischen Geräte usw.
- Agnosie: Probleme beim Wiedererkennen von Personen, damit werden soziale Kontakte schwierig

→

- Einschränkungen beim problemlösenden, abstrakten Denken – hier ist kaum noch Eigenständigkeit gegeben (z. B. beim Ausfüllen von Formularen)
- Assessmentstörung: die Urteilsfähigkeit ist beeinträchtigt, Ereignisse in der Umgebung werden nicht mehr verstanden. Hierdurch können massive Ängste, Unsicherheiten oder Aggressionen entstehen.

4.10 Psychosen

**1. Eine der häufigsten Psychosen sind die Schizophrenien.
Zählen Sie einige charakteristische Merkmale auf.**

- Größenwahn
- Verfolgungszustände
- Beeinflussungswahn
- Sinnestäuschungen wie z. B. Stimmen hören, sich bestrahlt fühlen
- Gedanken laut werden lassen (laut sprechen)
- Gedankenentzug
- Wahnwahrnehmungen (realen Wahrnehmungen wird eine wahnhafte Bedeutung beigemessen)
- formale Denkstörungen
- verworrene, bizarre Sprache
- Antriebs- und Bewegungsstörungen bis hin zur totalen Erstarrung
- Bewegungs- und Haltungsstereotypien
- Affektstörungen
  (Manien, Ängste, Depressionen oder komplette Affektverflachung)

**2. Über die Ursachen von Schizophrenien wird bis heute wissenschaftlich spekuliert.
Nennen Sie Erklärungsansätze.**

- genetische Faktoren
- Störungen im Bereich der Transmittersubstanzen im Hirn
  (hier steht vor allem ein erhöhter Dopaminspiegel im Verdacht)
- erhöhte (genetisch bedingte) Verletzlichkeit für Psychosen

3. In welche Formen lassen sich Psychosen einteilen?

- endogene Psychosen (genetisch bedingte Auslöser ohne organische Ursachen)
- organisch, körperlich begründbare „exogene" Psychosen und Psychosyndrome (z. B. schwere toxische Einwirkungen auf das Gehirn, fortschreitende Hirnabbauprozesse, Alkoholintoxikationen, einmalige schwere Hirnerkrankungen)
- psychoreaktive Störungen als Reaktionen auf lebensgeschichtliche Traumata oder Reaktionen auf psychische Fehlentwicklungen. Zumeist handelt es sich um reversible psychotische Phasen im Rahmen von Anpassungs- oder Persönlichkeitsstörungen.

4. Beschreiben Sie, was eine affektive Psychose ist und geben Sie Ihre Folgen an.

Bei einer Manie stehen extreme, abnorme Veränderungen der Stimmung und des Antriebs im Vordergrund. Es handelt sich um einen Überschuss an Emotionen, ein krankhaftes „Überdrehtsein". Alle sozialen Normen in Bezug auf Affektkontrolle werden gesprengt, soziale Distanzen haben keine Gültigkeit mehr. Die Betroffenen sind extrem heiter, oft aber auch aggressiv, provozierend und gereizt. Der ganze Antrieb ist massiv gesteigert. Ein Handlungsimpuls jagt den nächsten, wobei das Handeln selbst irrational und sprunghaft ist.

Typisch sind grenzenlose Selbstüberschätzungen und Omnipotenzphantasien („alle hier im Gasthaus essen und trinken jetzt auf meine Rechnung", „Ich hätte gerne diese drei Porsche.").

Eine kritische Reflektion des eigenen Verhaltens findet nicht statt.

Die Folge sind häufig extreme Anspannungs- und Erschöpfungszustände. Süchte sind ebenfalls eine häufige Folge von Manien.

5. Die Therapie schizophrener Psychosen ist schwierig. Erläutern Sie therapeutische Verfahren.
a) in der akuten Phase

a) In der akuten Phase der Schizophrenie steht die Behandlung mit Psychopharmaka im Vordergrund. Zum Einsatz kommen sogenannte atypische Neuroleptika, aber auch Medikamente mit eher sedierender oder antidepressiver Wirkung.

b) begleitende Maßnahmen zum Umgang mit der Krankheit
c) begleitende Maßnahmen zur Übernahme von Eigenverantwortung

b) In der Folge kommt es häufig zu mehr gesprächstherapeutisch ausgerichtetem Vorgehen (soweit die Erkrankung dies überhaupt zulässt). Sie hat eine stützende und begleitende Funktion, dient der Erklärung der Krankheit und dazu, den Umgang mit der Krankheit zu erlernen.
c) Innerhalb der psychiatrischen Einrichtungen besteht zumeist ein Angebot an Arbeits- und Beschäftigungstherapie, um den Betroffenen langsam wieder zu befähigen mehr Eigenverantwortung zu übernehmen.

4.11 Süchte

**1. Das psychiatrische Diagnoseschema ICD-10 nennt bestimmte Kriterien für Alkoholabhängigkeit.
Welche sind dies?**

- starker Wunsch oder Zwang Alkohol zu konsumieren
- verminderte Kontrolle über das Trinken (hinsichtlich Menge und Beendigung)
- körperliche Entzugserscheinungen (Unruhe, Zittern, Schwitzen, Wahnvorstellungen …) bei Fehlen von Alkohol
- Aufbau einer sich ständig erhöhenden Toleranz – es werden zunehmend größere Alkoholmengen gebraucht
- fortschreitende soziale Vernachlässigung, Abbau von Interessen
- Auftreten körperlicher Schädigungen wie z. B. Fettleber oder neurologische Schäden
- Aufrechterhaltung des Konsums trotz der Einsicht in seine schädlichen Folgen

**2. Die Weltgesundheitsorganisation unterscheidet mehrere Stadien des Alkoholismus.
Stellen Sie diese Typologie dar.**

- Konflikttrinker mit Pausen
- Gelegenheitstrinker mit Pausen
- süchtig gewordener Trinker (häufig, manchmal mit Pausen)
- Gewohnheitstrinker (ständig)
- Gewohnheitstrinker episodisch (immer wieder heftig – „Quartalssäufer")

3. Zu den Ursachen des Alkoholismus gibt es unterschiedliche wissenschaftliche Sichtweisen. Beschreiben Sie drei bis vier unterschiedliche Entstehungsparadigmen.

- *Lerntheoretische Sichtweise:* Starkes Trinken wird durch positive Verstärker ankonditioniert: Ich bin selbstsicherer, kommunikativer, weniger ängstlich usw.
- *Modelllernen:* Die Trinkgewohnheiten der sozialen Umgebung werden relativ unreflektiert nachgeahmt oder übernommen.
- *Bestimmte Persönlichkeitseigenschaften* wie Unsicherheit, Gehemmtheit, Ängstlichkeit fördern den Alkoholismus. Er dient hier als Problemlöser.
- *Gesellschaftliche Einflüsse:* Alkohol ist jederzeit verfügbar und nicht sanktioniert, er wird zu sozialen und festlichen Anlässen getrunken.
- Ein *hohes Stressniveau* korreliert mit Alkoholkonsum.
- *Genetische Faktoren* erzeugen möglicherweise eine erhöhte Anfälligkeit für Alkoholabhängigkeit.

4.12 Somatoforme psychosomatische Erkrankungen

1. Definieren Sie den Begriff psychosomatische Störung.

Psychosomatische Störungen sind Erkrankungen, bei denen körperliche Beschwerden stark oder ausschließlich vom psychischen Befinden des Betroffenen beeinflusst werden. Rein organmedizinische Behandlung führt meist zu keinem Therapieerfolg.

2. Psychosomatische Erkrankungen untergliedern sich in zwei Gruppen. Welche sind dies?

- *Somatoforme Störungen:* körperliche Störungen, deren Verursachung im Psychischen liegt. Es finden sich keine oder kaum nachweisbare Organbefunde.
- *Körperliche Erkrankungen,* deren Verlauf stark von der psychischen Befindlichkeit des Betroffenen abhängt, z. B. Krebs und seine Bewältigung.

3. Begründen Sie, warum psychosomatische Erkrankungen nicht mit Hypochondrie verwechselt werden dürfen.

Bei Hypochondrie handelt es sich um eine spezielle Form von Angststörung („eingebildeter Kranker"), während bei psychosomatischen Erkrankungen reale Schmerzen und Beschwerden vorliegen.

4. Nennen Sie einige häufig vorkommende psychosomatische Erkrankungen.

- psychosomatisch bedingtes Asthma
- psychosomatische Schmerzsyndrome
- essenzieller Bluthochdruck
- Spannungskopfschmerzen
- allgemeine Erschöpfung
- Erschöpfungsdepressionen
- entzündliche Darmerkrankungen
- Tinnitus

5. Zählen Sie Somatisierungsstörungen auf.

- gastrointestinale Beschwerden wie Bauchschmerzen, Übelkeit, Durchfall
- kardiovaskuläre Symptome wie Atemlosigkeit, Brustschmerzen, Herzrasen …
- Einnässen, Einkoten

6. Geben Sie Erkrankungen mit psychosomatischer Beteiligung an.

- Asthma
- Neurodermitis
- Morbus Crohn
- Migräne

7. Erläutern Sie Ursachen- und Erklärungsmodelle zur Entstehung von psychosomatischen Erkrankungen.

- genetisch bedingte erhöhte Krankheitsanfälligkeit bestimmter Organe
- Einflüsse der Psyche auf das Immunsystem (Psychoimmunologie)
- Einflüsse von Stress auf das Hormonsystem, das Herz- und Kreislaufsystem und die körpereigene Immunantwort
- belastende Lebensereignisse (Traumatisierungen) wie Tod des Partners, Scheidungen, Arbeitsplatzverlust, schwere Erkrankungen …
- Mangel an Problemlösungsstrategien (Coping)
- sexueller Missbrauch
- psychiatrische Störungen der Eltern

8. Unterscheiden Sie Therapiemöglichkeiten bei psychosomatischen Erkrankungen.

- medizinische Abklärung und Behandlung
- Einsatz von Psychopharmaka
- Angstbewältigungstraining
- Entspannungsprogramme
- Entlastung von Stressoren
- psychologische Beratung
- Sport und Bewegung
- Änderung des Lebensstils

- Abbau von Überlastungen
- progressive Muskelrelaxation
- Kombination unterschiedlicher Methoden in psychosomatischen Fachkliniken

9. Beschreiben Sie die speziellen Probleme, die Menschen mit psychosomatischen Störungen haben.

- Sie haben in der Regel eine lange Krankheitsgeschichte mit vielen Arztkontakten.
- Typisch ist das langwierige, oft erfolglose schulmedizinische Suchen nach Ursachen.
- Es gibt häufig Rückschläge.

4.13 Persönlichkeitsstörungen

1. Erklären Sie, wann eine Persönlichkeitsstörung vorliegt.

Eine Persönlichkeitsstörung ist dann gegeben, wenn das Denken, das Verhalten, das Wahrnehmen und das Fühlen über lange Zeiträume unflexibel und wenig angepasst sind.
Zumeist ist der soziale und berufliche Bereich stark beeinträchtigt und es liegt häufig ein starker persönlicher Leidensdruck vor.

2. Nennen Sie die Bereiche, die Persönlichkeitsstörungen am stärksten berühren.

- Das Selbstbild ist oft von Übertreibungen (z. B. bei narzisstischen Störungen) oder auch negativer Sicht der eigenen Person gekennzeichnet.
- Die Arbeitsfähigkeit ist beeinträchtigt (z. B. werden Aufgaben nicht erledigt, die Person ist unkooperativ oder zwanghaft arbeitssüchtig).
- Soziale Beziehungen sind beeinträchtigt (z. B. äußerst instabile Beziehungen bei Borderlinern).
- Der Gefühlsbereich ist krankhaft verändert (z. B. bei Histrionikern, die häufig extreme, plötzliche und schnell wechselnde Gefühlsäußerungen zeigen).
- Die Wahrnehmung der Realität ist krankhaft verändert: die Person fühlt sich projektiv schnell beleidigt oder verfolgt (vor allem bei paranoiden Persönlichkeitsstörungen).

→

- Störungen der Impulskontrolle, die sich z. B. in extensiver Verschwendung, Drogenmissbrauch, Essstörungen oder sexueller Promiskuität zeigen. Gesetzesübertretungen sind häufig. Gewaltanwendung sowie körperliche Übergriffe gehören zum Alltag (z. B. bei antisozialen Persönlichkeitsstörungen).

3. Zählen Sie Persönlichkeitsstörungen auf und erläutern Sie diese.

Paranoide Persönlichkeitsstörung:
Gekennzeichnet durch die Erwartung, dass andere einem möglicherweise schaden, dass man herabgesetzt, kritisiert oder bedroht wird. Krankhafte Eifersucht, sowie latentes Misstrauen zwischen den Partnern sind typische Merkmale dieser Störung.

Schizoide Persönlichkeitsstörung:
Typischerweise sind diese Personen totale Einzelgänger, die meist keine engen Freunde oder Beziehungen haben. Ihre größten Probleme liegen im Bereich der sozialen Beziehungen, da hier häufig keinerlei Emotionen gezeigt werden – die Betroffenen wirken kühl, emotionslos, unnahbar.

Schizotypische Persönlichkeitsstörung:
Charakteristisch für diese Gruppe sind Menschen mit sehr verschrobenen Ideen, extremem Aberglaube, „esoterischen Sichtweisen" wie Gespenstersehen. Häufig sind zudem starke soziale Phobien zu beobachten, die zu Kontaktproblemen führen. Diese Menschen leben meist total isoliert, ihre Menschenangst hindert sie an intensiven sozialen Kontakten.

Antisoziale Persönlichkeitsstörung:
Menschen mit antisozialer Haltung missachten die gängigen sozialen Spielregeln, sie sind sehr aggressiv, häufig in Schlägereien verwickelt, sie zahlen Schulden nicht zurück, Lügen permanent, sie vernachlässigen oder misshandeln Kinder und Partner, ihre Beziehungen zu anderen Menschen sind instabil und unkalkulierbar. Reue oder Gewissensbisse sind meist unbekannt.

Borderlinestörung:
Stimmungsschwankungen, äußerst instabile und chaotische Beziehungen und eine stark schwankende Identität kennzeichnen diese Störung. Depressionen, Reizbarkeit, Angst halten oft tagelang an, grundlose Wutanfälle sind häufig, wobei ein gleichzeitiger Verlust der Impulskontrolle gerne zu Streit oder handgreiflichen Konflikten führt. Ihre zwischenmenschlichen Beziehungen sind von extremen Gefühlslagen gekennzeichnet – sie sind meist instabil. Selbstschädigendes Verhalten wie Autoaggressionen (sich schneiden etc.) und Suizidankündigungen sind häufig.

Borderliner verschulden sich häufig, sind im Straßenverkehr oft rücksichtslos. Borderliner fühlen sich meist „leer". Sie verfügen über keine stabile Identität. Sie wissen häufig nicht, wer sie eigentlich sind und was sie wollen.

Histrioniker:
Sie neigen zu extremen Gefühlsausbrüchen, die der jeweiligen Situation nicht angemessen sind. Sie bemühen sich ständig im Mittelpunkt zu stehen, sind in extremer Form von äußerer Anerkennung und Lob abhängig. Weitere typische Merkmale sind die starke Selbstbezogenheit und die fehlende Fähigkeit zum Bedürfnisaufschub. Chaotische Beziehungen und ein ständig Schwankungen unterliegendes Selbstbild sind die Folgen.

Narzisstische Persönlichkeitsstörung:
Die Betroffenen sind großspurig, stellen in völlig überzogener Weise eigene (vermeintliche) Leistungen und Vorzüge in den Vordergrund. Sie sind selbstverliebt und hängen in extremer Weise an Werten wie Schönheit, Macht, Erfolg, Geld oder der perfekten Liebe. Andererseits reagieren sie höchst empfindlich auf Kritik oder andere Meinungen der Umgebung. Eifersucht auf andere, die sie für erfolgreicher halten, ist ihnen nicht fremd. Narzisstische Personen bedienen sich oft ganz egozentrisch anderer, um ihre eigenen Ziele zu erreichen.

Dependente Persönlichkeitsstörung:
Hauptmerkmale sind abhängiges und unterwürfiges Verhalten. Eigenständige Entscheidungen im Alltag können nicht mehr getroffen werden. Es besteht eine völlige Abhängigkeit von der Umgebung. Menschen mit dieser Störung schließen sich fast immer den Entscheidungen, Plänen oder Überlegungen anderer an. Sie fühlen sich infolgedessen sehr ängstlich und unbehaglich, wenn sie alleine sind. Trennungen lösen starke emotionale Krisen aus. Die allseits bekannten „Muttersöhnchen" fallen in die Kategorie der Abhängigkeitsstörungen.

Zwanghafte Persönlichkeiten:
Typisch sind stark ritualisierte, perfektionistische und starre Verhaltensmuster. Der Perfektionismus ist so ausgeprägt, dass eine latente Unzufriedenheit mit den eigenen Leistungen gegeben ist und Vorhaben dadurch kaum abgeschlossen werden. Viele sind so genannte „Workaholics". An ihren Arbeitsplätzen fallen sie durch äußerste Gewissenhaftigkeit und Pedanterie auf. Arbeit hat generell einen extrem hohen Stellenwert und damit Vorrang vor Freizeit, Hobbys und Entspannung.

4.14 Sexuelle Störungen

1. Erklären Sie, wann eine sexuelle Störung vorliegt.

- bei sexuellen Dysfunktionen wie Impotenz oder Erektionsproblemen des Mannes oder bei Frigidität der Frau
- bei vorzeitigem Samenerguss und Orgasmusproblemen
- bei gesellschaftlich geächteten Verhaltensweisen wie Pädophilie oder Exhibitionismus
- bei Störungen der Geschlechtsidentität
- bei dauerhafter Abneigung gegen sexuelle Aktivitäten

2. Nennen Sie organische Ursachen, die zu sexuellen Störungen führen können.

- Multiple Sklerose
- Ateriosklerose
- Thrombosen der Aterien
- Diabetes mellitus
- Lebererkrankungen
- Prostataoperationen
- die Wirkung bestimmter Medikamente (z. B. gegen Bluthochdruck, Antidepressiva …)

**3. Neben den organischen Ursachen gibt es auch eine Reihe psychologischer Gründe für Sexualstörungen.
Zählen Sie diese auf.**

- Lustverlust durch Depressionen
- Stress führt häufig zum Verlust sexueller Interessen
- Schizophrenie begünstigt sexuelle Dysfunktionen
- Versagensängste
- gesellschaftliche Gebote und Verbote
- Traumatisierungen durch sexuellen Missbrauch, Inzest oder Vergewaltigungen
- problematische Partnerbeziehungen
- Kommunikationsstörungen zwischen den Partnern

4.15 Psychopharmaka

1. Definieren Sie Psychopharmaka.

Psychopharmaka sind eine Medikamentengruppe, die in sehr komplexe, bis heute von der Wissenschaft immer noch nicht ganz durchschaute neurobiologische Regulationsprozesse eingreift. Sie beeinflussen biologische Ursachen psychischer Störungen, aber besitzen keine *kausale* Wirkung.

Ihr Einsatz ist aus diesem Grund gelegentlich umstritten.

2. Unterscheiden und erklären Sie die Untergruppen von Psychopharmaka.

- *Neuroleptika:*
  antipsychotisch, vegetativ dämpfend, Mittel der Wahl bei Schizophrenien
- *Tranquilizer:*
  Verwendung bei Angst- und Spannungszuständen
- *Antidepressiva:*
  wirksam gegen Panikattacken, endogene und reaktive Depressionen und Verhaltensauffälligkeiten
- *Lithiumsalze:*
  zur Behandlung von manisch-depressiven Psychosen
- *Amphetamine:*
  antriebssteigernde Mittel, z. B. zur Verwendung bei ADHS (Ritalin)

3. Erläutern Sie, was bei der Einnahme von Psychopharmaka zu beachten ist.

- Nur der Arzt darf Psychopharmaka verordnen.
- Der Arzt ist über andere Medikamente zu informieren, die gleichzeitig eingenommen werden (Problem der Kreuzwirkungen).
- Dem behandelnden Arzt ist mitzuteilen, wenn das Medikament wirkungslos ist oder Nebenwirkungen zeigt.
- Dosisveränderungen oder ein Absetzen des Medikaments dürfen durch Pflegekräfte nicht eigenmächtig vorgenommen werden.
- Die gleichzeitige Einnahme von Alkohol ist zu vermeiden.
- Die sedierende Wirkung von Mitteln kann zu Problemen beim Autofahren, bei der Bedienung von Maschinen usw. führen.
- Zu beachten ist auch das potenzielle Suchtpotenzial von einigen Psychopharmaka (z. B. Benzodiazepinen). Der Arzt ist bei Abhängigkeitsverdacht sofort zu informieren.
- Ein Notfallausweis mit der aktuellen Medikation kann sinnvoll sein.

→

	- Nur eine regelmäßige Einnahme führt zum Erfolg. - Manche Mittel wirken nicht sofort (z. B. Antidepressiva).
4. Nennen Sie einige typische Indikationen für Neuroleptika.	- Neuroleptika sind Medikamente zur Behandlung von Psychosen. - Sie wirken vegetativ dämpfend und sedierend bei starker psychomotorischer Erregung oder ängstlicher Agitiertheit. - Sie dienen dem symptomatischen Abschwächen oder Abbauen von Halluzinationen und Wahnvorstellungen.
5. Zählen Sie mögliche Nebenwirkungen der Neuroleptika auf.	- Frühdyskinesien - Spätdyskinesien - Mundtrockenheit - Verstopfung - Miktionsstörungen bis hin zum Harnverhalten - Hypotonie - Tachykardien - Gewichtszunahme - Parkinson-Syndrom
6. Geben Sie die Handelsnamen für einige gängige Neuroleptika an.	- Atosil® - Dogmatil® - Nipolept® - Decentan® - Haldol-Janssen® - Risperdal®

4.15.1 Tranquilizer

1. Erklären Sie, was Tranquilizer sind und wann sie eingesetzt werden.	Unter dem Namen Tranquilizer werden alle Psychopharmaka zusammengefasst, die zur medikamentösen Therapie von Angst- und Spannungszuständen, gegen Unruhe, zur Milderung psychosomatischer Beschwerden, bei Schlafstörungen, heftigen Muskelspasmen, gegen Epilepsie u. a. verwendet werden.
2. Benennen Sie die am häufigsten eingesetzte Tranquilizer-Gruppe.	Die am häufigsten eingesetzte Gruppe sind die sogenannten Benzodiazepine.

Psychopharmaka

3. Wofür werden Tranquilizer oft missbräuchlich eingesetzt?

Häufig werden sie missbräuchlich zum Abbau von Stress am Arbeitsplatz oder in der Familie benutzt, weil Sie Angst, Unruhe oder Frustrationen verhindern.

4. Begründen Sie, warum der Einsatz von Tranquilizern gefährlich ist.

Medikamente dieser Gruppe haben ein hohes Suchtpotenzial.

5. Erläutern Sie die Wirkungsweise von Tranquilizern.

Tranquilizer beeinflussen Groß- und Kleinhirn sowie das Limbische System. Dort wird eine dämpfende Wirkung über spezielle Rezeptoren ausgelöst.
Die Mittel wirken auch muskelrelaxierend und werden daher auch bei Epilepsie, Muskelspasmen und zur Narkosevorbereitung eingesetzt.

6. Wie alle Psychopharmaka haben auch Tranquilizer unerwünschte Nebenwirkungen. Zählen Sie einige auf.

- Müdigkeit
- Schwindel
- Kopfschmerzen
- Übelkeit
- Benommenheit
- Verringerung der Reaktionsfähigkeit
- Koordinationsstörungen
- Halluzinationen
- Erregungs- und Verwirrungszustände
- hohes Suchtpotenzial

4.15.2 Antidepressiva

1. Bei welchen Indikationen außer endogenen Depressionen werden Antidepressiva noch eingesetzt?

- bei chronischen Schmerzsyndromen
- gegen Panikattacken und Verhaltensstörungen

2. Beschreiben Sie die Wirkungsweise der Antidepressiva.

Sie greifen in die synaptische Erregungsübertragung ein, indem sie die Wiederaufnahme von Noradrenalin und/oder Serotonin aus dem synaptischen Spalt ins Nervenende hemmen.

Psychiatrie

3. Nennen Sie die speziellen Wirkungen, die Antidepressiva aufweisen.

- Sie wirken stimmungsaufhellend und depressionslösend.
- Sie sind antriebssteigernd.
- Oder sie wirken antriebshemmend und angstlösend.

4. Unterscheiden Sie einige Arten der Antidepressiva und geben Sie jeweils Beispiele an.

- trizyklische Antidepressiva, z. B. Imipramin®, Clomipramin®, Doxepin®
- MAO-Hemmer wie Moclobemid®, Tranylcypromin®
- SSRI – Selektive Serotonin-Wiederaufnahmehemmer, z. B. Citalopram®, Fluoxetin®
- SNRI – Serotonin-Noradrenalin-Wiederaufnahmehemmer, z. B. Milnacipran®, Venlafaxin®
- SRE – Serotonin-Wiederaufnahmeverstärker (Tianeptin®)
- tetrazyklische Antidepressiva (Mianserin®)

5. Antidepressiva haben je nach Wirkungsprofil eine Reihe möglicher Nebenwirkungen. Führen Sie einige auf.

- Mundtrockenheit
- Harnverhalt
- Verstopfung
- Schwitzen
- Pulsanstieg
- Tremor
- cerebrale Krampfanfälle
- Verschlechterung der Leberwerte
- Erektionsstörungen
- innere Unruhe
- Herzrhythmusstörungen

6. Vergleichen Sie die Verträglichkeit von selektiven Serotonin-Wiederaufnahmehemmern im Vergleich zu trizyklischen Antidepressiva und beschreiben Sie, wie Nebenwirkungen generell vermindert werden können.

Selektive Serotonin-Wiederaufnahmehemmer sind besser verträglich als trizyklische Antidepressiva. Die meisten Nebenwirkungen sind individuell zunächst belastend, aber im Laufe der Therapie oft wieder reversibel. Durch einschleichende Dosierung können sie oft ganz vermieden werden. Bei anhaltend stärkeren Nebenwirkungen sollte in eine andere Substanzklasse umgestiegen werden.

7. Erläuten Sie das Vorgehen beim Absetzen antidepressiver Psychopharmaka.

Das Absetzen antidepressiver Psychopharmaka muss unter ärztlicher Kontrolle schleichend erfolgen.

4.15.3 Lithiumsalze

1. Welche Wirkungen entfalten Lithiumsalze bei manisch-depressiven Psychosen?

- Sie können weitere manische und depressive Phasen verhindern.
- Oder sie führen zu einer deutlichen Verkürzung, einem selteneren Auftreten und einem geringeren Schweregrad manisch-depressiver Psychosen.

2. Erklären Sie die Wirkungsweise der Lithiumsalze.

Sie greifen in den Neurotransmitterstoffwechsel ein und beeinflussen dort den Phosphatidinositolstoffwechsel

3. Wie alle Psychopharmaka haben auch Lithiumsalze eine Reihe von Nebenwirkungen. Nennen Sie einige.

- feinschlägiger Fingertremor
- Durst
- Nierenschädigungen
- Hautveränderungen
- Übelkeit, Erbrechen, Durchfälle
- Muskelschwäche
- EKG-Veränderungen
- Leukozytose
- Lithium wirkt fruchtschädigend während der Schwangerschaft – das Risiko für Missbildungen ist erhöht
- bei Überdosierungen kommt es leicht zu Intoxikationen mit Schwindelgefühlen, Krampfanfällen, Bewusstseinsverlust, Koma u. Ä.

4.15.4 Nootropika

1. Definieren Sie den Begriff Nootropika.

Als Nootropika werden Psychopharmaka bezeichnet, die eine fördernde Wirkung auf höhere Hirnfunktionen wie Gedächtnis, Denken, Konzentrations-, Auffassungs- und Lernfähigkeit haben.
Sie finden vor allem Anwendung bei Dementen und sollen vor allem deren lebenspraktischen Fähigkeiten verbessern.
Sie sollen noch funktionierende Nervenzellen zu optimaler Leistung anregen, aber auch bereits bestehende Schädigungen verhindern oder deren Fortschreiten verlangsamen.
Über den wahren Nutzen dieser Medikamente und ihre Wirksamkeit wird gestritten.

2. Zählen Sie einige Ihnen bekannte Handelsnamen für Nootropika auf.	• Nootrop® • Hydergin® • Nimotop®	• Sermion® • Cognex® • Aricept®

3. Bewerten Sie den Nutzen der Nootropika und die daraus bedingte Kostenübernahme durch die Krankenkasse.

Im Bezug auf die Verbesserung der höheren Hirnfunktionen sind diese Präparate durchaus wirksam, sie können jedoch die Grunderkrankungen selbst nicht heilen (z. B. Alzheimer Demenz).
Die Krankenkassen sind bei der Erstattung der Kosten sehr zögerlich, da die Medikamente sehr teuer sind und nur eine symptomatische Abschwächung dementer Krankheitsbilder bewirken.

4.16 Psychotherapieverfahren

1. Erläutern Sie, was unter einer Psychotherapie wörtlich übersetzt und in der Praxis zu verstehen ist.

Psychotherapie bedeutet wörtlich übersetzt Behandlung der Seele, bzw. seelischer Probleme.
Heute ist damit die Hilfe durch Fachpsychologen bei Störungen des Denkens, Fühlens, Erlebens und Handelns gemeint.
Dazu zählen z. B. Angststörungen, Zwänge, Essstörungen, Süchte, Psychosen ….

2. Beschreiben Sie, wann eine Psychotherapie ratsam ist und welche Voraussetzungen erforderlich sind.

Wer von psychischen Problemen geplagt ist und diese nicht mehr alleine bewältigen kann, sollte unbedingt fachliche Hilfe in Anspruch nehmen. Dies ist vor allem dann erforderlich, wenn eine Chronifizierung einer Erkrankung droht oder sich die Situation zunehmend verschlechtert (z. B. bei Depressionen). Zwingend erforderlich ist eine aktive Mitarbeit des Betroffenen während der Therapie (gute Compliance). Ein Mindestmaß an psychischer Stabilität und Belastbarkeit muss für den Erfolg einer Therapie gegeben sein.

3. Erklären Sie die Unterschiede zwischen folgenden Berufsgruppen:
a) Psychotherapeut

a) Ein Psychotherapeut ist eine Experte für Psychotherapie. Er kann Psychologe, Mediziner oder Pädagoge sein. Erforderlich ist in jedem Fall eine psychotherapeutische Zusatzausbildung. Der Name Psychotherapeut ist seit dem 01.01.06 durch das Psychotherapeutengesetz gesetzlich geschützt.

b) Psychiater
c) Psychologe

b) Ein Psychiater ist ein Facharzt für psychische Erkrankungen oder Störungen. Der Psychiater hat Medizin studiert und sich danach in einer Facharztausbildung für Psychiatrie spezialisiert.

c) Ein Psychologe ist ein Hochschulabsolvent, der das Fach Psychologie studiert hat. Therapeutisch arbeitende Psychologen haben sich in der Regel auf den Schwerpunkt Klinische Psychologie spezialisiert. Mit einer Zusatzausbildung darf er eine eigene freie psychologische Praxis betreiben. Hat er eine kassenärztliche Zulassung, werden die Kosten des Betroffenen in der Regel durch die Krankenversicherung übernommen.

4. Woran erkennt der Laie die Fachleute für Psychotherapie?

Ein zuverlässiger Hinweis ist der Titel „Psychologischer Psychotherapeut", der nur von Universitätsabsolventen mit einem abgeschlossenen Universitätsstudium geführt werden darf. Zudem muss der Psychologe approbiert sein. Auch Ärzte mit einer Zusatzausbildung in Therapie dürfen sich Psychotherapeut nennen.

5. Wo gibt es Auskunft und Informationen über Psychotherapeuten?

- Das gelbe Branchenbuch enthält Adressen und Telefonnummern von Psychotherapeuten.
- Die Krankenkassen erteilen Auskünfte über Vertragsbehandler.
- Im Internet finden Sie den PID – Psychotherapieinformationsdienst –, der Sie über Leistungsangebote in Ihrer Region informiert. Zentrale Telefonvermittlung: 0228–74 66 99

6. Beschreiben Sie die besonderen Schwierigkeiten, die sich auf dem Weg der Psychotherapie ergeben können.

- lange Wartelisten oder Wartezeiten
- keine Kostenübernahme durch die Kassen bei nicht akzeptierten Verfahren
- mangelnde Compliance zwischen Therapeut und Betroffenem – der Betroffene muss zur aktiven Mitarbeit bereit sein
- Die „Chemie" zwischen Therapeut und Betroffenem muss stimmen. Eventuell sind kostenlose Erstgespräche zu vereinbaren.

7. Zählen Sie die Behandlungsmöglichkeiten der Psychotherapie auf.

- *Psychoanalytisch orientierte Psychotherapie:*
  Hier liegt der Schwerpunkt auf dem Aufdecken der Ursachen der Störung, der Analyse biografischer Einflüsse auf die Entstehung und der aktiven Entwicklung angepasster Verhaltensmuster.
- *Psychopharmakologisch ausgerichtete Therapie:*
  Der Einsatz von Psychopharmaka hat den Zweck, Begleiterscheinungen bei Persönlichkeitsstörungen wie Erregung, Angst, Depressionen, Impulsivität und Stimmungsschwankungen symptomatisch chemisch zu mildern oder abzubauen. In der Regel werden die Medikamente (Antipsychotika, Antidepressiva, Anxiolytika, Lithium u. Ä.) mit einer Psychotherapie kombiniert.
- *Kognitive Verhaltenstherapie:*
  Hier geht es um die Analyse der Persönlichkeitsstörungen auslösenden Denk- und Verhaltensmuster, die zu einem inadäquaten Verhalten führen. Endziel ist es, die sozialen Kompetenzen des Betroffenen durch aktive Übungen zu verbessern, Wahrnehmungsverzerrungen abzubauen, Stressabbaustrategien zu erlernen und falsche Annahmen über die Realität zu erkennen.

8. Nennen Sie die Therapieverfahren, die
a) bei ambulanter Versorgung von den Kassen finanziert werden
b) bei ambulanter Versorgung von den Kassen nicht finanziert werden
c) in stationären Einrichtungen finanziert werden

a) In der ambulanten Versorgung werden in der Regel folgende Therapierichtungen bei zugelassenen Psychotherapeuten bezahlt:
- tiefenpsychologisch fundierte Therapien
- Verhaltenstherapien
- psychoanalytische Therapien

b) Andere wissenschaftlich fundierte Verfahren wie Gesprächspsychotherapie, Gestalttherapie oder systemische Familientherapie werden von den Kassen bisher noch nicht übernommen.

c) In stationären Einrichtungen werden fast alle Verfahren finanziert.

5 Theoretisches Grundverständnis der Pflege

5.1 Pflegewissenschaftliche Grundlagen altenpflegerischen Handelns

1. Erklären Sie, wieso die Pflege eine eigenständige Wissenschaft benötigt.

Professionelle Pflege ist ein eigenständiger Bereich, den die Pflegenden selbstständig verwalten müssen. Die Pflegepraktiker werden durch die Pflegewissenschaft und -forschung unterstützt, die effektivsten Pflegeinterventionen zu benutzen.

2. Welche Forderungen stellt das SGB XI in finanzieller Hinsicht an die Pflegenden?

Aufgrund des SGB XI wird von professionellen Pflegenden gefordert, auch unter finanzieller Hinsicht die effektivsten Pflegemaßnahmen durchzuführen.

3. Benennen Sie die Schritte des Forschungsprozesses.

1. Situation erfassen
2. Forschungsfrage erstellen
3. Aufstellen von Hypothesen
4. Untersuchungsmethode (Design, Stichprobe) auswählen
5. Datensammlung
6. Datenanalyse
7. Ergebnis (Hypothesen bestätigen oder verwerfen)
8. Konsequenzen/Empfehlungen (Veröffentlichung)

4. *„Entscheiden können heißt entscheiden müssen, entschieden haben heißt verantworten müssen".* (Dr. med. Fred Salomon-Lemgo) Welche Maßnahmen im Rahmen der Pflegeforschung kennen Sie, um die Rechte der Betroffenen zu schützen?

- Datenschutz gewährleisten (z. B. Anonymität wahren, Tonbandaufzeichnungen löschen)
- Institution informieren (Information der Pflegedienstleitung, Stationsleitung)
- Einbeziehung des Personalrates bei Mitarbeiterbefragung
- Testperson über Ziele, Vorgehen und mögliche Risiken des Forschungsvorhabens informieren
- jederzeit einen Ausstieg aus der Forschung ohne Konsequenzen ermöglichen

5. Stellen Sie die quantitativen und qualitativen Forschungsmethoden gegenüber und vergleichen Sie beide.

	quantitative Forschung	qualitative Forschung
Grundorientierung	Naturwissenschaft	Geisteswissenschaft
Verständnis	Existenz einer objektiv messbaren Wirklichkeit	Wirklichkeit ist subjektiv, so wie sie vom Einzelnen wahrgenommen wird
Ziel	Gesetzmäßigkeiten entdecken, allgemein gültige Aussagen treffen	Konzepte aus der subjektiven Perspektive der Betroffenen heraus entwickeln
Forschungslogik	deduktiv, Theorie prüfend	induktiv, Theorie entwickelnd
Datenerhebung	standardisierte Messmethoden	offene, halbstandardisierte Messmethoden
Stichprobe	Zufallsstichprobe, große Anzahl von Teilnehmern	gezielte Auswahl, geringe Anzahl von Teilnehmern
Daten	„harte Daten": Zahlenmaterial	„weiche Daten": verbale Beschreibungen

6. Im Pflegealltag gibt es oft zwischen den Kollegen verschiedene Ansichten, welche Pflegemaßnahme wirksamer ist. Der Pflegebedürftige hat das Recht, die momentan beste Pflegemaßnahme zu erhalten, also die Intervention, die im Moment von der Pflegewissenschaft am besten belegt wurde. In diesem Zusammenhang spricht man von Evidenz. Charakterisieren Sie diesen Begriff.

Evidenz bedeutet Deutlichkeit oder völlige Klarheit. Im Englischen drückt „evidence" hingegen Beweis oder auch Beleg für etwas aus. Diese Wortbedeutung wurde für die Entwicklung der Evidenz-basierten Praxis gewählt, da es Gewissheit nach der gegenwärtigen wissenschaftsphilosophischen Auffassung nicht geben kann. Es gilt nur solange etwas als richtig oder wahr, bis es widerlegt wird.

7. In Deutschland hat sich ein EBN (Evidence-Based Nursing)-Zentrum an der Universität Halle seit Jahren etabliert. Zeigen Sie auf, was sich hinter EBN verbirgt.

Evidence-Based Nursing ist die Integration der derzeit besten wissenschaftlichen Aspekte in die tägliche Pflegepraxis unter Einbezug theoretischen Wissens und der Erfahrungen der Pflegenden, der Vorstellungen des Betroffenen und der vorhandenen Ressourcen.

8. Geben Sie ein Beispiel für EBN.

Im häuslichen Bereich ist eine s. c.-Injektion durch die Kleidung nicht gesundheitsgefährdend und verbessert die Lebensqualität, somit wird der Standard für die s.c.-Injektion angepasst und die Fortbildung entsprechend gestaltet.

9. Erklären Sie die Aufgabe der Ethikkommission.

Eine Ethikkommission dient zur Wahrung ethischer Grundsätze und begutachtet jedes klinische Forschungsprojekt hinsichtlich forschungsethischer Gesichtspunkte.

10. Beschreiben Sie die ethische Debatte und welche Bedeutung sie für die Ethikkommission hat.

Es wird dem Forscher bescheinigt, dass die ethische Debatte (die Gedanken, die der Forscher sich im Vorfeld gemacht hat) unbedenklich und plausibel ist.

11. Es gibt verschiedene Pflegemodelle. Führend sind in der Altenpflege die Pflegemodelle nach Dorothea Orem oder Erwin Böhm. Erklären Sie den Begriff Pflegemodell.

Pflegemodelle sind Denkkonzepte, wie man sich die Gesamtheit der Pflege vorstellt. Ein Pflegemodell ist die Beschreibung der Pflegewirklichkeit bzw. die Vorstellung, wie Pflege überlegt und gut geplant durchgeführt wird. Modelle geben eine gemeinsame klare Zielrichtung vor, an denen alle an der Pflege Beteiligten arbeiten müssen. Erst auf der Basis der Pflegemodelle wird der Pflegeprozess professionell anwendbar.

12. Zählen Sie die verschiedenen Pflegemodelle entsprechend ihrer Orientierung auf.

- Bedürfnismodelle
- Interaktionsmodelle
- Ergebnismodelle
- humanistische Modelle

13. Beschreiben Sie, wozu ein Pflegemodell Aussagen macht.

Ein Pflegemodell macht Aussagen zum Mensch:
- zur Gesundheit oder Krankheit
- zur Umgebung
- zur Pflege
- zur Person

14. Was sind Bedürfnismodelle und geben Sie Beispiele an.	Der Mensch hat bestimmte Bedürfnisse. Diese Bedürfnisse können bei Erkrankungen, bei Behinderungen oder im Alter nicht mehr erfüllt werden. Die dabei entstehenden Einschränkungen werden durch Pflegemaßnahmen kompensiert.
15. Nennen Sie Vertreterinnen der Bedürfnismodelle.	Vertreterinnen der Bedürfnismodelle sind D. Orem, Nancy Roper, Virginia Henderson.

5.2 Pflegeprozess

1. Professionelle Pflege soll geplant ablaufen, das ist ein Merkmal professioneller Pflege. Zählen Sie gesetzliche Grundlagen auf, die Pflegeeinrichtungen zur Pflegeplanung und damit zum Pflegeprozess verpflichten.	• SGB XI § 80 Pflegeversicherungsgesetz • Altenpflegegesetz § 3 • Krankenpflegegesetz § 4
2. Stellen Sie kurz und prägnant die Bedeutung des Pflegeprozesses dar.	Der Pflegeprozess und seine Dokumentation dienen der systematischen Feststellung der Kompetenz des Pflegebedürftigen, seinen alltäglichen Bedürfnissen und Anforderungen nachzukommen, dem Aushandeln von Pflegebedarf und Pflegezielen, dem Festlegen von Verantwortlichkeiten für die Durchführung von einzelnen Unterstützungsleistungen und der Überprüfung der Angemessenheit von Maßnahmen und Zielsetzungen. In der Dokumentation werden die Art und Weise des pflegerischen Handelns beschrieben und allen am Prozess Beteiligten werden die Informationen zugänglich gemacht.
3. Der Pflegeprozess ist ein Beziehungsprozess. Erläutern Sie dies.	Die Problemlösung beruht auf genauer Beobachtung und Wahrnehmung des Pflegebedürftigen. Darüber hinaus spielt die Beziehungsfähigkeit der Pflegenden eine wichtige Rolle, da Bedürfnisse, Ressourcen und Informationen des Pflegebedürftigen erkannt werden müssen.

4. Das Dokumentationssystem orientiert sich strikt am Handlungsmodell des Pflegeprozesses. Nennen Sie die Zielsetzungen, die das Dokumentationssystem verfolgt.

- Nachweis der professionellen, systematischen, aktualisierten und auf den Pflegebedürftigen bezogenen individuellen Pflege
- Sicherung der Kontinuität und Organisation der Pflege durch übersichtliche, konkrete und vollständige Verlaufsplanung
- Praktikabilität und Reduzierung des Schreibaufwandes
- Einsatz als intra- und interpersonelles Kommunikationsmittel auch im Schnittstellenmanagement
- Bereitstellung von Informationen für das interne Qualitätsmanagement
- Darstellung des Leistungsspektrums intern und extern
- Bereitstellung von Informationen für das Personalcontrolling
- rechtssicherer Nachweis der pflegerischen Leistungen

5. Benennen Sie die sechs Schritte des Pflegeprozesses nach Fiechter und Meier und geben Sie je ein Beispiel dazu an.

1. *Informationssammlung:* z. B. zur Körperpflege, was macht der Pflegebedürftige selbst, was muss durch eine Pflegekraft übernommen werden?
2. *Erkennung von Problemen und Ressourcen:* z. B. Pflegebedürftiger kann selbst Oberkörper, Gesicht, Arm waschen, benötigt Hilfe beim Unterkörper, weniger betroffenen Arm, Rücken und Intimbereich.
3. *Festlegen der Pflegeziele:* z. B. Frau M. soll sich wohl fühlen, sich gepflegt fühlen und soll ihren Intimbereich selbst waschen.
4. *Planung der Pflegemaßnahme:* z. B. ich helfe Frau M. beim Stand vor dem Waschbecken und reiche ihr alle nötigen Materialien zur Intimpflege.
5. *Durchführung der Pflegemaßnahme:* z. B. ich führe gemäß der Planung mit Frau M. die Körperpflege durch.
6. *Evaluation:* Ich beurteile die Pflegemaßnahme und deren Wirkung und prüfe, ob ich die Ziele erreicht habe.

6. Assessmentinstrumente werden häufig im Rahmen des Pflegeprozesses benutzt. Erläutern Sie die Funktion dieser Einschätzskalen.

Assessmentinstrumente (Einschätzskalen) dienen der systematischen Informationserhebung. Daten werden somit vergleichbar, gültig und verlässlich.

7. Geben Sie Beispiele für Assessmentinstrumente im Pflegealltag an.

- PAS (Pflegeabhängigkeitsskala)
- Bradenskala, Nortonskala zur Dekubitusrisikoeinschätzung
- Sturzskala nach Siegfried Huhn, Tinettiskala, Hendrichskala
- Schmerzskala
- Glasgow-Koma-Skala zur Einschätzung des Bewusstseins
- Atemskala nach Christel Bienstein
- Mini-Mental-Status nach Folstein

8. Man unterscheidet aktuelle und potenzielle Pflegeprobleme. Definieren Sie diese Pflegeprobleme.

Aktuelle Probleme sind Probleme, die den Ist-Zustand eines Betroffenen bezüglich der Pflege angeben.
Potenzielle Probleme sind Probleme, die perspektivisch aufgrund der aktuellen Probleme auftreten können.

9. Geben Sie mögliche aktuelle Pflegeprobleme bei einem Schlaganfallbetroffenen an.

- Immobilität aufgrund der Hemiplegie
- Dysphagie
- Aphasie
- teilweise Inkontinenz

10. Geben Sie mögliche potenzielle Pflegeprobleme bei einem Schlaganfallbetroffenen an.

- Dekubitusgefahr
- Kontrakturgefahr
- Sturzgefahr
- Gefahr der Unter- bzw. Fehlernährung
- Gefahr des Gewichtsverlustes
- Isolationsgefahr
- Depressionsgefahr

11. Definieren Sie den Begriff Pflegediagnose nach NANDA (North American Diagnosis Association).

Pflegediagnose (PD) stellt eine klinische Beurteilung einer Person auf aktuelle und potenzielle Gesundheitsprobleme oder Lebensprozesse dar. PD sind von medizinischen Diagnosen zu unterscheiden.

Pflegeprozess

12. Pflegediagnosen (PD) sollen die Fachsprache vereinheitlichen und jegliche pflegerische Notwendigkeit transparent machen. Benennen Sie die fünf Formen der PD.

- aktuelle Pflegediagnosen
- Hoch-Risiko-Diagnosen
- Wellness- oder Gesundheitsdiagnosen
- Syndromdiagnosen
- Verdachtsdiagnosen

13. Erklären Sie aktuelle Pflegediagnosen.

Aktuelle Pflegediagnosen
- beschreiben die gegenwärtigen Reaktionen des Pflegebedürftigen auf Gesundheitsprobleme oder Lebensprozesse,
- sind nach dem PÄS-Schema aufgebaut: Pflegediagnosetitel, Ätiologie und Symptome.

14. Veranschaulichen Sie aktuelle Pflegediagnosen an einem Beispiel.

Mangelernährung aufgrund von Ablehnung des Essens, wegen Ekels am Essenstisch, zeigt sich durch Gewichtsverlust von 5 kg in 2 Wochen.

15. Erläutern Sie Hoch-Risiko-Diagnosen.

Hoch-Risiko-Diagnosen
- beschreiben ungesunde Reaktionen, die sich bei einem anfälligen Betroffenen entwickeln können. Risikodiagnosen werden durch das Vorhandensein von Risikofaktoren gestellt. Symptome sind noch nicht vorhanden,
- setzten sich aus dem Pflegediagnosetitel und dem Risikofaktor zusammen.

16. Geben Sie ein Beispiel für Hoch-Risiko-Diagnosen.

Durch Immobilität besteht ein hohes Risiko für Hautschädigung.

17. Definieren Sie Syndromdiagnosen.

Syndromdiagnosen bestehen aus einem Bündel von aktuellen und Hoch-Risiko-Diagnosen, die sie aufgrund einer bestimmten Situation oder eines bestimmten Ereignisses in sich vereinen.

18. Benennen Sie ein Beispiel für Syndromdiagnosen.

Inaktivitätssyndrom, dieses besteht z. B. aus
PD: Hautdefekt, hohes Risiko
PD: Verstopfung hohes Risiko
PD: Atemvorgang, beeinträchtigt
PD: körperliche Mobilität, beeinträchtigt
PD: Sinneswahrnehmung, beeinträchtigt
PD: Körperbild, Störung

19. Pflegestandards sind Mittelpunkt unseres pflegerischen Handelns. Definieren Sie den Begriff Pflegestandard.

Pflegestandards sind allgemeingültige Normen, die den Aufgabenbereich und die Qualität der Pflege definieren.

20. Geben Sie Voraussetzungen für Pflegestandards an.

Voraussetzungen sind, dass themen- und tätigkeitsbezogen festgelegt ist, was die Pflegepersonen in einer konkreten Pflegesituation leisten wollen/sollen und wie diese Leistungen auszusehen haben.

21. Welche Voraussetzungen müssen Pflegestandards erfüllen?

- Verbindlichkeit
- Eindeutigkeit in der Formulierung
- Aktualität und Wissenschaftlichkeit
- Umsetzbarkeit
- Möglichkeit der Erfolgskontrolle

22. Was verbirgt sich hinter dem Begriff Pflegevisite?

Pflegevisite ist ein regelmäßiger Besuch beim Pflegebedürftigen, um Änderungen des Pflegebedarfs beim Pflegebedürftigen vor Ort festzustellen. Der Pflegebedürftige muss die Gelegenheit erhalten, Informationen über geplante Ziele oder Pflegemaßnahmen zu erhalten. Ferner soll der Pflegebedürftige Gelegenheit erhalten, Wünsche zu äußern und Kritik zu üben. Die Pflegevisite ist damit eine eigenständige Leistung der Pflege.

23. Formulieren Sie verschiedene Ziele der Pflegevisite.

- Überprüfung der Pflegequalität (§ 80 SGB XI)
- Einbeziehen des Pflegebedürftigen in die Planung und Bewertung der Pflege (Beschwerdemanagement)
- Ermittlung der Kundenzufriedenheit
- Erfolg von Pflegemaßnahmen prüfen
- Aktualisierung der Dokumentation
- kollegialer Austausch/Lernen im Team fördern
- Sondieren von Themengrundlagen für Fortbildungen
- Austausch von Betroffenen/Pflegenden optimieren

6 Aktivitäten des täglichen Lebens

6.1 Das AEDL-Modell

1. Benennen Sie die Pflegetheorie, die mit den Aktivitäten und existenziellen Erfahrungen des Lebens (AEDLs) arbeitet.

Die Pflegetheorie „Ganzheitlich-rehabilitierende Prozesspflege" nach Monika Krohwinkel von 1993 arbeitet mit den 13 verschiedenen AEDLs.

2. Erläutern Sie, was Monika Krohwinkel unter den Aktivitäten und existenziellen Erfahrungen des Lebens (AEDLs) versteht.

AEDLs sind theoretische Konstrukte, die Bedürfnisse, Aktivitäten und Erfahrungen der Menschen darstellen, um selbstständig ihren Lebensalltag zu meistern. Krohwinkel übernahm elf Lebensaktivitäten von Nancy Ropers Pflegetheorie und ergänzte diese um zwei weitere AEDLs.

3. Zählen Sie die 13 AEDLs auf.

1. Kommunizieren können
2. Sich bewegen können
3. Vitale Funktionen des Lebens aufrecht erhalten können
4. Sich pflegen können
5. Essen und trinken können
6. Ausscheiden können
7. Sich kleiden können
8. Ruhen und schlafen können
9. Für eine sichere und fördernde Umgebung sorgen
10. Sich beschäftigen
11. Sich als Mann oder Frau fühlen
12. Soziale Beziehungen und Bereiche des Lebens sichern
13. Mit existenziellen Erfahrungen des Lebens umgehen

4. Welche Bedeutung haben AEDLs in der Pflege?

AEDLs sollen das große Netzwerk der Pflege strukturieren und übersichtlich gestalten. AEDLs sind vergleichbar mit den verschiedenen Stücken einer großen Torte, die die Pflegebereiche symbolisieren. AEDLs sollen uns helfen, den individuellen Pflegebedarf zu ermitteln. Dabei werden für jede Person die Fähigkeiten, Bedürfnisse, Ressourcen und Defizite je AEDL erhoben.

5. Afaf Ibrahim Meleis unterscheidet Pflegetheorien nach Bedürfnis-, Interaktions- und Ergebnistheorien. Wozu zählt das AEDL-Modell?	Krohwinkels Pflegetheorie zählt zu den Bedürfnistheorien. Die Bedürfnisse der Betroffenen werden in 13 verschiedene AEDLs gegliedert.
6. Begründen Sie, wieso Krohwinkels Pflegetheorie in der Altenpflege einen sehr hohen Stellenwert hat.	Neben den biologischen AEDLs wie Atmen, Essen und Trinken usw. werden auch soziale AEDLs einbezogen wie z. B. • soziale Beziehungen und Bereiche sichern und gestalten können • mit existenziellen Erfahrungen des Lebens umgehen können
7. In Krohwinkels Pflegetheorie werden fünf Tätigkeitsbereiche für Pflegende beschrieben. Zählen Sie diese auf.	1. direkte Pflege 2. Pflegedokumentation 3. Pflegeorganisation 4. Mitarbeit bei Diagnostik und Therapie 5. Kooperations- und Koordinationsaufgaben
8. Nennen und beschreiben Sie eine weitere ganzheitliche Pflegetheorie, die die deutsche Alten-/Krankenpflege bestimmt.	Die Theorie der zwölf „Aktivitäten des täglichen Lebens" (ATLs) nach Juliane Juchli bestimmt ebenfalls die deutsche Pflege. Sie modifizierte die Modelle von Nancy Roper und Virginia Henderson.

Im Folgenden wird auf die prüfungsrelevantesten AEDLs eingegangen.

6.2 Kommunizieren können

1. Definieren Sie Kommunikation.	Kommunikation (lat. *communicare:* teilen, mitteilen, teilnehmen lassen, gemeinsam machen, vereinigen) ist der wechselseitige Austausch von Gedanken in Sprache, Gestik, Mimik, Schrift, Bild.
2. Erläutern Sie das Sender-Empfänger-Modell.	Kommunikation kann nur stattfinden, wenn • es mindestens zwei Teilnehmer gibt • die Kommunikationsteilnehmer abwechselnd als Sender und Empfänger fungieren • über die gleiche oder ähnliche Kodierung der Nachricht verfügt wird, um die empfangenen Signale zu interpretieren.

3. In der Kommunikation bedient sich der Mensch der Sprache und der nichtsprachlichen Verständigung. Wie werden diese Kommunikationsformen genannt und was unterscheidet sie?

- *Verbale Kommunikation* bedient sich der Sprache.
- *Nonverbale Kommunikation* bedient sich der Elemente: Tonfall, Lautstärke, Gestik, Mimik und der Körperhaltung.

4. Schulz von Thun prägte ein bekanntes Modell zur Beschreibung von Kommunikationsvorgängen und Klärung von Kommunikationsstörungen. Nennen und erklären Sie es.

Vier-Ohren-Modell (Vier-Seiten-Modell)
Gemeint ist, dass jede Nachricht die ausgetauscht wird, verschiedene Inhalte und Bedeutungen haben kann, die vom Empfänger richtig interpretiert werden müssen, um keine Störungen auftreten zu lassen.

5. Zählen Sie die verschiedenen Kommunikationsaspekte nach Schulz von Thun auf und beschreiben Sie diese kurz.

- *Sachaspekt*
  Die Nachricht informiert über den reinen Sachverhalt.
- *Selbstoffenbarungsaspekt*
  Was ich von mir selbst kundgebe.
- *Beziehungsaspekt*
  Was ich von dir halte und wie wir zueinander stehen.
- *Appellaspekt*
  Wozu ich dich veranlassen möchte.

6. Erläutern Sie anhand des Vier-Ohren-Modells das Zustandekommen von Kommunikationsstörungen.

Jeder Sender kann seine Nachricht über einen der vier Aspekte aussenden. Der Empfänger kann seinerseits auf allen vier Ohren die Nachricht empfangen. Störungen treten immer dann auf, wenn Sender und Empfänger sich verschiedener Kanäle bedienen. Beispielhaft dann, wenn ein Sachinhalt als Appell aufgefasst wird.

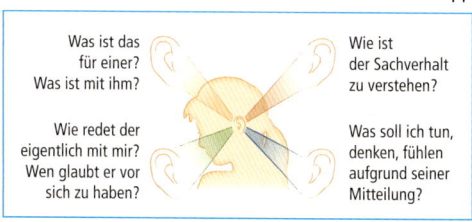

**7. Kommunikations-
störungen lassen sich
differenzierter durch
drei Unterscheidungen
analysieren.
Führen Sie diese auf und
erklären Sie kurz deren
Inhalte.**

- *Übertragungsstörungen:* physikalische Störungen wie Lärm oder Hitze, Zeitdruck, Stress
- *Verarbeitungsstörungen:*
  Physiologisch bei Einschränkungen des Sehens, Hörens, der Sprache, Störungen der Gestik und Mimik (Parkinson), Störung des Tast-, Geschmacks- und Geruchssinnes sowie Lese- und Schreibstörungen (Apoplexie)
  Kognitiv bei:
  – Störung der Dekodierung von Signalen (Kultur, Dialekt)
  – verschiedene Wahrnehmung durch unterschiedliche Bildung und soziale Herkunft
  – widersprüchliche oder mehrdeutige Informationen
  – emotionale Beeinflussung, z. B. durch Ekel, Angst
  – Lügen und Täuschungen
- *Beziehungsstörungen*
  – Einstellung zu sich selbst und zu anderen
  – negatives Selbstbild, Schüchtern- oder Unsicherheit des Gesprächspartners
  – gesteigerte Ich-Bezogenheit
  – unterschiedliche Positionen oder Machtstrukturen (Pflegedienstleitung – Altenpflegeschülerin) (nach Rudolf Mahler)

**8. Kommunikation mit
älteren Menschen bedarf
besonderer Anforderungen. Nennen Sie die Veränderungen und beschreiben Sie die pflegerische
Unterstützungsleistung.**

Berücksichtigung der Einschränkungen:
- *Sinnesorgane*
  – Gehör: lautes, deutliches Sprechen; funktionstüchtiges Hörgerät
  – Auge: Grad der Sehfähigkeit; Achten auf eventuelle Einschränkung des Gesichtsfeldes; Sehhilfen einsetzen
- *Schreibstörung durch eingeschränkte Motorik*
  Je nach Ursache Verwendung eines geeigneten Schreibgerätes oder einer computergestützten Schreibhilfe
- *Reduzierung des sozialen Umfeldes*
  Pflegekraft wird zum wichtigen Gesprächspartner. Weitere Kommunikationsmöglichkeiten mit den Angehörigen (Telefon, Internet) oder anderen Bewohnern (Tischgespräche) schaffen.

9. Auch durch Krankheit verändert sich die Kommunikation. Bezeichnen und erläutern Sie die möglichen Erscheinungsformen

- *Reduzierung der Gedächtnisleistung*
  Unterstützung durch bildhafte Sprache, Bilden von Beispielen oder durch Betrachten von Bildern (z. B. aus dem Fotoalbum des Betroffenen). Nicht angebracht ist das beharrliche Nachfragen.
- *Egozentrismus*
  Wahrnehmung des Kranken ist ganz auf sich gerichtet. Die Umwelt rückt in große Entfernung.
- *Hypochondrie*
  Die Wahrnehmung und so auch die Gesprächsinhalte beziehen sich auf die Krankheit und deren Symptome, welche in überstarkem Sinne wahr- und ernstgenommen werden.
- *Regression*
  Rückzug in eine kindliche Haltung mit dem Wunsch beschützt, umsorgt und getröstet zu werden.
- *Depression*
  Verfallen in eine depressive Stimmung gestaltet die Kommunikation äußerst schwierig, da diese Haltung kaum zu durchbrechen ist.

10. Welche Haltung sollte die Pflegekraft in den zuvor genannten Krankheitssituationen annehmen?

Empathische, das heißt mitfühlende Grundhaltung ist in dieser Situation angebracht. Den vom Kranken geäußerten Gefühlen sich verstehend zeigen, ohne von der Situation angesteckt zu werden, also nicht mitzuleiden.

11. Aktives Zuhören ist ein weiterer wichtiger Aspekt gelungener Kommunikation. Was ist darunter zu verstehen?

- das Zeigen einer offenen, interessierten und zugewandten Haltung
- konzentrierte und bewusste Wahrnehmung der Inhaltsebene sowie der Erlebens- bzw. Beziehungsebene

12. Worin liegt die besondere Bedeutung des aktiven Zuhörens in der Pflegebeziehung?

Wer dem Pflegebedürftigen in einem Gespräch echtes Interesse entgegenbringt, baut eine gute Gesprächs- und somit auch eine gute Pflegebeziehung auf, die Missverständnisse und Konflikte verhindern hilft.

6.3 Sich bewegen können

1. Erläutern Sie die Verbindung zwischen der Weisheit „Wer rastet, der rostet" und der Altenpflege.

Durch Ruhigstellung des Körpers oder von Teilen des Körpers kommt es zum Abbau bzw. zu Veränderungen fast aller Organsysteme.

2. Erläutern Sie, was unter Immobilität verstanden wird.

Immobilität bedeutet Unbeweglichkeit aufgrund von Bewegungseinschränkungen jeglicher Art (Altersschwäche, Arthrose etc.) oder Behinderungen. Bewegungsunfähigkeit (Immobilität) ist ein häufiges Phänomen im Pflegebereich.

3. Beschreiben Sie die Auswirkung der Immobilität auf die Lebensqualität.

Immobilität ist Ausgangspunkt für viele Folgeerkrankungen, die die Lebensqualität der alten Menschen immer weiter reduzieren.

4. Welche beiden Auswirkungen hat das Immobilisationssyndrom auf das Bewegungssystem?

Durch das Immobilisationssyndrom kommt es zu Kontrakturen und Osteoporose.

5. Beschreiben Sie die Entstehung und die Kennzeichen von Kontrakturen.

Durch mangelnde Bewegung kommt es zum Abbau der Muskulatur und zur Verkürzung von Sehnen. Dies führt zur Einschränkung des Bewegungsausmaßes im Gelenk.

6. Beschreiben Sie die Entstehung und die Kennzeichen von Osteoporose.

Durch fehlende Kontraktion der Muskulatur kommt es zum Knochenabbau, die Knochen werden porös und frakturanfällig.

7. Welche Auswirkungen hat das Immobilisationssyndrom auf die Psyche und wie entstehen sie?

- Es kommt zu Depressionen durch Pflegeabhängigkeit und Isolation.
- Die kognitiven Fähigkeiten nehmen durch fehlendes Reizangebot ab.

8. Nennen Sie zwei Auswirkungen, die das Immobilisationssyndrom auf den Magen-Darm-Trakt hat.

Die Auswirkungen sind Obstipation und Inkontinenz.

Sich bewegen können

9. Erläutern Sie den Zusammenhang Obstipation und Immobilität.

Durch mangelnde Bewegung kommt es zur Verlangsam der Darmperistaltik und zur Verstopfung.

10. Beschreiben Sie den Zusammenhang Inkontinenz und Immobilität.

Durch fehlende Mobilität für den Gang zur Toilette kann eine Urin- oder Stuhlinkontinenz gefördert werden.

11. Nennen Sie zwei Auswirkungen, die das Immobilisationssyndrom auf das Herz-Kreislauf-System hat.

Auswirkungen des Immobilisationssyndroms sind Orthostase und Hypotonie.

12. Beschreiben Sie die Entstehung und die Kennzeichen von Orthostase.

Durch eine ständige horizontale Lage kann bei schnellem Aufstehen das Blut in den Beinen versacken und Schwindelgefühle bis hin zur Ohnmacht auslösen.

13. Beschreiben Sie die Entstehung von Hypotonie.

Durch fehlende Belastung des Organismus kommt es zum niedrigen Blutdruck.

14. Nennen Sie die Auswirkung, die das Immobilisationssyndrom auf das Atemsystem hat.

Das Immobilisationssyndrom bewirkt eine Pneumonie.

15. Beschreiben Sie zwei Ursachen der Pneumonie.

- Durch flache Atmung kommt es zur Minderbelüftung der Lungen.
- Durch Schwäche oder Kraftlosigkeit fehlt die Kraft zum Abhusten von Sekret oder aspirierten Flüssigkeiten o. Ä., und es kommt zum Sekretstau in der Lunge.

16. *„Damit es nicht erst kommt zum Knaxe, erfand der Mensch die Prophylaxe. Doch lieber beugt der Mensch, der Tor, sich vor der Krankheit als ihr vor." (Eugen Roth)* Welche Bedeutung haben Prophylaxen?

Prophylaxen im engeren Sinne dienen der Verhütung von Sekundärerkrankungen bzw. Zweiterkrankungen im Pflegealltag. Damit sollen die Betroffenen vor Einschränkungen in der Lebensqualität bzw. vor tödlichen Folgen bewahrt bleiben.

17. Der Dekubitus stellt ein ernstes Problem im Pflegealltag dar. Dekubitalgeschwüre lösen erhebliches Leid bei den Betroffenen aus und verursachen hohe Kosten im Gesundheitswesen. Erklären Sie den Dekubitus.

Ein Dekubitus (lat. Druckgeschwür, genannt auch Dekubitalulkus, Wundliegen) ist eine durch länger anhaltenden Druck (Druck mal Zeit) entstandene Schädigung der Haut und des darunter liegenden Gewebes. (DNQP, 2002)

18. Ordnen Sie den vier Graden des Dekubitus nach W. O. Seiler das klinische Bild zu.

Grad 1:
Rötung. Durch Fingertest ist die Rötung nicht wegdrückbar.
Grad 2:
Blasenbildung mit schmerzhaften und infektanfälligen Läsionen.
Grad 3:
Nekrosen des subkutanen Fettgewebes, Läsionen durch abgestoßene Haut.
Grad 4:
Nekrosen bis auf die Knochen, Osteomyelitis, Osteitis und Sepsis möglich.

19. Geben Sie zu den Dekubitusgraden die Tiefe der Schädigung an.

Grad 1:
nur die Epidermis betroffen
Grad 2:
Epidermis und Dermis/Corium betroffen
Grad 3:
Epidermis, Dermis und Subcutis betroffen
Grad 4:
alle Hautschichten, Muskeln, Sehnen und Knochen betroffen

20. Erläutern Sie, warum der Betroffene hinsichtlich der Dekubitusprophylaxemaßnahmen beraten und angeleitet wird.

Der Betroffene soll die Entstehung und die Folgen eines Dekubitus kennen. Dies soll Ausgangspunkt dafür sein, dass der Betroffene Prophylaxemaßnahmen akzeptiert und von sich aus durchführt.

21. Erklären Sie, wie die Dekubitusrisikoeinschätzung erfolgt und welchen Zweck sie hat.

Die Dekubitusrisikoeinschätzung erfolgt mittels Braden- oder erweiterter Nortonskala. Sie hat den Zweck, Prophylaxemaßnahmen einzuleiten bzw. die Effektivität der Maßnahmen zu prüfen.

22. Nennen Sie Dekubitusprophylaxetechniken gemäß dem Grundsatz ohne Druck kein Dekubitus.

Dekubitusprophylaxetechniken sind gewebeschonende Bewegungs-, Lagerungs-, und Transfertechniken (kinästhetisches Handling, 30°-Lagerung, Mikrolagerungen, schiefe Ebene, Hohllagerung inklusive individueller Lagerungsplan).
Damit sollen dekubitusgefährdete Stellen in einem festgelegten zeitlichen Intervall entlastet werden.

23. Nennen Sie druckreduzierende Hilfsmittel für die Dekubitusprophylaxe und beschreiben Sie ihre Wirkung.

Hilfsmittel sind Weichlagerungssysteme, Wechseldruckmatratzen, Mikrostimulationssysteme (MIS), Gelauflagen, Schaumstoffkissen.
Durch verschiedene Prinzipien (Vergrößerung der Auflagefläche, kontinuierliche intervallhafte Druckentlastung) soll der Druck auf dekubitusgefährdete Stellen am Körper dauerhaft oder zeitweise minimiert werden.

24. Beschreiben Sie eine geeignete Kost für die Dekubitusprophylaxe.

Mit eiweißreicher und vitaminreicher Kost wird die Wundheilung gefördert. Durch reichliches Flüssigkeitsangebot füllt sich das subkutane Fettgewebe mit Flüssigkeit und bildet so ein Polster gegen Druck.

25. Wie wird die Barrierefunktion der Haut erhalten, um dem Dekubitus entgegenzuwirken?

Es ist auf einen Erhalt des physiologischen Feuchtigkeitsniveaus durch optimales Bettklima, individuelles Inkontinenzmaterial, W/O-Produkte und regelmäßigen Wäschewechsel zu achten.
Durch diese Maßnahmen wird ein Überangebot an Nässe und säureschutzmantelschädlichen Faktoren minimiert.

26. Geben Sie verschiedene Körperstellen in Rückenlage an, die dekubitusgefährdet sind.

- Hinterkopf
- Wirbelsäule
- Schulterblätter
- Ellenbogen
- Sakralbereich
- Sitzbeine
- Fersen
- Fußzehen

27. Nennen Sie verschiedene Körperstellen in Seitenlage, die dekubitusgefährdet sind.

- Jochbein
- Ohrmuschel
- Schultergelenk
- Rippen
- Ellenbogen
- großer Rollhügel (Trochanter)
- Kniegelenk
- Wadenbein
- seitliche Knöchel

28. Im Rahmen der Dekubitusprophylaxen sind nationale Expertenstandards bedeutend. Skizzieren Sie die Entstehung von nationalen Expertenstandards.

- Deutsche Pflegeexperten werten weltweite Studien zur Dekubitusprophylaxe aus.
- Diese Auswertung wird in einem Extrakt zusammengefasst.
- Dieser Extrakt ist der nationale Expertenstandard des DNQP (Deutsches Netzwerk für Qualitätsentwicklung in der Pflege) an der FH Osnabrück.

29. Infolge langer Immobilität ist die Gefahr einer Thrombose groß. Was verstehen Sie unter Thrombose und wo entstehen sie meistens?

Eine Thrombose ist eine intravasale und intravitale Blutgerinnung, d. h., dass sich meist in den Venen ein Koagel (Blutgerinnsel) bildet, welches den Blutfluss behindert bzw. stoppt. Die meisten Thrombosen bilden sich in den Becken- und Beinvenen.

30. Geben Sie klinische Zeichen einer Thrombose an.

- kann symptomlos verlaufen, bis zur Lungenembolie
- Schwellung von Bein/Unterschenkel
- Knöchelödem
- Haut der Beine ist bläulich-rot, warm, glänzend
- tiefe Beinvenen sind druckschmerzhaft
- Schmerzen beim Beklopfen der Wade
- Schmerzen bei Druck auf die Fußsohle (Payr-Zeichen)
- Schmerzen bei Dorsalflexion der Fußsohle (Hohmann-Zeichen)

Sich bewegen können

31. Nennen und beschreiben Sie eine akute Folgeerkrankung der Thrombose.

Embolie ist eine akute Folgeerkrankung. Der Thrombus geht auf Wanderschaft und wird so zum Embolus. Der Embolus wandert in den Lungenkreislauf und bleibt dort in den immer kleiner werdenden Gefäßästen hängen und löst einen Lungeninfarkt (Lungenembolie) aus.

32. Nennen und beschreiben Sie eine Folgeerkrankung der Thrombose, die erst nach Jahren auftritt.

Das *postthrombotische Syndrom* ist eine Folgeerkrankung, die erst nach Jahren auftritt. Durch die von der Thrombose verursachten Durchblutungsstörungen kommt es an den Unterschenkeln zu bräunlichen Hautveränderungen, die sich zu Unterschenkelgeschwüren (Ulcus cruris) ausweiten können.

33. Nennen und beschreiben Sie die Folgeerkrankung der Thrombose, die durch eine Abflussbehinderung im Venensystem entsteht.

Varizen/Varikosis
Durch schließunfähig gewordene Venenklappen weiten sich die Venen aus. Dadurch wird der venöse Rückfluss von den Füßen zum Herzen verlangsamt.

34. Der Berliner Pathologe Rudolph Virchow hat die Hauptursachen der Thrombose bereits 1856 zum Virchow' Trias zusammengefasst. Nennen Sie die drei Ursachenkomplexe und geben Sie Beispiele an.

- *Gefäßwandschädigung:* Phlebitis, Verweilkanülen, Venenkatheter, sklerotische Veränderungen
- *erhöhte Viskosität des Blutes:* Exsikkose durch Flüssigkeitsmangel, Fieber, Erbrechen oder Durchfall, postoperativ durch erhöhte Fibrinwerte im Blut, Adipositas, Tumoren, Entzündungen, Sepsis, orale Kontrazeptiva
- *verlangsamter venöser Rückfluss:* Immobilität, Lähmungen, Apoplex, ruhig stellende Verbände (Gips, Cast), lange Flug- oder Busreisen, Krampfadern, Herzinsuffizienz

35. Thromboseprophylaxemaßnahmen lassen sich gut in den Pflegealltag integrieren. Nennen und erklären Sie die Wirkung der Pflegemaßnahmen.

- viel zu trinken anbieten, um die Blutviskosität zu senken
- Ausstreichen der Venen beim Waschen und Trocknen, um die venöse Rückflussgeschwindigkeit zu erhöhen
- Beine um 20° hoch lagern, um die venöse Rückflussgeschwindigkeit zu erhöhen

→

Aktivitäten des täglichen Lebens

- Bewegungstraining/Fußgymnastik/Bettfahrrad (aktiv und passiv), um die Muskelpumpe anzuregen um den venösen Rückfluss zu erhöhen
- Fußsohlendruck ausüben (Füße gegen Bettende drücken oder Drainagebeutel treten), um die Beinmuskulatur anzuregen und das Fußvenengeflecht auszudrücken, damit der venöse Rückfluss angeregt wird
- MTS: medizinische Thromboseprophylaxestrümpfe/Kompressionsverband nach Pütter arbeiten mit Ruhedruck, um bei Immobilität einen erhöhten venösen Rückfluss zu bewirken.

36. Erläutern Sie Kontraindikationen, bei denen das Fußsohlendruck Ausüben und das Beine Ausstreichen nicht angewendet werden darf.

- Fußsohlendruck darf nicht bei Betroffenen mit Apoplex oder Spastik angewendet werden, denn durch punktuellen Druck auf die Fußsohle kann eine Spastik ausgelöst werden bzw. eine Spastik verstärkt werden.
- Das Ausstreichen der Beine verbietet sich bei Betroffenen mit Ulzera, Beinödemen, Schmerzen, pAVK und fortgeschrittener Herzinsuffizienz.

37. Ein Sturz kann ein lebensbedrohliches Ereignis für ältere Menschen sein. Nennen Sie die Bestandteile des Sturzmanagements.

- Erfassung der Sturzrisiken mittels einer Tabelle der Sturzrisikofaktoren im Expertenstandard „Sturzprophylaxe in der Pflege".
- Erfassung aller Maßnahmen zur Sturzprävention.
- Erfassung des Sturzereignisses in einem Sturzprotokoll.

38. Geben Sie persönlich bedingte Risikofaktoren für Stürze an.

- Probleme mit der Körperbalance und dem Gleichgewicht
- verschiedene Erkrankungen, die mit Gangunsicherheiten einhergehen, wie M. Parkinson, Apoplexie
- Sehbeeinträchtigungen durch Augenkrankheiten, fehlende oder ungeeignete Brille
- Erkrankungen, die zur kurzzeitigen Ohnmacht führen, wie TIA, Hypoglykämie, Herzrhythmusstörungen, Epilepsie
- Dranginkontinenz, Nykturie

	- bestimmte Medikamente, die die Gangsicherheit beeinträchtigen (Psychopharmaka, Sedativa)
- Angst vor Stürzen
- mehrere Stürze in der Vorgeschichte
- unpassende Kleidung und Schuhe
39. Geben Sie räumlich bedingte Risikofaktoren für Stürze an.	- schlechte Beleuchtung
- steile Treppen
- Stolperfallen (Teppichkanten, Haustiere etc.)
- fehlende Griffe
(vgl. DNQP, 2005)
40. Erklären Sie persönliche Maßnahmen zur Sturzprävention.	- Hüftprotektoren, um bei einem Sturz die Trochantere vor übermäßigem Druck zu schützen und Oberschenkelfrakturen zu minimieren
- Kraft- und Balanceübungen, um Muskeln aufzubauen und somit sicherer zu laufen
- bequemes, festes und sicheres Schuhwerk, sodass ein sicherer Gang möglich ist
- Begleitung beim Gehen, um Sicherheit zu vermitteln
- Beratung zu und Einüben der Benutzung von Gehhilfen, Prothesen, Rollatoren etc.
41. Erklären Sie räumliche Maßnahmen zur Sturzprävention.	- Vermeidung von Stolperfallen durch ausreichende Beleuchtung, Bereitlegen der Sehhilfen, Gehhilfen in erreichbarer Nähe positionieren, Rutschgefahr durch Teppiche vermeiden, herumliegende Gegenstände beseitigen
- Betthöhe so positionieren, dass bequemes Ein- und Aussteigen möglich ist
- Betten, Rollstühle oder andere bewegliche Gegenstände (Bettenwagen u. Ä.) feststellen, wenn sie als Haltegriff benutzt werden
42. Kontrakturen sind Zweiterkrankungen, die gerade im Alter in Verbindung mit anderen Krankheiten (wie z. B. M. Parkinson, Hemiplegie) gehäuft auftreten können. →	Eine Kontraktur (lat. contrahere bedeutet zusammenziehen) ist eine dauerhafte Verkürzung von Muskeln, Sehnen, Bändern an den Gelenken, die zu einer irreversiblen Bewegungseinschränkung führt oder zu einer kompletten Gelenksteife. Die betroffenen Gelenke lassen sich auch passiv →

Definieren Sie das Pflegephänomen Kontraktur.

nicht oder nur äußerst schwer und in geringem Maße bewegen.

43. Erklären Sie die beiden Formen der Kontrakturen:
a) Beugekontrakturen
b) Streckkontrakturen

a) Bei Beugekontrakturen werden die Gelenke in Beugehaltung fixiert.
b) Bei Streckkontrakturen werden die Gelenke in Streckhaltung fixiert.

44. Nennen Sie Risikofaktoren für eine Kontraktur.

- Immobilität bei Bettlägerigkeit, Bewusstlosigkeit, Langzeitbeatmung
- Inaktivität, z. B. durch lange Ruhigstellung durch Gips, Korsettfixierung, ständiges Sitzen in gleicher Position
- unprofessionelle Lagerung, fixierte oder zu weich gelagerte Betroffene
- Schonhaltung, z. B. bedingt durch Schmerzen
- Zwangshaltungen, z. B. bei einer Neurose
- großflächige Narben, z. B. durch Verbrennungen und Narbenzug auf die Gelenke
- Krankheiten, wie Apoplex, M. Parkinson, MS
- Gelenkentzündungen, z. B. bei Arthritis
- Druck durch die Bettdecke (Spitzfuß)

45. Skizzieren Sie das Pflegeziel bei Kontrakturgefahr.

Pflegeziel ist, die Beweglichkeit der Gelenke zu erhalten.

46. Nennen Sie Pflegemaßnahmen zur Kontrakturprophylaxe.

- frühzeitige Mobilisation
- aktives, assistives und/oder passives Durchbewegen der Gelenke in allen Bewegungsachsen
- Durchbewegen koppeln an andere Pflegemaßnahmen (waschen, trocknen, anziehen)
- professionelle Lagerung mit Abgabe des Körpergewichts auf die Auflagefläche in Funktions- bzw. Mittelstellung
- Druck der Bettdecke auf den Fuß nehmen, z. B. durch Bettbahnhof
- Verzicht auf Weichlagerungsmatratzen, weil sie die Eigenbewegung sehr einschränken
- angemessene Schmerzmedikation
- aktivierende Pflege
- isotonische Übungen

→

- isometrische Übungen
- Motivation, Beratung und Aufklärung der Pflegebedürftigen und Angehörigen zur Bedeutung der Eigenbewegung und anderen Möglichkeiten der Prophylaxe

6.4 Vitale Funktionen des Lebens aufrecht erhalten können

6.4.1 Pulsmessung

1. Krankenbeobachtung gehört zu den zentralen Aufgaben der Altenpflege. Sie gewährleistet ein frühes Erkennen von körperlichen Störungen. Neben einer allgemeinen Beobachtung des Betroffenen müssen die Vitalwerte gemessen werden.
a) Erläutern Sie allgemein, was Vitalzeichen sind.
b) Nennen Sie die verschiedenen Vitalzeichen

a) Vita bedeutet Leben. Unter den Vitalzeichen werden mess- und beobachtbare Zeichen, welche das Leben des Menschen bestimmen, verstanden.
b)
- Puls
- Blutdruck
- Atmung
- Körpertemperatur
- Bewusstsein

2. Definieren Sie Puls.

Puls ist die Blutwelle, die als fühlbare Dehnungswelle an der Arterienwand palpiert werden kann. Sie steht in enger Beziehung zur Kontraktion der linken Herzkammer, der ausgeworfenen Blutmenge sowie der Windkesselfunktion des Aortenbogens.

3. Zur Beobachtung des Pulses gehört nicht nur das Messen der Pulsfrequenz. Welche weiteren Beobachtungsmerkmale kennen Sie?

- Pulsqualität
- Pulsrhythmus

4. Beschreiben Sie die Bedingungen, die eine Arterie erfüllen muss, um eine geeignete Pulsmessstelle zu sein.

Die Arterie muss oberflächlich liegen und gegen ein festes Widerlager (Knochen, Muskel) gedrückt werden können.

5. Zählen Sie typische Pulsmessstellen mit der lateinischen sowie der deutschen Bezeichnung auf.

- A. radialis → Speichenarterie
- A. ulnaris → Ellenarterie
- A. brachialis → Oberarmarterie
- A. temporalis → Schläfenarterie
- A. carotis → Halsschlagader
- A. femoralis → Leistenarterie
- A. poplitea → Kniekehlenschlagader
- A. tibialis posterior → hintere Schienbeinarterie
- A. dorsalis pedis → Fußrückenarterie

6. Bestimmen Sie an dem Körperschema die Pulsmessorte.

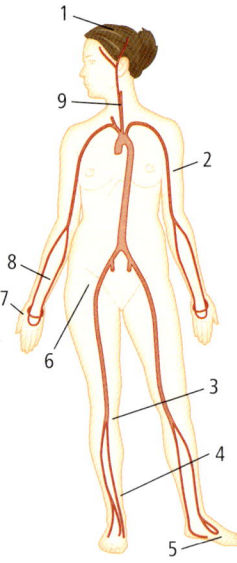

1 – A. temporalis
2 – A. brachialis
3 – A. poplitea
4 – A. tibialis posterior
5 – A. dorsalis pedis
6 – A. femoralis
7 – A. radialis
8 – A. ulnaris
9 – A. carotis

7. Welche der angeführten Pulsmessorte sind bei einem Notfall die geeigneten?

- A. temporalis → Schläfenarterie
- A. carotis → Halsschlagader
- A. femoralis → Leistenarterie

Vitale Funktionen des Lebens aufrecht erhalten können

8. Beschreiben Sie den Vorgang der Pulsmessung an der A. radialis.

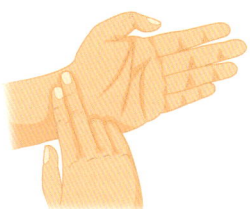

- Pulsmessstelle freilegen
- Zeigefinger und Mittelfinger auf die Arterie legen
- leichten Druck ausüben
- Messung erst beginnen, wenn der Puls deutlich spürbar ist
- mit Stoppuhr oder mit Armband- oder spezieller Pulsmessuhr die Schläge zählen
- erste Pulswelle mit 0 zählen
- Messung erfolgt über 15, 30 oder 60 Sekunden

9. Bei welcher Krankheit muss der Puls zwingend über eine ganze Minute gezählt werden.

Bei einer Herzrhythmusstörung muss der Puls über eine Minute gemessen werden.

10. Zu welchem Zeitpunkt wird der Puls gemessen?

- nach Anordnung des Arztes oder
- Messung in Ruhe – vor dem Aufstehen
- unter Belastung, um den Grad der Veränderung festzustellen

11. Geben Sie den Normalwert des Pulses bei normalem Körpergewicht an.

in Ruhe: 60–80 Schläge pro Minute

12. Was ist eine Tachykardie?
a) **Geben Sie die Definition an.**
b) **Zählen Sie Ursachen auf.**

a) zu schneller Puls mit mehr als 100 Schlägen pro Minute
b)
- Aufregung und Anstrengung
- Lungenerkrankungen – Sauerstoffmangel
- Blutverlust und andere Schockformen
- Herzerkrankungen wie Herzinsuffizienz oder Herzinfarkt
- Fieber

13. Was ist eine Bradykardie?
a) **Geben Sie die Definition an.**
b) **Zählen Sie Ursachen auf.**

a) zu langsamer Puls mit weniger als 60 Schlägen pro Minute.
b)
- Schlaf
- Reizleitungsstörungen des Herzens
- Vergiftungen
- Überdosierung (Digitalis) oder Nebenwirkung von Medikamenten
- bei Sterbenden

14. Definieren Sie die Pulsqualität.

Beim Fühlen können die Spannung (Härte) und die Füllung (klein oder groß) getastet werden. Widerstand und Elastizität der Gefäße lassen Rückschlüsse auf den Gefäßtonus und so auf den Blutdruck zu.

15. Nennen Sie die Ursachen zu den verschiedenen Pulsarten.
a) harter Puls
b) Druckpuls
c) weicher Puls
d) fadenförmiger Puls

a) Bluthochdruck (Hypertonie)
b) Zeichen eines erhöhten Hirndruckes zum Beispiel bei einem Schlaganfall oder Hirntumor
c) Hypotonie bei Fieber oder Herzinsuffizienz
d) Kreislaufversagen im Schock (Blutverlust)

16. Beschreiben Sie die Bedeutung der Beurteilung des Pulsrhythmus in der Alltagspraxis.

Normalerweise erfolgen die Pulswellen regelmäßig aufeinander. Eine wahrnehmbare Unregelmäßigkeit = Arrhythmie weist immer auf eine ernst zu nehmende Störung hin.

17. Benennen Sie die wichtigsten Rhythmusveränderungen des Pulses, beschreiben Sie diese und nennen Sie jeweils eine Ursache.

Extrasystolen
Zwischenschläge bei Reizleitungsstörungen
Bigeminus
Zwillings- oder Doppelschläge bei Digitalisüberdosierung
Absolute Arrhythmie
völlig unregelmäßiger Puls bei koronarer Herzkrankheit oder Herzinfarkt
Asystolie
Herzstillstand

18. Welche der oben genannten Rhythmusstörungen ist diesem EKG-Bild zuzuordnen?

Es handelt sich um einen Bigeminus, dem sogenannten Zwillingspuls.

6.4.2 Blutdruckmessung

1. Definieren Sie Blutdruck.

Der arterielle Blutdruck entspricht dem Gefäßinnendruck der Arterien.

2. Der herrschende Blutdruck wird durch verschiedene Faktoren beeinflusst. Nennen Sie diese.

- Kontraktionskraft des Myocards
- zirkulierende Blutmenge
- Elastizität der Gefäßwand
- Gefäßwiderstand

3. In welcher Maßeinheit wird der Blutdruck gemessen?

mmHg = mm Quecksilbersäule und
kPa = Kilopascal

4. Wer begründete 1895 die unblutige Messung und gab der Blutdruckmessung das Kürzel RR?

Der italienische Arzt Scippione Riva-Rocci erfand die unblutige Messung.

5. Nennen Sie die weiteren wichtigen Wegbegleiter der Blutdruckmessung und deren Entwicklung bzw. Entdeckung.

- *Nikolai Sergejewitsch Korotkow* (1905) verbesserte die Messung und Beurteilung der Korotkow'schen Töne. Diese werden mittels Stethoskop gemessen und machen eine Beurteilung des systolischen und diastolischen Blutdruckes möglich.
- *Heinrich von Recklinghausen* entwickelte eine breite Messmanschette, die es ermöglichte, tatsächliche Werte zu messen.

6. Zählen Sie die verschiedenen Blutdruckapparate auf.

- Messgerät nach Recklinghausen mit aufblasbarer Manschette und Druckmanometer
- elektronische Blutdruckapparate
- automatische Blutdruckmessung = oszillierende Messung
- direkte = invasive oder blutige Messung mittels arteriellem Katheter direkt in der Arterie und speziellem Monitor

7. Um Messwerte vergleichen zu können, muss ein einheitliches Vorgehen gewährleistet sein. Formulieren Sie diese Prinzipien.

- Messung in Ruhe durchführen
- wegen möglicher Seitenunterschiede immer am gleichen Arm messen
- immer unter gleichen Bedingungen messen

8. Beschreiben Sie die einzelnen Handlungsschritte, die Sie zur Blutdruckmessung durchführen müssen.

- Betroffenen für die Messung in eine geeignete Position bringen (sitzend oder liegend)
- Manschette fest und direkt auf die Haut am Oberarm platzieren
- Arm zur Messung in Herzhöhe lagern
- Flachstethoskop unter die Manschette auf Höhe der Arterie schieben
- Puls der A. radialis tasten
- Manschette so lange aufblasen, bis der Puls nicht mehr tastbar ist
- Druck um weitere 20 mmHg erhöhen
- Manschettendruck nun langsam ablassen
- erster Ton entspricht dem systolischen Druck
- zweiter Ton entspricht dem diastolischen Druck
- Manschette entfernen
- Werte dem Betroffenen mitteilen
- zeitnahe Dokumentation
- bei stark abweichenden Werten den Arzt verständigen

9. Führen Sie typische Messfehler auf.

- Manschettendruck zu schnell abgelassen
- Manschette nicht eng anliegend
- Kompression der A. brachialis durch zu eng anliegende Kleidung
- Manschettendruck zu Beginn der Messung zu hoch und zu lange gehalten
- Lagerung des Armes unter oder über Herzhöhe
- Stethoskopmembran defekt
- Oliven des Stethoskops verstopft
- laute Nebengeräusche

10. Unter bestimmten Situationen darf an dem vorgesehenen Arm keine Messung durchgeführt werden, um Komplikationen zu vermeiden. Zählen Sie diese Verbote auf.

- Hemiplegie
- Dialyseshunt
- Venenverweilkatheter oder Venenkatheter
- Infektionen

11. Nennen Sie die
a) Normalwerte des Blutdrucks
b) Bezeichnung für zu hohen Blutdruck
c) Bezeichnung für zu niederen Blutdruck

a) systolisch ~ 120 mmHg
   diastolisch ~ 80 mmHg
b) Hypertonie
c) Hypotonie

Weitere Aufgaben zu verändertem Blutdruck im Kapitel 3.8.4 auf Seite 165 ff.

6.4.3 Beobachtung der Atmung

1. Der Atmung kommt eine besondere Rolle zu, da sie für eine ausreichende Zufuhr von Sauerstoff für den Körper sorgt. Erklären Sie folgende Begriffe:
a) Ventilation
b) Distribution
c) Diffusion
d) Perfusion

a) Luftbewegung durch atemmechanisch bedingte Brustkorbbewegungen
b) Luftverteilung innerhalb der Luftwege von den Bronchien bis zu den Alveolen
c) Gasaustausch zwischen der Alveolarwand und den Lungenkapillaren
d) Durchblutung der Lungengefäße zum Gastransport

2. Die Kontrolle der Atmung umfasst verschiedene Teilaspekte. Nennen Sie diese.

- Atemfrequenz
- Atemtypus
- Atemrhythmus
- Atemgeräusche
- Atemgeruch
- Sputum

3. Worauf müssen Sie bei der Messung der Atemfrequenz achten?

Der Betroffene soll möglichst nicht bemerken, dass die Atmung gemessen wird, um die Atmung nicht zu beeinflussen.

4. Erläutern Sie, wie die Messung der Atemfrequenz erfolgt.

Sie geben vor, den Puls zu messen. Sie legen die Finger auf die A. radialis und blicken über die Uhr zum Brustkorb und zählen die Atemzüge pro Minute. Wie bei der Pulsmessung zählt der erste Atemzug 0.

5. Geben Sie die Normalwerte für die Atemfrequenz an.

ca. 12–14 Atemzüge pro Minute in Ruhe

Aktivitäten des täglichen Lebens

6. Unter welchen Umständen kann die Atemfrequenz erhöht sein, ohne dass eine Erkrankung vorliegt?

Wenn eine Adipositas vorliegt, kann die Atemfrequenz erhöht sein.

7. Für eine optimale Dokumentation ist es erforderlich, die für die Atmung wichtigen Fachbegriffe zu kennen. Übersetzen Sie die nachfolgend aufgeführten Begriffe und nennen Sie ein Beispiel für jede Erscheinungform.
Anschließend betrachten Sie bitte die Übersetzungen in der rechten Spalte und nennen den entsprechenden Fachausdruck in der linken Spalte.

a) **Eupnoe** — a) normale Atmung

b) **Bradypnoe** — b) verlangsamte Atmung im Schlaf

c) **Tachypnoe** — c) beschleunigte Atmung bei psychischer Erregung, Schmerzen oder Sauerstoffmangel

d) **Hyperventilation** — d) stark beschleunigte Atmung bei psychogener Belastung

e) **Hypoventilation** — e) verminderte Atmung bei Intoxikation mit Schlaf- oder Schmerzmittel

f) **exspiratorische Dyspnoe** — f) erschwerte Ausatmung bei Bronchitis oder Asthma bronchiale

g) **inspiratorische Dyspnoe** — g) erschwerte Einatmung bei Verlegung der Bronchien mit Schleim oder Fremdkörper

h) **Orthopnoe** — h) schwerste Form der erschwerten Atmung, bei der das Atmen nur mit erhobenem Oberkörper möglich ist (bei Asthma bronchiale)

i) **Asphyxie** — i) drohende Erstickung

j) **Apnoe** — j) Atemstillstand

Atemtypus

8. Neben den Atemtypen sind besondere Formen des Atemrhythmus zu beobachten. Nachfolgend sind die Bezeichnungen für die verschiedenen Atemtypen genannt. Ihre Aufgabe ist es, diese zu zeichnen, zu beschreiben und mögliche Erkrankungen aufzuzeigen. (Bearbeiten Sie die Aufgabe wieder beidseitig.)

a) Schonatmung

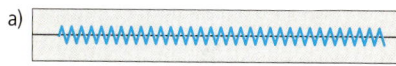

Oberflächliche Atmung, meist mit erhöhter Frequenz. Bei Schmerzen im Thorax- (Rippenbrüche) oder im Bauchraum (Operation).

b) Kussmaul'sche Atmung

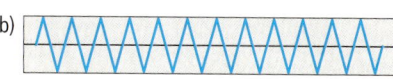

Langsame und tiefe, verstärkte Atmung. Tritt auf bei der sogenannten metabolischen (stoffwechselbedingten) Azidose (Übersäuerung des Blutes), z. B. beim diabetischen Koma.

c) Cheyne-Stoke'sche Atmung

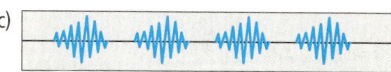

Die Atemtiefe schwillt an und wieder ab. Danach tritt eine Atempause ein. Meist zu beobachten bei sterbenden Menschen sowie bei Schädigung des Atemzentrums.

d) Biot'sche Atmung

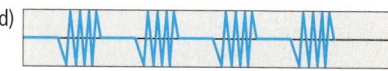

Große tiefe, stoßweiße Atemzüge mit langen Atempausen. Tritt auf bei Erkrankungen des Gehirns mit einer Hirndrucksteigerung: Tumoren, Schädel-Hirn-Trauma mit Hirnödem.

e) Schnappatmung

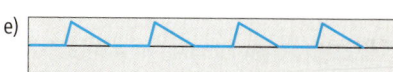

Einzelne kurze und schnappende Atemzüge bei geöffnetem Mund, meist auftretend kurz vor dem Tod.

■ Atemgeräusche

9. Zur weiteren Beobachtung der Atmung gehört die Wahrnehmung der Atemgeräusche, welche Sie erkennen und beschreiben können sollten. Nachfolgend wieder die Fachbegriffe und deren Beschreibung. Verfahren Sie wie in den vorherigen Aufgaben.

a) inspiratorischer Stridor	a) pfeifendes Atemgeräusch beim Einatmen, zum Beispiel bei einer Fremdkörperaspiration oder bei einer Entzündung des Kehlkopfes
b) exspiratorischer Stridor	b) pfeifendes Atemgeräusch bei der Ausatmung, typisch beim Asthma bronchiale
c) Rasseln und Brodeln	c) feuchte Rasselgeräusche bei einer Pneumonie oder beim Lungenödem
d) Schnarchen	d) atmungsbedingtes Flattern der Gaumensegel im Tiefschlaf. Vorsicht, wenn dieses Schnarchen mit Apnoephasen gepaart ist. Schlafapnoe bedeutet immer Sauerstoffmangel im Schlaf. Folge ist Stress und somit eine Belastung von Herz und Kreislauf.
e) Keuchen	e) Atemnot bei Anstrengung als Hinweis auf eine Herzinsuffizienz

■ Atemgeruch

10. Aus dem Atemgeruch lassen sich Rückschlüsse auf Krankheiten ziehen. Geben Sie die Verbindungen an. Gehen Sie dabei wie bei den vorhergehenden Fragen vor.

a) obstartig (Azetongeruch)	a) Koma diabeticum oder Fasten
b) urinähnlich (Ammoniakgeruch)	b) Nierenversagen
c) ähnlich frischer Leber	c) Leberzerfallkoma
d) fade-süßlich	d) eitrige Pneumonie
e) faulig, jauchig	e) Lungengangrän, Tumoren

■ **Auswurf = Sputum**

11. Bei vielen Erkrankungen des Atemwegsystems tritt Auswurf auf. Auch hier ist es für die Pflegekraft wichtig, diesen im Dokumentationssystem hinreichend beschreiben zu können, sodass hierüber die Art der Erkrankung abgleitet werden kann. Nennen Sie zu den nachfolgend aufgeführten Erscheinungsformen die wahrscheinlichen Erkrankungen und umgekehrt.

a) gelblich-grün	a) akute Bronchitis, Pneumonie
b) gelblich, eitrig mit süßlichem Geruch	b) eitrige Bronchiektasen
c) dünnflüssig, schaumig, hellrot	c) Lungenödem
d) rostbraun, blutig	d) Lungenkrebs
e) schleimig, zäh	e) Keuchhusten
f) glasig, zäh, fadenziehend	f) Asthma bronchiale
g) schleimig, durchscheinend	g) mäßige Infektion der Atemwege

6.4.4 Beobachtung der Körpertemperatur

1. Für unser körperliches Wohlbefinden ist die Körpertemperatur von wesentlicher Bedeutung. Nennen Sie einige Aspekte dieser Bedeutung.

- Ruhe und Entspanntheit findet der Mensch nur bei angenehmer Körpertemperatur.
- Psychische Befindlichkeit drückt sich in wohliger Wärme oder kalter Distanz aus.
- Zellstoffwechsel und Organfunktionen benötigen eine Körpertemperatur von 37 °C.
- Im Alter nimmt die Fähigkeit, die Körpertemperatur im Gleichgewicht zu halten ab, da die Produktion der Wärmeenergie sowie deren Regulation abnehmen.
- Eine erhöhte Körpertemperatur (Fieber) ist Hinweis auf eine Erkrankung als auch auf eine Bekämpfungsstrategie.

Aktivitäten des täglichen Lebens

2. Wo liegt das Zentrum der Wärmeregulation?

Das Zentrum der Wärmeregulation liegt im Zwischenhirn, dem sogenannten Hypothalamus, einem Teil des zentralnervösen, vegetativen Nervensystems.

3. Erläutern Sie, wie die Körperwärme entsteht.

Wärme entsteht durch „Verbrennung" von Energiestoffen (Kohlenhydrate, Fette, Eiweiß) in den Zellen.

4. Beschreiben Sie das Konstanthalten der Körpertemperatur.

Die Körperkerntemperatur und die Schalentemperatur der Haut werden durch Messfühler ermittelt und im Hypothalamus mit dem Sollwert verglichen. Ist die Temperatur zu hoch, wird Wärme an die Umgebung abgegeben (verbesserte Hautdurchblutung führt zur Wärmeabgabe an die Umgebung). Ist die Körpertemperatur zu gering, wird verstärkt Wärme produziert.

5. Viele körpereigene (endogene) Regualtionsmechanismen bestimmen die Körpertemperatur. Zählen Sie diese auf und beschreiben Sie die erfolgenden Reaktionen.

- *körperwarmes Blut* → Wärmeverteilung im Körper und Ableitung über die Haut
- *Weitstellen der Hautgefäße* → gute Hautdurchblutung und somit verbesserte Wärmeabgabe
- *Engstellen der Hautgefäße* → Hautdurchblutung ist reduziert. Die Wärmeabgabe verringert sich und erhält so die Kerntemperatur.
- *Aufrichten der Körperhaare* (Gänsehaut) → Zwischen den Haaren bildet sich ein Luftpolster zur Wärmeisolation.
- *Muskelzittern* → Wärmeproduktion
- *Schweißabsonderung* → Temperaturabsenkung durch die sogenannte „Verdunstungskälte"
- *Wärmeverlust durch Urin und Atmung*
- *Hormone: Schilddrüsenhormon* → Regulation der Verbrennung durch Steigerung oder Reduktion des Stoffwechsels
  Adrenalin → Mobilisation der Zuckerreserven (Glykogen)
- *Energiestoffe* → Mangel an Fett, Eiweiß oder Kohlenhydraten = Reduktion der Verbrennung
- *hohes Lebensalter* → allgemeine Reduktion von Stoffwechsel und Durchblutung

Vitale Funktionen des Lebens aufrecht erhalten können

6. Neben den körpereigenen gibt es weitere beeinflussende Faktoren. Nennen Sie diese „exogenen" Faktoren.

- Umgebungstemperatur (Hitze, Kälte)
- Kleidung
- Wind entzieht dem Körper Wärme

7. Schildern Sie die Bedeutung des Schüttelfrostes für die Wärmeregulation.

Sichtbares Beispiel für eine schnelle Temperaturerhöhung im Krankheitsfall ist der Schüttelfrost. Zur Steigerung der Körperabwehr wird die Kerntemperatur schnell angehoben. Durch die starke Muskelaktivität der Skelettmuskeln wird zusätzliche Wärme produziert.

8. Geben Sie die wichtigen Fachbegriffe für das Abweichen der Körpertemperatur an.

- Hyperthermie (Temperatur über 37 Grad Celsius)
- Hypothermie (Temperatur unter 36 Grad Celsius)

9. Führen Sie mögliche Ursachen für eine Hypothermie an.

- starker Blutverlust mit Schock
- Schilddrüsenunterfunktion
- Mangelernährung
- Aussetzen des Körper einer niederen Luft- oder Wassertemperatur
- Schädigung des Temperaturzentrums
- bei Sterbenden

10. Die Erhöhung der Körpertemperatur zeigt sich in verschiedenen Ausmaßen. Nennen Sie diese Stufen und geben Sie die entsprechende Temperatur in Grad Celsius an.

- subfebrile Temperatur 37,3–38 °C
- leichtes Fieber   38,1–38,4 °C
- mäßiges Fieber   38,5–39 °C
- hohes Fieber   39–40,5 °C
- sehr hohes Fieber   = hyperpyretisches Fieber über 40,5 °C

11. Welche Konsequenz hat ein Körpertemperatur von 42 °C?

Bei dieser hohen Temperatur beginnt das Körpereiweiß zu gerinnen. Dies kann zum Tod führen, wenn nicht durch geeignete Maßnahmen das Fieber gesenkt wird.

12. Unterscheiden Sie die Arten und Ursachen, nach denen Fieber unterschieden wird.

- *Bakterielles Fieber:* Lokale Infektion (Pneumonie). Die Bakterien setzen sogenannte Pyrogene frei, die das Fieber bewirken.
- *Septisches Fieber.* Bakterien sind direkt im Blut nachweisbar (Bakteriämie).
- *Toxisches Fieber:* Ursache sind körperfremde Eiweiße.
- *Resorptionsfieber:* Zerfall von köpereigenen Zellen (Tumoren, Hämatome, Wunden, z. B. nach Operationen).
- *Durstfieber:* Bei ausgeprägter Exsikkose.
- *Zentrales Fieber:* Schädel-Hirn-Trauma oder Entzündung des Gehirns (Encephalitis) = Beeinträchtigung des Temperaturzentrums.

13. Der Fieberverlauf kann in typische Verlaufstadien eingeteilt werden. Wie heißen diese und was bedeuten sie?

- *Fieberanstieg* (Stadium incrementi)
  z. B.: langsam, treppenförmig oder schnell, evtl. begleitet von Schüttelfrost
- *Fieberhöhe* (Stadium fastigum)
- *Fieberabfall* (Stadium decrementi)
  lytisch = normal
  (lysis = langsamer Fieberabfall)
  kritisch = kleiner, kalter, klebriger Schweiß
  (crisis = schneller Fieberabfall)

**14. Bestimmte Ursachen zeigen ein eigentümliches Fieberverhalten, welches als Fiebertypus bezeichnet wird.
Geben Sie die verschiedenen Fiebertypen an, zeichnen Sie den Kurvenverlauf und nennen Sie Ursachen.**

a) *kontinuierliches Fieber*

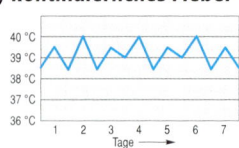

a) Das Fieber ist gleichbleibend hoch. Die Tagesdifferenz beträgt weniger als 1 °C. Tritt zum Beispiel bei einer Pneumonie oder Scharlach auf.

Vitale Funktionen des Lebens aufrecht erhalten können

b) *remittierendes Fieber*

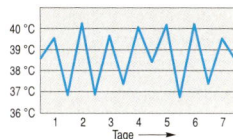

b) Nachlassendes Fieber, dessen Tagesdifferenz ca. 1,5 °C beträgt. Der Betroffene befindet sich immer im Fieberbereich. Tritt bei einer Sepsis oder Pyelonephritis auf.

c) *intermittierendes Fieber*

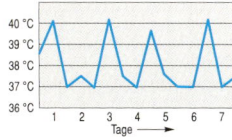

c) Hier zeigen sich starke Temperaturschwankungen mit fieberfreien Intervallen.
Die Differenz liegt bei 1,5 °C oder mehr.
Tritt bei Pneumonie oder Pyelonephritis oder bei Sepsis auf.

d) *rekurrierendes Fieber*

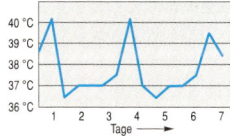

d) Wird auch Rückfallfieber genannt. Typischer Wechsel von Fieberschüben und fieberfreien Intervallen, die 2–5 Tage dauern können. Bei Malaria.

e) *undulierendes Fieber*

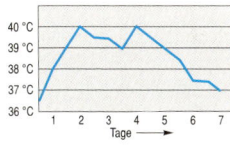

e) Der Verlauf ist wellenförmig. Gekennzeichnet durch langsamen Anstieg, hohes Fieber über mehrere Tage, Fieberabfall und Wiederholung nach mehreren Tagen. Tritt auf bei Tumoren.

f) *biphasisches Fieber*

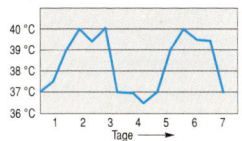

f) Fieber vom sogenannten Dromedartyp.
Auftreten im Rahmen von Viruserkrankungen wie Hepatitis A oder Masern.

15. Fieber ist grundsätzlich keine Krankheit, sondern ein Symptom. Die Belastung für den menschlichen Körper ist jedoch sehr ausgeprägt. Nennen Sie die wichtigsten Begleitsymptome bei Fieber.

- Kraftlosigkeit
- Müdigkeit
- Anstieg der Pulsfrequenz
- Anstieg der Atemfrequenz
- Zeichen einer Exsikkose:
  - Verringerung der Urinproduktion und -ausscheidung = Oligurie. Der Urin zeigt sich konzentriert, dunkelgelb.
  - trockene Mundschleimhaut
  - belegte Zunge, rissige Lippen
  - trockene Haut
  - Obstipation
- glänzende Augen
- feuchte Haut, bis zum Schweißausbruch
- eventuell Unruhe mit Verwirrtheit

16. Zählen Sie typische Komplikationen im Rahmen des Fiebers auf.

- Schüttelfrost als Ausdruck schnellen Fieberanstieges mit Frieren, Schütteln und unwillkürlichem Muskelzittern
- Delirium: Bei sehr hohem Fieber sind Halluzinationen möglich
- Fieberkrämpfe: Der Muskeltonus ist stark erhöht und kann in Krämpfen gipfeln
- Kreislaufzusammenbruch bis zum manifesten Schock
- Exsikkose
- Pneumonie durch Immobilität
- erhöhte Dekubitusgefahr durch Immobilität und Schwitzen
- Thrombose durch Bettlägerigkeit und Volumenmangel

17. Aus der Darstellung der Symptome wie auch der Komplikationen ist ein hoher Pflegeaufwand ersichtlich. Beschreiben Sie die wichtigsten Aspekte der Pflege bei:
a) Fieberanstieg

a)
- bei fröstelndem Betroffenem Wärme zuführen und warm halten (Decke)
- warme Getränke anbieten
- Puls- und Blutdruckkontrolle
- Temperaturmessung, wenn das Frösteln nachlässt (Höchsttemperatur erreicht)

Vitale Funktionen des Lebens aufrecht erhalten können

b) anhaltendem Fieber

b)
- Wärmespender aus dem Bett entfernen
- angemessene Raumtemperatur (unter 20 °C)
- Zimmer gut lüften
- Temperatur regelmäßig kontrollieren
- Puls und RR regelmäßig kontrollieren
- Überwachung der Flüssigkeitsaufnahme: mind. 2,5 Liter pro Tag
- kühle glukosehaltige Getränke
- Ausscheidung beobachten
- leichte Wunschkost anbieten
- regelmäßige Waschung bei starkem Schwitzen
- Hautpflege
- regelmäßiger Wechsel der Bettwäsche
- Opstipationsprophylaxe
- bei fortdauerndem Fieber: Thrombose-, Pneumonie- und Dekubitusprophylaxe
- Dokumentation der Vitalwerte, Flüssigkeitsbilanz und Lagerungsbogen

6.4.5 Beobachtung des Bewusstseins

1. Bewusstsein als Ausdruck des Lebens bedarf einer gesonderten Beachtung. Definieren Sie Bewusstsein im Allgemeinen.

Bewusstsein wird als Fähigkeit bezeichnet, über mentale Zustände, also etwa Gedanken, Emotionen, Wahrnehmungen oder Erinnerungen zu verfügen und sich dessen gewahr zu sein.

2. Definieren Sie Bewusstsein aus medizinischer Sicht.

In der Medizin wird als Bewusstsein das Zusammenspiel aus dem Grad der Wachheit (im Gegensatz zur Bewusstseinstrübung), der Orientierung, dem Denken, der Erinnerung und dem Handeln bezeichnet. Auch die sogenannten „Schutzreflexe", also das Husten und die Reaktion auf Schmerz, werden zum Bewusstsein gezählt.

3. Wann gilt ein Mensch als bewusstseinsklar?

Der Mensch ist:
- ansprechbar
- zeitlich orientiert
- örtlich orientiert
- zur eigenen Person orientiert

© Holland + Josenhans

4. In welchen Fällen müssen Sie ein ganz besonderes Augenmerk auf das Bewusstsein des Pflegebedürftigen richten?	• Veränderung des Blutzuckers • Probleme des Kreislaufes • Schädel-Hirn-Verletzungen • Verdacht auf eine Apoplexie • Medikamente mit zentral dämpfender Wirkung wie Schlafmittel oder Morphinpräparate zur Schmerzbekämpfung • nach Narkosen
5. Stellen Sie sich folgende Situation vor: Sie kommen in ein Bewohnerzimmer und finden den Bewohner auf dem Boden liegend vor. Wie versichern Sie sich, dass der Bewohner bei Bewusstsein ist oder sich in einem Stadium der Bewusstlosigkeit befindet?	• Bewohner ansprechen • öffnet er auf Ansprache die Augen, versucht er Blickkontakt aufzunehmen oder zu sprechen? • reagiert der Bewohner, gezielte Fragen zu Zeit, Ort und Person stellen • reagiert der Bewohner nicht, ihn anfassen und bewegen • sollte wiederum keine Reaktion erfolgen, einen Schmerzreiz setzen ohne zu verletzen (leichtes Zwicken der Nasenscheidewand)
6. Schildern Sie, was zu tun ist, wenn der Bewohner keine Reaktionen zeigt.	Sofort den Notarzt verständigen. Bei erhaltener Atmung und Herztätigkeit muss eine stabile Seitenlagerung durchgeführt werden, da bei einer tiefen Bewusstlosigkeit die Schutzreflexe nicht mehr vorhanden sind und dadurch eine Aspiration erfolgen kann.
7. Unterscheiden Sie bei Bewusstseinsstörungen **a) die quantitative Überprüfung** **b) die qualitative Überprüfung**	a) Quantitative Bewusstseinsprüfung ist die Bestimmung nach verschiedenen Stadien. b) Bei der qualitativen Bewusstseinsprüfung wird die Bewusstseinsänderung an den Äußerungen und am Verhalten des Betroffenen bestimmt.
8. Anhand der durchgeführten Kontrollschritte (siehe Aufgabe 5) lässt sich bestimmen, in welchem Stadium der Bewusstlosigkeit sich der Mensch befindet.	• *Benommenheit* – Denken u. Handeln sind verlangsamt – orientiert zu Ort, Zeit und Person • *Somnolenz* – abnorme Schläfrigkeit – ist jederzeit weckbar – erschwerte Orientierung – Beantwortung leichter Fragen noch möglich

Geben Sie jeweils den Fachausdruck an und beschreiben Sie die Erscheinungsform.	• *Sopor* – schlafähnlicher Zustand – nur durch starke Weckreize erweckbar – keine Reaktion auf Ansprache – Schutzreflexe sind erhalten • *Koma* – tiefe Bewusstlosigkeit – anfangs noch Reaktion auf Schmerzreize, Schutzreflexe noch vorhanden. Später erlischt beides.
9. Nennen Sie das Messschema, welches bei der Beurteilung des Bewusstseinsgrades verwendet wird und die drei Kategorien, auf die hierbei gezielt überprüft wird.	Glasgow Koma Skala Kategorien sind: • Augen öffnen • verbale Reaktion • motorische Reaktion auf Schmerzreize
10. Eine besondere Form des Komas ist das sogenannte Wachkoma. Erklären Sie dies und geben Sie das Synonym an.	Synonym = apallisches Syndrom Dieser Zustand wird meist nach einer massiven Hirnverletzung angetroffen, bei der das Großhirn stark geschädigt ist, die anderen Hirnzentren jedoch intakt sind.
11. Welche Ursachen können für ein Wachkoma verantwortlich gemacht werden?	• Schädel-Hirn-Trauma mit Hirndrucksteigerung • cerebrale Hypoxie • Ischämie • Herz-Kreislauf-Stillstand länger als 5 Minuten
12. Wie äußert sich das Wachkoma?	• die vegetativen Funktionen sind erhalten • Schlaf-Wachrhythmus erhalten • keine Blickfixierung • keine adäquate Reaktion auf Ansprache und Berührung • keine Kommunikation mit dem Umfeld

6.5 Sich pflegen können

**1. Braucht ein Pflegebedürftiger Hilfe bei der Körperpflege, muss man ihn entkleiden und berühren. Das ist für einige Pflegebedürftige peinlich, zum Teil auch entwürdigend. Daher ist es für Pflegekräfte sehr wichtig, sich die einzelnen Bereiche der Körpergrenzen vor Augen zu führen.
Nennen Sie die verschiedenen Bereiche der Körpergrenzen und geben Sie Beispiele dazu an.**

Es gibt drei große Bereiche an unserem Körper:

Der *öffentliche Bereich (Sozialzone)*, z. B. Hände, Arme, Schulter, Rücken, ist fast allen Personen zugänglich.

Der *halböffentliche Bereich (Verletzbarkeitszone)*, z. B. Beine, Bauch, Haare, ist nur ausgewählten Personen zugänglich, wie z. B. Freunden oder Familienangehörigen.

Der *private Bereich (Intimzone)*, z. B. Genitalbereich, Brust, Gesicht, Hals, Fußsohlen, ist der ureigenste Bereich oder höchstens noch dem Lebenspartner zugänglich.

Die Bereiche sind individuell sehr unterschiedlich.

2. Leiten Sie von Ihrem Wissen um die Intimzone der Betroffenen pflegerische Konsequenzen ab.

- Information oder stillschweigendes Einverständnis einholen
- Sichtschutz vor Blicken bei Körperpflege
- Behutsamkeit und Einfühlungsvermögen
- Akzeptanz bei Ablehnung von bestimmten Pflegepersonen
- Vorsicht vor Gesicht streicheln
- eventuell beim Waschen erst mit den Händen beginnen und dann weiter zum Gesicht
- nicht zu zweit waschen
- Gesten des Beistandes, des Tröstens mit Berührung der Hände und der Schulter

3. Die Körperpflege umfasst viele Teilpflegen. Geben Sie einen Überblick über die gesamte Körperpflege, indem Sie alle Teilpflegen notieren.

- Ganzkörperpflege
- Mundpflege
- Intimpflege/Katheterpflege
- Handbad
- Fußbad
- Haarwäsche/Haare kämmen
- Nagelpflege
- Rasur
- Augenpflege
- Duschen
- Baden

4. Je nach Pflegebedarf und Ressourcen benötigen die Pflegebedürftigen einen unterschiedlichen Umfang an Hilfestellungen bei der Körperpflege. Zählen Sie verschiedene Methoden der Körperpflege auf.	- komplette Übernahme der Körperpflege im Bett - teilweise Übernahme der Körperpflege im Bett (z. B. Beine, Rücken und Genitalbereich) - Übernahme der Körperpflege der Beine und des Genitalbereiches im Bett und selbstständiges Waschen der restlichen Körperpartien am Waschbecken - Übernahme der Körperpflege am Waschbecken - Unterstützung der Körperpflege am Waschbecken - Duschen - Baden
5. In die Körperpflege der Pflegebedürftigen kann man weitere Pflegeinterventionen sinnvoll integrieren, um die Pflegebedürftigen effektiv zu pflegen. **Geben Sie Pflegeinterventionen an, die Sie während der Körperpflege einfügen können.**	- passive oder aktive Mobilisation - die Beobachtung des Pflegebedürftigen (z. B. der Haut, Schleimhaut, das Verhalten, Bewegungen etc.) - das Betten - Prophylaxemaßnahmen wie z. B. Pneumonieprophylaxe (ASE, Einreibung mit Aktivgel), Obstipationsprophylaxe (Colonmassage beim Waschen) - Verbandswechsel, z. B. Dekubitusverbände im Sakralbereich oder Stoma - Verabreichen von Medikamenten, wie z. B. Salben bei Neurodermitis, Wechsel von transdermalen Schmerz- oder Hormonpflastern - psychische Begleitung, da die Körperpflege Zeit bietet um Gespräche zu führen - Symptome lindern, z. B. Fiebersenkung durch Verwendung von Pfefferminztee bei der Körperpflege, Schweißreduzierung durch die Benutzung von Obstessig oder Salbeitee im Waschwasser - Lagerung, wie z. B. Mikrolagerung, 30°-Lagerung etc. zur Dekubitusprophylaxe

6. Die Körperpflege erfüllt über die Säuberung des Körpers hinaus noch weitere Ziele. Welche weiteren Ziele der Körperpflege kennen Sie?

- Sicherheit geben
- anregen oder beruhigen
- Gesunderhaltung
- Wohlbefinden steigern
- Selbstbewusstsein steigern
- Hautbeobachtung ermöglichen
- Kontaktaufnahme/Beziehung aufbauen
- Körperwahrnehmung- und -identität geben
- Haut- und Haarpflege

7. Frau Fischer ist 75 Jahre alt und lebt schon länger im Pflegeheim „Zum Sonnenwinkel". Frau Fischer ist geistig noch sehr fit und freut sich über jeden Besuch. Allerdings kann sie durch ihre Gelenkschmerzen nur kurze Strecken zurücklegen (bis zum WC). Beim Laufen fühlt sie sich sehr unsicher.

a) Geben Sie einen Überblick, welche Fragen Sie sich für die morgendliche Körperpflege von Frau Fischer am Waschbecken vorab stellen müssen.

b) Zeigen Sie auf, welche Vorbereitungen Sie als Pflegepersonal im oben stehenden Fallbeispiel treffen würden.

c) Legen Sie dar, welche Vorbereitungen des Raumes Sie im oben stehenden Fallbeispiel treffen würden.

a)
- Fühlt sich Frau Fischer wohl oder hat sie Schmerzen?
- Was kann sie heute noch allein? Wo braucht sie Unterstützung?
- Was möchte sie heute anziehen?
- Möchte sie vor der Körperpflege noch auf Toilette?
- Welche Temperatur soll das Waschwasser haben?
- Möchte Frau Fischer eigene Körperpflegeprodukte benutzen?
- Möchte Frau Fischer ätherische Öle bei der Körperpflege benutzen?

b)
- Informationen über Frau Fischer einholen (Rituale, Reihenfolge, Pflegebedarf etc.)
- eventuell Schutzkittel anziehen
- Schmuck, Uhr ablegen
- Hände aufwärmen
- hygienische Händedesinfektion

c)
- angenehme Zimmertemperatur
- Raum vor fremden Blicken schützen (Gardine schließen etc.)
- eventuell Schild „Achtung Körperpflege – nicht stören!" an die Tür hängen
- Anwesenheitstaste drücken
- Fenster schließen wegen Zugluft
- Angehörige oder andere Personen aus dem Raum schicken
- genügend Arbeitsfläche vorbereiten, Arbeitsfläche säubern
- Stolperfallen entfernen
- Sitzgelegenheit für Frau Fischer vorbereiten, eventuell Unterlage auf Sitzfläche

Sich pflegen können

d) Zählen Sie Materialien auf, welche Sie im umseitig stehenden Fallbeispiel vorbereiten würden.

d)
- Handtücher und Waschlappen, Anzahl je nach Pflegestandard des Hauses
- Wäscheabwurf
- Hautpflegemittel, wenn möglich von Frau Fischer
- Zahnputzartikel
- Kosmetika
- Haarpflegeutensilien
- frische Wäsche von Frau Fischer
- evtl. ärztlich verordnete Medikamente bereitlegen
- Handschuhe für Intimpflege oder Prothesenpflege
- eventuell Gehhilfen bereitstellen
- gutes Schuhwerk bereitstellen

8. Ätherische Öle können das Wohlbefinden sehr positiv beeinflussen. Geben Sie einen Überblick über verschiedene ätherische Öle und deren Wirkung.

- Kamille – entzündungshemmend
- Lavendel – beruhigend, juckreizstillend, bei trockener Haut
- Zitrone – aktivierend, kühlend, bei fettiger und unreiner Haut
- Pfefferminz – kühlend, fiebersenkend
- Salbei – schweißreduzierend
- Orangenschale – appetitanregend, antidepressiv, bei trockener und gereizter Haut

9. Wieso benötigen Sie bei der Benutzung von ätherischen Ölen im Waschwasser einen Emulgator?

Da sich ätherische Öle nicht mit dem Wasser verbinden, wird ein Stoff benötigt, der die Verbindung herstellt.

10. Zählen Sie verschiedene Emulgatoren auf.

Emulgatoren sind:
- Kaffeesahne
- Milch
- Honig
- Salz

11. Bei der Intimpflege von Mann und Frau gibt es wesentliche Unterschiede, die sich aufgrund der Anatomie ergeben. Nennen Sie jeweils die wichtigsten Grundsätze bei der Intimpflege von Mann und Frau.

Bei der Frau:
- Innere Schamlippen ohne Seife waschen, um das saure Scheidenmilieu zu erhalten.
- Um eine Verschleppung der Escherichia coli Bakterien aus dem Darmbereich zu vermeiden, wird der Intimbereich von der Symphyse zum Anus gewaschen.

Beim Mann:
- Vorhaut zurückziehen
- Eichel säubern
- Vorhaut zurückschieben, um eine Paraphimose zu vermeiden

12. Nennen Sie weitere Grundsätze für die Intimpflege.

- wenn möglich die Intimpflege selber durchführen lassen
- Einmalhandschuhe verwenden
- Intimsphäre wahren/Sichtschutz
- Intimbereich gut abtrocknen, um Pilz- oder Intertrigobildung vorzubeugen
- Haut- und Schleimhautbeobachtung

13. Duschen und Baden wird von vielen Menschen angenehmer empfunden als nur Waschen, weil dabei der ganze Körper nicht nur befeuchtet, sondern richtig nass wird. Geben Sie Tipps, was Sie beim Duschen der Pflegebedürftigen beachten müssen.

- rutschfeste Unterlage in die Dusche legen
- für Pflegebedürftige, die gangunsicher sind, rutschfesten Stuhl oder Hocker in die Duschwanne stellen
- auf Haltegriffe hinweisen
- selbstständige Pflegebedürftige allein duschen lassen
- Klingel erreichbar deponieren
- Temperatur genau prüfen, um Verbrühungen zu vermeiden

14. Viele ältere Menschen kennen weniger das Duschen, sondern eher das Baden in der Badewanne. Welche verschiedenen Aufgaben erfüllt ein Bad?

- Reinigungsbad
- Entspannungsbad, Bad zur Förderung des Wohlbefindens
- Einschlafhilfe
- Hautpflege, z. B. Ölbäder, Kleiebäder
- therapeutische Bäder, z. B. Sitz-, Stanger-Bad

15. Beschreiben Sie die Maßnahmen, die beim Baden von alten Menschen mit Herz- und Kreislauferkrankungen zu beachten sind.

- vor dem Bad die Vitalzeichen kontrollieren
- während des ganzen Bades den alten Menschen genau beobachten
- kein Vollbad einlaufen lassen, sondern die Wanne nur bis Nabelhöhe füllen, um Kreislaufbeschwerden zu vermeiden
- zeitlich stark begrenzte Dauer des Bades, höchstens 15 Minuten
- bei Komplikationen: Wasser ablaufen lassen und Kopf des Betroffenen über Wasser halten, Alarm auslösen ohne den Betroffenen allein zu lassen, ist das Wasser abgelaufen, Beine in Schockstellung nach oben legen

16. Während der Körperpflege hat das Pflegepersonal Zeit, den Pflegebedürftigen und dessen Haut zu beobachten. Nennen Sie verschiedene Kriterien der Hautbeobachtung.

- Farbe
- Temperatur
- Turgor (Hautspannung)
- Oberfläche
- Feuchtigkeit
- Empfindung
- Geruch

**17. Veränderungen der Haut können wichtige Warnsignale des Körpers sein. Diese muss das Pflegepersonal erkennen und ggf. dem Arzt weiterleiten.
Geben Sie zu nachfolgenden Farbveränderungen der Haut jeweils physiologische (wenn vorhanden) und pathologische Ursachen an.
a) Rötung
b) Blässe
c) Gelbfärbung**

a) *Rötung (Hyperämie)*
physiologisch: Anstrengung, Aufregung, hohe Außentemperaturen
pathologisch: bei erhöhter Durchblutung (Fieber, Verbrennung, Sonnenbrand), Entzündung, Hypertonie, Alkoholkonsum, Infektionskrankheiten (z. B. Masern)

b) *Blässe (Hypoämie)*
physiologisch: Kälte, Schreck und Aufregung, Veranlagung
pathologisch: Hypotonie, Schock, Kollaps, Anämie, arterielle Durchblutungsstörungen

c) *Gelbfärbung (Ikterus)*
physiologisch: Gelbfärbung der Haut durch Ablagerungen von anderen Farbstoffen von Karotten- und Orangensaft (Karotin) oder Medikamenten
pathologisch: Leber- und Gallenerkrankungen (Einlagerung von Bilirubin in die Haut), Hämolyse, Arsenvergiftung

d) Blaufärbung **e) Café-au-lait-Färbung**	d) *Blaufärbung (Zyanose)* pathologisch: Luftnot, Herzinsuffizienz, Sterbende e) *Schmutzig-gelb-graue Haut (Café au lait)* pathologisch: chronische Niereninsuffizienz, Urämie
18. Beschreiben Sie, was ein Hautturgor ist, wovon er abhängt, wie es dazu kommt und woran er zu erkennen ist.	• Spannungszustand der Haut • abhängig vom Grad der Wasserbindung, dem Gehalt der elastischen Fasern und dem enthaltenen Fettgewebe • ein herabgesetzter Spannungszustand ist meist ein Zeichen für starken Flüssigkeitsverlust (Dehydration/Exsikkose) • eine stehende Hautfalte spricht für einen niedrigen Hautturgor
19. Nennen Sie Ursachen für eine Exsikkose.	• langes Erbrechen/längerer Durchfall • starker Blutverlust, z. B. bei Frakturen, Magen- oder Darmblutungen • starke Verbrennungen • Fieber mit starker Schweißbildung • unausgewogene Diuretikatherapie
20. Führen Sie Beispiele auf, die einen erhöhten Spannungszustand der Haut verursachen.	• Ödeme durch Eiweißmangel bei Lebererkrankungen, Nierenerkrankungen oder Mangelernährung • Entzündungen
21. Beschreiben Sie, wie ein erhöhter Spannungszustand der Haut zu erkennen ist.	Eine erhöhte Hautspannung sieht man anhand der Dellenbildung im Gewebe, z. B. auf dem Fußrücken und Handrücken.
22. Die Haut verändert sich im Alter. Erklären Sie die verschiedenen Hautveränderungen im Alter	• wellenförmige Verzahnung der Lederhaut mit der Oberhaut nimmt ab und führt zu Faltenbildung, Hautaustrocknung und sinkendem Turgor • Bildung typischer Falten wie Tabaksbeutelfalten um den Mund, Krähenfüßen unter den Augen, Truthahnfalte am Hals, senkrechte Falte vor dem Ohr

Sich pflegen können

- durch die Abnahme der Talgdrüsen wird die Haut trockener
- durch das Verschwinden des subkutanen Fettpolsters verändern sich zum einen die Mimik und das Körperaussehen, zum anderen werden durch die fehlenden Wärmepolster die alten Menschen kälteempfindlicher
- typische Veränderungen der Mimik sind ein Herabsinken der Backenpolster und das Einsinken der Augen. Die alten Menschen erkennen sich zum Teil nicht im Spiegel
- die Sinneszellen in der Haut werden weniger empfindlich, was bedeutet, dass ältere Menschen, weniger druck- und berührungsempfindlich sind
- weiterhin typisch sind eine erhöhte Pigmentierung, sogenannte Altersflecken und Warzen, dies sind gutartige Hauttumoren

23. Leiten Sie aus den in Aufgabe 22 genannten Hautveränderungen im Alter pflegerische Konsequenzen ab.

- Die Altershaut benötigt meist fettreiche W/O-Emulsionen. Ungeeignet sind noch stärker austrocknende Substanzen, wie Alkohole und O/W-Emulsionen.
- Duschen ist besser als Baden, da die Haut dabei weniger austrocknet.
- Kälteempfindlichkeit erfordert Zwiebeltechnik, also mehrere Kleidungsstücke.
- Zunehmende Druckunempfindlichkeit erfordert konsequente Hautbeobachtung auf Dekubitus.
- Krümel, Katheterbeutelschläuche und Falten im Bett werden nicht mehr wahrgenommen und können einen Dekubitus verursachen.
- Bei der Körperpflege kann die abnehmende Berührungsempfindlichkeit ein stärkeres Aufdrücken des Waschlappens erfordern.

24. Was sind O/W-Emulsionen und sind sie für die Altenpflege geeignet?

O/W-Emulsionen bestehen aus wenigen Fetttröpfchen, die in Wasser schwimmen. Dieses Wasser quellt die Hornschicht der Haut auf und trocknet so die Haut aus. Sie ist nur bei sehr fettiger Haut geeignet, aber sonst ungeeignet für die alltägliche Pflege.

25. Unsere Haut ist anatomisch so aufgebaut, das sie optimal als Schutzschild vor Erregern und anderen Fremdstoffen dient. Dafür hat sie einerseits einen Säureschutzmantel (ca. pH von 5,5) und einen Fettmantel, der durch das Fett der Talgdrüsen gebildet wird. Empfehlen Sie einem alten Menschen optimale Pflegemittel.

Optimal ist eine W/O-Emulsion (wenige Wassertröpfchen in Öl oder Fett). Diese bildet einen dünnen Fettfilm auf der Haut, der aber luftdurchlässig ist und einen Wärmeaustausch ermöglicht. Für die Altershaut sehr gut geeignet sind z. B. Linola Fettsalbe®, Bepanthen-Salbe®.

Empfehlenswert sind Waschlotionen, die ph-hautneutral sind, d. h. einen ph-Wert von 5,5 haben. Reine Seifen sind alkalisch und deren pH-Wert liegt über 7.

26. Nennen Sie ungeeignete Hautpflegemittel.

Weniger empfehlenswert für die alltägliche Pflege sind Puder, Salben und Alkohole, wie Franzbranntwein. Puder krümelt, Salben decken die Haut ab und verhindern die Verdunstung und die Wärmeabgabe. Franzbranntwein trocknet die Haut aus und entfettet sie. Deshalb ist nach dessen Benutzung eine Creme zur Rückfettung nötig.

27. Normalerweise haben die Nägel eine hellrötliche Färbung, sind leicht gebogen und elastisch. Nagelveränderungen können uns auf verschiedene Krankheiten aufmerksam machen. Geben Sie zu nachfolgenden Veränderungen mögliche Ursachen an:
a) Uhrglasnägel
b) Hohl- und Löffelnägel
c) Krallennagel
d) rauer, dicker Nagel, der in der Auflösung begriffen ist

a) *stark gewölbter Nagel (Uhrglasnagel):*
   schwere chronische Herz- und Lungenerkrankungen (angeborene Herzfehler, TBC, Bronchialkarzinom)
b) *Hohl- oder Löffelnagel:*
   Eisenmangelanämie
c) *Krallennagel:*
   im hohem Alter durch die physiologischen Nagelveränderungen und bei sehr unbequemen Schuhen
d) *rauer, dicker Nagel, der in der Auflösung begriffen ist:*
   Nagelpilz

28. Erklären Sie das Pflegephänomen Intertrigo.

Intertrigo bezeichnet im Volksmund „Wundsein", „Hautwolf" oder einfach „Wolf". Diese Dermatitis stellt sich oft dann ein, wenn sich zwei Hautflächen berühren, aber auch an Stellen, an denen Haut an Bekleidungsstoff scheuert. Durch Feuchtigkeit, Schweiß, Schmutz und Wärme bilden sich auf der Haut Erosionen und Hautbläschen. Mit der Mazeration der Haut verliert diese ihre Barriere- und Schutzfunktion, sodass Bakterien und Pilze sich vermehren können. Die Haut weicht auf, rötet sich, nässt und entzündet sich.

29. Umreißen Sie das Pflegeziel bei Intertrigogefahr.

Erhaltung der intakten Haut (Oberhaut/Epidermis) in den gefährdeten Arealen

30. Nennen Sie wirksame Interventionen zur Intertrigoprophylaxe.

- Information und Beratung des Betroffenen und der Angehörigen über Ziele und Maßnahmen der Intertrigopropylaxe
- gefährdete Stellen nach Bedarf häufiger kontrollieren
- Reinigen und Trockenhalten der Haut
- sanftes Abtupfen der Haut, kein Reiben
- in Hautfalten können Kompressen oder dünne Stofftücher aus Naturfasern eingelegt werden
- keine enge Kleidung, sondern luftdurchlässige und feuchtigkeitsaufnehmende Kleidung, um Hitzestau zu vermeiden
- verschwitzte, feuchte Kleidung wechseln
- Pflegeprodukte benutzen, die auf rein natürlicher Basis beruhen und ph-hautneutral sind

31. Nennen und begründen Sie Kontraindikationen bestimmter Pflegeinterventionen in der Intertrigoprophylaxe.

- kein Puder verwenden, da Krümel zu einer vermehrten Hautreibung führen
- zinkhaltige Salben verhindern die kontinuierliche Beobachtung der entsprechenden Hautareale und verstopfen die Hautporen, sodass die ausgewogene Feuchtigkeit nicht gewährleistet ist
- die Haut trocken zu föhnen, ist aufgrund von möglichen Verbrennungen kontraindiziert

32. Nennen Sie Personengruppen, die besonders intertrigogefährdet sind.	• Diabetiker • Prothesenträger • adipöse Personen • immungeschwächte Personen • Personen, die zu starker Schweißbildung neigen • Inkontinente
33. Nennen Sie Prädilektionsstellen für Intertrigo.	• Leistenbeugen • Bauchfalten • Achselhöhlen • Haut unter den Brüsten • Zwischenzehenräume, seltener zwischen den Fingern • Analfalte • Damm • Hodenbereich • Gliedmaßenstümpfe nach Amputationen
34. Eine gründliche Mundpflege sorgt für Wohlbefinden und beugt vielen Folgeerkrankungen vor. Nennen Sie verschiedene Ziele der Mundpflege.	• Reinigung und Säubern der Mundhöhle • feuchte, gut durchblutete, belagfreie Mundschleimhaut und Zunge • geschmeidige Lippen • Gleichgewicht der Mundflora
35. Bei unzureichender Mundhygiene oder bei weniger Kautätigkeit durch Nahrungskarenz kann es zu Soor und Parotitis kommen. Definieren Sie das Pflegephänomen Soor.	Normalerweise herrscht Gleichgewicht zwischen den fast 500 Bakterienarten in unserer Mundhöhle und den Hefepilzen. Verschiedene Risikofaktoren, wie z. B. Antibiotikaeinnahme, zuckerhaltige Ernährung, Abwehrschwäche oder ausgeprägte Mundtrockenheit fördern das Wachstum des Hefepilzes Candida albicans (Candidose). Dieser Pilz siedelt sich besonders gerne auf Schleimhäuten an und bildet einen weißen Belag. Dieser Pilz kann auch absteigen und den Atemtrakt sowie den Verdauungstrakt befallen und Infektionen auslösen.
36. Definieren Sie das Pflegephänomen Parotitis.	Parotitis ist eine Entzündung der paarigen Ohrspeicheldrüsen (Parotis) durch Bakterien (vor allem Streptokokken und Staphylokokken).

Bei normaler Kautätigkeit gelangen keine Keime in die Parotis. Bei längerer Nahrungskarenz oder ausgeprägtem Flüssigkeitsmangel wird weniger Speichel produziert und Bakterien können in die Ohrspeicheldrüsen eindringen. Es folgt eine schmerzhafte Parotitis mit deutlicher Anschwellung, meist einseitig.

37. Nennen Sie Ursachen für eine Soorbesiedlung und für Parotitis.

- geschwächtes Immunsystem durch Diabetes mellitus, Krebs, AIDS
- Immunsuppression
- fehlende Kautätigkeit durch PEG-Anlage
- schlecht sitzende Zähne, Läsionen durch Prothesen
- verstärkte Mundatmung

38. Formulieren Sie das Pflegeziel bei Soor- und Parotitisgefahr.

Die Mundhöhle des Betroffenen ist frei von Belägen, Läsionen, Borken und Speiseresten. Die Mundschleimhaut ist intakt, gut durchblutet und feucht.

39. Nennen Sie Pflegemaßnahmen zur Vorbeugung von Soor und Parotitis.

- spezielle Mundpflege nach Bedarf
- genaue Krankenbeobachtung des Betroffenen
- Speichelfluss anregen
- eventuell nach ärztlicher Anordnung Abstrich durchführen um Soorverdacht zu überprüfen
- bei Soorverdacht auf ärztliche Anordnung lokales Antimykotika (Antipilzmittel, wie z. B. Moronal-Lösung® geben)
- Raumluft anfeuchten
- Mundspülungen mit Kamillosan-Lösung®, Kamillen- oder Salbeitee
- künstlicher Speichel (Glandosane®)

40. Zählen Sie Möglichkeiten auf, wie der Speichelfluss angeregt werden kann.

- ausreichende Flüssigkeit
- Massage der Ohrspeicheldrüse
- salzhaltige Zahnpasta, z. B. Sole-Zahncreme
- Kausäckchen
- Mundspülungen mit angenehmem individuellen Geschmack, z. B. mit Sekt, Traubensaft etc.
- Kauen von Kaugummi oder Brotrinde
- Geruchssinn mit ätherischen Ölen stimulieren, z. B. Pampelmusen-, Zitronen-, Orangenöl
- Lutschen von Eiswürfeln aus gefrorenen Säften

41. Basale Stimulation ist ein bedeutsames Pflegekonzept in der Altenpflege. Erklären Sie, wovon sich der Begriff ableitet und was basale Stimulation bedeutet.

Ableitung: von lat. basal = grundlegend und stimulatio = Anreiz, Anregung
Bedeutung: Kontakt zu wahrnehmungsgestörten Menschen aufnehmen, um ihnen den Zugang zu ihrer Umgebung und ihren Mitmenschen zu ermöglichen und Lebensqualität zu erleben.

42. Beschreiben Sie,
a) welche Art Angebote bei der basalen Stimulation gemacht werden und
b) für wen sie besonders wichtig ist.

a) Bei der basalen Stimulation werden Angebote über verschiedene Wahrnehmungskanäle auf der nonverbalen Ebene gemacht.
b) Besonders wichtig ist basale Stimulation bei Betroffenen, deren Wahrnehmung und Kommunikation erheblich behindert ist, z. B. demente Menschen, schwerst mehrfachbehinderte Menschen, Menschen mit Schädel-Hirn-Trauma, Menschen mit hemiplegischem, apallischem oder komatösem Syndrom.

43. Nennen Sie die Begriffe für die verschiedenen Wahrnehmungskanäle der basalen Stimulation und erläutern Sie diese.

- *auditiv:* Wahrnehmungsförderung durch das Gehör
- *gustatorisch:* Wahrnehmungsförderung durch den Geschmack
- *olfaktorisch:* Wahrnehmungsförderung durch den Geruch
- *oral:* Wahrnehmungsförderung im und um den Mundraum
- *somatisch:* Wahrnehmungsförderung über die Haut
- *taktil-haptisch:* Wahrnehmungsförderung durch den Tastsinn
- *vestibulär:* Wahrnehmungsförderung durch den Gleichgewichtssinn
- *vibratorisch:* Wahrnehmungsförderung durch Schwingungen
- *visuell:* Wahrnehmungsförderung durch das Sehen

44. Prof. Fröhlich entwickelte das Konzept der basalen Stimulation für die Förderung behinderter Kinder. Christel Bien-

- an die Wände Bilder der Lebensgeschichte des Betroffenen und an die Decke ein Mobile oder Gitter mit jahreszeitlich wechselnden Gegenständen *(visuelle Stimulation)* hängen

stein übertrug die basale Stimulation in die Pflege. Zeigen Sie Möglichkeiten auf, Elemente der basalen Stimulation in den Pflegealltag zu integrieren und ordnen Sie diese den Wahrnehmungskanälen zu.

- Kontakt mit dem Pflegebedürftigen über das Berühren der Schulter aufnehmen *(somatische Stimulation)*
- Bettdecke langsam und mit leichtem Druck Richtung Bettende rollen *(somatische Stimulation)*
- Ganzwaschung gegen die Haarwuchsrichtung wirkt belebend, mit der Haarwuchsrichtung beruhigend *(somatische Stimulation)*
- Gliedmaßen mit einem Frotteehandschuh oder Tennissocken umfassend ausstreichen (somatische Stimulation).
- vor den Augen des Pflegebedürftigen das Brötchen schmieren und den Kaffee aus einer Kaffeetasse trinken, nicht aus der Schnabeltasse, da dies für demente Betroffene einen sehr großen Wiedererkennungswert hat *(olfaktorische und orale Stimulation)*
- biografisch orientierte Mundpflege mit Mitteln, die dem Betroffenen schmecken *(olfaktorische und orale Stimulation)*
- beim Zähneputzen die Hand des Betroffenen führen *(taktil-haptische Stimulation)*
- wechselnde Lagerung oder Lagerung in einer Schaukel *(vestibuläre Stimulation)*
- Tonträger mit Stimmen von vertrauten Menschen vorspielen *(auditive Stimulation)*

6.6 Essen und trinken können

1. Essen hält Körper und Seele zusammen. Essen und trinken gehören zum täglichen Leben und bedeuten für die meisten Menschen ein hohes Maß an Lebensqualität. Erklären Sie die Bedeutung von essen und trinken.

- Deckung des Energiebedarfs und des Bedarfs an Nährstoffen für den Körper
- Lebensfreude und Genuss
- Gemeinschaft, Geselligkeit und Kommunikation
- Erhaltung der körperlichen und seelischen Gesundheit
- Therapie von Krankheiten durch bestimmte Diäten

2. Der BMI (body mass index) ist eine Maßzahl für die Bewertung des Körpergewichts eines Menschen. Erläutern Sie die Berechnung des BMI, seine Maßeinheit und dessen Bedeutung.

Berechnung:

$$BMI = \frac{Masse}{Größe^2}$$

Die Maßeinheit des BMI ist kg/m². Der wünschenswerte BMI ist altersabhängig. Mit fortschreitendem Alter nimmt der BMI zu. Zwischen 55–64 Jahren liegt der BMI bei 23–28 und ab dem 64. Lebensjahr darf der BMI zwischen 24–29 betragen. Der BMI ist ein grober Richtwert und nicht unreflektiert zu benutzen.

3. Es gibt zwei starke Abweichungen im Ernährungszustand – Kachexie und Adipositas. Charakterisieren Sie die beiden Ernährungszustände.

Kachexie ist eine krankhafte, sehr starke Abmagerung, auch Auszehrung genannt. Der Medizinische Dienst der Krankenversicherung (MDK) versteht unter Kachexie einen Body Mass Index von unter 18. Kachexie kommt bei sehr hoch betagten Menschen, bei Menschen mit bösartigen Tumoren, schweren Infektionskrankheiten und Malabsorption (schlechte Verdauung) und Mangelernährung vor.

Adipositas bedeutet Fettleibigkeit oder Fettsucht. Es ist also die Bezeichnung für starkes Übergewicht durch die starke Vermehrung des Reservefetts. Von einer Adipositas spricht man bei einem BMI von über 30. Adipositas hat viele Ursachen, z. B. genetische Faktoren, zu fettes und süßes Essen kombiniert mit zu geringer Bewegung und Essen als Ersatz oder Sucht.

4. Leiten Sie von dem aktuellen Pflegeproblem Kachexie potenzielle Pflegeprobleme, Pflegeziele und Pflegemaßnahmen ab.

aktuelle und potenzielle Pflegeprobleme	Pflegeziel	Pflegemaßnahme (Beispiele)
aktuelles Pflegeproblem: Kachexie	Der Betroffene hat einen BMI von 23.	• Kontrolle der Ernährung • individuelle Energie- und Nährstoffmengen der Ernährung einhalten • Gewichtskontrolle

Essen und trinken können

aktuelle und potenzielle Pflegeprobleme	Pflegeziel	Pflegemaßnahme (Beispiele)
potenzielle Pflegeprobleme: • Dekubitusgefahr	intakte Haut	• Hautkontrolle, Lagerung
• Schwindel und Kraftlosigkeit ergeben Sturzgefahr	sicherer Gang	• Muskelaufbautraining • Unterstützung beim Gehen, festes Schuhwerk • Kreislaufkontrolle
• Exsikkosegefahr	ausgeglichene Flüssigkeitsbilanz	• Bilanzierung führen • ständig zu trinken anbieten – eventuell hochkalorische Getränke anbieten

5. Leiten Sie von dem aktuellen Pflegeproblem Adipositas potenzielle Pflegeprobleme, Pflegeziele und Pflegemaßnahmen ab.

aktuelle und potenzielle Pflegeprobleme	Pflegeziel	Pflegemaßnahme (Beispiele)
aktuelles Pflegeproblem: Adipositas	Der Betroffene hat einen BMI von ca. 23–29, je nach Alter.	• Kontrolle der Ernährung • individuellen Energie- und Nährstoffbedarf in der Ernährung einhalten • Gewichtskontrolle • Aufdecken der Ursachen der Adipositas
potenzielles Pflegeproblem: • Intertrigo	intakte Haut	• genaue Krankenbeobachtung gefährdeter Stellen • gefährdete Stellen trocken halten oder Kompressen einlegen
• starkes Schwitzen	Wohlbefinden, Sauberkeit, normal feuchte Haut	• nach Bedarf Körperpflege und betten • Körperpflege mit Obstessig

6. Geben Sie Folgeerkrankungen für Kachexie an.

- Mangelernährung
- schlechte Abwehrlage
- verschlechterte Wundheilung
- Hypotonie
- Kraftlosigkeit
- Minderbelastbarkeit
- psychische Erkrankung (Depression, Isolation)

7. Geben Sie Folgeerkrankungen für Adipositas an.

- Arthrose
- Schnarchen, Schlafapnoe
- Gicht
- Diabetes mellitus Typ 2
- psychische Erkrankungen (Depression und Isolation)
- Herz- und Kreislauferkrankungen, wie z. B. Herzinfarkt, Schlaganfall, Hypertonie und metabolisches Syndrom

8. Ältere Menschen haben ein nachlassendes Durstempfinden, deshalb vergessen sie einfach zu trinken. Daraus resultiert eine Exsikkose (Austrocknung oder Dehydration). Welche Gründe kennen Sie für eine Exsikkose?

- Vergessen des Trinkens
- Nachlassen des Durstgefühls
- nicht trinken aus Angst vor Toilettengang, da er beschwerlich für einige ältere Menschen ist
- nicht trinken aus Angst vor Inkontinenz und den damit verbundenen Umständen
- es schmeckt nicht
- Pflegepersonal hat keine Zeit, die Menschen daran zu erinnern oder Trinken einzugeben

9. Nennen Sie Zeichen einer Exsikkose.

- Hypotonie und Tachykardie als Zeichen eines beginnenden hypovolämischen Schocks
- beginnende und vorübergehende Verwirrtheit
- stehende Hautfalte
- dunkler, konzentrierter Urin
- harter Stuhlgang
- ausgetrocknete Mundschleimhäute und trockene Lippen
- durch Wasserentzug aus dem Fettpolster hinter dem Auge, treten die Augäpfel zurück und es entsteht ein Schatten unter den Augen

Essen und trinken können

10. Welche Maßnahmen ergreifen Sie, um eine Exsikkose zu verhindern?

- Ein- und Ausfuhrkontrolle anlegen (Bilanzierung)
- genaue Krankenbeobachtung
- bei jeder Pflegetätigkeit oder Aktivierung am Betroffenen: zum Trinken auffordern
- beim Essen sich zuprosten, das hat Aufforderungscharakter
- Trinklieder beim Essen, auch diese fordern zum Trinken auf
- Getränke nach individuellen Wünschen anbieten
- eine Saftbar eröffnen, wo jeder Zugang zu verschiedenen Getränken hat
- Essen anbieten mit hohem Wassergehalt, wie Melone, Suppe etc.
- bei Schluckstörungen Getränke eindicken
- möglichst auf Schnabelbecher verzichten und eigene Tasse (Tasse mit Namen oder Motiv) benutzen, diese eventuell nur halb füllen oder Trinkhalm anbieten
- manche Betroffene mögen ihre Getränke lieber löffeln, deswegen eventuell einen Teelöffel dazulegen

11. Definieren Sie Mangelernährung.

Mangelernährung ist eine nicht dem Bedarf entsprechende, unzureichende Aufnahme von Energie und/oder Nährstoffen, Ballaststoffen, Vitaminen, Wasser, Mineralstoffen und Spurenelementen. Mangelernährung ist nicht zwangsweise mit Kachexie verbunden.

12. Notieren Sie Folgen, die aus der Mangelernährung im Alter resultieren.

- Muskelabbau mit zunehmender Immobilität, Osteoporosegefahr, allgemeine Schwäche, Sturzgefahr und Frakturgefahr
- Exsikkose
- Gewichtsverlust mit Dekubitusgefahr
- schlechtere Medikamenten- und Therapieverträglichkeit
- erhöhte Pflegebedürftigkeit
- Verschlechterung der kognitiven Leistungsfähigkeit
- erhöhte Komplikations- und Mortalitätsrate

13. Sammeln Sie Gründe, wieso es im Alter verstärkt zu Mangelernährung kommt.	• verändertes Geschmacksempfinden • Schluckstörungen • schlecht sitzende Prothesen oder fehlende Prothesen • Läsionen, Borken oder Entzündungen der Mundschleimhaut • Verdauungsstörungen • Appetitlosigkeit, Übelkeit als Nebenwirkung von Medikamenten • psychosoziale Ursachen, wie nicht gewohnt sein alleine zu essen, fehlendes Familienumfeld • Ekel, wenn z. B. dem Tischnachbarn der Speichel aus dem Mund läuft • zu schnelles und hastiges Eingeben von Essen • wenig appetitlich aussehendes Essen, z. B. püriertes Essen • bei Großküchen fehlender Geruch und fehlende Geräusche des Essenanrichtens, z. B. Kaffeegeruch und Zischen der Kaffeemaschine etc. • Depression, Verwirrtheit • Immobilität – Abhängig von anderen Menschen • belastende Lebensereignisse • Sterbenwollen und deshalb das Essen verweigern
14. Schlagen Sie verschiedene Maßnahmen vor, um eine Mangelernährung zu beheben.	• Prothesen vor dem Essen einsetzen • Mundpflege nach Bedarf vor dem Essen durchführen • kleinere Mahlzeiten mit hoher Nährstoffdichte (individuell an die Betroffenen angepasst) • Berücksichtigen von Lieblingsspeisen bzw. regionalen Besonderheiten • fragen nach Essen allein oder in Gemeinschaft • Bewohner so zum Speisen positionieren, dass keiner Ekel haben muss – also besser in kleineren Gruppen als im großen Saal oder beide Möglichkeiten anbieten

- Nahrungs- und Trinkprotokolle mit individuellen Nährstoff- und Energieberechnungen sowie Flüssigkeitsmengen führen
- einzeln pürierte Speisen, die auch wie Fleisch, Kartoffeln und Gemüse aussehen
- süße Getränke reichen
- hochkalorische Trinknahrung geben
- Logopädin bei Schluckbeschwerden hinzuziehen
- Ambiente beim Essen appetitanregend gestalten (Tischdekoration, Tischdecke u. Ä.)
- feste Essenszeiten und rechtzeitig an das Essen erinnern, z. B. durch Rituale (Glockenschlag)
- vorweg Suppe reichen, diese regt den Appetit an
- Bewegung an frischer Luft ist appetitanregend

15. Demente Menschen sind häufig mangelernährt. Begründen Sie diese Aussage.

Mangelernährung bei Demenz ist nicht nur Folge der kognitiven Störungen, sondern die Folge, dass Speisen nicht mehr als solche erkannt werden oder der Umgang mit Besteck nicht mehr präsent ist. Viele Demente leiden an innerer Unruhe, es fällt ihnen schwer, sich auf die Mahlzeit zu konzentrieren.

16. Geben Sie Empfehlungen für die Ernährung von Dementen.

- Demente mit einem großen Bewegungsdrang haben oft einen erhöhten Energiebedarf
- eine Ess-Biografie kann helfen, energiereiche Speisen zu finden, die gemocht werden
- deutliche Kontraste zwischen Tischdecke, Teller und Speise, um das Essen wirklich wahrzunehmen
- Pflegekräfte essen mit den Bewohnern, vor allem Dementen, gemeinsam. Diese dienen nicht nur als Vorbild, sondern dies fördert auch die Gemeinschaft. Die Dementen können sonst den Eindruck erhalten, sie müssen noch auf die Pflegekraft warten
- Fingerfood für die dementen Bewohner, die es verlernt haben mit Messer und Gabel zu essen (z. B. Obst- und Gemüsewürfel, Hackfleischbällchen, Kroketten, Käsewürfel etc.)

- eat by walking
- Speisen und Getränke aus früherer Zeit anbieten, wie z. B. Armer Ritter, saure Drops, Brotsuppe, „Kalte Ente"
- Demente mögen gerne süßes Essen (Pudding, Joghurt, Schokolade) und süße Getränke, also auch süße Säfte. Diese besitzen den Stoff Serotonin, der gleichzeitig antidepressiv wirkt.
- Demente mögen keine grünen Speisen, diese haben eher den Anschein als wären sie giftig, besser sind rote oder gelbe Speisen

17. Berechnen Sie den BMI von Herrn Stark und bewerten Sie diesen. Herr Stark ist 78 Jahre alt. Er ist 70 kg schwer und hat eine Körpergröße von 1,78 m. Seit einigen Tagen hat er Durchfall und hat jetzt noch eine mittlere Aktivität.

BMI = Körpergewicht in kg/Körpergröße² in m
BMI = $70/1{,}78^2$ = **22**
Der BMI von Herrn Stark ist eher etwas zu niedrig. In seinem Alter darf er auch einen BMI von 24 haben.

18. Ermitteln Sie den täglichen Energiebedarf von Herrn Stark bei einem Energiebedarf von 35 kcal/kg-Ist-Körpergewicht bzw. 146 kJ/kg-Ist-Körpergewicht bei mittlerer Aktivität.

Herr Stark hat einen Bedarf von:
70 kg x 35 kcal/kg = *2 450 kcal/Tag*
70 kg x 146 kJ/kg = 10 220 kJ/Tag

**19. Grundsätzlich gilt, dass der Bedarf an Flüssigkeit zwischen 30 und 40 ml pro kg Körpergewicht am Tag liegt. Bei Durchfällen ist der Bedarf erhöht und liegt durchschnittlich bei 40 bis 50 ml am Tag.
Berechnen Sie den täglichen Flüssigkeitsbedarf von Herrn Stark.**

70 kg x 45 ml = *3150 ml* Flüssigkeit muss Herr Stark am Tag zu sich nehmen.

Essen und trinken können

20. Essen und trinken ist ein wichtiger Bestandteil der Lebensqualität. Die Erkenntnis, dass das Schlucken beeinträchtigt ist, führt für viele Menschen zur Beschneidung der Lebensqualität. Benennen Sie verschiedene Ursachen für Schluckstörungen (Dysphagie) bei älteren Menschen.

- neurologische Erkrankungen wie Apoplex, MS, M. Parkinson
- Tumoren oder Entzündungen der Mundhöhle, des Rachens oder der Speiseröhre
- bedingt durch die Altersprozesse bei hochbetagten Menschen
- Demenz
- Exsikkose

21. Geben Sie Symptome an, die auf eine Schluckstörung hinweisen können.

- taubes Gefühl im Mundbereich
- Speichel läuft aus dem Mund
- starke Verschleimung
- kraftlose, verwaschene Sprache
- Nahrungsreste verbleiben im Mund
- Räuspern / Hustenanfälle / Atemnot während des Schluckens
- während/nach dem Essen Hervorwürgen von Nahrungsteilen aus Rachen, Mund, Nase
- nach dem Essen ein Druck- oder Kloßgefühl im Halsbereich
- Stimme klingt nach dem Essen/Trinken feucht oder gurgelnd
- Schmerzen beim Schlucken, Brennen im Brustbereich
- unklare Temperaturerhöhung als Hinweis auf eine Aspirationspneumonie
- unklare Gewichtsabnahme
- Menschen haben Angst vor dem Essen oder Trinken
- essen und trinken dauert lange

22. Welche Komplikationen können bei einer Dysphagie auftreten?

- Verschlucken (Aspiration)
- Erstickungsanfälle
- Lungenentzündung (Aspirationspneumonie)
- Unter- und Fehlernährung
- Gewichtsverlust
- Exsikkose
- schlechte körpereigene Abwehrlage

23. Notieren Sie Regeln für den Umgang mit Pflegebedürftigen, die Schwierigkeiten beim Schlucken haben.

- möglichst nicht im Bett essen
- gute Sitz- und Kopfhaltung (aufrecht sitzen, Nacken gestreckt, Arme auf dem Tisch)
- Zahnprothese einsetzen, Prothese muss gut sitzen
- Radio und Fernseher ausschalten, damit sich der Betroffene auf das Essen und Trinken konzentrieren kann
- Angehörige in die Problematik einweisen
- selbstständiges Essen geht vor Essen eingeben
- möglichst keine Schnabeltassen verwenden, besser richtige Trinkgefäße mit Trinkhalm
- eventuell Getränke leicht eindicken
- eventuell Teelöffel zum Essen benutzen
- während des Essens Zeit geben/lassen und nicht ablenken
- Mundpflege nach dem Essen, um Nahrungsreste aus der Mundhöhle zu entfernen und einer Aspiration vorzubeugen
- nach dem Essen den Betroffenen 20 Minuten aufrecht sitzen lassen
- eventuell Absprache mit der Logopädin, die für das Schlucktraining zuständig ist

6.7 Ausscheiden können

1. Beschreiben Sie, was Erbrechen ist und welche Funktion es hat.

Erbrechen (Vomitus oder Emesis) ist ein Schutzkomplex des Körpers, der Magen- und Darminhalt entgegen der normalen Peristaltik entleert. Er schützt so den Körper z. B. vor Giften oder verdorbenen Speisen.

2. Anhand der Beobachtung des Erbrochenen kann auf bestimmte Ursachen oder Krankheiten zurückgeschlossen werden. Ordnen Sie den nachfolgenden Beobachtungen Ursachen zu.

→

→

a) **unverdaute, nicht säuerlich riechende Speise**
b) **Schleimbeimengungen**
c) **Hämatemesis**
d) **kaffeesatzähnliches Erbrechen**
e) **hellrotes, schaumiges Blut**
f) **Koterbrechen (Miserere)**

a) zu hastiges Essen, verdorbene Speise
b) Gastritis
c) Blutungen im oberen Magen-Darm-Trakt (Ösophagusvarizen)
d) Magenblutungen bei Ulkus oder Karzinom, Magensäue zersetzt das Blut
e) nicht aus Magen-Darm-Trakt, sondern bei Lungenblutung
f) Darmverschluss (mechanischer Ileus)

3. Notieren Sie einige Pflegemaßnahmen bei einem Pflegebedürftigen, der erbrochen hat.

- nach Erbrechen aufrecht hinsetzen, Bewusstlose in die stabile Seitenlage bringen, um eine Aspiration zu verhindern
- beengende Kleidung und Zahnprothese entfernen
- Nierenschale und Zellstoff reichen
- Bett und Kleidung vor weiterem Erbrechen schützen
- ruhig durchatmen lassen, eventuell Fenster öffnen
- nach Erbrechen Mund spülen lassen, Zähne putzen
- Gesicht kalt abwischen
- beschmutzte Bettwäsche, Kleidung wechseln
- Vorsicht bei Diabetikern vor Unterzuckerung
- Erbrechen beobachten und dokumentieren nach Uhrzeit, Menge, Art, Aussehen, Geruch, Häufigkeit
- gegebenenfalls den Arzt verständigen

**4. Früher wurde eine sogenannte Urinschau durchgeführt: anhand des Urins wurden viele Körperveränderungen bzw. Krankheiten abgeleitet. Heute ist die Beobachtung der Ausscheidungen immer noch wichtig und eine Aufgabe der Altenpflege.
Nennen Sie verschiedene Beobachtungskriterien des Urins.**

- Menge: über 24 Stunden ca. 1500–1800 ml
- Blasenentleerung (Miktion): ca. 3–4 Miktionen täglich
- Harnmenge pro Blasenentleerung: 250–500 ml pro Miktion
- Harnkonzentration: 1001–1030 g/cm^3 spezifisches Gewicht
- Harnreaktion: pH 6 (schwach sauer)
- Harnfarbe: hellgelb-dunkelgleb, klar und durchsichtig
- Harngeruch: frischer Urin leicht aromatisch, hervorgerufen durch Harnsäure und Ammoniak
- Harnbeimengungen: keine

Aktivitäten des täglichen Lebens

5. Welche Körperveränderungen verstecken sich hinter folgenden Fachwörtern?
a) **Anurie**
b) **Polyurie**
c) **Hämaturie**
d) **Pyurie**
e) **Dysurie**
f) **Nykturie**
g) **Harnverhalt?**

a) *Anurie:* < 100 ml Urinausscheidung/24 h bei Niereninsuffizienz (fehlender Urinproduktion)
b) *Polyurie:* > 2 500 ml Urinausscheidung/24 h bei beginnender Diabetes mellitus, Diabetes insipidus
c) *Hämaturie:* Blut im Urin durch Beimengung von Erythrozyten, z. B. aufgrund von Blasen- oder Nierensteinen, die die Schleimhaut verletzen oder blutenden Tumoren
d) *Pyurie:* Eiterharn, schlierig, flockige Trübung des Harns bei Entzündungen des Harntraktes
e) *Dysurie:* schmerzhafte und erschwerte Harnentleerung, z. B. bei Harnwegsinfekten wie Blasenentzündungen und Abflussbehinderungen wie Prostatavergrößerung
f) *Nykturie:* nächtliches, vermehrtes Wasserlassen. Ursache ist meist eine Herz- oder Niereninsuffizienz, bei der tagsüber angesammelte Wassermassen im Gewebe (Ödeme) nachts in die Blutbahn resorbiert werden und über die Niere ausgeschieden werden.
g) *Harnverhalt/Harnretention:* Unvermögen, die gefüllte Harnblase spontan zu entleeren. Dies führt zu einem schmerzhaften Anstieg des Blaseninnendruckes und eventuell Harnrückstau. Ursachen können mechanischer Art (Hindernisse wie Steine, Tumoren, Prostatavergößerung), neurogener Art (Bandscheibenvorfall, MS) oder psychischer Art (Anwesenheit fremder Menschen etc) sein.

6. Geben Sie Beobachtungskriterien für den Stuhlgang an.

- Stuhlmenge: 100–500 g/24 h
- Stuhlgangsfrequenz: 3- bis 4-mal/wöchentlich bis zu 1- bis 2-mal/täglich
- Stuhlfarbe: hell-dunkelbraun
- Stuhlgeruch: nicht besonders übel riechend
- Beimengungen: keine
- Stuhlkonsistenz: weiche bis feste homogene Masse

7. Erläutern Sie anhand der Beobachtungskriterien verschiedene Stuhlveränderungen und ihre möglichen Ursachen.

Beobachtungs-kriterium	Veränderung	Ursachen (Beispiele)
Menge	geringe Menge	Fasten, ballaststoffarme Ernährung, Obstipation
	große Mengen	• Maldigestion bei chronischer Pankreatitis • Malabsorption bei Darmresektionen oder Darmentzündungen
Häufigkeit	Durchfall/Diarrhoe	Entzündung der Darmschleimhaut, wie Morbus Crohn, Colitis ulcerosa
	Verstopfung/Obstipation	ballaststoffarme Ernährung, Medikamente, Bewegungsmangel, Flüssigkeitsmangel
Farbe	grau-lehmfarben (acholisch)	Cholestase bei Gallensteinen oder Lebererkrankungen
	schwarz (Teerstuhl)	Eisentabletten, Kohletabletten, Blutungen im oberen Verdauungstrakt (Magenblutungen, Blutung der Ösophagusvarizen)
	rotbraun-dunkelbraun	Blutungen im Dickdarm bei Tumoren
	hellrote Blutauflagen	Hämorrhoiden, Dickdarmpolypen
	weiß	Röntgenkontrastmittel
	braunschwarz	viel Fleisch, Rotwein, Blaubeeren
	grünbraun	chlorophyllhaltige Nahrungsmittel wie grünes Gemüse, Salat, Spinat
Geruch	faulig, stinkend	Rektumskarzinom

Beobachtungs-kriterium	Veränderung	Ursachen (Beispiele)
Beimengungen	Schleim	Reizcolon oder Tumoren
	Blut-, Schleim-, Eiterauflagerungen	Morbus Crohn und Colitis ulcerosa
	Blutauflagen	Tumoren, Entzündungen, Hämorrhoiden
	Parasiten	• Spul- und Madenwürmer • Teile von Bandwürmern
Konsistenz	dünnflüssiger, schleimiger Stuhl	Diarrhoe
	harter, trockener, knotiger Stuhl	Obstipation, Kotsteine
	bleistiftförmig	bei einengenden Tumoren
	voluminös, salbenartig-glänzend	Fettstühle, Störung der Fettverdauung infolge einer Pankreatitis

8. Die Unfähigkeit den Urin zu halten, die Harninkontinenz, ist im Alter ein weit verbreitetes Pflegeproblem. Für diese Menschen ist die Harninkontinenz häufig mit sozialem Rückzug, sinkender Lebensqualität und steigendem Pflegebedarf verbunden.
Führen Sie verschiedene personenabhängige Risikofaktoren für Harninkontinenz an.

- kognitive Einschränkung
- körperliche Einschränkung, z. B. Fingerfertigkeit im Umgang mit Kleidung etc., Sehen, Transferfähigkeit, Balance, Armstärke und Flexibilität des Körpers
- Alter
- Erkrankungen, wie z. B. Apoplex, Multiple Sklerose, Morbus Parkinson, Demenz, Diabetes mellitus
- Medikamente, wie z. B. Diuretika, Antidepressiva, Neuroleptika, Opiate
- Harnwegsinfekte
- Belastung des Beckenbodens durch z. B. Entbindung/Schwangerschaft, Adipositas
- Östrogenmangel
- Veränderungen der Prostata, OP der Prostata
- Obstipation

9. Umgebungsbedingte Risikofaktoren für Harninkontinenz sollten erkannt und wenn möglich beseitigt werden. Fassen Sie kurz zusammen, was man darunter versteht.	Umgebungsbedingte Risikofaktoren sind alle Einflüsse, die die Erreichbarkeit, Nutzbarkeit und Zugänglichkeit von Toiletten erschweren.
10. Nennen Sie Beispiele für umgebungsbedingte Risikofaktoren für Harninkontinenz.	• schlecht beschilderte und schlecht beleuchtete Toiletten • verschmutzte Toiletten • fehlende Haltegriffe • fehlende Toilettensitzerhöhungen • weite Wege • Treppen • Türschwellen • enge Türen • unpraktische Kleidung • schlechte Erreichbarkeit der Klingel (vgl. DNQP, 2006)
11. Im Rahmen der Erarbeitung der Expertenstandards wurden die Kontinenzprofile zur Einschätzung der Harninkontinenz und zur Bewertung der Pflegemaßnahmen neu entwickelt. Mit diesem Profil ist es Pflegekräften möglich, den Unterstützungsbedarf der Betroffenen einzuschätzen. Geben Sie einen Überblick über folgende Kontinenzprofile: **a) vollständige Kontinenz** **b) unabhängig erreichte Kontinenz** **c) abhängig erreichte Kontinenz** **d) unabhängig kompensierte Inkontinenz**	a) Betroffener hat keinen unfreiwilligen Harnverlust b) Betroffener ist ohne personale Hilfe, durch den Einsatz von Trainingsmaßnahmen (z. B. Blasentraining), Medikamenten, intermittierendem Selbstkatheterismus oder mobiler Toilettenhilfe kontinent. c) Betroffener ist mithilfe personeller Unterstützung bei z. B. Toilettengängen, Medikamenteneinnahme, Fremdkatheterismus oder dem Gebrauch von mobilen Toilettenhilfen kontinent. d) Betroffener hat unfreiwilligen Harnverlust. Der Harnverlust wird durch Hilfsmittel kompensiert, dazu ist keine personelle Unterstützung nötig.

e) abhängig kompensierte Inkontinenz
f) nicht kompensierte Inkontinenz

e) Betroffener hat einen unfreiwilligen Harnverlust und es ist personelle Unterstützung in der materiellen Versorgung nötig.
f) Betroffener hat unfreiwilligen Harnverlust. Personelle und materielle Unterstützung nimmt er nicht in Anspruch.

12. Zu den Aufgaben der professionellen Pflege im Rahmen der Kontinenzförderung zählen sowohl die Aufklärung und Beratung der Betroffenen über die Prävention als auch die Unterstützung der Selbsthilfepotenziale der inkontinenten Betroffenen und ihrer Angehörigen. Stellen Sie verschiedene allgemeine Maßnahmen zur Kontinenzförderung dar.

- ausreichende Flüssigkeitszufuhr, da bei mangelnder Flüssigkeitsaufnahme und somit konzentriertem Urin die Drangsymptomatik verstärkt ist
- Ernährungsberatung und Gewichtsreduktion, um eine Entlastung des Beckenbodens zu erreichen
- Förderung der Autonomie mit der Optimierung von Umgebungsfaktoren, um einen sicheren Toilettengang zu ermöglichen
- Bewegen und Kräftigen der Muskulatur
- Obstipationsprophylaxe zur Verringerung von zusätzlichem inkontinenzförderndem Druck auf den Beckenboden und Verringerung der Gefahr der Harnröhrenverengung

13. Neben allgemeinen Maßnahmen können spezielle Maßnahmen zur Kontinenzförderung ergriffen werden. Beschreiben Sie einige Möglichkeiten.

- Blasentraining, als eine Form der Verhaltenstherapie, die sich das Prinzip des operanten Konditionierens (Verstärkungslernen) zunutze macht, um die Blasenkapazität zu erhöhen
- Beckenbodentraining zur Kräftigung der Beckenbodenmuskulatur
- Beckenbodentraining mit Hilfsmitteln wie Biofeedback, Vaginalkonen und Elektrostimulation zur besseren Wahrnehmung des Beckenbodens
- Toilettentraining zur Wiederherstellung der Kontinenz bzw. zur Reduzierung von Häufigkeit und Menge der inkontinenten Phasen
- mobile Toilettenhilfen, wie Steckbecken und Urinflasche
- ableitende Hilfsmittel, wie intermittierender (Selbst-)Katheterismus, Blasenverweilkatheter, Kondomurinal und Urinkollektoren
- aufsaugende Hilfsmittel (Einlagen, Inkontinenzhosen)

14. Erläutern Sie das Toilettentraining.	Beim Toilettentraining wird versucht, die Blase an bestimmte Uhrzeiten der Entleerung zu gewöhnen. Möglichkeiten sind z. B. angeboteter Toilettengang, Toilettengang zu individuellen Entleerungszeiten, Toilettengang zu festgelegten Zeiten.
15. Durch welche Maßnahmen kann von ärztlicher Seite die Kontinenz verbessert werden?	• Medikamente • Operationen
16. Die Inkontinenz wird in verschiedene Formen unterteilt. Diese Unterscheidung ist für die individuelle Unterstützung zur Wiederherstellung der Kontinenz wichtig. Nennen Sie die Formen der Inkontinenz.	• Stress-(Belastungs-)inkontinenz • Drang-(Urge-)inkontinenz • Inkontinenz bei chronischer Harnretention (Überlaufinkontinenz) • Reflexinkontinenz • extraurethrale Inkontinenz
17. Erklären Sie die Stress(Belastungs)-Inkontinenz	Belastungsinkontinenz ist ein unfreiwilliger Harnverlust, welcher mit Anspannung der Bauchmuskeln einhergeht (intraabdominelle Druckerhöhung), wie z. B. Niesen, Husten, Heben, Pressen, Treppensteigen.
18. Ordnen Sie der Stress-(Belastungs-)Inkontinenz **a) die Ursachen,** **b) das jeweils häufiger betroffene Geschlecht und** **c) mögliche Behandlungsmöglichkeiten zu.**	*Ursachen:* bei Frauen meist eine Beckenbodeninsuffizienz und bei Männern eine radikale Prostatektomie, also eine Störung der Speicherfunktion der Blase *Betroffene:* meist Frauen *Therapie:* Beckenbodentraining, parallel dazu Gewichtsreduktion, Stuhlgangregulierung, zusätzlich können Medikamente und Hormone helfen; je nach Schwere und Ausmaß kann auch eine Operation notwendig sein.
19. Erklären Sie die Drang-(Urge-)inkontinenz.	Die Dranginkontinenz ist ein unfreiwilliger Urinverlust, der mit plötzlich auftretendem, nur schwer unterdrückbarem Harndrang einhergeht oder diesem unmittelbar vorausgeht.

20. Ordnen Sie der Drang-(Urge-)inkontinenz
a) die Ursachen,
b) das häufiger betroffene Geschlecht und
c) mögliche Behandlungsmöglichkeiten zu.

a) *Ursachen:* eine verminderte Hemmung des Blasenreflexes im Gehirns, z. B. bei Demenz, M. Parkinson, Apoplex
b) *Betroffene:* alte weibliche Menschen
c) *Therapie:* Kontinenztraining, insbesondere Miktions- und Toiletten-, aber auch Beckenbodentraining, Medikamente, bei Frauen auch Hormone, Elektrotherapie, gelegentlich auch Operation

21. Erklären Sie die Inkontinenz bei chronischer Harnretention (Überlaufinkontinenz).

Überlaufinkontinenz entsteht durch unvollständige Blasenentleerung mit einer großen Restharnbildung. Diese führt zur Überdehnung der Blasenmuskulatur und zum tröpfchenweisen Harnverlust gegen den Schließmuskeldruck.

22. Ordnen Sie der Inkontinenz bei chronischer Harnretention
a) die Ursachen,
b) das jeweils häufiger betroffene Geschlecht und
c) mögliche Behandlungsmöglichkeiten zu.

a) *Ursachen:* Prostatavergrößerungen, MS, Neuropathien, Apoplex und Medikamentennebenwirkung
b) *Betroffene:* meist Männer
c) *Therapie:* zunächst Entlastung der übervollen Blase durch Einführen eines Katheters, in der Folge dann Therapie der zugrundeliegenden Ursache, entweder Kräftigung der Blase oder/und Beseitigung des Abflusshindernisses

23. Erklären Sie die Reflexinkontinenz.

Bei der Reflexinkontinenz entleert sich die Harnblase bei Erreichen einer bestimmten Füllung reflektorisch, ohne dass der Betroffene Harndrang verspürt. Häufig ist die Blasenentleerung auch unvollständig (größere Mengen Restharn entstehen).

24. Ordnen Sie der Reflexinkontinenz
a) die Ursachen,
b) das jeweils häufiger betroffene Geschlecht und
c) mögliche Behandlungsmöglichkeiten zu.

a) *Ursachen:* Nervenbahnen und Nervenzentren, die für die willkürliche Blasensteuerung verantwortlich sind, sind geschädigt bzw. ausgefallen.
b) *Betroffene:* Querschnittsgelähmte
c) *Therapie:* Medikamente, regelmäßige Blasenentleerung, z. B. auch mittels (Selbst-)Katheterisierung, evtl. Operation

25. Erklären Sie die extraurethrale Inkontinenz.

Extraurethrale Inkontinenz ist ein ungewollter und unvermeidbarer Harnabgang durch andere Kanäle als die Harnröhre.

26. Ordnen Sie der extraurethralen Inkontinenz
a) die Ursachen,
b) das jeweils häufiger betroffene Geschlecht und
c) mögliche Behandlungsmöglichkeiten zu.

a) *Ursachen:* Fistelbildung oder eine angeborene Anomalie der Harnleitermündung
b) *Betroffene:* keine spezielle Gruppe
c) *Therapie:* vor der Dauerversorgung mit Inkontinenzmaterialien ist eine fachärztliche (urologische, gynäkologische) Abklärung anderer Therapiemöglichkeiten unbedingt erforderlich
(modifiziert nach Hayder, Unterricht Pflege, 2006, DNQP, 2006)

27. Die Inkontinenz ist nach wie vor ein großes Tabuthema unserer Gesellschaft. Im Zusammenhang mit Stuhl- oder Harninkontinenz spielen häufig Scham- und Schuldgefühle der Betroffenen eine große Rolle.
Scham wird häufig erlebt als bloßgestellt zu sein, schuldig zu sein und versagt zu haben. Als Reaktion auf die Scham kann es zu verschiedenen Verhaltensweisen kommen. Welche Verhaltensweisen kennen Sie im Zusammenhang mit Scham bei Inkontinenz?

- Verringerung der Flüssigkeitszufuhr – wer weniger trinkt, scheidet weniger aus
- Rückzug aus dem gesellschaftlichen Leben, aus Angst durch Uringeruch aufzufallen
- Vermeidung von Orten mit schlechten oder keinem Zugang zur Toilette, aus Angst den Urin bis zum WC nicht halten zu können
- häufiges Aufsuchen der Toilette, einerseits zur Blasenentleerung und andererseits zur Kontrolle des Inkontinenzmaterials
- Vermeidung sportlicher Aktivitäten, Sorge unwillkürlich Urin zu verlieren oder Uringeruch zu haben
- Einschränkung der Sexualität, aus Angst Urin zu verlieren oder unangenehm zu riechen
- aggressives Verhalten durch die Wahrnehmung fehlender Unterstützung, aber auch Hoffnungslosigkeit und Wut können auftreten
- Verschleierung der Tatsachen gegenüber anderen als Eigenschutz
- Akzeptanz der Harninkontinenz als Teil des weiblichen Lebens gemäß der Erkenntnis, das eine Geburt im Lauf der Zeit zu Inkontinenz führt

(Quelle: Unterricht Pflege, Kontinenzförderung, Heft 22, 2006)

Aktivitäten des täglichen Lebens

28. Obstipation ist ein weit verbreitetes Pflegeproblem bei älteren Menschen. Die Ursachen dafür sind mehrschichtig. Nennen Sie diese.

Die Ursachen liegen in der Altersveränderung:
- Bewegungsmangel infolge der Immobilität
- einseitige, meist ballaststoffarme Ernährung
- wenig Flüssigkeitsaufnahme
- Unterdrückung des Stuhlgangs wegen Schamgefühl
- Hektik oder Zeitnot des Personals
- Medikamenteneinnahme, die die Darmperistaltik verlangsamt

29. Stellen Sie verschiedene Symptome zusammen, die auf eine Obstipation hinweisen.

- harter, trockener, knotiger und dunkler Stuhlgang
- starkes und schmerzhaftes Pressen bei der Entleerung
- schmerzhafter Stuhldrang ohne Erfolg
- Bauchschmerzen, Blähungen, Völlegefühl
- Appetitlosigkeit und Unwohlsein
- Gefühl der unvollständigen Entleerung
- belegte Zunge und Mundgeruch
- Stuhlfrequenz: ca. alle vier Tage oder weniger

30. Ein Ansatz der Obstipationsprophylaxe ist die richtige Ernährung. Erläutern Sie, welche Lebensmittel die Grundlage dafür bilden.

Basis unserer Ernährung sollten pflanzliche Lebensmittel wie Getreideprodukte, Kartoffeln, Hülsenfrüchte, Obst, Gemüse und Salat sein, damit die Hauptnährstoffe in einem ausgewogenen Verhältnis aufgenommen werden und genügend Ballaststoffe aufgenommen werden.

31. Häufig ist mangelnde Flüssigkeitszufuhr Auslöser einer Verstopfung. Beschreiben Sie den Flüssigkeitsbedarf und nennen Sie geeignete und ungeeignete Getränke.

Besonders der Darm braucht ausreichend Flüssigkeit für die Verdauungs- und Ausscheidetätigkeit. Täglich sollten *2 Liter* aufgenommen werden. Geeignet sind Mineralwasser, Kräuter- und Früchtetee, Saftschorlen.
Mit coffeinhaltigen Getränken wie Kaffee oder Schwarztee und Alkohol (auch Bier!) lässt sich der Flüssigkeitsbedarf des Körpers aufgrund ihrer harntreibenden Eigenschaften nicht decken.

32. Stellen Sie verschiedene Maßnahmen für die Obstipationsprophylaxe zusammen.

- Zeit lassen beim Essen
- schönes Ambiente schaffen
- Prothese einsetzen
- zum gründlichen Kauen anregen
- eventuell Mundpflege vor dem Essen

- ein Glas lauwarmes Wasser direkt nach dem Aufstehen
- Vollkornprodukten den Vorzug geben
- viel zu trinken anbieten
- sparsam mit Salz umgehen, stattdessen reichlich frische Kräuter verwenden
- milchsaures Gemüse wie z. B. Sauerkraut
  Die darin enthaltenen Milchsäurebakterien sind sehr wertvoll für die Darmflora und die Verdauung.
- Molke, Kefir, Buttermilch und Naturjoghurt anbieten, da sie leicht bekömmlich sind und verdauungsfördernd wirken
- eingeweichtes Dörrobst und Flohsamen anbieten, da sie abführend wirken

33. Erläutern Sie die Verwendung von Weißmehlprodukten und Vollkornprodukten in der Ernährung und worauf bei der Verwendung von Vollkornprodukten geachtet werden muss.

Weißmehlprodukte wie helle Brötchen, Toast, helle Nudeln, geschälten Reis, Misch- und Weißbrot gegen Vollkornprodukte und Müsli austauschen, denn sie sind reich an Ballaststoffen.
Die Kombination von Vollkorn und Zucker verträgt jedoch nicht jeder. Häufig sind schmerzhafte Blähungen die Folge.

34. Statt Salz wird die Verwendung von frischen Kräutern und Gewürzen empfohlen. Erläutern Sie dies und nennen Sie besonders gut geeignete Gewürze.

Kräuter enthalten Inhaltsstoffe, die die Verdauung fördern. Auch Gewürze wie z. B. Koriander, Anis, Fenchel oder Kümmel regen die Verdauung an.

35. Ausreichende Bewegung hilft, neben anderen Maßnahmen, Obstipation zu vermeiden. Erläutern Sie, warum dies so ist und nennen Sie geeignete Bewegungsmöglichkeiten.

Ausreichende körperliche Bewegung regt die Darmperistaltik an und damit die Verdauung.
Zur Aktivierung können passive wie aktive Bewegungsübungen, Spaziergänge jeder Art, vor allem an der frischen Luft, Bettfahrrad und vieles mehr angewendet werden.

36. Inwieweit können Toilettentraining und Colonmassage in der Obstipationsprophylaxe eingesetzt werden?

- Ein Toilettentraining dient zum Gewöhnen an feste Entleerungszeiten.
- Colonmassage regt die Darmperistaltik an

37. Beschreiben Sie die Colonmassage.

Bei der Colonmassage wird mehrmals täglich kreisförmig im Verlauf des Dickdarmes der Bauch ausgestrichen. Dies kann sehr gut während der Körperpflege erfolgen.

38. Erhärten Sie folgende Aussage: „Eine wahllose Einnahme von Abführmitteln (Laxantien) verstärkt langfristig eine Verstopfung, da sie die Funktion der Darmflora beeinträchtigt."

Viele selbst eingenommenen Abführmittel führen zu starkem Durchfall und damit verbunden zu Flüssigkeits- und Kaliumverlust. Damit beginnt der Teufelskreis, da das Kalium eine Darmatonie provoziert und der Flüssigkeitsverlust eine vermehrte Wasserresorption veranlasst. Diese beiden Prozesse führen zu einer Verstärkung der Obstipation. Da sich die Darmflora an das Abführmittel gewöhnt, muss die Dosis des Abführmittels ständig gesteigert werden – eine Abhängigkeit entsteht (Abusus).

39. Der Begriff Stoma kommt aus dem Griechischen und bedeutet soviel wie Mund oder Öffnung. Es gibt verschiedene Stomaformen. Nennen und beschreiben Sie diese kurz.

- Das *Urostoma* leitet über eine Öffnung aus dem harnableitenden System Urin nach außen.
- Ein *Tracheostoma* ist eine Öffnung in der Luftröhre.
- Das *Enterostoma* ist die häufigste Form des Stomas. Es ist eine Öffnung zum Magen- und Darmtrakt. Es werden zwei Formen unterschieden:
  - Das *Ileostoma*, welches etwas erhaben im Dünndarm (Ileum) platziert ist und reichlich dünnen und aggressiven Stuhlgang fördert.
  - Das *Colostoma*, das im Dickdarm sitzt und festen sowie geformten Stuhlgang fördert.

40. Nennen Sie die wichtigsten Umstände, die zu einem Stoma führen können.

Häufige Umstände, die zu einem Stoma führen können, sind: Krebserkrankungen, entzündliche Darmerkrankungen, Unfälle und Durchblutungsstörungen.

41. Beschreiben Sie kurz die Schritte beim Versorgungswechsel des Enterostomas.

- Information des Pflegebedürftigen über geplanten Stomawechsel
- Bereitstellung aller benötigten Materialien
- Stomasystem entfernen
- schonende Reinigung der Haut mit Wasser und ph-hautneutraler Seife
- Vorbereitung des neuen Versorgungssystems: mit Schablone die Hautplatte zuschneiden, mit Stomapaste evtl. Unebenheiten ausgleichen
- Kontrolle der Haut und des Stomas, evtl. Rasur der Haftfläche
- Anbringen des neuen Stomabeutels
- Nachbereitung: Zimmer lüften, Müll entsorgen, Dokumentation

42. Welche Komplikationen können an einem Enterostoma auftreten?

- Stomaträger leidet unter Scham und Ekelgefühl
- Hautirrigationen
- Pilzinfektionen
- Retraktionen (Einziehungen)
- Stenosen (Verengungen)
- allergische Kontaktdermatitis
- Stomahernie (Stomabruch)
- Stomaprolaps (Vorfall)
- Stomablockade
- Nekrose des Stomas
- ernährungsbedingte Blähungen, Geruchsbelästigungen und Diarrhoe

43. Geben Sie dem Stomaträger Ratschläge, welche Hinweise er zur Ernährung bedenken sollte, um Komplikationen zu minimieren.

- Drei oder mehr regelmäßige Mahlzeiten am Tag ermöglichen es, mit einer geringen Menge an Gasproduktion zu leben.
- Um Stomablockierungen zu verhindern, ist es nötig, die Nahrung gut zu kauen.
- Bei einem Ileostoma ist die Stuhlausscheidung sehr wässrig, daher ist eine erhöhte Flüssigkeitszufuhr nötig.
- Es gibt keine spezielle Diät, die vom Stomaträger eingehalten werden soll. Es ist am besten, individuell angepasste Nahrung zu finden, die keine Blähungen und/oder keinen schlechten Geruch erzeugt.

© Holland + Josenhans

44. Geben Sie Beispiele für
a) blähende und blähungshemmende Lebensmittel und
b) geruchserzeugende und geruchshemmende Lebensmittel.

a) *Blähende Lebensmittel* sind z. B. Kohl, Hülsenfrüchte, Lauch, Zwiebeln, Eier, kohlensäurehaltige Getränke, frisches Brot.
Blähungshemmende Lebensmittel sind z. B. Preiselbeeren und Joghurt.

b) *Geruchserzeugende Lebensmittel* sind z. B. Eier, Fleisch, Fisch, Spargel, Pilze, Knoblauch und Zwiebeln, Käse.
Geruchshemmende Lebensmittel sind z. B. grüner Salat, Preiselbeeren, grünes Gemüse, grüner Salat.

45. Welche Funktion und Vorteile hat die Darmirrigation?

Über ein Stoma besteht keine willentliche Kontrolle, d. h. der Stuhlgang läuft permanent ab. Mit einer Darmirrigation wird eine entleerungs- und blähungsfreie Zeit von ca. 24–48 Stunden erreicht. Für diese Zeit können die Stomaträger dann häufig den Beutel gegen die Stomakappe austauschen. Das erhöht die Lebensqualität enorm und fördert wesentlich die Teilnahme am gesellschaftlichen Leben.

6.8 Sich kleiden können

1. „Kleider machen Leute" – die bekannte Novelle von Gottfried Keller zeigt die Relevanz unserer Kleidung auf. Welche Bedeutungen von Kleidung kennen Sie?

- Wärmeschutz, besonders in Zwiebeltechnik
- Arbeitsschutz, z. B. Stahlkappenschuhe
- Sonnenschutz, z. B. bei Beduinen
- Erkennungszeichen, z. B. bei Uniformen, Krankenhauskittel
- Ausdruck von Stimmung, z. B. schwarze Trauerkleidung, weißes Hochzeitskleid
- Ausdruck von Glaube, Religion und Gesinnung, z. B. das Käppchen (die Kippa) als Kopfbedeckung bei den Juden und die islamischen Kopftücher wie z. B. Tschador und Burka
- Anzeige des sozialen Standes
- Statussymbol, z. B. sichtbares Label von Markenkleidung
- Ausdruck des Selbstwertgefühls
- „Lockmittel", da sie meist geschlechtsspezifisch ist

2. Im Bereich der Altenpflege ist es oft nötig, den Menschen Unterstützung beim Kleiden zu geben. Geben Sie an, worauf Sie bei der Bekleidung und beim Ankleiden achten.

- wenn möglich und sinnvoll, gemeinsam mit dem Betroffenen die Kleidung aussuchen und zurechtlegen, demente Betroffene beraten und höchstens zwei Kleidungsstücke zur Auswahl stellen
- auf ordentliche und saubere Kleidung achten, auch im Tagesverlauf
- auf bequeme und praktische Kleidung achten, wie z. B. Hose mit Gummizug, Schuhe mit Klettverschlüssen, bei dementen und inkontinenten Immobilen eventuell Overall benutzen
- Anziehhilfen benutzen, z. B. Schuhlöffel, Knöpfhilfen, Strumpfanzieher
- einen Blick in den Spiegel ermöglichen, um das Aussehen zu prüfen
- Betroffenen, die immobil sind und eine schlechte Durchblutung haben, Socken anziehen, das fördert gleichzeitig die Körperwahrnehmung
- auch Schwerkranke und Schwerstpflegebedürftige haben einen Anspruch auf angemessene Kleidung, die ihre Intimsphäre schützt
- an Sonn-, Feier- und Festtagen „besonders schöne Kleidung" auswählen lassen und darauf hinweisen
- zur Sturzprophylaxe immer feste und gut sitzende Schuhe anziehen; mobilen, aber sturzgefährdeten Personen eventuell Antirutschsocken anziehen

6.9 Ruhen und schlafen können

1. Gesunder Schlaf ist unerlässlich für die Gesunderhaltung. Trotz individuellem Schlafverhalten sind ein Mindestmaß an Schlaf erforderlich. Geben Sie die Auswirkungen eines fortgesetzten Schlafmangels an.

- starke Tagesmüdigkeit
- Konzentrationsschwäche
- Persönlichkeitsveränderung
- Belastung des Herz-Kreislauf-Systems

2. Die Steuerung der Müdigkeit und der Wachheit benötigt eine zentrale Steuerung. Wo befindet sich diese?

Der biologische Schlaf-Wach-Rhythmus wird von der sogenannten Formatio reticularis gesteuert. Es handelt sich um eine Zellanhäufung, die den Hirnstamm durchzieht.

3. Grundsätzlich werden fünf Schlafphasen unterschieden. Nennen und beschreiben Sie diese.

1. *Phase = Einschlafphase*
   Dämmerzustand, sehr leichter Schlaf, leichte Erweckbarkeit, rollende Augenbewegungen

2. *Phase = leichter Schlaf*
   Bewusstsein ausgeschaltet, tiefe Atmung, abgesenkter Blutdruck, keine Augenbewegungen, schwacher Muskeltonus

3. *Phase = beginnender Tiefschlaf*
   Eintritt ca. 30 Minuten nach dem Einschlafen – Schlaf ist tiefer

4. *Phase = Tiefschlaf*
   Maximum der Schlaftiefe ist erreicht, Atemfrequenz und Blutdruck sind niedrig

5. *Phase = Traumphase*
   ähnelt dem leichten Schlaf, ist jedoch gekennzeichnet durch schnelle Augenbewegungen, dem sogenannten REM-Schlaf (**r**apid **e**ye **m**ovement)

4. Schildern Sie den Schlafverlauf.

Zunächst durchläuft der Schlafende die Phasen 1–4 und verbleibt ca. 20–30 Minuten in der Phase 4, dem Tiefschlaf. Im Anschluss werden die Phase 3 und 2 rückwärts durchlaufen, um dann in die Phase 5, der Traumphase, zu münden.

5. Mit welchen Bezeichnungen werden die Schlafphasen noch gekennzeichnet?

- Non-REM Schlaf oder orthodoxer Schlaf = Phasen 1–4
- REM-Schlaf oder paradoxer Schlaf = Phase 5

6. Erläutern Sie, welche Schlafzyklen ein gesunder Schlaf aufweist.

Ein Schlafzyklus ist das Durchschreiten aller Phasen von 1–5. Pro Nacht, bei ungestörtem Schlaf, durchläuft der Mensch bis zu fünf Schlafzyklen.

7. Beschreiben Sie, wie sich die Schlafzyklen im Laufe der Nacht verändern.

Im Verlauf der Nacht werden die REM-Phasen immer länger und im Gegenzug die NON-REM-Phasen immer kürzer.

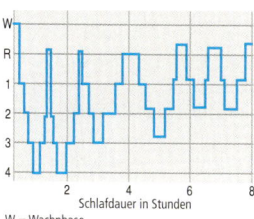

W = Wachphase
R = REM-Phase

8. Verändern sich die Schlafzyklen mit zunehmendem Alter?

Ja. Die Dauer der Tiefschlafphasen ist weniger stark ausgeprägt. Der alte Mensch verbringt mehr Schlaf in den Phasen 1–3. Daneben nimmt der Schlafbedarf ab und die Körperbewegungen sind deutlich geringer als beim jüngeren Menschen. Dies erhöht die Dekubitusgefährdung.

9. Aufgabe der Pflegekraft ist es, den Schlaf der Bewohner zu beobachten, um Schlafstörungen erkennen zu können. Geben Sie den Fachausdruck für Schlafstörungen an und unterscheiden Sie die beiden grundsätzlichen Arten an Schlafstörungen.

Schlafstörungen = Dyssomnien
- *akute Schlafstörung*
  Diese dauern max. drei Wochen und haben einen sichtbaren Grund wie z. B. eine akute Erkrankung mit Schmerzen.
- *Chronische Schlafstörungen*
  Diese haben keine erkennbare Ursache und dauern länger als drei Wochen an.

10. Erklären Sie folgende Begriffe:
a) **Hyposomnie**
b) **Hypersomnie**
c) **chronobiologische Störung**
d) **Schlafapnoe**

a) Einschlaf- und Durchschlafstörungen, frühes Erwachen
b) Schlafneigung während des Tages,
c) Störung des Schlaf-Wach-Rhythmus
d) Der Betroffene schnarcht sehr stark.
   Die Atmung setzt immer wieder aus (Apnoe), was zu einem Sauerstoffdefizit führt, welches sich sehr belastend auf den Gesamtorganismus auswirkt.

11. Zählen Sie wesentliche Ursachen für Schlafstörungen auf.	• äußere, die Umgebung betreffende Schlafstörungen (exogene Schlafstörung) wie Lärm oder Licht, erhöhte Raumtemperatur, Betroffener zu stark zugedeckt ... • vom Körper ausgehende Ursachen (organische Schlafstörung), z. B. Schmerzen • psychisch bedingte Ursachen, z. B. Angst • medikamentöse Ursachen • Genussmittel wie Kaffee oder Alkohol
12. Bei dementiell erkrankten Menschen verändern sich auch die Schlafgewohnheiten. Beschreiben Sie diese und die Auswirkungen davon.	Je nach Grad der Erkrankung verändert sich der Schlaf-Wachrhythmus und kann sich sogar umkehren. Dies ist weniger ein Problem für den Betroffenen als für die betreuende Umgebung. Nächtliches Wandern im häuslichen Bereich oder im Altenheim schafft große Probleme.
13. Welche pflegerischen Angebote können den Betroffenen bei Schlafstörungen angeboten werden?	• Berücksichtigung individueller Bedürfnisse = Einschlafrituale • regelmäßige Schlafzeiten • geregelter Tages und Abendrhythmus (Mittagsschlaf kurz, nicht zu frühe Einschlafzeit) • keine großen Mahlzeiten • Achtung bei abendlichem Koffein- oder Alkoholgenuss • angemessene Raumtemperatur • angemessene Beleuchtung und Geräuschkulisse • sichere Umgebung schaffen durch Nachtlicht und Notruf in Reichweite • besondere Berücksichtigung bei Inkontinenz und Dekubitusgefährdung
14. Einige Lebensmittel können den Schlaf fördern und damit Schlafstörungen vorbeugen. Erklären Sie dies und geben Sie Beispiele für Nahrungsmittel an.	Schlaffördernde Nahrungsmittel enthalten *Tryptophan*. Tryptophan ist eine Vorstufe des Serotonins, welches für die Steuerung des Schlafes bedeutsam ist. Wichtig: Tryptophan kann nur zusammen mit Fett in den Körper aufgenommen werden. tryptophanhaltige Nahrungsmittel sind z. B.: • Käse (Camembert, Emmentaler) • Milch, Sauer-, Buttermilch • Hühnereier • Fleisch

Ruhen und schlafen können

15. Neben den tryptophanhaltigen Nahrungsmitteln können auch pflanzliche Schlafmittel zum Einsatz kommen. Zählen Sie gebräuchliche pflanzliche Schlafmittel auf, die als Tee zubereitet werden können.

- Baldrian
- Melisse
- Hopfen
- Johanniskraut
- Lavendel
- Passionsblume

16. Wann sollen Medikamente bei Schlafstörungen zum Einsatz kommen? Begründen Sie Ihre Antwort.

Zu Medikamenten soll nur gegriffen werden, wenn die vorangegangenen pflegerischen Maßnahmen keine ausreichende Wirkung gezeigt haben, da die Schlafmedikamente zur Abhängigkeit und nicht zu physiologischem Schlaf führen können.

17. Nennen Sie die wichtigsten Wirkstoffgruppen, die bei Schlafstörungen zum Einsatz kommen.

- Benzodiazepine
- neuere Nichtbenzodiazepine
- Antidepressiva
- Neuroleptika
- Antihistaminika
- Chloralhydrat (Chloraldurat)
- Clomethiazol (Distraneurin)
- sonstige Substanzen (Serotonin, L-Tryptophan, Melatonin)
- Barbiturate und andere veraltete Substanzen

18. Die regelmäßige Einnahme von Schlafmedikamenten hat Auswirkungen auf den Organismus. Listen Sie allgemeine Nachteile der medikamentösen Therapie von Schlafstörungen auf.

- Veränderungen des natürlichen Schlafmusters
- Tagesüberhang
- Entzugserscheinungen
- Abhängigkeit/Sucht
- psychische Abhängigkeit
- Muskelrelaxation
- Atemsuppression – Atemunterdrückung
- paradoxe Reaktionen – gegenteilige Reaktion mit Erregung, Unruhe, Angst und Panik
- Gedächtnis – Vergessen von Vorkommnissen in der Nacht, Beeinträchtigungen beim Lernen neuer Gedächtnisinhalte

6.10 Für eine sichere und fördernde Umgebung sorgen können

1. In der AEDL „Für eine sichere und fördernde Umgebung sorgen können" geht es im Wesentlichen um den Begriff der Sicherheit. Definieren Sie Sicherheit.

Sicherheit bezeichnet einen Zustand, der frei von unvertretbaren Risiken ist oder der als gefahrenfrei angesehen wird.

2. Nennen und beschreiben Sie die Formen von Sicherheit.

- *Sicherheit des Individuums*
  Hierzu zählt vor allem die körperliche Unversehrtheit sowie die wirtschaftliche Absicherung (Lohn/Rente).
- *öffentliche Sicherheit*
  Der Staat schützt seine Bürger durch Gesetze und sorgt für deren Einhaltung durch die Polizei.

3. Begründen Sie den Begriff der Sicherheit aus psychologischer Sicht.

Sicherheit stellt für den Menschen ein elementares Bedürfnis dar. A. Maslow hat mit seiner sogenannten Bedürfnispyramide die wesentlichen menschlichen Bedürfnisse abgebildet. Sicherheit befindet sich auf der zweiten Ebene unmittelbar nach den körperlichen Grundbedürfnissen.

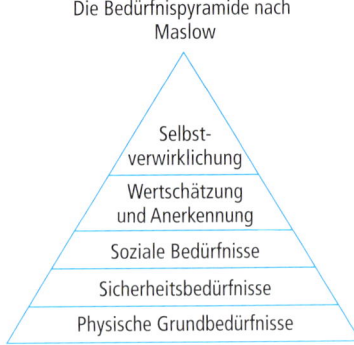

Die Bedürfnispyramide nach Maslow

4. Welche Inhalte werden der Sicherheit nach Maslow beispielsweise zugeordnet?	• Gesundheit • wirtschaftliche Sicherheit • öffentliche Ordnung • Religion
5. Erläutern Sie die Bedeutung, die Sicherheit, also „sich sicher und geborgen fühlen", in der Altenpflege hat.	Durch körperliche und seelische Veränderungen im Alter nimmt die Kompetenz der persönlichen Lebensgestaltung und somit auch die Möglichkeit der Schaffung und Erhaltung von Sicherheit zunehmend ab. Dies muss nun durch Angehörige, Betreuer und das Pflegeteam aufgefangen werden.
6. Welche Auswirkungen haben die körperlichen Veränderung des alternden Menschen auf dessen Sicherheit. Nennen Sie einige Beispiele.	• nachlassende Muskelkraft führt zu unsicherer Bewegung mit Sturzgefahr • Nachlassen der Mobilität verhindert die Selbstversorgung und schafft Abhängigkeit • schwächer werdende Sehkraft führt zu nachlassender Beurteilung der Umgebung (Wahrnehmung von Personen und Gegenständen) • eingeschränkte Hörfähigkeit verhindert Kommunikation • nachlassende Kontinenz begünstigt den sozialen Rückzug
7. Neben diesen körperlichen Veränderungen müssen weitere Faktoren, welche das Sicherheitsgefühl verändern, berücksichtigt werden. Geben Sie Beispiele dafür.	• Ein wesentlicher Umstand ist die Tatsache, dass im hohen Alter die gewohnte Lebensumgebung mit dem Einzug in das Seniorenheim verlassen wird. • Die sozialen Kontakte verändern sich. Unmittelbare Bezugspersonen sind nicht mehr die Angehörigen, sondern die Pflegekräfte. • Finanzielle Unsicherheit entsteht durch Aufwendungen für Pflege und Heimunterbringung.
8. Zählen Sie mögliche Auswirkungen des nachlassenden Sicherheitsgefühls auf.	• Angst • Depression • sozialer Rückzug • Unruhe • Misstrauen • Aggression

9. Besonderer Auftrag der Altenpflege ist die Erhaltung und Sicherung des Sicherheitsgefühls alter Menschen. Führen Sie die Eckpunkte zur Gewährleistung dieses Bedürfnisses auf.	• Einhaltung der Grundrechte • Heimgesetz • finanzielle Absicherung durch die Pflegekasse und/oder das Sozialhilfegesetz • Brandschutzverordnung • Kompensation körperlicher Einschränkungen (Gehilfen, Brille, Hörgerät) • Sicherung des unmittelbaren Sicherheitsgefühles (z. B. Notruf) • Berücksichtigung der wissenschaftlichen Erkenntnisse der Psychologie und Gerontologie • Pflegeprozess als Basis für eine individuelle Betreuung und Pflege • Unterstützung bei der Alltagsbewältigung zum Beispiel durch die Wohnraumgestaltung
10. Nennen Sie Grundrechte, deren Beachtung das Sicherheitsgefühl gewährleistet.	• Schutz der Menschenwürde (Art. 1 GG) • Recht auf Freiheit der Persönlichkeit (Art. 2 Abs. 1 GG) • Freiheit der Person (Art. 2 Abs. 2 GG) • Gleichheitsgrundsatz (Art. 3 GG) • Unverletzlichkeit der Wohnung (Art. 13 GG)
11. Das Heimgesetz enthält viele Regelungen zur Erhaltung des Bedürfnisses nach Sicherheit und Geborgenheit. Geben Sie drei wichtige Regelungen an.	• bauliche Mindestanforderung (Handläufe, Aufzüge, Beleuchtung, Rufanlage) • Heimpersonalverordnung (Anzahl und Qualifikation der Pflegekräfte) • Heimbeirat
12. Begründen Sie die Bedeutung der Pflegeplanung im Zusammenhang mit dem Bedürfnis nach Sicherheit und Geborgenheit.	Ohne differenzierte soziale und pflegerische Anamnese mit der Ausformulierung von Pflegeproblemen und den vorhandenen Ressourcen des zu Betreuenden, kann eine dem Individuum angepasste Pflege nicht ermöglicht werden.

7 Pflege und Begleitung bei speziellen Erkrankungen und Situationen

7.1 Hygiene

1. Erläutern Sie den Begriff Hygiene.

Hygiene ist die Lehre von der Gesunderhaltung des Menschen durch Reinhaltung des Körpers, der Kleidung und der Arbeitsumgebung. Zur Hygiene zählen Maßnahmen, die die ungewollte Vermehrung von Bakterien und Mikroorganismen und so die Ausbreitung von Krankheiten verhindern.

2. Wer ist zuständig für Fragen der Hygiene und des Infektionsschutzgesetzes?

Das Robert-Koch-Institut (RKI), Berlin, ist zuständig.

3. Das Pflegepersonal soll Pflegebedürftige vor nosokomialen Infektionen schützen. Was verbirgt sich hinter dem Begriff nosokomiale Infektion?

Nosokomiale Infektionen sind Infektionen, die sich Pflegebedürftige in Krankenhäusern oder stationären, ambulanten oder rehabilitativen Einrichtungen zuziehen.

4. Geben Sie typische Beispiele für nosokomiale Infektionen an.

- Harnwegsinfekte
- Wundinfektionen
- Pneumonie
- Sepsis
- Infektionen des Magen-Darm-Traktes

5. Erläutern Sie die pflegerische Prävention katheter-assoziierter Harnwegsinfektionen.

- vor und nach jeder Manipulation am Drainagesystem die Hände hygienisch desinfizieren
- die Kathetereintrittsstelle mit Wasser und Seifenlotion reinigen
- Katheter und Drainageschlauch nicht konnektieren
- standardisierte Kathetersets und geschlossene Harnableitungssysteme verwenden

6. Die Anzahl nasokomialer Infektionen liegt in Deutschland pro Jahr bei ca. 120 000. Zeigen Sie Prophylaxemöglichkeiten auf.

- Frischluft, Zimmerlüften
- Mobilisation, Atemübungen und Atemgymnastik
- atemstimulierende Einreibungen (ASE)

Pflege und Begleitung bei speziellen Erkrankungen und Situationen

7. Die hygienische Händedesinfektion ist die wichtigste Maßnahme zur Verhütung von nosokomialen Infektionen. Beschreiben Sie kurz die hygienische Händedesinfektion.

1. Hände desinfizieren mit 3 ml Desinfektionsmittel für 30 Sekunden in den typischen sechs Schritten
2. Hände waschen
3. Hände trocknen
4. Hände cremen

8. Zählen Sie die Indikationen laut Robert-Koch-Institut für eine Händedesinfektion auf.

- vor invasiven Maßnahmen, wie Injektionen, Katheter legen, Infusionen
- vor Kontakt mit Menschen, die besonders infektionsgefährdet sind
- vor Tätigkeiten mit Infektionsgefahr, z. B. Umgang mit Infusionen, Drainagen, Kathetern
- vor und nach dem Kontakt mit jeglichen Wunden
- vor und nach dem Kontakt mit Menschen, von denen Infektionen ausgehen können, z. B. MRSA
- nach Ablegen von Schutzhandschuhen bei erfolgtem oder wahrscheinlichem Erregerkontakt oder starker Verunreinigung

9. Definieren Sie den Begriff Desinfektion.

Keimreduktion
Desinfektion bedeutet, die Anzahl der Krankheitserreger so weit zu reduzieren, dass keine Infektion oder eine Übertragung von Infektionserregern stattfinden kann.

10. In der Infektionskette gibt es ausgehend von der Infektionsquelle bis zum Empfänger direkte oder indirekte Übertragungswege.
Nennen Sie Beispiele für beide Wege.

direkter Übertragungsweg:
- Blut
- Nahrungsmittel, Wasser
- Tröpfcheninfektion
- Kontakt-/Schmierinfektion

indirekter Übertragungsweg:
- Hände
- Zwischenwirte
- unbelebte Infektionsquellen

11. Desinfektionsmittel ist nur spezifisch wirksam. Geben Sie die verschiedenen Desinfektionsmittelarten an.

- Händedesinfektionsmittel
- Haut- und Schleimhautdesinfektionsmittel
- Flächendesinfektionsmittel
- Instrumentendesinfektionsmittel

12. Wie viel ml Desinfektionslösung benötigen Sie, um eine 0,5 %ige Wischlösung von 5 Litern herzustellen?

Es werden 25 ml Desinfektionsmittel benötigt.

13. Definieren Sie den Begriff Sterilisation.

Keimfreiheit
Sterilisation ist das Abtöten aller vermehrungsfähigen Mikroorganismen einschließlich ihrer Sporen.

14. Unterscheiden Sie die beiden Arten der Sterilisation.

- Dampfsterilisation
- Heißluftsterilisation

15. Erläutern Sie die Schritte der Instrumentenaufarbeitung.

1. grobes Säubern von Blut und anderen Rückständen
2. Desinfektion
3. Abspülen, Trocknen, Prüfen, Verpacken
4. Sterilisieren und Lagern

16. Erklären Sie, was unter MRSA verstanden wird.

Staphylococcus aureus sind Bakterien, die bei 50 % der Bevölkerung auf der Nasenschleimhaut oder der Haut vorkommen und keine Infektionen verursachen.
Bei Verletzung der Haut und zusätzlich geschwächtem Immunsystem kann es aber zu schweren Infektionen wie Sepsis und Pneumonie kommen.
Manche dieser Bakterien sind unempfindlich (resistent) gegenüber dem Antibiotikum „Methicillin" und den meisten anderen Antibiotika geworden. Solche gegen Methicillin resistenten Staphylococcus aureus werden abgekürzt MRSA genannt.

17. Zählen Sie Risikofaktoren bei MRSA-Betroffenen auf, die zu einer schweren Infektion führen können.

- Harnwegskatheter
- Operation in den letzten Monaten
- Ulcus cruris
- Dekubitus
- weitere Wunden
- häufige und lange Antibiotikaeinnahme

18. Beschreiben Sie die Empfehlungen des Robert-Koch-Instituts für Pflegeheime bei MRSA-Betroffenen mit besonderen Risiken (z. B. offene Wunden, Sonden, Tracheostoma).

Einzelzimmer:
- möglichst mit Toilette/Dusche
- gemeinsame Unterbringung mehrerer MRSA-Betroffenen möglich

soziale Kontakte:
- Besucher benötigen keine Schutzmaßnahmen, sollen aber die Händehygiene beachten
- Teilnahme der Betroffenen am Gemeinschaftsleben ist möglich, wenn Wunden verbunden und Tracheostoma abgedeckt sind, Händehygiene ist aber dringend notwendig!

pflegerische Maßnahmen:
- kein Pflegepersonal mit chronischen Hauterkrankungen (z. B. Ekzeme, Schuppenflechte etc.)
- Pflege soll im Zimmer stattfinden und MRSA-Betroffene sollen möglichst die letzten zu Pflegenden sein
- Händedesinfektion nach der Pflege
- Handschuhe, Schutzkittel/Einmalschürzen beim Bettenmachen, bei der Versorgung von Blasenkathetern, beim Verbandswechsel
- Mund-Nasen-Schutz beim Absaugen
- bewohnerbezogene Pflegehilfsmittel und Verbleib der Pflegehilfsmittel im Zimmer

7.2 Pflege und Begleitung alter Menschen mit Erkrankungen des Atemsystems

7.2.1 Atemwegsstörungen im Alter

1. Begründen Sie die besondere Beobachtung der Atemwegsstörungen wie auch der Atemwegserkrankungen durch die Altenpflegefachkraft.

Atemwegserkrankungen verursachen bei alten Menschen bei Nichtbeachtung oder später Intervention schnell eine vitale Gefährdung und können rasch zum Tode führen.

2. Im Alter verändert sich die Atmung. Nennen Sie die wichtigsten Veränderungen.

Verminderung der Ventilation durch Veränderung der Atemmechanik:
- Verminderung der Thoraxbeweglichkeit durch:
  - Verlust der Knorpelelastizität
  - Gelenkveränderung zwischen Wirbelsäule und Rippe
  - Verkrümmung der Wirbelsäule (Kyphose/Skoliose)
  - Atrophie der Atemmuskulatur

- Veränderung der Diffusion durch:
  - Erweiterung der Alveolen
  - verringerte Anzahl der Alveolen

- erhöhte Infektionsgefahr durch
  - verringerte Selbstreinigung des Bronchialbaumes
  - Abnahme des Hustenreflexes und der Hustenstärke

3. Unterscheiden Sie die häufigsten Atemwegserkrankungen nach deren drei Ursachen. Zählen Sie außerdem jeweils typische Krankheitsbilder auf.
a) pulmonale Ursachen

a) *Pulmonale Ursachen*
- Erhöhung des Atemwegswiderstandes
  - chronisch-obstruktive Bronchitis
  - Asthma bronchiale
  - Aspiration von Fremdkörpern
- Verringerung der Lungendehnbarkeit und Gasaustauschfläche (Diffusion)
  - Atelektasen
  - Bronchiektasen
  - Pleuraerguss
  - Pneumothorax, z. B. nach Rippenfraktur
  - Lungenfibrose (M. Boeck)
  - Deformation der Wirbelsäule (Kyphose/Skoliose)
  - Tumoren
- Durchblutung der Alveolarkapillaren
  - Lungenembolie
  - Lungeninfarkt
- Verminderung der Atemmechanik
  - Brustkorbverletzungen
  - Deformität der Wirbelsäule

b) kardiale Ursachen

b) *Kardiale Ursachen*
- Lungenödem bei dekompensierter Herzinsuffizienz
- Stauungsbronchitis
- Pericarditis

c) extrathorakale Ursachen

c) *Extrathorakale Ursachen*
- Schock
- akute Stoffwechselerkrankung (Koma diabeticum; Koma urämicum)
- Apoplexie
- Hirndrucksteigerung (Tumoren/Schädel-Hirn-Trauma)
- Enzephalitis

4. Mit einer kontinuierlichen Krankenbeobachtung lassen sich die häufigsten Symptome bei Atemwegserkrankungen erkennen. Geben Sie diese an.

- Dyspnoe
- Husten mit Auswurf
- Atemgeräusche
- Atemrhythmus
- Atemgeruch

7.2.2 Dyspnoe

1. Definieren Sie Dyspnoe.

Unter Dyspnoe wird eine mit subjektiver Atemnot einhergehende Erschwerung der Atmung verstanden.

2. Mittels Gradeinteilung kommt die Schwere einer Dyspnoe zum Ausdruck. Führen Sie die Grade auf und beschreiben Sie die jeweilige Ausdrucksform der Atemnot.

- *Grad I*
  Atemnot nur bei stärkerer körperlicher Belastung wie zum Beispiel beim Treppensteigen
- *Grad II*
  Atemnot schon bei mäßiger körperlicher Belastung (Körperpflege, Gehen auf dem Flur)
- *Grad III*
  Atemnot schon bei geringer körperlicher Anstrengung (Aufstehen aus dem Bett, Ankleiden)
- *Grad IV*
  Atemnot besteht auch im Ruhezustand (Ruhedyspnoe)
  Kann der Betroffene nur noch in aufrechter Körperhaltung atmen, wird von der sogenannten *Orthopnoe* gesprochen.

Pflege und Begleitung alter Menschen mit Erkrankungen des Atemsystems

3. Zeigt der Betroffene Zeichen einer Dyspnoe, müssen weitere Beobachtungsparameter erhoben werden. Erläuten Sie diese.

Wichtig ist die kontinuierliche Kontrolle der Vitalwerte Puls und Blutdruck sowie der Atemfrequenz, außerdem die Beobachtung der Atemtiefe und das eventuelle Auftreten einer Zyanose als Ausdruck einer Minderversorgung mit Sauerstoff.

7.2.3 Husten und Auswurf

1. Geben Sie den Fachausdruck für Husten an.

Der Fachausdruck für Husten ist Tussis.

2. Definieren Sie Husten.

Husten ist eine reflektorische oder willkürliche kräftige Ausatmung. Durch Anspannung der Brustmuskeln bei geschlossener Stimmritze wird ein hoher intrathorakaler Druck erzeugt, welcher den Hustenstoß bewirkt.

3. Nennen Sie die Fachausdrücke für Auswurf und beschreiben Sie die Bedeutung der Beobachtung des Auswurfes.

Fachausdrücke für Auswurf: Sputum oder Expektoration
Außer einem glasigen Auswurf liegt meist eine Erkrankung zugrunde und muss abgeklärt werden.

4. Was bedeutet
a) Hämoptyse?
b) Hämoptoe?

a) Hämoptyse: Sputum mit Blutbeimengung
b) Hämoptoe: Aushusten größerer Blutmengen

7.2.4 Atemgeräusche

1. Erläutern Sie die nachfolgend aufgeführten Atemgeräusche und nennen Sie die möglichen Ursachen
a) Schnarchen
b) Stridor

a) Flattern des Gaumensegels bei der Atmung. Meist harmlos. Vorsicht jedoch bei der Einnahme von Schlafmedikamenten als Hinweis auf starke Sedierung und als Symptom beim Schlaf-Apnoe-Syndrom.
b) Durch eine Verengung der Atemwege tritt ein pfeifendes oder zischendes Atemgeräusch bei der Einatmung (inspiratorischer Stridor bei Verlegung der Atemwege durch Schleim oder Fremdkörper) oder Ausatmung (exspiratorischer Stridor bei Asthma bronchiale) auf.

→

Pflege und Begleitung bei speziellen Erkrankungen und Situationen

c) Rasselgeräusche

c)
- *trockene Rasselgeräusche*
  Schleimfäden in den Bronchien erzeugen ein Pfeifen, Giemen oder Brummen.
- *feuchte Rasselgeräusche*
  Durch Wasseransammlung in den Bronchien oder Alveolen entsteht bei jedem Atemzug das typische brodelnde Geräusch.

7.2.5 Atemrhythmus

1. Erklären Sie die folgenden Atemrhythmen und nennen Sie mögliche Ursachen für deren Auftreten.
a) Eupnoe
b) Bradypnoe
c) Tachypnoe
d) Apnoe
e) Cheyne-Stokes-Atmung
f) Biot'sche Atmung
g) Kussmaul'sche Atmung
h) Schnappatmung

a) normale Ruheatmung
b) verlangsamte Atmung (Opiate)
c) beschleunigte Atemfrequenz (Fieber, körperliche Belastung, Sauerstoffmangel)
d) fehlende Atmung, Atemstillstand (Herzinfarkt)
e) an- und abschwellende Atmung mit langen Atempausen (Urämie, Apoplexie, in der Agonie als Hinweis auf den nahen Tod)
f) große, tiefe, stoßweise Atmung, unterbrochen durch lange Atempausen (Hirndruckerhöhung bei Tumoren oder Hirnverletzungen (SHT), Meningitis)
g) langsame und vertiefte Atmung (Vergiftungen, CO_2-Erhöhung im Blut, z. B. durch diabetisches Koma)
h) kurze, schnappende Atemzüge bei geöffnetem Mund (naher Tod, geschädigtes Atemzentrum)

2. Ordnen Sie den in Aufgabe 1 beschriebenen Atemrhythmen die entsprechenden Abbildungen zu.

1 – Schnappatmung
2 – Cheyne-Stokes-Atmung
3 – Eupnoe

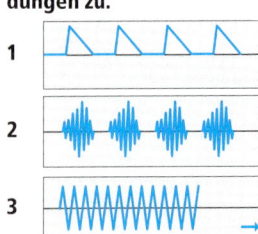

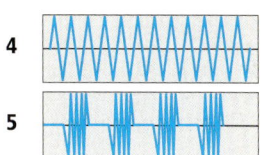

4 – Kussmaul'sche Atmung
5 – Biot'sche Atmung

7.2.6 Atemgeruch

1. Statt des Begriffes Atemgeruch findet sich in der Fachliteratur ein Synonym. Wie heißt dieses?

Foetor ex ore = übler Geruch des Mundes

2. Nennen Sie die wichtigsten Erscheinungsformen des Atemgeruches, beschreiben Sie diese und benennen Sie jeweils die zugrunde liegende Erkrankung.

- *Azetongeruch* (fruchtig-obstig)
  diabetisches Koma, Katabolie
- *Ammoniakgeruch* (Salmiakgeistgeruch)
  Leberfunktionsstörung – Ammoniak kann nicht abgebaut werden
- *Foetor hepaticus* (frischer Lebergeruch)
  akuter Leberzerfall mit Koma
- *Fäulnisgeruch* (übelriechend, jauchig-stinkend)
  Zerfall von Lungengewebe bei Tumoren
- *Eitergeruch* (fade-süßlich)
  Eiterbildung in den Bronchien oder Lunge bei Bronchitis oder Pneumonie
- *Foetor urämicus* (Uringeruch)
  Nierenversagen mit urämischem Koma

7.3 Allgemeine pflegerische Maßnahmen bei Lungenerkrankungen

1. Zählen Sie erforderliche pflegerische Teilmaßnahmen zur Verbesserung der Atmung auf.

- Verbesserung der Ventilation
- Verbesserung der Sekretion
- Unterstützung bei der Expektoration
- Sauerstofftherapie bei Hypoxie

2. Viele pflegerische Maßnahmen eignen sich zur Unterstützung der Inspiration und so zur alveolären Ventilation. Nennen und beschreiben Sie diese.

- Betroffene zur langsamen tiefen Inspiration auffordern.
- Nach erfolgter Inspiration je nach Zustand die Luft anhalten lassen. Hierdurch erhöht sich der intrathorakale Druck, welcher Mikroatelektasenbildung verhindert oder beseitigt.
- Atemunterstützende Lagerung im Bett durch Oberkörperhochlagerung mit zusätzlich seitlicher Hochlagerung der Arme, um eine bestmögliche Weitung des Thorax zu gewährleisten.

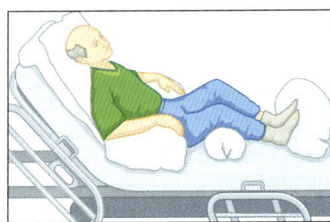

- Wenn es das klinische Bild zulässt: V-, A-, T-, I-Lagerung oder Halbmondlagerung.
- Mobile Betroffene aufrecht in den Pflegestuhl, ebenfalls mit erhöhten Armen, setzen.
- Kutschersitz

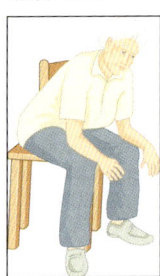

- Aufblasen eines Luftballons erfordert eine tiefe Inspiration und eine Exspiration gegen Widerstand, welche einer Atelektase vorbeugt.
- Einen Wattebausch oder Ähnliches wegblasen. Erfordert eine tiefe In- und Exspiration.

- Lippenbremse: Ausatmung gegen den Lippenwiderstand verlangsamt die Ausatmung (wichtig bei Asthma-bronchiale-Anfall) bei ansteigendem Lungeninnendruck
- technische Hilfsmittel als Atemtrainer nutzen.

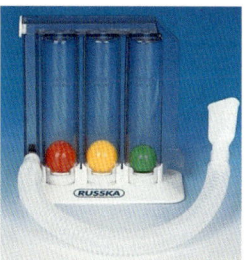

Während der langsamen, tiefen Einatmung über das Mundstück werden die Kugeln je nach Inspirationstiefe angehoben und sollen so lange wie möglich schwebend gehalten werden, um eine möglichst tiefe Inspiration zu trainieren.
- atemstimulierende Einreibung
- Wickel und Auflagen

**3. Sekret in den Bronchien verhindert eine ausreichende Belüftung der Lungen und bildet den Nährboden für Infektionen.
Welche drei pflegerischen Maßnahmen kennen Sie, um Bronchialsekretansammlung zu verhindern und wie werden die Ziele erreicht?**

1. Das Sekret verflüssigen. Dies erfordert:
   - ausreichende Flüssigkeitszufuhr
   - Inhalation mit einem Ultraschallvernebler
   - medikamentös durch ein Broncho-Sekretolytikum (Bisolvon®)
2. Das Sekret mobilisieren:
   - Vibrationsmassage des Rückens mit den Händen
   - Vibration des Rücken mit dem sogenannten Vibrax-Gerät (Vibramat®)

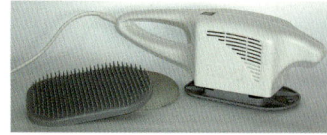

   - spezielle Lagerung, um das Sekret aus den entfernten Bronchialbereichen in Richtung Lungenhilus fließen zu lassen

Pflege und Begleitung bei speziellen Erkrankungen und Situationen

3. Sekret entfernen:
  - Sekret mit Unterstützung der Pflegekraft abhusten lassen (Konsistenz und Farbe kontrollieren)
  - Sekret bei schwachem oder fehlendem Husten oral und/oder nasal absaugen

7.4 Spezielle pflegerische Maßnahmen bei Lungenerkrankungen

7.4.1 Umgang mit dem Dosieraerosol

1. Schildern Sie den Umgang mit einem Dosieraerosol, wie er bei Pflegebedürftigen mit Asthma bronchiale zum Einsatz kommt.

- Betroffenen informieren
- Betroffenen in eine sitzende Position oder liegenden Betroffenen in die Oberkörperhochlagerung bringen
- Dosieraerosol schütteln
- Verschlussklappe abnehmen
- tief ausatmen lassen
- Lippen sollen das Mundstück fest umschließen
- mit Beginn der Inspiration fest auf den Dosierbehälter drücken
- Medikamentennebel langsam und tief inhalieren lassen
- Atem kurz anhalten lassen
- langsame Ausatmung über die Nase
- Verschlusskappe aufsetzen
- Wirkung beobachten

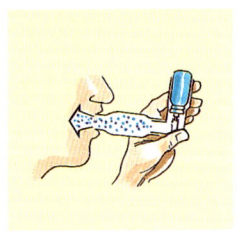

2. Betroffene mit Wahrnehmungsstörungen sind in der Anwendung des Dosieraerosols häufig überfordert. Wie wird die Anwendungshilfe genannt und welche besondere Beachtung muss beim Einsatz erfolgen?

Eine gebräuchliche Inhalationshilfe ist der sogenannte *Spacer.*
Besonderheit: Zunächst wird der Spacer mit dem Medikament befüllt und kann danach vom Betroffenen in mehreren Atemzügen „leergeatmet" werden.

7.4.2 Sauerstofftherapie

**1. Bei vielen Erkrankungen der Lunge kann es zum Sauerstoffmangel kommen.
Führen Sie Anzeichen eines O_2-Mangels auf.**

- unspezifische Unruhe und Angst
- Nasenflügelatmung
- Hyperventilation
- Einsatz der Atemhilfsmuskulatur
- akrale Zyanose, später generalisierte Zyanose

2. Wie ist die Gabe von Sauerstoff rechtlich zu bewerten?

Sauerstoff ist ein Medikament und Bedarf der ärztlichen Anordnung.

3. Erläutern Sie, welche Informationen Sie zum Einsatz des Sauerstoffs benötigen.

Die ärztliche Verordnung muss beinhalten:
- Dosierung in l/Min.
- Dauer der Sauerstoffgabe
- Art des Insufflationssystems

4. Nennen Sie die Insufflationssysteme.

- Sauerstoffsonde
- Sauerstoffbrille
- Sauerstoffmaske
- Hudson-Maske
  (Maske mit Reservoirbeutel)

5. Unterscheiden Sie die Insufflationsarten hinsichtlich der möglichen Sauerstoffkonzentration, die verabreicht werden kann.

- Sauerstoffsonde = 30–40 Vol%
- Sauerstoffbrille = 30–40 Vol%
- Sauerstoffmaske = 40–50 Vol%
- Hudson-Maske   = ca. 90 Vol%

6. Geben Sie die beiden Arten der Sauerstoffbevorratung an.

- blaue Stahlflasche
- zentrale Sauerstoffanlage mit Wandanschlüssen im Bewohnerzimmer

7. Welche Parameter benötigen Sie, um die noch vorhandene Sauerstoffmenge berechnen zu können?

- Rauminhalt der Sauerstoffflasche (z. B. 20 Liter)
- Manometerstand in bar

8. Berechnen Sie den Sauerstoffvorrat bei einem Manometerdruck von 100 bar, wenn Sie eine handelsübliche Sauerstoffflasche mit 20 Litern Rauminhalt einsetzen.

2000 Liter Sauerstoffvorrat
100 x 20 = 2000

9. Berechnen Sie die Zeitdauer, für die die vorher berechnete Sauerstoffmenge bei einer Insufflationsrate von 4 l/Min. ausreicht.

500 Minuten = 8,3 Stunden
Formel:

$$\frac{\text{Manometerstand} \times \text{Rauminhalt}}{\text{Insufflationsrate in Liter pro Minute}}$$

$$\frac{100 \times 20}{4} = \frac{2000}{4} = 500 \text{ Min.}$$

500 : 60 = <u>8,3 Stunden</u>

10. Begründen Sie, warum O₂ zwingend angefeuchtet werden muss.

Sauerstoff ist völlig frei von Feuchtigkeit. Das Flimmerepithel in den Bronchien zur Selbstreinigung der Lunge ist jedoch nur tätig bei einer relativen Luftfeuchtigkeit von ca. 80 %.

7.4.3 Absaugung

1. Nennen Sie die Indikationen für eine Sekretabsaugung aus dem Bronchialbereich.

- deutlich hörbare Rasselgeräusche bei In- oder Exspiration
- fehlender oder zu geringer Hustenstoß
- Bewusstlosigkeit/Koma

2. Geben Sie die Absaugungsarten an.

- Oro-tracheal = Absaugung über den Mund
- Naso-tracheal = Absaugung über die Nase

3. Führen Sie die Materialien auf, die Sie für eine Absaugung benötigen.

- Lagerungsmaterial
- ein auf Funktion geprüftes Absauggerät
- Einmal-Absaugkatheter in verschiedenen Größen von Ch. 10 – Ch. 14
- Absaugschlauch mit Finger-Tip
- Einmalhandschuhe
- Abwurf

4. Beschreiben Sie den Vorgang einer nasotrachealen Absaugung. Berücksichtigen Sie dabei auch, was bei Bewohnern mit Hypoxie zu beachten ist.

- Bewohner informieren und gegebenenfalls günstig lagern
- Nasenpflege durchführen
- Absauggerät einschalten und einen Maximalsog von 0,1–0,2 bar einstellen
- Katheter mit Finger-Tip verbinden
- Katheter vorsichtig ohne Sog in die Nase einführen
- Schubrichtung ist im 90-Grad-Winkel zur Nase durchzuführen, um in den hinteren unteren Nasengang zu gelangen
- vorsichtige Passage in den Rachen
- langsam bis zum Zielort weiterschieben
- intermittierende Absaugung (um keine Schleimhautverletzungen zu provozieren) bei langsamem Zurückziehen
- Wiederholung der Absaugung mit einem neuen Katheter
- nach Beendigung Katheter verwerfen und Absaugschlauch spülen
- Dokumentation

Wichtig: Bei Bewohnern mit Hypoxie kann/sollte vor der Absaugung Sauerstoff angeboten werden.

5. Zeigen Sie auf, welche Komplikationen auftreten können.

- Schleimhautblutung
- massive Hypoxie mit Zyanose
- Bei Berührung der Teilungsstelle von Trachea in die Hauptbronchien kann es zu Bradykardie und Herzstillstand kommen (Reizung des N. Vagus).

7.4.4 Pflege bei Tracheostoma

1. Definieren Sie das Tracheostoma.

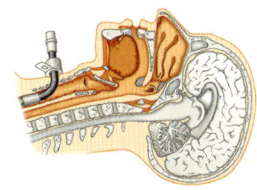

Mittels Operation (Tracheotomie/Luftröhrenschnitt) wird eine Metall- oder Kunststoffkanüle (Trachealkanüle) durch die Haut direkt in die Luftröhre eingelegt.

Pflege und Begleitung bei speziellen Erkrankungen und Situationen

2. Führen Sie Gründe für die Erfordernis eines Tracheostomas auf.

- Entfernung des Kehlkopfes (Laryngektomie)
- inoperable Tumoren im Kehlkopfbereich
- künstliche Beatmung z.B. bei Schädigung des Atemzentrums
- Verminderung oder Verlust der Atemmuskulatur, z. B. durch eine hohe Querschnittslähmung (Tetraplegie) oder Myasthenie

3. Unterscheiden Sie die verschiedenen Trachealkanülen.

- Kanüle aus Kunststoff (PVC/Silikon) ohne Blockungsballon (Cuff) für den Dauereinsatz ohne Beatmung
- Kunststoffkanüle mit Cuff bei künstlicher Beatmung und bei großer Aspirationsgefahr
- Metallkanülen aus Silber
- Trachealkanülenaufsatz zum Sprechen (sogenannte Sprechkanüle, um einen Luftstrom zur Stimmerzeugung zu gewährleisten; nicht bei Laryngektomie)

4. Benennen Sie die einzelnen Teile dieser Kunststoffkanüle.

1 – Trachealkanüle mit Metallspirale, welche immer ein offenes Lumen gewährleistet
2 – Halteplatte
3 – Cuff zur Blockung
4 – Konnektor für die Beatmung
5 – Kontrollballon für den Cuff

5. Was muss bei der Pflege eines Tracheostomas berücksichtigt werden?

- unmittelbar nach der operativen Anlage darf die Kanüle nicht herausrutschen, da sonst das Stoma zusammenfällt und eine neue Platzierung sehr schwierig wird – Notfall!
- auf festen Sitz durch den Cuff bzw. das Halteband achten
- täglicher Verbandswechsel unter sterilen Bedingungen
- Kontrolle der Wundränder auf Infektion
- mind. 3 x pro Tag endotracheale Absaugung
- Befeuchtung der Atemwege

6. Zählen Sie die Materialien auf, die für einen Verbandswechsel beim Tracheostoma benötigt werden.

- unsterile Handschuhe
- sterile Handschuhe
- Desinfektionsmittel (bei Bedarf)
- Verbandsmaterial (Mullkompresse oder metallbeschichtete Kompresse)
- bei Trachealkanülen ein Cuffdruckmesser, um den exakten Druck einzustellen
- neues Halteband bei Verschmutzung
- funktionstüchtige Absauganlage mit entsprechenden Absaugkathetern
- Mundschutz bei infektiösem Sekret

7. Beschreiben Sie den Vorgang des Verbandswechsels beim Tracheostoma.

- Betroffenen informieren und in Rückenlage mit leichter Oberkörperhochlagerung bringen
- endotracheale Absaugung vornehmen
- mit unsterilen Handschuhen den alten Verband entfernen
- Wundränder säubern und bei Infektion desinfizieren
- unter sterilen Bedingungen den neuen Verband anlegen
- Kontrolle des Cuffdruckes sowie der Fixation der Kanüle mittels Halteband
- Betroffenen den Erfordernissen entsprechend lagern
- Material entsorgen
- Dokumentation

8. Zählen Sie die Maßnahmen auf, die aufgrund des Fehlens der Schutzfunktion der Nase im Sinne von Befeuchtung und Erwärmung der Einatemluft ergriffen werden müssen.

- ausreichend Flüssigkeit verabreichen
- Atemluft mittels Ultraschallvernebler anfeuchten
- Verwendung einer sogenannten „künstlichen Nase"

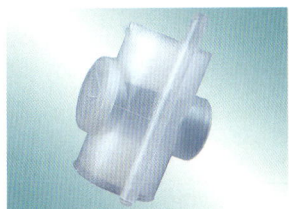

- bei Sauerstoffgabe über die Trachealkanüle O_2 anfeuchten

7.5 Pflege und Begleitung alter Menschen mit Erkrankungen des Herz-, Kreislauf- und Gefäßsystems

7.5.1 Allgemeine Pflegeprinzipien

1. Unabhängig von der Grunderkrankung muss die gesamte Pflege bei Herz-Kreislauf-Erkrankungen nach allgemeinen Prinzipien erfolgen. Nennen Sie die wichtigsten Prinzipien.

- vor und nach jeder Pflegehandlung die Vitalwerte messen und bewerten
- Beachtung der Tagesbefindlichkeit
- kontinuierliche Beobachtung des Betroffenen während der Pflegedurchführung auf Zeichen einer Überbelastung mit Tachykardie und/oder Dyspnoe
- dem Zustand angepasste Belastung
- Sturzgefahr bei der Mobilisation durch Schwindel beachten
- bei Dyspnoe Oberkörperhochlagerung, evtl. Herzbettlagerung
- die vom Arzt verordnete Trinkmenge beachten und kontrollieren
- Gewichtsreduzierung bei Adipositas
- Verzicht auf Alkohol und Nikotin
- Überwachung der Medikamenteneinnahme zur Therapie der Grunderkrankung
- bei Hypertonie Stressvermeidung und kochsalzarme Diät
- bei arteriellen Durchblutungsstörungen der Beine diese warm halten, keine Hochlagerung der unteren Extremitäten
- bei venösen Durchblutungsstörung leichte Hochlagerung der Beine

7.5.2 Pflege bei dekompensierter Herzinsuffizienz

1. Dieses Erkrankungsbild stellt eine lebensbedrohliche Situation dar, die ein sofortiges Handeln der Pflegekraft notwendig macht. Geben Sie die nicht medikamentösen Handlungsschritte an.

- Herzbettlagerung
- Kontrolle des Bewusstseins und der Vitalzeichen
- Notruf
- bei Dyspnoe evtl. mit Zyanose Sauerstoffgabe mit 2–3 l/Min.

Pflege und Begleitung alter Menschen

2. Zählen Sie die bei Herzinsuffizienz einsetzbaren Medikamente auf.

Nach ärztlicher Verordnung stehen folgende Medikamente zur Therapie zur Auswahl:
- Digitalis
- Nitrate (Adalat®)
- Diuretikum (Lasix®)

3. Welche Komplikation kann sich in Folge der akuten Herzinsuffizienz einstellen?

Lungenödem mit zunehmender Atemnot bis hin zur Orthopnoe kann sich in Folge der akuten Herzinsuffizienz einstellen.

4. Geben Sie die Symptome des Lungenödems an.

- Dyspnoe
- Husten mit blutig-schaumigem Auswurf
- Atemnot (Asthma cardiale)
- Rasselgeräusche
- zunehmende Zyanose
- Tachykardie
- Hypotonie

5. Erläutern Sie die Maßnahmen, die zu ergreifen sind, wenn ein Lungenödem vorliegt.

- Herzbettlage
- Atemwege freimachen
- Notarzt verständigen
- Sauerstoff
- Vitalwerte engmaschig kontrollieren
- psychische Betreuung

Dieser Zustand bedarf einer intensivmedizinischen Betreuung. Der Betroffene muss deshalb schnellstmöglich in eine Klinik gebracht werden.

7.5.3 Pflege bei Angina pectoris

1. Ursache für die Angina pectoris (Brustenge) ist die koronare Herzkrankheit. Welche Symptome lassen auf einen akuten Angina-pectoris-Anfall schließen?

- Sekunden bis Minuten anhaltender Schmerz im Brustkorb
- Schmerzen strahlen aus in den:
  - linken Arm
  - Hals
  - Unterkiefer
- Engegefühl und Beklemmung
- Todesangst

Pflege und Begleitung bei speziellen Erkrankungen und Situationen

2. Benennen Sie die pflegerischen Schritte, die bei einem Angina-pectoris-Anfall einzuleiten und durchzuführen sind.

- Notruf
- Betroffenen ins Bett begleiten
- Oberkörperhochlagerung
- beengende Kleidung entfernen
- Vitalzeichen messen
- evtl. Sauerstoffgabe
- je nach Verordnung Gabe von Nitrospray 1–2 Hübe
- evtl. Gabe eines Schmerzmittels
- Bettruhe
- psychische Betreuung

3. Nach einem akuten Anfall bedarf es neben der Beobachtung weiterer pflegerischer Aufgaben. Nennen Sie diese.

- nach der Bettruhe behutsame Mobilisation unter Beobachtung
- Obstipationsprophylaxe
- Betroffenen vor Kälte schützen, da diese wieder einen Anfall hervorrufen könnte
- angemessene Diät

7.5.4 Pflege bei Herzinfarkt

1. Bei alten Menschen mit wiederkehrenden Angina-pectoris-Anfällen ist das Auftreten eines Herzinfarktes sehr wahrscheinlich. Da die Symptome sehr ähnlich sind, muss die Pflegekraft einen Herzinfarkt erkennen können. Zählen Sie deshalb die Anzeichen eines Herzinfarktes auf.

- *anhaltender* Brustschmerz, der in Arme, Bauch, Unterkiefer und Schulterblätter ausstrahlt
- Übelkeit und Erbrechen
- blasse, fahl-graue Gesichtsfarbe
- Kaltschweißigkeit
- Vernichtungsangst
- Dyspnoe
- Zusammenbruch des Kreislaufes mit:
  - kardiogenem Schock
  - Bewusstlosigkeit
  - Herzstillstand
  - Atemstillstand

2. Welche pflegerische Intervention ist beim Herzinfarkt angezeigt?

Die Handlungsschritte sind identisch mit denen beim akuten Angina-pectoris-Anfall. Beim Herz-Kreislauf-Stillstand muss jedoch sofort die Herz-Lungen-Wiederbelebung eingeleitet werden und solange fortgesetzt werden, bis der Notarzt eintrifft. Die weitere Behandlung erfolgt im Krankenhaus auf der Intensivstation.

7.5.5 Pflege bei Herzrhythmusstörungen

1. Geben Sie die für Sie erkennbaren Herzrhythmusstörungen an.

- Tachykardie
- Bradykardie
- Arrhythmie
- Tachyarrhythmie
- Bradyarrhythmie

2. Erläutern Sie, was Pflegende bei der Betreuung von Betroffenen mit Rhythmusstörungen beachten müssen.

- bei frischem Auftreten:
  - sofort den Arzt verständigen
  - Pulszählen über eine Minute
  - Blutdruck messen
  - Dokumentation der Erscheinung mit genauer Beschreibung
- bei längerem Bestehen:
  - regelmäßige Kontrolle von Puls und Blutdruck
  - exakte Verabreichung der verordneten Medikamente und Beobachtung der Wirkung
  - Beobachtung des Herzrhythmus bei körperlicher Belastung

7.6 Pflege und Begleitung alter Menschen mit Erkrankung des ZNS

1. Eine Sprachstörung ist ein typisches Zeichen für einen Apoplex. Erklären Sie die nachfolgend aufgeführten Aphasieformen:
a) anamnestische Aphasie
b) Wernicke Aphasie
c) Broca Aphasie

a) *Anamnestische Aphasie:*
Leitsymptom ist eine Wortfindungsstörung. Dabei fehlen häufig die sinntragenden Wörter. Häufig werden dann Wörter aus dem Bedeutungsumfeld genutzt. Die Sprache ist flüssig und gut artikuliert, aber umständlich und ungenau.

b) *Wernicke Aphasie:*
Die Sprache ist flüssig und überschießend. Der Betroffene benutzt Worte im falschen Zusammenhang und entstellt sie lautlich. Er verschachtelt Sätze und Satzteile. Das Sprachverständnis ist sehr eingeschränkt. Lesen und Schreiben sowie das Sprachverständnis sind betroffen.

c) *Broca Aphasie:*
Aphasie ist durch unflüssige und stark verlangsamte Sprache gekennzeichnet. Merkmale

Pflege und Begleitung bei speziellen Erkrankungen und Situationen

d) globale Aphasie

sind kurze Sätze, agrammatische, telegrammstilartige Sprache, Dysarthrie. Das Verstehen kann gestört sein. Lesen und Schreiben sowie Sprache sind betroffen.

d) *globale Aphasie:*
Schwerste Form der Aphasie. Sie betrifft alle sprachlichen Modalitäten. Die Betroffenen können häufig weder sprechen noch verstehen. Oft werden Sprachautomatismen benutzt.

2. Nennen Sie Grundregeln für die Kommunikation mit sprachbeeinträchtigten Menschen.

- als gleichwertigen Gesprächspartner behandeln und ihm wertschätzend entgegentreten (Aphasiker sind in ihrem Denken nicht beeinträchtigt)
- Biografiearbeit leisten, um den Betroffenen gezielt anzusprechen
- nicht über den Betroffenen reden, sondern mit ihm, z. B. bei der Pflegevisite
- nicht die Sprecherrolle für den Betroffenen übernehmen
- den Aphasiker immer wieder durch Gesprächsangebote zum Sprechen animieren

3. Notieren Sie Tipps, was das Pflegepersonal tun kann, um den Aphasiker besser zu verstehen.

- ausreichend Zeit für die Äußerungen des Betroffenen geben, Pausen aushalten, keinen Zeitdruck aufbauen
- keine Wortvorschläge machen (Aphasiker wiederholt dann häufig das vorgegebene Wort, obwohl er es nicht meint)
- auf nonverbale Signale achten und die Situation beobachten
- gemeinsam mit dem Betroffenen das Thema suchen („Geht es um das Essen?")
- keine Nachsprechübungen (die Wörter sind nicht vergessen, sondern nur „blockiert")
- nicht korrigierend unterbrechen, der Sinn ergibt sich häufig nachträglich
- unpassende Wörter nicht verwerfen, sondern als Eselsbrücken benutzen
- nicht ständig zum Vorlesen oder Aufschreiben auffordern, da das Lesen und Schreiben häufig genau wie die Sprache betroffen sind

Pflege und Begleitung alter Menschen mit Erkrankung des ZNS

4. Neben der Aphasie gibt es viele weitere neurophysiologische Störungen (Wahrnehmungsstörungen). Erklären Sie folgende neurophysiologische Störungen:
a) Apraxie
b) Anosognosie
c) Neglect

a) *Apraxie* ist eine Handlungsstörung. Der Betroffene kann einen Handlungsablauf nicht mehr ausführen.
b) *Anosognosie* ist ein Nichterkennen der Krankheit/Nichtanerkennen der eigenen Krankheit.
c) *Neglect* bedeutet, dass eine Körperseite vernachlässigt wird. Dieses Vernachlässigungsphänomen betrifft den visuellen, akustischen und taktilen Bereich. Die empfundene Körpermitte ist um 7° verschoben.

5. Geben Sie Tipps zum Umgang mit Personen mit neurophysiologischen Störungen.

- mit dem Pflegebedürftigen ein ruhiges Umfeld schaffen
- Reize dosieren
- eindeutige taktile Reize geben
- Ziel der Bewegung deutlich machen
- wenige, sehr exakte verbale Informationen geben
- Aufmerksamkeit des Patinten halten
- Orientierung im Raum geben
- kleine Sequenzen planen und täglich wiederholen
- beim Stocken einer Handlung den weniger betroffenen Arm führen

6. Welche Ziele verfolgt das Bobath-Konzept?

Ziel des Bobath-Konzeptes ist es, einen Lernprozess beim Pflegebedürftigen anzuregen. Dieser ist nötig, um mit ihm die Kontrolle über die Muskelspannung (Muskeltonus) und Bewegungsfunktionen wieder zu erarbeiten. Dieser Lernprozess ist aufgrund der Plastizität des Gehirns möglich.

7. Das Bobath-Konzept gilt als Grundlage im pflegerischen Umgang mit apoplektischen Bewohnern. Erläutern Sie die beiden folgenden ausgewählten Therapiegrundlagen
a) therapeutisches Team

a) Therapeutisches Team im Rahmen des Bobath-Konzept bedeutet, dass alle Pflegenden und alle Therapeuten (Logopäden, Ergotherapeuten, Physiotherapeuten u. a.) das Konzept anwenden. Nur somit wird beim Betroffenen eine optimale Wirkung erzielt. Bei gemeinsamen Besprechungen werden Probleme und Fortschritte thematisiert und ein gemeinsamer Weg der Therapie gefunden.

→

Pflege und Begleitung bei speziellen Erkrankungen und Situationen

b) 24-Stunden-Management

b) 24-Stunden-Management bedeutet, dass das Bobath-Konzept rund um die Uhr angewendet wird, da der Lernprozess kontinuierlich geschieht. Somit sind die Pflegenden die wichtigsten Therapeuten beim Apoplektiker.

8. Zeigen Sie vier Pflegemaßnahmen zur Gestaltung von individuellen positiven Lernangeboten aus dem Bobath-Konzept auf.

1. Mit dem Betroffenen über die stärker betroffene Seite kommunizieren und von dort auch jegliche Pflegehandlungen vornehmen
2. Die Stellung des Bettes so verändern, das die „interessantere Seite" des Zimmers (Fernseher, Tür etc.) auf der stärker betroffenen Seite liegt.
3. Förderung der Wahrnehmung durch das *Führen*, z. B. beim Zähneputzen, Waschen etc.
4. Neurophysiologische Ganzkörperpflege zur Förderung der Wahrnehmung der stärker betroffenen Seite.

9. Durch die sensorische und motorische Einschränkung der mehr betroffenen Körperseite können Komplikationen im Pflegealltag von Apoplexbetroffenen auftreten. Legen Sie solche Komplikationen dar.

- Subluxation der Hüfte
- Subluxation der Schulter
- schmerzhafte Schulter
- Schulter-Hand-Syndrom
- Pusher-Syndrom

10. Benennen Sie Prophylaxemaßnahmen für die Subluxation der Schulter/schmerzhafte Schulter.

- Arm oberhalb des Ellenbogens anfassen
- Arm nie über 90° anheben
- betroffenem Arm Unterstützungsfläche geben, um Eigengewicht abzunehmen
- vor Armbewegung den Rumpf aufrichten
- Betroffenen Anleitung geben, den Schmerz ernst nehmen

11. Charakterisieren Sie das Krankheitsbild Morbus Parkinson.

- Morbus Parkinson ist eine Krankheit, die vor allem zwischen dem 50. und 60. Lebensjahr auftritt und doppelt so viele Männer wie Frauen befällt.
- Die drei Hauptsymptome sind Rigor (Muskelstarre), Tremor (Muskelzittern) und Hypokinese (Bewegungsarmut), welche bis hin zur Akinese (Bewegungslosigkeit) führen kann.

12. Benennen Sie mögliche Pflegeprobleme und Pflegemaßnahmen bei Parkinsonbetroffenen zur AEDL „Essen und Trinken".

Pflegeprobleme	Pflegemaßnahmen
Obstipationsgefahr	• ballaststoffreiche Kost
Exsikkosegefahr durch vermehrtes Schwitzen	• viel Flüssigkeit anbieten • Trinkplan
Gewichtsverlust durch hohen Bedarf an Kalorien aufgrund des Tremors	• Hilfsmittel benutzen (Nagelbretter, Anti-Rutsch-Folien u. a.) • individueller Ernährungsplan
Schluckstörungen mit Aspirationsgefahr	• Zeit lassen beim Essen • angedickte Nahrungsmittel reichen

13. Benennen Sie mögliche Pflegeprobleme und Pflegemaßnahmen bei Parkinsonbetroffenen zur AEDL „Sich Bewegen".

Pflegeprobleme	Pflegemaßnahmen
durch Gangunsicherheit aufgrund kleiner Schritte, dem schlurfenden Gang und dem Nichtmitschwingen der Arme besteht Sturzgefahr	• Anleitung zu großen Schritten • Stolperfallen entfernen • Hilfsmittel anbieten, wie Rollator usw. • Haltegriffe anbringen • ausreichend Beleuchtung • Sitzerhöhungen
aufgrund des Immobilisationssyndroms treten Zweiterkrankungen auf (Dekubitus, Thrombose usw.)	• individuelle Prophylaxen
Beugekontrakturen aufgrund des Rigors	• Lockerungsübungen • integrierte Bewegungsübungen

14. Benennen Sie mögliche Pflegeprobleme und Pflegemaßnahmen bei Parkinsonbetroffenen zur AEDL „Sich Pflegen und Kleiden".

Pflegeprobleme	Pflegemaßnahmen
aufgrund vermehrten Schwitzens und vermehrter Talgproduktion besteht Intertrigogefahr	• individuelle Körperpflege • Hautfalten gut trocknen • häufigeres Haare waschen • Waschen mit klarem Wasser, Syndets, O/W-Produkte, Pfefferminzöl • bequeme Baumwollkleidung
Störung der Ausscheidung	• häufigere und sorgfältige Hautpflege

→

Pflegeprobleme	Pflegemaßnahmen
Selbstversorgungsdefizit bei der Körperpflege aufgrund von Tremor, Rigor und Hypokinese	• Hilfe zur Selbsthilfe geben • Medikamente eine Stunde vor der Körperpflege verabreichen
Selbstversorgungsdefizit beim Kleiden durch Tremor	• keine Knöpfe, sondern Klettverschlüsse • Anziehhilfen anbieten

15. Benennen Sie mögliche Pflegeprobleme und Pflegemaßnahmen bei Parkinsonbetroffenen zur AEDL „Kommunizieren".

Pflegeprobleme	Pflegemaßnahmen
Sehstörungen	• optische Hilfsmittel anbieten
leise, eintönige, undeutliche und monotone Stimme	• Geduld und Respekt • Blickkontakt halten • Zeit lassen • kurze Sätze • eventuell Kontakt zur Logopädie herstellen
Gesicht verliert an Ausdruckskraft	• Gemütszustand an Augen ablesen
Gefahr des Rückzuges und der Vereinsamung durch Schamgefühle	• Gesprächspartner vermitteln

16. Geben Sie einen Überblick über die klinischen Zeichen der Multiplen Sklerose.

- Krampfanfälle
- Koordinationsstörungen (Ataxie, Tremor, Gleichgewichtsstörungen, Sprachstörungen, Schluckstörungen)
- Blasenstörungen
- Darmstörungen
- sexuelle Störungen
- Fatigue
- Lähmungen (spastische, schlaffe Lähmungen, Trigeminuslähmung)
- Sensibilitätsstörungen
- Sehstörungen (Doppelbilder, Nystagmus)
- Schmerzsyndrom
- Gefäßsyndrom
- Geist-, Seelen- und Wesensveränderungen

17. Bei bis zu 70 % der MS-Betroffenen tritt das Fatigue-Syndrom auf. Charakterisieren Sie das Syndrom.

- Das Fatigue-Syndrom ist eine Form der raschen übermäßigen körperlichen und geistigen Ermüdbarkeit bei MS.
- Diese Form der Erschöpfung tritt selbst nach kleinsten Anstrengungen auf und resultiert nicht aus einer Depression.
- Aufgrund der starken Ermüdbarkeit ist die aktive Tagesgestaltung sehr stark eingeschränkt und somit auch die Lebensqualität.

18. Überlegen Sie, welche Tipps Sie Fatigue-Betroffenen geben können.

- geschickte Tages- und Arbeitsplanung
- eine gesunde Lebensweise mit ausreichendem Schlaf und ohne Alkohol und Nikotin

19. Epilepsie sind wiederholte zerebrale Krampfanfälle. Diese Anfälle stellen ein akutes Geschehen dar und fordern ein sofortiges pflegerisches Handeln. Welche Pflegemaßnahmen unternehmen Sie *bei* einem solchen epileptischen Anfall?

- nicht alleine lassen
- Sicherheit gewährleisten (z. B. Schutz vor gefährlichen Gegenständen wie Treppe/Heizkörper)
- Beobachtung des Betroffenen: Pupillenreaktion, Anfallstyp, Uhrzeit von Beginn und Ende des Anfalls
- keine Medikamente oder Flüssigkeiten zuführen, wegen der Aspirationsgefahr
- keinen Bisskeil einführen, wegen Bissgefahr
- eventuell Medikamente nach ärztlicher Verordnung verabreichen

20. Welche Pflegemaßnahmen unternehmen Sie *nach* einem solchen epileptischen Anfall?

- Betroffenen zur Aspirationsprophylaxe bis zum Wiedererlangen des Bewusstseins in stabile Seitenlage bringen
- bei Erbrechen Mundpflege veranlassen
- Anfallskalender ausfüllen

7.7 Pflege und Begleitung alter Menschen mit Erkrankungen des Bewegungssystems

1. Laut Kuratorium Knochengesundheit e. V. zeigen neuste Erhebungen, dass über 25 % aller Deutschen über 50 Jahre an Osteoporose leiden.

Kennzeichen:
Osteoporose ist gekennzeichnet durch erniedrigte Knochenmasse, Verschlechterung der Mikroarchitektur der Knochen mit der Folge der erhöhten Anfälligkeit für Knochenbrüche (Frakturen).

Diese Zahlen zeigen, dass Osteoporose eine ernst zu nehmende Erkrankung in der Altenpflege darstellt. Beschreiben Sie die Kennzeichen und Folgen der Osteoporose.

Folgen:
Menschen, die an Osteoporose leiden, brechen sich Knochen beim geringsten Anlass. Am häufigsten sind Wirbelkörper, Oberschenkelhals und Unterarm betroffen, es kann aber auch jeden anderen Knochen betreffen. Dies nennt man pathologische Frakturen oder Spontanfrakturen.

2. Erläutern Sie die Pathogenese der Osteoporose.

Grund für die systemische Skeletterkrankung ist eine negative Skelettbilanz, d. h. dass der Knochenabbau den Knochenaufbau stark überwiegt. Somit kann keine ausreichende Mineralisierung am Knochen stattfinden. Für die Mineralisierung am Knochen sind Kalzium und Phosphor zuständig. Diese beiden Mineralsalze müssen im Gleichgewicht stehen. Zuviel Phosphor bewirkt durch den damit entstehenden Mangel an Kalzium einen Knochenabbau. Bei Kalziummangel im Blut stellt der Knochen ein Notreservoir für Kalzium dar, sodass Kalzium aus dem Knochen gelöst wird und wiederum ein Knochenabbau droht.

3. Osteoporose ist ein multifaktorielles Geschehen. Welche verschiedenen Ursachen können für eine Osteoporose verantwortlich sein?

- Immobilität
- altersbedingte verminderte Resorption von Kalzium aus dem Knochen
- chronische Darmentzündungen, Entfernung des Magens
- Medikamente (Glucokortikoide, Zytostatika, Heparin u. a.)
- genetische Veranlagung
- Mangel- und Fehlernährung (Vitamin C- und D-Mangel, phosphatreiche Ernährung, zu viel Kaffee, Salz, Alkohol und Nikotin)
- hormonelle Erkrankungen und Veränderungen (z. B. Östrogenmangel bei Frauen oder Testosteronmangel bei Männern, Diabetes mellitus)

4. Bei der Prävention und Therapie der Osteoporose spielt die Ernährung eine große Rolle. Was ist das Ziel einer knochenfreundlichen Ernährung?

Ziel der Ernährung bis ins hohe Alter ist eine ausgewogene Skelettbilanz, d. h., der Knochenaufbau ist mit dem Knochenabbau im Gleichgewicht. Damit soll so lange wie möglich eine maximale Knochenmasse erhalten bleiben.

Pflege und Begleitung alter Menschen mit Erkrankungen des Bewegungssystems

5. Auf welcher Grundlage beruht die Ernährung bei Osteoporose?

Grundlage dafür ist eine ausgewogene kalziumreiche und Vitamin-D-haltige Ernährung. 20 % des Gesamtenergiebedarfes soll über die Eiweißzufuhr gedeckt werden.

6. Nennen Sie die Lebensmittel, die im Rahmen der Osteoporoseprävention und -therapie zu bevorzugen sind.

- Milch, Käse, Quark, Joghurt
- pflanzliche Produkte wie Getreide und Gemüse (Brokkoli, Fenchel, Porree)
- kalziumreiche Mineralwasser
- Vitamin-D-haltige Kost, wie Fisch, Speisepilze

7. Womit wird die Vitamin-D-Aufnahme zusätzlich gesteigert?

Bewegung an frischer Luft steigert die Aufnahme, denn die UV-Strahlen der Sonne bewirken, dass die Vorstufe von Vitamin D in Vitamin D umgewandelt wird.

8. Zeigen Sie Lebensmittel auf, die „Kalziumkiller" darstellen und erläutern Sie jeweils die Auswirkungen.

- Ein hoher Verzehr tierischer Lebensmittel, wie Fleisch und Wurst, bewirkt, dass das Kalzium gebunden wird und nicht zum Knochenaufbau zur Verfügung steht.
- Das Koffein im Kaffee oder in der Cola bewirkt, dass vermehrt Kalzium ausgeschieden wird.
- Nikotin fördert den Östrogenabbau, dadurch werden die Osteoklasten angeregt, welche die Knochensubstanz abbauen.
- Alkohol bringt das Gleichgewicht zwischen Knochenaufbau und -abbau in mehreren Ebenen aus dem Gleichgewicht, denn alkoholhaltige Lebensmittel haben einen hohen Anteil an Phosphat, was zum Knochenabbau führt:
  → Alkohol führt zur vermehrten Ausscheidung, wobei viel Kalzium mitgerissen wird
  → Alkohol verhindert die Synthese von Östrogen und Vitamin D, also den Knochenaufbau

(modifiziert nach Prodos Verlag, Pflege bei Bewegungseinschränkungen, 2001)

9. Nennen und begründen Sie Pflegeprobleme, die bei einer Osteoporose auftreten können.

- Schmerzen bedingt durch Impressionsfrakturen der Wirbelkörper und Schonhaltungen
- depressive Veränderungen durch ausgeprägte Brustkyphose (Witwenbuckel) und den damit immer gesenkten Blick

→

	- Obstipation durch ausgeprägte Brustkyphose
- Atemprobleme durch ausgeprägte Brustkyphose
- Größenverlust bis zu 10 cm durch Impressionsfrakturen der Wirbelkörper
- Sturzgefahr/Stürze durch pathologische Frakturen aufgrund der verringerten Knochenmasse
10. Arthrose (degenerative Gelenkerkrankung) wird in eine primäre (ohne bekannte Ursache) und in eine sekundäre Form eingeteilt. Geben Sie Ursachen für eine sekundäre Arthrose an.	- hohes Lebensalter (70 % aller 70-Jährigen haben Arthrose)
- Arthritis
- X- oder O-Beine
- Adipositas
- Gelenkverletzungen mit bleibenden Knochensplittern
- unphysiologische Knochenbelastung
11. Arthritis ist eine Gelenkentzündung. Nennen Sie Ursachen dafür.	- Arthrose
- Gicht
- Infektionen
12. Nennen und erklären Sie pflegerische Interventionen bei Arthrose und Arthritis.	- Wärmeanwendung (Felle, Wickel, Auflagen, Kirschkernkissen, Einreibungen, Teilbäder usw.) zur gesteigerten Durchblutung, Muskelentspannung und Schmerzlinderung
- im akutem Stadium Kälteanwendungen
- Einsatz von Hilfsmitteln (Zuknöpfhilfen, Esshilfen, Gehhilfen, Rollator usw.) sollen die Unabhängigkeit stärken und Lebensqualität erhöhen
- Schmerzlinderung um eine Gelenkkontraktur zu verhüten
- kontrollierte Bewegung, um die Beweglichkeit des Gelenks zu erhalten
- Gemüsebäder, z. B. Erbsenbad
- Wassergymnastik, Schwimmen, Bewegungsbad
13. Geben Sie typische Ursachen für Amputationen an.	- Diabetes mellitus
- pAVK
- Unfälle

14. Nennen Sie pflegerische Interventionen, die Sie bei einem Pflegebedürftigen mit Amputationen durchführen können.	- Schmerztherapie - Wundversorgung - Stumpfpflege und Beobachtung - Narbenbehandlung zur Abhärtung der Haut (verschiedene raue Materialien, Gemüsebäder usw.) - Stumpfwicklung oder Strumpf, um Wundödem zu mindern und Stumpf zu formen - Prothesenanpassung, Umgang mit der Prothese üben - Gleichgewichts- und Gehtraining mit Prothese, Koordinationstraining
15. Erklären Sie das Phänomen Phantomschmerz.	Der Phantomschmerz ist ein Schmerz, der nach der Amputation eines Körperteils auftritt. Obwohl der Betroffene den betroffenen Körperteil nicht mehr besitzt, verspürt er dort dennoch Schmerzen. Dies ist darauf zurückzuführen, dass bei der Amputation Nerven geschädigt werden, die unter anderem für die Schmerzweiterleitung aus dem amputierten Organ zuständig sind. Im Gehirn sind der gesamte Körper und das amputierte Organ in Form des Homunkulus (lat. „Menschlein") weiterhin abgebildet. Somit interpretiert das Gehirn die dadurch entstehenden Signale als Schmerzen im amputierten Körperteil.

7.8 Pflege und Begleitung alter Menschen mit eingeschränkter Funktion der Sinnesorgane

1. Fast jeder vierte Mensch über 75 Jahren leidet an Altersschwerhörigkeit. Welche Probleme bringen diese Schwerhörigkeit mit sich?	Diese Schwerhörigkeit ist weit mehr als die bloße Verminderung des Hörvermögens. Viele Menschen erleben die Schwerhörigkeit psychisch sehr belastend, weil sie zu Misstrauen und sozialer Isolierung führen kann.

Pflege und Begleitung bei speziellen Erkrankungen und Situationen

2. Geben Sie Tipps zur Kommunikation mit hörgeschädigten Betroffenen.

- darauf achten, dass das Hörgerät eingesetzt und eingeschaltet ist
- sich für das Gespräch Zeit nehmen, da es für den Betroffenen anstrengend ist
- langsam und deutlich sprechen und den Gesprächspartner anschauen
- für eine ausreichende Lichtquelle sorgen, die aber nicht blendet
- dem Gesprächspartner das Gesicht zeigen, da viele Hörgeschädigte von den Lippen lesen
- Nebengeräusche wie Radio und Fernsehen abstellen
- nicht zu laut sprechen, das kann die Schmerzgrenze überschreiten, aber langsam und gut akzentuiert
- starke Dialekte meiden
- in einfachen und kurzen Sätzen mit entsprechenden Pausen dazwischen sprechen
- Wichtiges manchmal ruhig mehrmals wiederholen, bis man sicher ist, dass man verstanden wurde
- wichtige Informationen notieren, wie Dosierung von Medikamenten, Termine etc.

3. Die Begleitung von sehbehinderten oder blinden Betroffenen erfordert ebenfalls bestimmte Regeln. Nennen Sie einige Regeln, die Sie beim Umgang mit diesen Betroffenen bedenken müssen.

- Der Blinde fühlt sich sicherer, wenn sein Begleiter etwas vor ihm geht und dabei den Oberarm des Begleiters greift. Er kann dadurch rechtzeitig auf Treppen und Drehungen reagieren.
- Treppen können Angst hervorrufen, geht der Begleiter eine Treppenstufe voraus, kann er den Blinden besser schützen. Betritt der Begleiter die Treppe, so hebt oder senkt sich der Arm des Blinden und er kann darauf reagieren.
- Ein Blinder kann sich am gedeckten Tisch orientieren, wenn man in seiner Umgebung ein gewohntes System einhält. Unter Zuhilfenahme des Ziffernblattes der Uhr kann man blinden Menschen, die Lage bestimmter Dinge auf dem Tisch erklären.
- Für eine gewohnte Ordnung sorgen, wie beispielsweise im Bad und Kleiderschrank, damit er sich allein zurechtfinden kann.

- Gefahrenquellen und Stolpersteine entfernen.
- Blinde Menschen direkt ansprechen, am besten mit Namen, wenn mehrere Menschen im Raum sind.
- Wird der Blinde an einen Stuhl geführt, kann er mit der freien Hand die Stuhllehne greifen und selbstständig Platz nehmen.
- Blinden Rollstuhlfahrern sagen, wo man mit ihnen hinfährt.
- Ankündigen, wenn man den Raum verlässt, da Schritte auf weichem Teppichboden nicht gehört werden.
- Darauf achten, dass die Brille sauber ist und getragen wird.

7.9 Pflege und Begleitung alter Menschen mit Diabetes mellitus

1. Welchen Stellenwert nimmt der Diabetes mellitus im Pflegeheim ein?

Da das Gesamtdiabetesvorkommen bei ca. 20 % der 65-Jährigen liegt, sind meistens mehr als ein Drittel der Klienten des Pflegeheimes Diabetiker.

2. Erläutern Sie
a) die vorrangigen Behandlungsziele bei einer Diabetes mellitus im hohen Alter und
b) die besondere Problematik der Unterzuckerung.

a) Im Gegensatz zu den kurativen Behandlungszielen (Lebensqualität und Prävention von Folgeerkrankungen) bei jüngeren Menschen, sind die vordergründigen Ziele bei hochbetagten Betroffenen eher palliativ zu sehen, also akute Komplikationen wie Hyper- oder Hypoglykämien zu vermeiden.

b) Unterzuckerung ist bei geriatrischen Betroffenen besonders problematisch, da sie eher asymptomatisch oder monosymptomatisch verlaufen. Häufig fehlen die typischen Frühwarnsysteme.

3. Geben Sie mögliche Symptome einer Unterzuckerung (Hypoglykämie) bei älteren Menschen an.

- Verwirrtheit
- Benommenheit
- Halbseitenlähmung
- Krampfanfälle

Pflege und Begleitung bei speziellen Erkrankungen und Situationen

4. Begründen Sie das asymptomatische bzw. monosymptomatische Auftreten der Hypoglykämie.

Das Wahrnehmen einer Unterzuckerung (Hypoglykämie) kann aufgrund einer diabetischen Polyneuropathie oder anderer Erkrankungen dieser Altersgruppe, wie z. B. M. Parkinson, Apoplex, Epilepsie, Demenz, Herzinsuffizienz, beeinträchtigt sein. Außerdem können ältere Menschen aufgrund körperlicher oder geistiger Einschränkungen die Zeichen einer Unterzuckerung nicht erkennen, sie nicht formulieren bzw. nicht selbst darauf reagieren.

5. Ein Blutzuckerwert von unter 45 mg/dl führt zu hypoglykämischen Symptomen. Werte unter 40 mg/dl sind mit Bewusstseinstrübung und Kreislaufversagen (hypoglykämischer Schock) verbunden, die unbehandelt zum Tod führen können. Welche Behandlung und Pflege führen Sie durch, wenn Sie bemerken, dass ein Pflegebedürftiger Symptome einer Hypoglykämie zeigt?

- Blutzucker messen
- bei nicht bewusstseinsgetrübten Betroffenen und Blutzuckerwerten < 50 mg/dl gelösten Zucker anbieten, z. B. 1 Tasse Tee mit 2 EL Traubenzucker, Fruchtsaft, Coca Cola
- bei bewusstseinsgetrübten Betroffenen Notarzt informieren und stabile Seitenlage durchführen
- keine Flüssigkeiten zuführen, wegen der Aspirationsgefahr

6. Das Hormon Insulin spielt eine wichtige Rolle im Körper. Erklärung Sie die Ableitung des Namens.

Der Name Insulin leitet sich von den Langerhansschen Inseln der Bauchspeicheldrüse ab, deren Beta-Zellen das Insulin bilden.

7. Erläutern Sie die Wirkungsweise des Hormons Insulin.

Ein hoher Blutzuckerspiegel ist der wichtigste Reiz für die Insulinausschüttung. Meist steigt der Blutzuckerspiegel kurz nach der Nahrungsaufnahme an.
Insulin bewirkt, dass der Zucker (Glukose) aus dem Blut in die Körperzellen aufgenommen wird. Insulin fungiert dabei als Schlüssel, welcher die Zellen für den Zucker öffnet. Ein Mangel an Insulin hat einen chronisch zu hohen Blutzuckerspiegel zur Folge, genannt Diabetes mellitus.

8. Geben Sie einen Überblick über verschiedene Insulinarten, Aussehen des Insulins, Applikationsformen, Spritz-Ess-Abstand und Wirkungsdauer.

Insulinart	Aussehen	Applikation	Spritz-Ess-Abstand	Wirkungs-dauer
Normal-(Alt-)Insulin	klar, farblos	4 s.c., i.v.	15–20 Minuten	bis 8 Stunden
Verzögerungs-(Depot-)Insulin	milchig, trüb	s.c.	30–45 Minuten	bis 18 Stunden
Kombinationsinsulin Mischinsulin	trüb	s.c.	20–30 Minuten	bis 16 Stunden
Insulinanaloga oder Analog-Insulin	klar und farblos	s.c.	keiner, z. T. Gabe vor dem Essen möglich	3–5 Stunden

9. Typ-1-Diabetiker und einige Typ-2-Diabetiker müssen Insulin injizieren, um ihren Blutzuckerspiegel zu steuern. Vor der Injektion des Insulins muss der Blutzuckerspiegel gemessen werden. Erst dann kann die richtige Insulinmenge ausgewählt und injiziert werden. Nennen und erklären Sie die Hilfsmittel, um Insulin unter die Haut zu bringen.

- *Spritze*
  Das Insulin wird mit einer Nadel und einer Spritze unter die Haut (subkutan) injiziert. Diese Möglichkeit wird aber vor allem im ambulanten Bereich durch den Pen abgelöst, da das Spritzenaufziehen entfällt.
- *Pen*
  Mit einem Pen lässt sich Insulin immer diskret verabreichen. Manche Pens haben austauschbare Insulinampullen; andere sind Einweg-Pens. An der Spitze des Pens ist eine kurze, dünne Nadel. An einem Rädchen wird die gewünschte Insulindosis eingestellt, anschließend wird die Nadel in die Haut gestochen und dann auf einen Kolben am andern Ende des Pens gedrückt, um das Insulin zu verabreichen.
- *Insulinpumpe*
  Eine Insulinpumpe ist ungefähr so groß wie eine Scheckkarte. Sie hat einen Insulinvorrat für mehrere Tage. Das Insulin wird kontinuierlich über einen Katheter in das subkutane Gewebe abgegeben. Man kann zusätzlich zur kontinuierlichen Abgabe auch besondere Bolusmengen bei Mahlzeiten oder Imbissen einstellen.

10. Fußpflege ist ein wesentlicher Baustein bei der Pflege von Diabetikern. Stellen Sie Regeln zur Fußpflege von Diabetikern auf.

- Niemals barfuß laufen, um Verletzungen zu vermeiden.
- Tägliche Inspektion der Füße auf Druckstellen, Verletzungen, Einrisse und Blasen durchführen. Mit einem Spiegel die Fußsohlen beurteilen. Ursachen beseitigen oder den Arzt konsultieren.
- Bei kalten Füßen sind Wärmflaschen, Heizkissen und heiße Fußbäder verboten. Nur hautverträgliche Baumwollsocken tragen.
- Die Fußpflege gehört in die Hand eines Podologen. Bei der Nagelpflege Nägel nur feilen, nicht mit scharfkantigen oder spitzen Gegenständen schneiden. Hühneraugen, Schwielen nicht selbst bearbeiten.
- Schuhe müssen gut sitzen, bequem und atmungsaktiv sein. Die Schuhinnenflächen regelmäßig auf Druck ausübende Stellen kontrollieren.
- Strümpfe täglich wechseln.
- Entlastung der diabetischen Füße, z. B. durch Gehhilfen, Entlastungsschuh

7.10 Pflege und Begleitung alter Menschen mit akutem Abdomen

1. Erklären Sie das Syndrom akutes Abdomen.

Ein akutes Abdomen ist kein eigenständiges Krankheitsbild, sondern ist ein akutes und meist schmerzhaftes Geschehen im Bauchraum, welches sofortige Diagnostik und Therapie erfordert.

2. Nennen Sie für die nachfolgenden Ursachen des akuten Abdomens jeweils mindestens zwei Beispiele.
a) **Perforationen von Organen**
b) **Stenosen**
c) **Infektionen**
d) **Organrupturen**

a) Gallenblasenperforation, Appendixperforation, Darmperforationen, Magenperforation
b) Ileus, Mesenterialinfarkt, inkarzerierte Hernie
c) Gallenblasenentzündung, Divertikulitis
d) Milz-, Leber-, Nierenruptur, Aortenruptur

Pflege und Begleitung alter Menschen mit akutem Abdomen

3. Zählen Sie Kardinalsymptome des akuten Abdomens auf.

- starker Bauchschmerz
- brettharter Bauch (Abwehrspannung der Bauchmuskeln)
- Blutungs- oder Volumenmangelschock
- eventuell Fieber, Übelkeit, Erbrechen, Verstopfung, Blutungen aus dem Magen-Darmtrakt

4. Geben Sie mindestens drei Komplikationen der Magen- und Duodenalgeschwüre an.

- Blutungen
- Magenperforationen
- Adenokarzinom des Magens
- akutes Abdomen

5. Begründen Sie verschiedene pflegetherapeutische Maßnahmen bei akutem Abdomen.

- Vitalzeichenkontrolle, um sofort einen Schock zu erkennen
- Sauerstoffgabe, um den Sauerstoffbedarf zu optimieren und einen Schock zu verhüten
- Bettruhe, um die eventuelle Ursache nicht weiter zu verstärken
- Stufenlagerung zur Schmerzlinderung, z. B. durch Knierolle und leichte Oberkörperhochlagerung als Entlastung der Bauchmuskeln
- Nahrungs- und Flüssigkeitskarenz bis die Ursache erkannt und eine eventuelle OP-Indikation gestellt wurde
- Mundpflege, um Soor/Parotitis vorzubeugen
- Infusionsgabe, um einer Exsikkose und einem Volumenmangelschock vorzubeugen
- Bilanzierung, um einen ausgeglichenen Flüssigkeitshaushalt zu erhalten
- Unterstützung bei Übelkeit und Erbrechen, um Aspiration zu vermeiden und das Wohlbefinden zu fördern
- bei Erbrechen eine Probe aufheben, um Körperveränderungen davon abzuleiten
- Stuhlanamnese in Erfahrung bringen: Wann war der letzte Stuhlgang? Gab es Auffälligkeiten? um abzuklären, ob Blutungen, Ileus o. Ä. vorliegen
- Ruhe vermitteln und Sicherheit geben, da ein akutes Abdomen auch Lebensgefahr bedeuten kann
- keine Schmerzmittelgabe, bevor nicht die komplette Diagnostik abgeschlossen ist, um die Schmerzcharakteristik nicht zu verschleiern

6. Bestimmte Aspekte können beim alten Menschen die Symptomatik eines akuten Abdomens verändern bzw. abschwächen. Führen Sie Beispiele dafür auf.

- Immunsystem ist geschwächt und reagiert daher schwächer
- Schmerzrezeptoren nehmen ab, daher lässt die Schmerzempfindung nach
- die Multimorbidität alter Menschen macht eine schnelle, klare Diagnostik schwer

7.11 Pflege und Begleitung alter Menschen mit akuten und chronischen Schmerzen

1. Schmerz ist wie Fieber keine Erkrankung sondern ein Symptom pathologischer Prozesse im Körper. Definieren Sie Schmerz.

Schmerz (*Dolor*) ist eine subjektive Empfindung, welche bei einer Schädigung (Innen oder Außen) des Körpers auftritt.
Schmerz wird in akuten und chronischem Schmerz unterschieden.

2. Wie heißt der Fachausdruck für die Lehre vom Schmerz?

Analgesiologie ist die Lehre vom Schmerz.

3. Schmerzen werden von den Betroffenen nicht immer verbal geäußert. Dennoch muss die Pflegekraft Schmerzen wahrnehmen um intervenieren zu können. Welche Anzeichen für Schmerz gibt es?

- sozialer Rückzug des Betroffenen
- veränderte Stimmungslage (Aggression)
- stimmlicher Ausdruck (Stöhnen, Jammern)
- Körpersignale wie Unruhe oder spezifische Schonhaltung der betroffenen Körperpartie

4. Schmerz ist kein gleichförmiges Symptom. Aus medizinischer Sicht müssen verschiedene Faktoren berücksichtigt werden. Zählen Sie diese Faktoren auf.

- Schmerzlokalisation
- Schmerzqualität
- Schmerzform
- Schmerzentstehungstheorie

5. Die Lokalisation des Schmerzes ist ein zentraler Aspekt der Schmerzbekämpfung. Geben Sie die unterschiedlichen Lokalisationsempfindungen an.

- *lokal*
  Schmerzen treten direkt am Ort der Schädigung auf: Knochenfraktur, Schnittverletzung.
- *ausstrahlend*
  Schmerzen werden fernab des Ortes der Schädigung wahrgenommen: Typisches Beispiel sind die Schmerzen bei einem Herzinfarkt, die in Brust, Schulter, Arm bis in die Finger ausstrahlen.
- *diffus*
  Schmerzen, die vom Betroffenen kaum lokalisiert werden können: Es sind zum Beispiel Schmerzen im Bauchraum bei einem akuten Abdomen.
- *Phantomschmerz*
  Schmerzhaftes Gefühl in einer nicht mehr vorhandenen (amputierten) Extremität.

6. Nennen Sie mögliche Formen der Schmerzqualität.

- stechend
- dumpf
- ausstrahlend
- brennend
- klopfend
- zuckend
- ziehend
- reißend
- schneidend
- durchbohrend
- kolikartig
- wellenförmig
- krampfartig
- beklemmend
- drückend
- bohrend

7. Beschreiben Sie den Unterschied zwischen aktuem und chronischem Schmerz.

Der akute Schmerz setzt unmittelbar nach einer Schädigung des Körpers ein. Er dient als Hinweis, sich vor weiterer Verletzung oder Schädigung zu schützen (Schonatmung und Schonhaltung nach einer Rippenfraktur).
Chronische Schmerzen bestehen über lange Zeit, manchmal sogar lebenslang.

8. Welche Formen des chronischen Schmerzes gibt es?

- *maligner Schmerz* bei Tumoren
- *nichtmaligner Schmerz* bei Erkrankungen des:
  - Bewegungsapparates (Arthrose, Rheuma)
  - Nervensystems (diabetische Neuropathie, Phantomschmerz, Neuralgie)
  - Herz-Kreislaufsystems (claudicatio intermittens)

9. Nennen und erklären Sie die drei Theorien der Schmerzentstehung und kommentieren Sie diese in Stichworten.

1. *Theorie der Nozizeption*
   Nozizeptoren sind Nervenendigungen. Werden diese durch mechanische, chemische oder thermische Einflüsse gereizt, erfolgt eine Reizweiterleitung ins Rückenmark (A-delta-Fasern) und in den Hirnstamm (C-Fasern).

2. *Endorphine und Opioidrezeptoren*
   Endorphine sind körpereigene morphinähnliche Substanzen, die bei einer Reizung ausgeschüttet werden und die Schmerzwahrnehmung verändern können, indem die Opioidrezeptoren an den Nervenzellen besetzt werden.

3. *Gate-Control-Theorie*
   Im Bereich des Hinterhorns des Rückenmarks befindet sich eine Art „Schmerztor" welches die Schmerzweiterleitung der A-delta-Fasern und der C-Fasern fortsetzt oder blockiert. Hierfür sind hemmende oder stimulierende Faktoren verantwortlich.

10. Erläutern Sie, welche Faktoren eine Blockierung des Schmerztores zur Folge haben.

- Berührung der betroffenen Körperpartie: Hieraus erklärt sich die schmerzlindernde Wirkung von Massagen oder der sogenannten TENS (= transkutane elektrische Nervenstimulation).
- Emotionale und kognitive Faktoren: Ablenkung durch Beschäftigung oder emotional positive Erlebnisse verringern die Schmerzwahrnehmung
- Schmerzunterdrückung: Der Umgang mit dem Schmerz ist geschlechtsspezifisch und auch kulturell sehr unterschiedlich.

→

- Schmerzgedächtnis spielt eine große Rolle in der Schmerzwahrnehmung. Dieses Phänomen ist sehr ausgeprägt bei Menschen, die wiederholt Schmerzen ausgesetzt waren (wiederholte Operationen).

11. Was ist unter Schmerzmanagement zu verstehen?

Schmerzmanagement versteht sich als ein Interventionsprozess der professionellen Pflege die Schmerzen wahrzunehmen, deren Intensität zu objektivieren und zu bekämpfen.

12. Zählen Sie die Elemente des Schmerzmanagements auf.

- Schmerzbeobachtung
- Schmerzanamnese
- Analyse der Schmerzintensität

13. Definieren Sie die Aspekte, die zur Schmerzbeobachtung gehören.

- Gesichtsausdruck
- Haltung (Schonhaltung)
- Verhalten (Weinen, Jammern)
- unspezifische Zeichen
  - Blutdruckveränderung
  - Pulserhöhung (Tachykardie)
  - Fieber
  - Schweißausbrüche
  - Übelkeit, Brechreiz, Erbrechen

14. Wichtigstes Element der Schmerzanamnese ist das Gespräch mit dem Betroffenen. Welche Inhaltsschwerpunkte sollte das Gespräch haben?

- Zeitaspekt des Schmerzes
- Schmerzqualität (siehe Frage 6)
- Schmerzintensität
- Strategien des Betroffenen, die Schmerzen zu beeinflussen

15. Formulieren Sie allgemeine Fragen, die Sie an den Betroffenen richten, um den Schmerz analysieren zu können.

- Wo tut es weh?
- Wann tut es weh?
- Wie ist der Schmerz?
- Was tritt zusätzlich auf?
- Was kann die Schmerzen beeinflussen?
- Wie beeinflusst Sie der Schmerz?

Pflege und Begleitung bei speziellen Erkrankungen und Situationen

16. Erstellen Sie eine detaillierte Checkliste, welche Ihnen hinreichende Informationen zum Zeitpunkt des Schmerzes gibt.

Wann tritt der Schmerz auf?
- bei Tag oder in der Nacht
- in Ruhe oder bei Bewegung
- nach Anstrengungen
- nach Aufregungen
- nach Lagewechsel
- nach Verbandwechseln
- nach dem Essen oder vor dem Essen
- jahreszeitabhängig
- witterungsabhängig

Wie lange hält der Schmerz an?
- kurz/lang/andauernd

17. Schmerzintensität ist nicht messbar. Die Wahrnehmung des Schmerzes ist individuell sehr unterschiedlich. Um eine Schmerzbekämpfung den individuellen Erfordernissen anpassen zu können, muss jedoch die Intensität des herrschenden Schmerzes erfasst werden. Nennen und beschreiben Sie gängige Methoden der Erfassung.

1. *Numerische Rangskala*

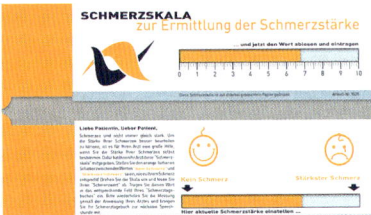

Die Schmerzintensität wird anhand einer numerischen Skala von 0 (kein Schmerz) bis 10 (stärkster vorstellbarer Schmerz) eingeteilt. Der Betroffene schätzt seinen aktuellen Schmerzstatus anhand dieser Skala selbst ein. Die Schmerztherapie beginnt ab einem Skalenwert von drei.

2. *Visuelle Analogskala*

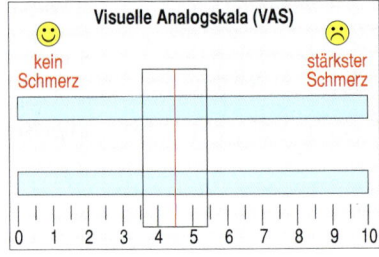

Die Visuelle Analogskala ist im Wesentlichen gleich aufgebaut wie die numerische Skala. In Verbindung mit der Darstellung des Gesichtes und Einstellung auf der Skalenleiste ist die Aussagekraft als sehr verlässlich anzusehen.

3. *Wong-Baker-Gesichtsskala*

0 1 2 3 4 5

Diese Skala wird auch als „Smily-Skala" bezeichnet. Sie ist besonders bei Kindern geeignet sowie im Altenpflegebereich bei kognitiv eingeschränkten Personen einsetzbar.

18. Erläutern Sie das Hilfsmittel, welches geeignet ist, den Schmerz hinsichtlich seines Auftretens, der Zeitdauer wie auch der entsprechenden Intensität zu objektivieren.

Schmerztagebuch

Der Betroffene wird gebeten, die für die Schmerzanalyse wichtigen Daten schriftlich zu hinterlegen, um im Nachhinein eine ideale Therapie zu gestalten. Ein wichtiger Einsatz ist die häusliche Altenpflege.

19. Bei der Schmerzbekämpfung werden die medikamentöse und nicht medikamentöse Therapie unterschieden. Zählen Sie die nicht medikamentösen Therapieansätze auf.

1. Ursache beheben (Druckstelle, enge Verbände etc.)
2. physikalische Schmerzlinderung:
   - Massage
   - kalte Wickel
   - warme Wickel
3. gezielte Ablenkung
4. Entspannungstechniken:
   - autogenes Training
   - progressive Muskelentspannung

20. In der medikamentösen Schmerztherapie wird in der Regel nach einem festen Schema verfahren. Geben Sie den Namen und den Herausgeber dieses Schemas an.

- Dreistufenplan der WHO
- WHO ist die Weltgesundheitsorganisation (World Health Organization).

21. Welche Wirkstoffgruppen und Pharmaka sind den drei Stufen zugeordnet?

Stufe 1
Nichtopioidanalgetika → z. B. Ibuprofen, Diclofenac

Stufe 2
schwache Opioide → z. B. Tramadol, Tilidin

Stufe 3
Starke Opioide → z. B. Morphium retard

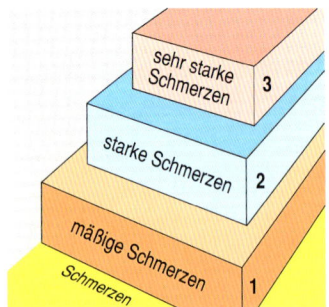

22. Beschreiben Sie die allgemeinen pflegerischen Grundsätze in der Schmerztherapie.

- genaue Schmerzbeobachtung
- Dokumentation des Schmerzverlaufes vor und nach der Verabreichung von Schmerzmitteln (Analgetika)
- für Nähe sorgen
- Rufanlage kontrollieren
- Gesprächsbereitschaft zeigen
- individuellen Wünschen nachkommen

23. Opioide werden ab der Stufe 2 verabreicht. Diese zeigen neben der analgetischen Wirkung zahlreiche Nebenwirkungen.
Geben Sie die Nebenwirkungen an und leiten Sie daraus die speziellen Herausforderungen an die Pflege ab.

- genaue Beobachtung der Wirkung bei Therapiebeginn und bei Dosiserhöhung
- Da die Opioid-Analgetika zentral wirken, muss auf eine Atemdepression geachtet werden → Atemfrequenz und Atemtiefe messen und → Pneumonieprophylaxe durchführen
- Kreislaufdepression → Kontrolle von Puls und Blutdruck, nicht alleine aufstehen lassen
- Opstipation → Opstipationsprophylaxe
- Harnverhalt → Blasenentleerung beobachten
- Übelkeit und Erbrechen → pflegerische Hilfestellung leisten
- Mundtrockenheit → regelmäßige Mundpflege durchführen, Schleimhäute befeuchten

24. Da die Opioide weitreichende Nebenwirkungen haben, muss eine etwaige Vergiftung sofort erkannt werden.
Zählen Sie die Anzeichen einer Intoxikation auf.

- Bewusstseinsstörungen bis zum Koma
- akrale bis zentrale Zyanose durch die Atemdepression (Sauerstoffmangel)
- Ansammlung von Bronchialsekret durch Dämpfung des Hustenreizes
- Übelkeit, Erbrechen
- Darmlähmung (Atonie)
- Hypothermie
- Pupillenverengung (Miosis) im Anfangsstadium
- Pupillenerweiterung (Mydriasis) bei fortgesetzter Vergiftung durch Sauerstoffmangel und Blutdruckabfall

25. Was muss aus rechtlicher Sicht bei der Verabreichung von Opioiden beachtet werden?

Alle Opioide unterliegen dem Betäubungsmittelgesetz. Es müssen alle darin vorgesehenen Regelungen beachtet werden.
(siehe Medikamentengabe und Arzneimittelaufbewahrung Kapitel 8.1, Seite 398 ff.)

7.12 Pflege und Begleitung dementer und psychisch veränderter alter Menschen

1. Nennen Sie typische Symptome des Verwirrtheitszustandes (Delir).

- Konzentrationsstörungen
- Wahrnehmungsstörungen
- Halluzinationen
- zeitliche, persönliche und/oder örtliche Desorientierung
- Störung des Kurzzeitgedächtnisses
- motorische Unruhe
- stereotype Automatismen (sich ständig wiederholende Bewegungen)
- Tagesschlaf
- Alpträume
- affektive Störungen (Depressionen, Angst)
- Aggressivität

2. Geben Sie Ursachen für Verwirrtheitszustände an.

- Exsikkose
- Blutzuckerabfall
- Hirninfarkte
- Mangelernährung
- Infektionen (HWI)
- Überdosierung oder Kumulation von Medikamenten
- Auswirkungen von Narkose und Operationen
- plötzliche Veränderungen der Lebensumstände (Verlust von Bezugspersonen, Einsamkeit, Heimaufenthalt)
- Immobilität
- Schmerzen

3. Nennen Sie Pflegetätigkeiten, die Sie als Altenpfleger bei diesen Verwirrtheitszuständen ergreifen würden.

- Vitalfunktionen überprüfen, um Entgleisungen zu erkennen
- Bilanzierung anlegen und Beobachtung des Betroffenen auf Exsikkosezeichen
- Flüssigkeit anbieten
- Blutzuckerkontrolle, eventuell Tee mit Traubenzucker
- Sicherheit geben durch Brille, Hörgeräte, vertraute Gegenstände
- Dokumentation des Essverhaltens
- Schmerzermittlung und Schmerzmittelgabe

Pflege und Begleitung dementer und psychisch veränderter alter Menschen

4. Demenz ist keine Krankheit, sondern ein Syndrom, das durch mehrere Symptome bestimmt und definiert wird. Beschreiben und charakterisieren Sie die Demenz.

Demenz ist der Oberbegriff für Krankheitsbilder, die mit einem Verlust der geistigen Funktionen wie Denken, Erinnern, Orientieren und Verknüpfen von Denkinhalten einhergehen und die dazu führen, dass alltägliche Aktivitäten nicht mehr eigenständig durchgeführt werden können.

5. Stellen Sie kurz dar, was sich hinter Dementia Care Mapping (DCM) verbirgt.

Dementia Care Mapping (DCM) ist ein Beobachtungsverfahren, welches für demente Menschen entwickelt wurde. DCM soll helfen, die Perspektive und das Wohlbefinden von Dementen einzuschätzen. Mit DCM möchte man feststellen, inwieweit bestimmte Maßnahmen, wie Musiktherapie, Kochen oder die Arbeit mit Tieren, auf die Dementen wirken und ob sie ihnen gut tun oder eher das Gegenteil bewirken. Weiterhin möchte man verschiedene Gemütszustände, wie Aggression, „In-sich-Zurückziehen" oder zunehmenden geistigen Abbau beobachten und somit Gründe für das Verhalten dafür herausfinden und damit die Pflege und Betreuung der Dementen verbessern. Bei der Beobachtung gilt es, verbale wie nonverbale Informationen der Dementen bezüglich der jeweiligen Biografie zu deuten. DCM ist urheberrechtlich geschützt.

6. Wann und von wem wurde DCM entwickelt und welche Ursprünge liegen ihm zugrunde?

DCM wurde in den 80iger Jahren an der Universität Bradford in England von Tom Kitwood und seinen Mitarbeitern entwickelt. Die Ursprünge der personenzentrierten Pflege nach Kitwood gehen auf die klientenzentrierte Psychotherapie des amerikanischen Psychologen Carl Rogers zurück. In Anlehnung an Rogers nannten die Begründer ihren Ansatz „person-centred-care" – personenzentrierte Pflege.

7. Wer verbreitete DCM in Deutschland?

Christian Müller-Hergl (Theologe und Altenpfleger) verbreitete DCM in Deutschland.

8. Kennzeichen Sie Merkmale einer personenzentrierten Haltung.

- Empathie (einfühlendes Verstehen)
- Akzeptanz (Wertschätzung)
- Kongruenz (Echtheit)

9. Menschen mit Demenz durchleben beim Fortschreiten der Krankheit eine Menge Verlusterfahrungen. Vor dem Hintergrund der Verlusterfahrungen sind viele Gefühle und Verhaltensweisen von Dementen gar nicht mehr so fremd. Erläutern Sie mögliche Verluste eines Menschen mit Demenz.

- *kognitive Verluste* in Bezug auf Erinnerung, Orientierung, Konzentration, sprachlichen Ausdruck, Handlungsplanung, Erkennen von Gegenständen
- *personale Verluste* in Bezug auf biografisches Wissen, Selbstwissen, Lebenssinn, alte Werte und Normen, Gefühlskontrolle, Selbstwert, Selbstbestimmung
- *körperliche Verluste* in Bezug auf Selbstpflegefähigkeit, Kontinenz, Wahrnehmungsfähigkeit, Mobilität
- *soziale Verluste* in Bezug auf soziale Rolle, sozialen Status, soziales Beziehungsnetz
- *materielle Verluste* in Bezug auf eigene Wohnung, Besitz, vertraute Umgebung, eigene Finanzen

10. Zur Pflege der Dementen gehört die genaue Beobachtung. Erläutern Sie dies.

Für das Wohlbefinden und die Zufriedenheit der Dementen ist es wichtig, das Pflegende die Bedürfnisse der Dementen erkennen und darauf reagieren. Im Gegensatz zu gesunden Menschen können die Dementen ihre Wünsche und Bedürfnisse nicht mehr verbal formulieren, können sie aber auf vielfältige Art und Weise nonverbal zeigen. Diese Bedürfnisse sind durch gezielte Beobachtung wahrnehmbar.

11. Tom Kitwood formulierte die wichtigsten psychischen Bedürfnisse von Menschen mit Demenz. Benennen Sie diese Bedürfnisse.

- Trost
- Identität
- Beschäftigung
- Einbeziehung
- Bindung
- Liebe

12. Geben Sie für das Trost-Bedürfnis Erkennungsmerkmale und mögliche Befriedigungsstrategien an.

Erkennungsmerkmale:
Weinen, Tränen, Wehklagen, Stöhnen, Seufzen, Augen mit leerem Ausdruck, Suche nach körperlicher Nähe
Möglichkeiten der Befriedigung:
behutsame körperliche Nähe gemischt mit Festigkeit, Hand halten, rhythmisches Hin- und Herschaukeln, sich dem Menschen zuwenden, zuhören, stellvertretend für ihn Gefühle formulieren

(modifiziert nach Prodos Verlag: Interaktion in der Pflege von Menschen mit Demenz Heft 16, 5/2004 Unterricht Pflege)

13. Geben Sie für das Bedürfnis nach primärer Bindung (Bezugsperson) Erkennungsmerkmale und mögliche Befriedigungsstrategien an.

Erkennungsmerkmale:
Attachment-Verhalten (anklammerndes Hinterherlaufen), beständiges Rufen, wiederholte Fragen, ständiges Suchen nach Zuwendung, bindende, festhaltende Gespräche

Möglichkeiten der Befriedigung:
feste, kontinuierliche Bezugspersonen festlegen, Bezugspflege, Hinterherlaufen als Zeichen des Vertrauens werten und verbal und nonverbal wertschätzen, ritualisierte Handlungen, wiederholt und mehrmals am Tag Kontakt herstellen, z. T. mit kleinen Diensten, im Blickfeld bleiben und versichern, dass man wiederkommt

14. Geben Sie für das Beschäftigungs-Bedürfnis Erkennungsmerkmale und mögliche Befriedigungsstrategien an.

Erkennungsmerkmale:
auf der Suche nach Beschäftigung sein, anderen helfen, sich durch verschiedene Tätigkeiten selbst beschäftigen, suchen, kramen, horten, verstecken, Selbststimulation (z. B. an der Bettdecke nesteln, am Katheter ziehen, Inkontinenzmaterial zerreißen, Teile der eigenen Kleidung zerschneiden, mit den eigenen Ausscheidungen spielen etc.)

Möglichkeiten der Befriedigung:
Kisten und Materialien zum Kramen und zum Sortieren bereitstellen, in verschiedene Tagesaktivitäten einbeziehen (bei eigener Körperpflege, Anziehen, Essen, Kochen, Wäsche falten, Bügeln, Staub wischen, Gartenarbeit),
Ausüben verschiedener Tätigleiten ermöglichen, in der sich der Mensch mit seiner Lebensgeschichte wiederfindet, (z. B. Tätigkeiten, die an seinen Beruf anknüpfen)
(modifiziert nach Prodos Verlag: Interaktion in der Pflege von Menschen mit Demenz Heft 16, 5/2004 Unterricht Pflege)

Pflege und Begleitung bei speziellen Erkrankungen und Situationen

15. Anders als das biomedizinische Modell der Demenz sieht Tom Kitwood im personenzentrierten Verständnismodell die Demenz als eine Form der Behinderung, die infolge eines Zusammentreffens von fünf Ursachenkomplexen entsteht. Welche Ursachenkomplexe beschreibt Kitwood?

- Persönlichkeit
- Biografie
- körperliche Gesundheit
- neurologische Beeinträchtigung
- Sozialpsychologie

16. Die Stadien der Demenz werden nach dem Drei-Welten-Modell nach Dr. med. Christoph Held eingeteilt. Geben Sie die drei Welten an.

- Welt der Erfolglosigkeit
- Welt der Ziellosigkeit
- Welt der Schutzlosigkeit

17. Der österreichische Pflegeforscher Erwin Böhm entwickelte 1999 das psychobiografische Pflegemodell. Es ist für Menschen mit Demenz konzipiert. Nennen Sie die Grundaussagen in Bezug auf den Menschen.

Der Mensch ist ein selbst bestimmendes Wesen. Das Böhmsche Pflegemodell erklärt das Handeln des Menschen durch:
- den Verstand (Noopsyche), mit dem sich der Mensch die Welt erklärt
- das Gemüt/Gefühl (Thymopsyche), mit dem sich der Mensch die Welt erklärt
- die Biografie

18. Nennen Sie die Grundaussagen des Böhmschen Pflegemodells in Bezug auf die Umgebung.

Die Umgebung sieht Böhm in der Interaktion mit dem Menschen, die sich stetig verändert. Der Mensch wird durch die Lebensereignisse in seinen ersten 25 Jahren geprägt und lernt dabei Strategien für sein Verhalten.

19. Nennen Sie die Grundaussagen des Böhmschen Pflegemodells in Bezug auf die Gesundheit.

Gesundheit definiert Böhm auf der soziologischen Grundlage der Person. Gesundheit ist ein Zustand optimaler Leistungsfähigkeit für die wirksame Erfüllung der Rollen und Aufgaben, für die ein Mensch sozialisiert wurde.

20. Nennen Sie die Grundaussagen des Böhmschen Pflegemodells in Bezug auf Krankheit.

Bei Krankheit ist der Mensch nicht mehr in der Lage, seine dem Alter entsprechenden Aufgaben zu erfüllen und falle damit in ein unteres Coping-Niveau ab. Ursachen für Krankheiten im Alter können Störungen der Seele sein, die verursacht werden durch:
- Ausfall von Selbstheilungskräften (z. B. Wille, Wollen)
- Werteverlust (z. B. Wohnung)
- Coping-Verlust
- Ausfall eines Teils des gewonnenen Lebensstils
- Verlust eines stabilen Selbstbildes
- Verlust der Fähigkeit mit schwierigen Situationen umzugehen
- Über- oder Unterforderung

Böhm erklärt, dass der verhaltensauffällige alte Mensch diese Situationen nicht mehr bewältigen kann und dann in alte Verhaltensmuster der ersten 25 Jahre seines Lebens zurückfällt. Er hat eine Regression von der rationalen und kognitiven Welt in die Gefühlswelt.

21. Nennen Sie die Grundaussagen des Böhmschen Pflegemodells in Bezug auf die Pflege.

Kernpunkt der Pflege liegt auf der Seelenpflege des Menschen. Pflegemaßnahmen werden vor dem Hintergrund seiner Psychobiografie geplant und durchgeführt. Pflege orientiert sich an der Gefühlswelt und den gelernten Coping-Strategien der Prägungszeit des Menschen. Schlagworte sind aktivierende und reaktivierende Pflege.

22. Die Pflege des Dementen vor dem Hintergrund seiner Psychobiografie spielt bei Böhm eine wesentliche Rolle. Benennen Sie Themenbereiche der Psychobiografie.

- Herkunftsfamilie mit Größe, Gefüge, Klima
- Schicht und Milieu der Familie
- Geschwisterreihe
- einzelnen Lebensabschnitte mit Schwerpunkt der Prägungszeit bis zum 25. Lebensjahr (wo Jugendzeit verbracht? erlernter Beruf? Hobbys?)
- emotionale Erlebnisse der Prägungszeit
- Partner
- Kinder
- Familienstand
- Lebensschicksale (Verluste, Trennungen)
- Alltag

23. Erschließen Sie aus dem Pflegemodell nach Böhm Schwerpunkte für die Pflege.

- Wiederbelebung der Altersseele, Pflege orientiert sich an den alten Gewohnheiten, Verhaltensmustern und dem Gefühlsleben: „Vor den Beinen muss die Seele bewegt werden!"
- aktivierende Pflege mit dem Motto: „Helfen mit der Hand in der Hosentasche."
- Beschäftigungsangebote, die sich an der Biografie orientieren
- reaktivierende Pflege bei Rückzug: durch einen Impuls sollen verschüttete Fähigkeiten wieder aufleben.
- mit einer entsprechenden Milieugestaltung ein Daheimgefühl schaffen
- Belebung der Pflegenden durch Fachkompetenz im Bereich Pflege von Dementen, um die Arbeitszufriedenheit zu steigern, den Krankenstand zu senken und das Burn-out-Syndrom zu eliminieren.
- Adaptionszeiten (Zeit von der Aufforderung zu einer Handlung bis zur Reaktion darauf) beachten, denn meist handeln Pflegekräfte nach ihren eigenen Adaptationszeiten

24. Das Verhalten der Dementen wird nach Böhm in Erreichbarkeitsstufen (Interaktionsstufen) einsortiert. Diese sieben Stufen kennzeichnen den möglichen Zugang, um einen Dementen „zu erreichen". Je nach Einordnung der Dementen in diese Stufen, werden gezielte Pflegemaßnahmen geplant. Erläutern Sie diese sieben Erreichbarkeitsstufen nach Böhm.

Stufe 1: Sozialisation – entspricht dem Erwachsenenalter. Sozialisation ist ein lebenslanges Lernen, um sich an die Normen der Gesellschaft anzupassen.

Stufe 2: Mutterwitz – entspricht der Entwicklungsstufe des Jugendlichen. Mutterwitz bedeutet hier „reden wie der Schnabel gewachsen ist".

Stufe 3: seelische und soziale Grundbedürfnisse – die Grundbedürfnisse, wie Hunger, Durst und Schlaf sollen befriedigt werden.

Stufe 4: Prägung – Prägungen sind als Kind erlernte, sich wiederholende, eingespielte Verhaltensnormen, es sind Rituale, die uns Sicherheit geben, z. B. Händewaschen nach dem Toilettengang.

Stufe 5: Triebe – sind Kräfte, die uns am stärksten bewegen. Es sind sehr früh erlernte Normen, die aus der Lebensgeschichte abgeleitet werden und uns Anstoß zum Handeln geben.

Stufe 6: Intuition – entspricht der Stufe des Säuglings bis zum Kleinkind. Der Demente reagiert gefühlsmäßig auf seine Umwelt, jegliche kognitiven Fähigkeiten sind verloren gegangen.

Stufe 7: Urkommunikation – entspricht der Stufe des Säuglings. Der Demente ist nur durch Urkommunikation über basale Stimulation zu erreichen.

25. Bei Dementen reicht ganz häufig das gesprochene Wort zur Kommunikation nicht aus. Nennen Sie andere Möglichkeiten, um mit den Betroffenen Kontakt aufzunehmen.

Die Basale Stimulation, die Aromatherapie und die Musik eröffnen folgende Möglichkeiten:

Somatische (über den Körper) Stimulation: durch klare Initialberührung, z. B. Druck bei der Körperpflege, erfährt der Demente seinen Körper, durch einen Nestbau im Bett werden dem Dementen seine Grenzen aufgezeigt

Visuelle Stimulation (Sehen): verschiedene Reize außer der weißen Wand setzen, z. B. ein Mobile über das Bett, Familienbilder an die Wand etc.

Olfaktorische Stimulation (Riechen) und gustatorische (Schmecken) oder orale Stimulation (Mundbereich): Kaffeeduft zum Frühstück, Mundpflege mit für den Betroffenen angenehmen oder bekannten Mitteln (Butter, Sekt etc.), mit bestimmten ätherischen Ölen können positive Reize gesetzt werden

Taktil-haptische Stimulation (Tastsinn): bevor man einen Gegenstand gebraucht, lässt man den Gegenstand betasten, Gegenstände können erlebbar gemacht werden und gewohnte Bewegungen können erkannt werden, z. B. Zahnbürste

Vestibuläre Stimulation (Gleichgewichtsorgan): durch Schaukelbewegungen

Auditive Stimulation (Hören): Die Stimme als Resonanzkörper löst Schwingungen aus, die über den ganzen Körper spürbar sind. Wichtig ist, dass keine Dauerberieselung erfolgt, sondern punktuelle Reize gesetzt werden, die an die Lebenswelt der Betroffenen anschließen (bekannte Stimmen, gemochte Musik etc.)

7.13 Pflege und Begleitung schwer kranker und sterbender Menschen

1. Bei alten Menschen, die mit Zytostatika therapiert werden, kann es durch Abwehrschwäche zu schweren Sekundärinfektionen kommen. Welche prophylaktischen Maßnahmen setzen Sie bei folgenden potenziellen Pflegeproblemen ein?
a) Soor/Parotitis
b) Hautmykosen
c) Zystitisgefahr

a) *Soor und Parotitis:*
- genaue Kontrolle der Mundhöhle
- regelmäßige Mundhygiene
- Feuchthalten der Mundschleimhaut
- Anregen des Speichelflusses
- lokales Antibiotikum

b) *Hautmykosen:*
- genaue Hautbeobachtung
- sorgfältige Reinigung der Haut, keine langen Bäder, gutes Abtrocknen
- gute Hautpflege
- zuckerarme Ernährung

c) *Zystitisgefahr:*
- reichlich Trinken
- gründliche Intimhygiene
- warme Unterwäsche

2. Personen mit Tumorerkrankungen leiden oftmals an Appetitlosigkeit und damit verbundenem Gewichtsverlust. Nennen Sie pflegerische Interventionen, mit denen Sie diesem Problem begegnen können.

- Wunschkost
- von Angehörigen mitgebrachte Mahlzeiten
- vollwertige, abwechslungsreiche Ernährung
- ansprechender Essensplatz mit angenehmer, ruhiger Atmosphäre
- bei Stomatitis: schmerzlindernde Maßnahmen vor dem Essen (Lokalanästhetikum, ggf. systemische Schmerztherapie, keine rauen Speisen, sondern geschmeidiges Essen)

3. Fatigue ist ein Symptom, welches bei vielen onkologischen Patienten auftritt. Geben Sie aktivierende Interventionen an, die Sie auch in Ihre Tätigkeit integrieren können.

- stärkere körperliche Aktivität
- Gedächtnistraining
- Selbsthilfegruppen/Gleichgesinnte
- Bewegung an frischer Luft

4. Geben Sie Maßnahmen der allgemeinen Hautpflege an, die Sie bei Betroffenen mit Bestrahlung empfehlen.

- Haut im markierten Bereich nicht waschen! (In Ausnahmefällen bei intakter Haut und mit ärztlicher Rücksprache kann Haut mit klaren Wasser geduscht werden. Achselhöhlen können mit Kamillenlösung abgetupft werden.)

→

Pflege und Begleitung schwer kranker und sterbender Menschen

- kein Make-up oder sonstige Kosmetika
- kein Parfüm, Deo, Rasier- und Gesichtswasser
- Bestrahlungsfeld nur trocken rasieren
- spezielle Salben und Puder nur nach ärztlicher Anordnung (z. B. Azulon-Puder)
- betroffene Bezirke vor Sonne schützen, keine Solariumbesuche
- keine beengende Kleidung (BH, Gürtel etc.)
- möglichst keine synthetische Kleidung, wegen Hitzestau
- keine Injektionen ins bestrahlte Areal
- keine Pflaster auf die bestrahlte Haut

5. Zählen Sie von der Basis bis zur Spitze die Bedürfnisse der Maslowschen Bedürfnispyramide auf.

- physiologische Bedürfnisse
- Sicherheitsbedürfnisse/Wertschätzung und Anerkennung
- soziale Bedürfnisse
- Geltungsbedürfnisse
- Selbstverwirklichungsbedürfnisse

(vgl. Zeichnung S. 326 Kap. 6.10 Frage 3)

6. Erläutern Sie die Bedürfnisse der 1. Stufe der Maslowschen Bedürfnispyramide im Bezug auf Sterbende und wie Sie diese beachten.

- Durst kann quälen: das Trinken löffelweise anbieten oder mit einer Pipette oder Tupfer in Tee tränken, Mundpflege durchführen
- erschwerte Atmung macht Angst: für atemerleichternde Lagerung sorgen, eventuell absaugen
- Erschöpfung und Müdigkeit: für Ruhepausen sorgen und die Körperpflege reduzieren
- Wunsch nach Licht: einen hellen Raum auswählen und ihn nachts leicht beleuchten

7. Beschreiben Sie die Ängste Sterbender im Bezug auf Sicherheit entsprechend der Maslowschen Bedürfnispyramide.

- Angst vor Schmerz (Schmerztherapie, aber Bewusstsein erhalten)
- Ängste vor Hilflosigkeit, vor Alleingelassen werden, vor fremden und unbekannten Situationen, vor Verlust der Würde, vor Verlust geliebter Menschen (umfassende Sterbebegleitung, Trost, würdige Sterbeumgebung, allzeitiges Besuchsrecht, Zuhören und Gespräche anbieten (Hospizhelfer), Fotoalben anschauen, Patienten- und Betreuungsverfügung, Testament anbieten
- Ungewissheit (Gefühl von Dasein geben, ärztliche Aufklärung)

Pflege und Begleitung bei speziellen Erkrankungen und Situationen

8. Erläutern Sie, wie Sie die sozialen Bedürfnisse Sterbender entsprechend der Maslowschen Bedürfnispyramide beachten.

- offene Angelegenheiten regeln (Vermittlung anbieten)
- Alleinsein verhindern (ambulanter Hospizdienst, Hospiz, Bezugsperson, Verhindern des „sozialen" Todes durch freie Besuchsregelung)

9. Formulieren Sie, woraus die Geltungsbedürfnisse Sterbender entsprechend der Maslowschen Bedürfnispyramide resultieren und wie Sie diese berücksichtigen.

Sterbende haben ein Gefühl der Abhängigkeit und Unselbstständigkeit, deshalb müssen ihre Wünsche und Bedürfnisse beachtet werden.

10. Welche Bedürfnisse stehen für Sterbende bei den Selbstverwirklichungsbedürfnissen entsprechend der Maslowschen Bedürfnispyramide im Vordergrund?

Die religiösen Bedürfnisse stehen im Vordergrund, deshalb müssen die jeweiligen religiösen Bedürfnisse beim Sterben und nach dem Tod beachtet werden.

11. Elisabeth Kübler-Roß hat den Weg des Sterbens in fünf Phasen eingeteilt. Benennen Sie die einzelnen Phasen und geben Sie Möglichkeiten der Begleitung an.

Nicht-Wahr-Haben-Wollen:
- abwarten
- zuhören
- nicht widersprechen
- Gesprächsbereitschaft signalisieren

Auflehnung:
- nichts persönlich nehmen
- verständnisvolle Zuwendung
- nicht werten
- aktives Zuhören
- Abgrenzen

Verhandeln mit dem Schicksal:
- Hoffnung lassen, aber keine unrealistischen Hoffnungen wecken
- Strategien und Inhalte des Verhandelns nicht bewerten
- „Wortbrüchigkeit" nicht persönlich nehmen

Depression:
- Tränen und Trauer zulassen
- nicht ablenken, nicht vertrösten
- Körperkontakt, da sein, Hilfestellung bei nicht erledigten Dingen, z. B. bei Aussprachen mit Familie, Testament usw.

Annahme des Todes:
- letzte Wünsche festhalten
- Zeit schenken
- Rückzug akzeptieren
- Körperkontakt ermöglichen

12. Die Sterbebegleitung, die von der Hospizbewegung ausgeht, distanziert sich von Sterbehilfe. Nennen Sie Grundideen der Hospizbewegung.

- optimale Schmerzlinderung und Linderung aller quälenden Symptome der Krankheit
- ganzheitliche und liebevolle Betreuung des Sterbenden und dessen Angehörigen unter der Prämisse der bestmöglichen Lebensqualität
- Begleitung der Sterbenden durch ehrenamtliche Hospizhelfer
- Begleitung der Trauernden
- Aufnahme von Sterbenden unabhängig von der Kostenfrageregelung

13. Wann ist der Mensch tot?
Es ist oft schwierig, den genauen Zeitpunkt des Todes zu bestimmen. Doch hinsichtlich der weiterführenden Maßnahmen, wie Reanimation oder Versorgung des Toten, ist die Beobachtung sehr wichtig.
Welche sicheren Todeszeichen kennen Sie?

- Totenflecke
- Totenstarre
- Verwesung oder Fäulnis
- Verletzungen, die nicht mit dem Leben zu vereinbaren sind, z. B. Abtrennung des Kopfes, Stammes
- EEG: Nulllinie
- lichtstarre Pupillen

14. Zählen Sie unsichere Todeszeichen auf.

- fehlender Puls
- Ausfall der Spontanatmung
- Verlust des Bewusstseins
- Erschlaffen der Muskeln, Lähmung
- keine Reaktionen auf Schmerz
- Hautblässe
- Abkühlung des Körpers

Pflege und Begleitung bei speziellen Erkrankungen und Situationen

15. Welche allgemeinen Verhaltensweisen des Pflegepersonals sind zum Zeitpunkt des Todes wichtig?

- Bezugspersonen und Angehörigen ermöglichen, zum Todeszeitpunkt anwesend zu sein
- nach Eintritt des Todes sofort den zuständigen Hausarzt oder diensthabenden Arzt rufen, um den Tod festzustellen und die Leichenschau durchzuführen
- Verstorbenen im Abschiedszimmer für Angehörige aufbahren, wenn kein Abschiedszimmer vorhanden ist, Einzelzimmer bereitstellen
- den Angehörigen ermöglichen, mit dem Toten allein zu sein
- dem Wunsch nach Anwesenheit einer Pflegeperson nachgehen
- Mithilfe der Bezugspersonen bei der Versorgung des Verstorbenen ermöglichen
- einen Talisman, ein Lieblingsplüschtier oder Ähnliches in die Hände geben
- eine Kerze anzünden und auf den Nachttisch stellen

16. Zum Zeitpunkt des Todes sind häufig religiöse Gebräuche von großer Bedeutung. Zählen Sie einige davon auf.

- Hinzuziehen eines Seelsorgers anbieten
- religiöse Rituale je nach Glaubensrichtung des Verstorbenen bedenken: z. B. die Hände über den Körper falten, einen Rosenkranz in die Hände geben
- ein Kruzifix auf den Nachttisch stellen
- eventuell ein Gebet mit den Anwesenden sprechen (Vater unser, Glaubensbekenntnis)
- bei Unsicherheit Angehörige nach religiösen Ritualen fragen

17. Wie lange darf ein Verstorbener aufgebahrt bleiben?

Ein Verstorbener kann je nach gesetzlicher Länderregelung mindestens 24 Stunden zu Hause oder in der Einrichtung aufgebahrt bleiben, um allen das Abschiednehmen zu gewährleisten.

18. Beschreiben Sie den Umgang mit den Wertgegenständen des Verstorbenen.

Die Ausgabe der Wertgegenstände an die Angehörigen quittieren lassen.

Pflege und Begleitung schwer kranker und sterbender Menschen

19. Welche Pflegehandlungen sind bei der Versorgung von Verstorbenen wichtig?

- alle Kleidungsstücke entfernen
- das Bett flach stellen und alle unnötigen Lagerungshilfsmittel und Kissen entfernen
- Zugänge (ZVK; Venenverweilkanüle, Sonden) und Ableitungen (Drainagen, Katheter) entfernen und die Wundstellen mit kleinen Druckverbänden versorgen
- Schmuck und Hörgeräte entfernen und als Wertgegenstände aufbewahren. Ein Ehering kann auf Wunsch der Angehörigen belassen werden.
- Zahnprothese reinigen und wieder einsetzen
- Teil- oder Ganzkörperpflege mit den klienteneigenen Utensilien durchführen
- dem Verstorbenen neue Kleidung anziehen, z. B. das Lieblingsnachthemd
- den Verstorbenen in Rückenlage lagern. Beim Umlagern kann es durch das Entweichen der Luft zu seufzerähnlichen Lauten kommen.
- den Nacken evtl. mit einem Polster unterlagern, um eine Blaufärbung des Gesichts zu verhindern
- den Mund schließen. Es kann eine Kinnstütze dazu benutzt werden. Ein Hochbinden mit Mullbinden soll aus ästhetischen Gründen vermieden werden.
- die Augen sanft schließen

20. Auf welche Weise wird im Pflegeheim beispielsweise das Andenken an den Verstorbenen bewahrt?

Im Pflegeheim/Hospiz das Bild des Verstorbenen aufhängen und eine Kerze anzünden.

21. „Bedenkt: den eignen Tod, den stirbt man nur; doch mit dem Tod der anderen muss man leben."
     (Mascha Kaleko)
Erläutern Sie das Zitat von Kaleko.

Der Tod eines Menschen ist ein gravierender Einschnitt in das Leben der Angehörigen. Nichts ist mehr so wie es war. Das Leben muss nun neu geordnet werden.

22. Nicht nur die Pflege der Sterbenden, sondern auch die Begleitung der Angehörigen gehört zum Bereich der Altenpflege. Was können Sie tun, um einem trauernden Menschen beizustehen?

- Trauernde nicht meiden
- das Gefühl geben, da zu sein, die Möglichkeit zur Gemeinschaft, wie zum Rückzug geben
- Trauernden das Gefühl geben, dass sie die Aufmerksamkeit und Sorge der Pflegenden haben und sie sich auf diese verlassen können
- den Trauernden zeigen, dass sie sich nicht erklären müssen
- den Trauernden sagen, dass sie ihre Gefühle zeigen können. Sie dürfen weinen, laut und verzweifelt sein.
- Veränderungen in der Stimmungslage der Trauernden akzeptieren
- Angehörige bei Formalitäten unterstützen
- manchmal können Worte nicht soviel ausdrücken wie Blicke, Berührungen oder mediatives Schweigen

23. Die Psychologin Verena Kast entwickelte ein Modell des Trauerns, welches heute als die wichtigste Grundlage für das Verständnis für den Trauerprozess gilt. Skizzieren Sie die vier Phasen des Trauermodells nach Verena Kast.

Phase 1
Nicht wahrhaben wollen: Die Situation ist unbegreifbar. Angehörige sind geschockt, erstarrt und gelähmt.

Phase 2
Aufbrechende Emotionen: Emotionen brechen aus den Angehörigen heraus, wie Wut, Protest, Ohnmacht, Angst, Verzweiflung.

Phase 3
Suchen und Sich-Trennen: Der Angehörige hält Rückschau auf sein Leben mit dem Toten und identifiziert positive und bedeutsame Dinge. Damit kann er sich öffnen und den Verlust des Toten akzeptieren.

Phase 4
Neuer Selbst- und Weltbezug: Angehörige erkennen das Trennung und Abschiednehmen zum Leben dazugehören und ordnen das Leben ohne den Toten.

7.14 Notfallsituationen und Vergiftungen

7.14.1 Notfallsituationen

**1. Sowohl in der stationären wie auch in der ambulanten, häuslichen Pflege werden Sie mit Notfallsituationen konfrontiert.
Definieren Sie den Begriff Notfall.**

Notfall ist ein akut lebensbedrohlicher Zustand, bei dem die Vitalfunktionen gestört sind oder eine Störung zu erwarten ist.

2. Um im Notfall keine wertvolle Zeit zu verlieren, bedarf es eines gezielten Notfallmanagements. Hierzu gehört eine Maßnahmenfolge, welche Notfallkette genannt wird. Welches sind die „Glieder" dieser Kette? Achten Sie auf die Reihenfolge und nennen Sie die wichtigsten Maßnahmen.

1. *Situation einschätzen/Gefahren erkennen*
   - Verletzung mit Blutverlust
   - Vergiftung
   - Stromunfall
2. *Notruf*
   - weitere Pflegeperson herbeirufen
   - Notarzt verständigen
3. *Sofortmaßnahmen*
   - Sicherung der Vitalzeichen
4. *Erste Hilfe*
   - Blutung stoppen
5. *Rettungsdienst*
   - übernimmt die weitere Versorgung
6. *Krankenhaus*

3. Zählen Sie auf, welche Informationen der Notruf enthalten muss.

- *Wo* geschah es?
- *Was* geschah?
- *Wie viel* Personen sind betroffen?
- *Welche* Art der Erkrankung oder Verletzung liegt vor?
- *Warten* auf Rückfragen

4. Beschreiben Sie die Bedeutung der Sofortmaßnahmen.

Durch die getroffenen Sofortmaßnahmen wird das Überleben gesichert. Dies ist vor allem in der Erhaltung der Vitalzeichen zu sehen. Störungen der Vitalzeichen müssen erkannt werden. Sie werden gesichert und stabil gehalten.

5. Wie können die Störungen der Vitalzeichen eingeteilt werden? Geben Sie die Störungen und jeweils ein Beispiel dazu an.

- *Störungen des Herz-Kreislauf-Systems*
  - Herzinfarkt
  - Herzinsuffizienz
- *Störungen des Atemsystems*
  - Fremdkörperaspiration
  - Atemwegsverlegung bei Bewusstlosigkeit
- *Störungen des zentralen Nervensystems*
  - Schädel-Hirn-Trauma
  - Apoplexie

6. Nennen Sie typische Symptome, welche bei Störungen der Vitalzeichen erkennbar sind. Gliedern Sie die Symptome in der richtigen Reihenfolge.

1. *Störungen des Herz-Kreislauf-Systems*
   - Schmerzen im Brustkorb
   - Tachy- oder Bradykardie
   - Herzrhythmusstörungen
   - Zeichen eines Schock

2. *Störungen des Atemsystems*
   - Tachy- oder Bradypnoe
   - Dyspnoe
   - Atemgeräusche
   - Zeichen einer Hypoxie (Zyanose)

3. *Störungen des zentralen Nervensystems*
   - Benommenheit
   - Verwirrtheitszustände
   - Lähmungen
   - Bewusstseinseintrübung bis Koma

7. Wenn in der Definition von der Störung der Vitalzeichen gesprochen wurde, müssen diese vorrangig überprüft werden. Nennen Sie in der richtigen Reihenfolge die notwendigen Überprüfungen, die erforderlich sind.

1. Prüfung des Bewusstsein
2. Prüfung der Atmung
3. Prüfung des Kreislaufs

Notfallsituationen und Vergiftungen

**8. Es gibt ein klassisches Handlungsschema, nach welchem in einer Notfallsituation vorgegangen werden muss.
Skizzieren Sie die erforderlichen Teilschritte.**

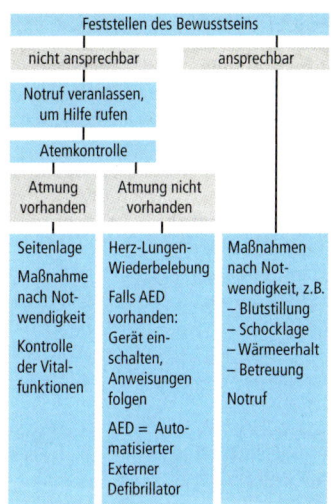

9. Begründen Sie, warum ein Bewusstloser nach dem Handlungsschema bei erhaltener Atmung in stabile Seitenlage gebracht werden muss.

- Bewusstlosigkeit reduziert die Reflexe, also auch den Schluckreflex. Mageninhalt könnte in die Lunge gelangen und eine Aspirationspneumonie verursachen.
- Der Muskeltonus ist vermindert. In Rückenlage sinkt der Zungengrund nach hinten in den Rachen und verschließt die Atemwege.

10. Schildern Sie das Ausführen der stabilen Seitenlage.

- Helfer kniet neben dem Betroffenen
- den nahe gelegenen Arm rechtwinklig nach oben ablegen
- den anderen Arm über die Brust legen und den Handrücken an die Wange des Betroffenen halten
- entferntes Bein im Knie beugen und aufstellen
- Betroffenen zu sich rollen und in Seitenlage bringen
- das obere Bein so ausrichten, dass Hüfte und Knie im rechten Winkel liegen
- Kopf leicht überstrecken
- die Hand unter die Wange so hinlegen, dass der Kopf überstreckt bleibt

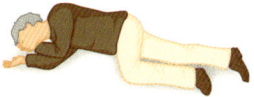

Pflege und Begleitung bei speziellen Erkrankungen und Situationen

11. Haben Sie bei dem Notfallopfer einen Atemstillstand festgestellt, so befindet sich dieser in einem akuten lebensbedrohlichen Zustand. Erläutern Sie dies.

Bei einem Aussetzen der Atmung erleidet der Organismus in kürzester Zeit massiven Sauerstoffmangel. Nach fünf Minuten kommt es zu irreversibler Schädigung des Gehirns und nachfolgendem Herz-Kreislauf-Stillstand.

12. Um die lebensbedrohliche Situation abzuwenden, müssen Sie die Atmung sicherstellen. Wie gehen Sie vor?

- Kopf zur Seite lagern und die Mundhöhle nach Erbrochenem oder anderen Fremdkörpern untersuchen. Handschuhe zum Eigenschutz tragen!!
- Zahnprothese entfernen
- Kopf überstrecken und Atmung erneut kontrollieren

13. Wenn die Atmung trotz Ihrer in Frage 12 geschilderten Bemühungen nicht einsetzt, müssen Sie eine Atemspende durchführen. Geben Sie die beiden Möglichkeiten an.

- Mund-zu-Nase-Beatmung
- Mund-zu-Mund-Beatmung

14. Welche der beiden Beatmungsmöglichkeiten ist zu bevorzugen? Begründen Sie Ihre Entscheidung.

- Die Mund-zu-Nase-Beatmung wird bevorzugt, da die insufflierte Luft anatomisch bedingt leichter in die Bronchien gelangt.
- Der Atemspender umschließt bei der Beatmung die Nase mit seinem Mund. So kann bei der Beatmung keine Luft entweichen. Bei der Mund-zu-Mund-Beatmung ist die Dichtheit nur schwer herzustellen.

15. Beschreiben Sie die Mund-zu Nase-Beatmung.

- Kopf überstrecken, damit die Atemwege frei sind (Reklination)
- Helfer drückt mit seinem Daumen die Unterlippe des Betroffenen gegen dessen Oberlippe, um den Mund zu verschließen, damit keine Luft bei der Insufflation verloren geht
- Helfer holt tief Luft
- Mund des Helfers umschließt die Nase des Betroffenen und beatmet

Notfallsituationen und Vergiftungen

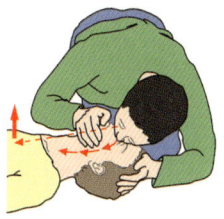

- Helfer blickt während der Beatmung zum Brustkorb des Opfers um eine Thoraxbewegung als Indiz für eine erfolgreiche Beatmung sehen zu können.
- Vorgang wiederholen
- in regelmäßigen Abständen kontrollieren, ob die Eigenatmung wieder einsetzt

16. Welche technischen Hilfsmittel kennen Sie, um
a) die Atemwege frei zu halten und
b) die Beatmung manuell durchzuführen

a)
- Guedel Tubus
- Wendel Tubus
- Safar Tubus

b)
- Beatmungsbeutel mit Maske

17. Die Herz-Lungen-Wiederbelebung ist die Methode der Wahl, wenn die Atmung und Herztätigkeit aussetzen. Geben Sie den Fachausdruck für diese Maßnahme an.

CPR = Cardio-Pulmonale-Reanimation ist die Herz-Lungen-Wiederbelebung.

18. Die Herztätigkeit soll bei der CPR durch die Kompression des Brustkorbes erreicht werden. Warum ist diese Maßnahme erfolgreich?

Das Herz liegt unter dem Brustbein (Sternum) und vor der Wirbelsäule. Wird das Brustbein nach unten gedrückt, so wird das Herz komprimiert und das darin befindliche Blut herausgedrückt.

19. Zählen Sie die Handlungsschritte für die Herzdruckmassage auf.

- Helfer kniet neben dem Betroffenen
- Oberkörper des Betroffenen frei machen
- Aufsuchen der Sternumspitze
- zwei Querfinger oberhalb der Spitze den Handballen ansetzen
- Arme des Helfers müssen gestreckt sein
- Brustbein 4–5 cm tief eindrücken
- Frequenz der Kompression ca. 100 pro Minute

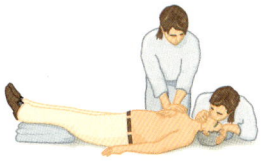

20. Wie verhält sich das Verhältnis zwischen Herzkompression und Beatmung?

Nach neuen Erkenntnissen wird bei einer Herz-Lungen-Wiederbelebung ein Verhältnis von **30 : 2** angestrebt.
Auf 30 Herzkompressionen folgen 2 Atemhübe.

21. Als eine weitere Notfallsituation sind das Herzkammerflattern oder Herzkammerflimmern zu nennen. Um dieses Symptom beseitigen zu können, bedarf es neben Medikamenten häufig der sogenannten Defibrillation. Erläutern Sie diese Therapieform und was unbedingt während der Therapie beachtet werden muss.

Bei einer Defibrillation wird Strom über zwei Elektroden (Paddles) über das Herz geleitet, um den Herzschlag wieder zu rhythmisieren.
Die Elektroden werden mit einer speziellen Paste bestrichen, um den Widerstand zu minimieren und Verbrennungen auszuschließen.
Die Elektroden werden unterhalb der linken Brustwarze und unterhalb des rechten Schlüsselbeins aufgedrückt.
Defibrilliert wird zunächst mit 200 Joule. Es kann bis zu 360 Joule gesteigert werden.
Vorsicht! Während der Defibrillation darf niemand das Bett berühren.

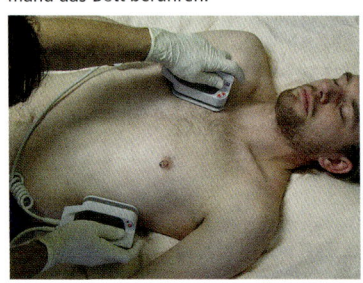

**22. Der eintreffende Notarzt wird abhängig vom klinischen Bild Medikamente verabreichen. Sie leisten hierbei Assistenz.
Nennen Sie die wichtigsten Notfallmedikamente und deren Wirkung.**

- *Adrenalin* steigert die Kontraktionskraft des Myocards und verbessert die Koronardurchblutung.
- *Atropin* bei Bradykardie
- *Lidocain*® wird bei Herzkammerflimmern oder -flattern eingesetzt, da es die Reizleitung normalisiert.
- *Natriumhydrogenkarbonat,* da der Körper durch den Kreislaufstillstand übersäuert ist → metabolische Azidose. Natriumhydrogenkarbonat gleicht diese Übersäuerung aus.

Notfallsituationen und Vergiftungen

- *Infusionslösungen* wie NaCl 0,9 % oder Ringerlösung zur Volumensubstitution und zum Offenhalten der venösen Zugänge → zentraler Venenkatheter
- *Sauerstoff:* Während der Beatmung muss 100 % Sauerstoff verabreicht werden, um das Defizit auszugleichen.

> Hinweis:
> Überprüfen oder vertiefen Sie Ihr Wissen zu diesem Kapitel durch die Fragen und Ausführungen in Kapitel 6.4 Vitale Funktionen des Lebens aufrecht erhalten können, S. 265 ff.

7.14.2 Vergiftungen

1. Da Giftstoffe zu lebensbedrohlichen Zuständen führen können, muss die Pflegefachkraft Ursachen und wesentliche Zusammenhänge kennen. Nennen Sie die Wege, über die Giftstoffe in den Körper aufgenommen werden.

- Verdauungstrakt
- Atemwege
- Haut
- Blutgefäße

2. Wovon ist die Wirkung eines Giftstoffes (Toxin) abhängig?

- Art des Toxins
- Menge der aufgenommenen Substanz
- Aufnahmeweg
- Einwirkzeit
- Lebensalter
- Gesundheitszustand des Betroffenen

3. Zählen Sie körperliche Veränderungen auf, die bei der Aufnahme eins Toxins zu erwarten sind.

- Veränderung der Bewusstseinslage
- Veränderung von Puls und Blutdruck
- Veränderung der Atmung
- Veränderung der Körpertemperatur
- Erbrechen
- Schädigung einzelner Organe bis hin zu
- Multiorganversagen

4. Geben Sie mögliche Ursachen für eine Intoxikation an.

- versehentliche Einnahme falscher Medikamente oder in nicht angepasster Dosierung
- Suizidversuch, z. B. mit Medikamenten
- Nahrungsmittel (Pilze)
- Unfälle mit chemischen Mitteln (Reinigungsmittel)
- Rauchvergiftung bei Brand

5. Bei der Betreuung und Pflege alter Menschen ist die häufigste Vergiftungsursache die versehentliche oder beabsichtigte Einnahme von Medikamenten.
Welche Personen sind besonders gefährdet?

- Betroffene, die viele Medikamente einnehmen (Wechselwirkung oder Unverträglichkeit)
- sehbehinderte Menschen
- verringerte Wahrnehmung und Merkfähigkeit (Demenz)
- Funktionsstörungen der für Medikamente wichtigen Ausscheidungsorgane (Leber- oder Niereninsuffizienz)
- Depression (Suizidgefahr)

6. Medikamente zeigen typische Vergiftungssymptome.
Führen Sie diese zu den angegebenen Wirkstoffgruppen auf.
a) **Herzmedikamente (Kardiaka)**
b) **Psychopharmaka**
c) **Analgetika**

a)
- Übelkeit mit Erbrechen
- Farbsehen (bei Digitalis)
- Rhythmusstörungen
- Bradykardie

b)
- Störungen des Bewusstseins
- Herzrhythmusstörungen
- Störung der Atmung

c) Als größte Gefahren sind bei den zentral wirkenden Analgetika zu erwarten:
- Übelkeit und Erbrechen
- Bewusstseinstrübung (Sedierung)
- Atemlähmung
- peripher wirkende Analgetika, wie z. B. Paracetamol, führen zur Leberfunktionsstörung

7. In der Presse wird immer wieder über epidemieartige Vergiftungsfälle in Altenheimen berichtet, bei denen Bewohner zu Tode gekommen sind.
Nennen und erklären Sie deren Ursachen.

In der Regel handelt es sich um Nahrungsmittelvergiftungen durch:
- Escherichia coli (Darmbakterium)
- Staphylokokkus aureus
- Clostridium botulinum
- Salmonellen

Ursache für die dramtischen Vergiftungssympotme sind Toxine, welche beim Absterben der Erreger frei werden und massive Durchfälle und Erbrechen herbeiführen.

Notfallsituationen und Vergiftungen

8. Erläutern Sie die Folgen, die das massive Erbrechen und die Durchfallsymptomatik bei alten Menschen verursachen.

- Durch ein vermindertes Durstgefühl muss davon ausgegangen werden, dass alte Menschen grundsätzlich zur Exsikkose neigen. Deshalb führt der zusätzliche Flüssigkeitsverlust zu schnellem Blutdruckabfall mit Pulsanstieg. Der Tod tritt durch Kreislaufversagen ein.
- Weitere Risiken entstehen durch die Verschiebung des Elektrolyt- und Säure-Basen-Haushaltes.

9. Worauf müssen Sie als Pflegefachkraft achten, wenn es durch einen Brand in einer Einrichtung zu einer Rauchvergiftung kommt?

- Rauchgase verursachen eine Schwellung der Bronchialschleimhäute und führen zum Lungenödem mit der Folge eines akuten Sauerstoffmangels der Verunglückten.
- Pflegekräfte als Ersthelfer müssen eine Atemschutzmaske tragen.

10. Beschreiben Sie in Stichworten die pflegerischen Maßnahmen, die bei einer akuten Vergiftung erforderlich sind.

- Notarzt rufen
- bei Brandfällen Notruf absetzen
- Messung der Vitalzeichen
- Unterstützung bei Erbrechen leisten
- Überprüfung des Bewusstseins
- evtl. Seitenlagerung zur Vermeidung einer Aspiration
- mögliche Vergiftungsursache finden (Medikament, Nahrungsmittelreste für eine Laboruntersuchung sichern)
- evtl. Anruf bei der Vergiftungszentrale

11. Welche Angaben sollten Sie bei einem Anruf bei der Informationszentrale für Vergiftungen machen?

- *Wer* (Alter, Gewicht des Betroffenen) hat
- *was* (genauer Name des Giftstoffes bzw. Produkts)
- *wann* (genauer Einnahmezeitpunkt) und
- *welche Menge* (genaue Mengenangabe bzw. maximal mögliche Menge) eingenommen?
- *Was* wurde bisher unternommen?
- *Wie* geht es dem Betroffenen (Nennen der aktuellen Symptome)?
- *Wie* ist der Anrufer erreichbar? (Rückrufnummer)

8 Mitwirkung bei Therapie und Diagnostik

8.1 Medikamentengabe und Arzneimittelaufbewahrung

8.1.1 Rechtliche Aspekte

1. Benennen Sie das Gesetz, in dem der Umgang mit Arzneimitteln geregelt wird.

Im sogenannten Arzneimittelgesetz wird der Umgang mit Arzneimitteln geregelt. Im vollen Text heißt es:
„Gesetz über den Verkehr mit Arzneimitteln".
Abkürzung: AMG. Es handelt sich um ein Bundesgesetz.

2. Wann trat das Gesetz inkraft und wann wurde eine Novellierung vorgenommen?

Verkündungstag: 14. August 1976
Letzte Änderung: 18. August 2006

3. Im § 2 ist der Arzneimittelbegriff beschrieben. Formulieren Sie wesentliche Inhalte.

Arzneimittel sind Stoffe und Zubereitungen aus Stoffen, die dazu bestimmt sind, durch Anwendung am oder im menschlichen Körper
- Krankheiten, Leiden, Körperschäden oder krankhafte Beschwerden zu heilen, zu lindern, zu verhüten oder zu erkennen,
- die Beschaffenheit, den Zustand oder die Funktionen des Körpers oder seelische Zustände erkennen zu lassen,
- vom menschlichen Körper erzeugte Wirkstoffe oder Körperflüssigkeiten zu ersetzen,
- Krankheitserreger, Parasiten körperfremde Stoffe abzuwehren, zu beseitigen oder unschädlich zu machen,
- die Beschaffenheit, den Zustand oder die Funktionen des Körpers oder seelische Zustände zu beeinflussen.

4. Dürfen Pflegekräfte Medikamente eigenverantwortlich auswählen, dosieren und verabreichen?

Nein. Es handelt sich um eine rein ärztliche Tätigkeit. Ärzte/Ärztinnen können jedoch diese Tätigkeit an Pflegekräfte delegieren. Die Auswahl und Dosierung bleibt jedoch ärztliche Tätigkeit.

5. Geben Sie die Medikamentenart an, die einem besonderen Gesetz unterliegt.

Betäubungsmittel unterliegen dem Betäubungsmittelgesetz.

8.1.2 Arzneimittelnamen

1. Jedes Medikament besitzt drei Namen. Nennen und beschreiben Sie diese.

- chemischer Name
  (2-(2,6-Dichloranilino)phenyl)-essigsäure Natrium Salz
- internationaler Freiname = generic name
  Einheitliche Bezeichnung, die nicht dem Warenzeichenrecht unterliegt. Einfachere Handhabung als die chemische Bezeichnung, z. B. Diclofenac (siehe chemischer Name).
- Handelsname
  Gekennzeichnet durch das ®, welches das Symbol für **R**egistered trade mark oder eingetragenes Warenzeichen ist.

2. Formulieren Sie, was unter der Bezeichnung Generika zu verstehen ist.

Generika sind Nachfolgepräparate.
Laufen die Patentrechte eines Medikaments ab, so kann ein anderer Hersteller ein Medikament mit der gleichen Substanz auf den Markt bringen.

3. Auf den Medikamentenverpackungen finden sich neben der Medikamentenbezeichnung auch Namenszusätze. Nennen Sie solche Zusätze und erklären Sie deren Bedeutung.

- Zahlen
  Angabe über den Wirkstoffgehalt
  (100 = 100 mg)
- mite
  reduzierte Dosierung
- minor
  reduzierte Dosierung
- forte
  erhöhte Dosierung
- Depot
  verzögerte/verlängerte Wirkung
- Mono
  Einzelwirkstoff
- Comp. = compositum
  Kombinationspräparat

8.1.3 Wichtige Fachbegriffe zur Arzneimittellehre

1. Erläutern Sie die nachfolgend aufgeführten Fachbegriffe.
a) Pharmakologie

a) Arzneimittelkunde =
Lehre von der Wirkung und Wechselwirkung zwischen Arzneimitteln und dem Organismus

→

Mitwirkung bei Therapie und Diagnostik

b) **Pharmakokinetik**
c) **Pharmakodynamik**
d) **Bioverfügbarkeit**
e) **Biotransformation**
f) **Placebo**
g) **Applikation**
h) **Resorption**
i) **Verteilung**
j) **kausale Therapie**
k) **symptomatische Therapie**
l) **prophylaktische Therapie**
m) **kurative Therapie**
n) **palliative Therapie**
o) **Substitutionstherapie**

b) Lehre von der Aufnahme, Verteilung, Verstoffwechselung und Ausscheidung der Arzneimittel im Organismus
c) Lehre von der Wirkung des Medikamentes im Organismus
d) Ausmaß und Geschwindigkeit, mit der ein Medikament am Wirkungsort zur Verfügung steht. Abhängig von der Freisetzung des Arzneistoffes aus seiner Arzneiform (z. B. Kapsel) und von der Resorption.
e) chemische Umwandlung des Wirkstoffes, meist mit dem Ziel, es wasserlöslich zu machen und über die Niere ausscheiden zu können. Hauptumwandlungsort ist die Leber.
f) Scheinmedikament. Diese gleichen äußerlich echten Medikamenten, haben aber keine pharmakologisch wirksamen Bestandteile.
g) Verabreichungsarten wie oral, parenteral, rektal, intravenös usw.
h) Aufnahme der Arzneistoffe in die Blutbahn über Haut, Schleimhaut, Unterhautfettgewebe, Muskel
Es werden orale, rektale, kutane und parenterale Resorption unterschieden.
i) Wirkstoff wird durch das strömende Blut im ganzen Körper verteilt. Beeinflussung der Verteilung durch:
   - Speicherung (fettlösliche Medikamente reichern sich im Fettgewebe an)
   - Eiweißbindung (Wirkstoffe binden sich unterschiedlich intensiv an Proteine)
j) Die Ursache der Erkrankung wird direkt behandelt. Eine Infektion mit Antibiotika.
k) Ein Symptom wie Fieber oder Schmerz wird durch ein geeignetes Medikament behandelt.
l) vorbeugende Maßnahmen, um Krankheiten zu verhindern wie z. B. eine Impfung gegen Hepatitis
m) Medikamente führen zur Heilung
n) Medikamente wirken lindernd
o) Verabreichung von Stoffen, die normalerweise im Körper sind: Insulingabe bei Diabetes mellitus.

p) **therapeutische Breite**
q) **Halbwertszeit**
r) **Kumulation**
s) **systemische Therapie**
t) **lokale Therapie**

p) Dosierungsbereich, in dem das Medikament seine erwünschte Wirkung zeigt
q) Zeiteinheit, in der die Konzentration eines im Blut gelösten Medikamentes sich um die Hälfte reduziert hat
r) Anreicherung eines Medikamentes im Organismus
s) Die Medikamente werden nach der Resorption über den Blutkreislauf im ganzen Körper verteilt und können im gesamten Organismus wirken.
t) Medikamente wirken nur an Ort und Stelle, wie zum Beispiel die aufgetragene Salbe auf der Haut.

8.1.4 Verabreichungsarten

1. Zählen Sie die Applikationsformen für Medikamente auf und nennen Sie jeweils die Applikationsorte und die hierfür zur Verfügung stehenden Medikamentenarten.

- *orale Applikation*
  Aufnahme der Medikamente über den Mund in Form von Tabletten, Dragees, Säften oder Tropfen.
- *parenterale Applikation*
  Unter Umgehung des Magen-Darm-Kanals werden die Medikamente wie folgt verabreicht:
  – intravenöse Injektion
  – subkutane Injektion
  – intramuskuläre Injektion
  – intraarterielle Injektion
  – intraartikuläre Injektion
  – intrakutane Injektion
  – Inhalation
  – transdermal (über die Haut)
- *rektale Applikation*
  Verabreichung über den Enddarm und Resorption durch die Darmschleimhaut:
  – Zäpfchen (Suppositorien)
  – Spüllösung
- *vaginale Applikation*
  Verabreichung über die Vagina:
  – Scheidenzäpfchen
  – Scheidentabletten

8.1.5 Arzneiformen

1. In der täglichen Pflegepraxis muss die Pflegefachkraft die verschiedensten Arzneimittelarten zur Anwendung bringen. Nennen Sie die gängigen Arzneimittelformen und beschreiben Sie diese.

- *Tabletten*
  feste, einzeln dosierte Arzneistoffe. Sie gibt es als: Brausetabletten, Kautabletten, Lutschtabletten, Sublingualtabletten, Bukkaltabletten (für die Wangentasche), Retard- oder Depottabletten.
- *Dragees*
  Tabletten mit einem Überzug, meist aus Zucker. Der Kern enthält den Wirkstoff. Der meist gefärbte Überzug sorgt für Schutz vor äußeren Einflüssen, leichteres Schlucken, ansprechendes Äußeres und die Farbe schützt vor Verwechslungen.
- *Tropfen*
  Flüssiges Arzneimittel. Die Wirkstoffe sind gelöst in Wasser oder in einem Wasser–Ethanol–Gemisch. Sie lassen sich gut dosieren und werden schnell resorbiert.
- *Oralsuspensionen*
  Meist sind es Säfte. Suspension heißt: In einer Flüssigkeit verteilte Feststoffe. Verarbeitet sind hier schwer- oder unlösliche Arzneistoffe.
- *Sirup*
  Flüssige Zubereitungen mit hohem Zuckeranteil, die reine Arzneistoffe oder Pflanzenauszüge enthalten (Hustensaft).
- *Zäpfchen*
  Einzeln dosierte Arzneimittelzubereitungen, die zum Einführen in den Enddarm bestimmt sind. Sie schmelzen durch die Körpertemperatur. Sie sind besonders geeignet für Säuglinge und bei Erbrechen.
- *Ovula*
  Zum Einführen in die Vagina zur lokalen Therapie bei Entzündungen oder Mykosen (Pilzbefall).
- *Salben*
  Streichfähige Zubereitungen zum Auftragen oder Einreiben.
  Unterschieden werden:
  – Creme = wasserhaltige Salbe
  – Paste = hoher Anteil an Feststoffen
  – Hautschutz- oder Decksalben → Inkontinenz
  – Wund- und Heilsalben → Erkrankungen der Haut
- *Emulsionen*
  Einarbeitung von Wasser in eine wasserfreie Grundlage.
  – Wasser-in-Öl-Emulsion = W/O (wenig Wasser, z. B. Linola®-Fett)
  – Öl-in-Wasser-Emulsion = O/W (wenig Öl, z. B. Hautmilch)
- *Gele*
  Bestehen aus einem Gelbildner und Wasser. Bei Verdunstung entsteht eine kühlender Effekt.

- *Aerosole*
  Flüssigkeiten, die mittels Zerstäuber zum Aufbringen auf Schleimhäute in Nase, Mund und Rachen oder zum Inhalieren bestimmt sind.
- *Pflanzenauszüge*
  - Tee = wässrige Pflanzenauszüge
  - Tinkturen = Pflanzenauszüge mittels Alkohol
- *Gas*
  Sauerstoff ist ein Medikament

8.1.6 Lagerung von Medikamenten

1. Um die Qualität der Medikamente zu erhalten, müssen bestimmte Richtlinien der Lagerung beachtet werden. Nennen und erläutern Sie diese Regeln.

- übersichtliche Lagerung
- Anordnung in alphabetischer Reihenfolge
- Lagerung nach Applikationsart (alphabetisch)
- neu gelieferte Medikamente hinter den vorhandenen Beständen lagern
- Tabletten niemals lose aufbewahren – immer in der Originalverpackung, um eine Verwechslung zu verhindern
- Betäubungsmittel getrennt und verschlossen aufbewahren
- brennbare Flüssigkeiten (Waschbenzin) dunkel und kühl lagern
- Medikamente und Lebensmittel getrennt aufbewahren
- Mehrdosenbehälter am Tag des Anbruches mit Datum versehen
- flüssige Medikamente fest verschlossen aufbewahren und vor Sonneneinstrahlung schützen (Lichtempfindlichkeit)

2. Auf den Verpackungen finden Sie Hinweise zur Lagerungstemperatur. Geben Sie zu den nachfolgend genannten Hinweisen die korrekte Lagerungstemperatur an.
a) tiefgekühlt
b) Kühlschrank
c) kalt
d) Raumtemperatur

a) unter –15 Grad Celsius
b) 2–8 Grad Celsius
c) 8–15 Grad Celsius
d) 15–25 Grad Celsius

8.1.7 Verordnung von Medikamenten

**1. Der behandelnde Arzt/die behandelnde Ärztin verordnet bei Besuchen in der Einrichtung Medikamente.
Was muss eine Verordnung beinhalten, um eine korrekte Therapie durchführen zu können?**

- Vor- und Nachname des Bewohners
- Zimmernummer
- Name des Medikaments
- genaue Dosierung in mg oder Einheiten
- Darreichungsform
- Zeitangabe (morgens, mittags, abends)
- evtl. die Dauer der Medikation (z. B. 7–10 Tage bei Antibiotikatherapie)
- Datum der Anordnung
- Unterschrift des Arztes

2. Erklären Sie den Begriff Bedarfsmedikation.

Es handelt sich um eine Medikamentengabe, welche nicht kontinuierlich notwendig ist, sondern nur in bestimmten Fällen erforderlich wird, z. B. Schlaf- oder Schmerzmedikamente.

3. Wie muss eine Verordnung zur Bedarfsmedikation beschaffen sein?

- Eintrag durch den Arzt im Dokumentationssystem
- Daten des Pflegebedürftigen
- Situationsbeschreibung mit Dosierungsangabe. Zum Beispiel: Blutzuckeranstieg auf 200 mg% - 6 IE Insulin zusätzlich.

8.1.8 Richten und Verabreichen der Medikamente

**1. Das Richten und Verabreichen der Medikamente ist eine verantwortungsvolle Aufgabe der Pflegekraft. Eine kleine Unachtsamkeit kann schwerwiegende Folgen für den Betroffenen haben.
Nennen Sie die Grundsätze, die beim Richten der Medikamente einzuhalten sind.**

- günstigen (ruhigen) Zeitpunkt wählen, z. B. nachmittags
- Medikamente in einem Dispenser richten (Tages- oder Wochendispenser). Sie müssen mit dem Namen und der Zimmernummer des Bewohners gekennzeichnet sein.
- Medikamente als Einzeldosis direkt dem Bewohner reichen (z. B. zu den Mahlzeiten).
- Flüssige Medikamente (Tropfen, Saft) und sterile Medikamente (Injektion, Infusion) unmittelbar vor der Gabe richten.
- Arbeitsplatz muss sauber, desinfiziert und übersichtlich sein.
- Kontrolle: Liegt eine aktuelle und gültige Verordnung vor?

→

Medikamentengabe und Arzneimittelaufbewahrung

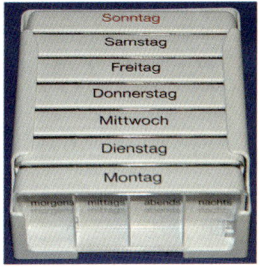

- Hände waschen und desinfizieren
- Medikament auf Namen, Dosierung und Verfall dreimal kontrollieren:
  - beim Holen aus dem Schrank
  - bei der Entnahme aus der Originalverpackung
  - beim Zurückstellen
- mit der ärztlichen Verordnung abgleichen
- Medikamente auf Aussehen kontrollieren (z. B.: Schlieren, Ausflockungen in der Injektionslösung)
- folierte Medikamente dort belassen, zur nochmaligen Kontrolle vor der Gabe
- Medikamente nicht mit den Händen berühren
- geeignete Medikamentengefäße verwenden: Medikamentenbecher aus Plastik, Glas oder Metall
- Einnahme überwachen
- bei der Einnahme behilflich sein
- Betroffenen auf evtl. Nebenwirkungen hin beobachten

2. Was ist die 5-R-Regel? Formulieren Sie diese.

Es handelt sich um eine Hilfsregel zum korrekten Vorgehen bei der Medikamentenvergabe:
- **R**ichtige Person?
- **R**ichtiges Medikament?
- **R**ichtige Dosierung?
- **R**ichtige Darreichungsform?
- **R**ichtiger Zeitpunkt?

8.1.9 Umgang mit Betäubungsmitteln

1. Erläutern Sie, welche Medikamente zu den Betäubungsmitteln gehören und zählen Sie die Darreichungsformen auf.

Zu den Betäubungsmitteln, meist Opiate, werden Substanzen gezählt, die zur Sucht führen können. Sie verändern die Stimmung und das Bewusstsein und sind potenziell gefährlich, aufgrund ihrer Dämpfung des Atemzentrums.
Sie werden meist bei Betroffenen mit einer Krebserkrankung zur Schmerzbekämpfung eingesetzt.
Darreichungsformen: Injektion, Tablette, Pflaster

2. Schildern Sie die Grundsätze beim Umgang mit Betäubungsmitteln.

- sie müssen durch spezielle BTM- Rezepte verordnet werden
- sie müssen immer verschlossen aufbewahrt werden
- Bestand, Zugang und Abgabe der Medikamente muss im Betäubungsmittelbuch genauestens dokumentiert werden
- Betroffene, die mit Betäubungsmitteln behandelt werden, müssen gut beobachtet werden hinsichtlich der
  - Vitalwerte und
  - Bewusstseinslage

8.1.10 Medikamente im Alter

1. Alte, kranke Menschen benötigen häufig viele verschiedene Medikamente, die sie oft gleichzeitig einnehmen. Dabei steigen die Risiken für Nebenwirkungen und Interaktionen.
Nennen Sie die wesentlichen organischen Besonderheiten des Alters, welche eine Veränderung der Medikamentwirksamkeit und -verfügbarkeit zur Folge haben.

- *Verschlechterung der Resorption*
  durch verringerte Durchblutung und Atrophie der Darmschleimhaut sowie eine Reduktion der Produktion an Magensäure, was Auswirkungen auf magensaftstabile Medikamente hat
- *Veränderungen bei der Verteilung im Organismus durch die Abnahme der Gesamtkörperflüssigkeit um ca. 20 % sowie eine Zunahme des relativen Fettanteils*
  Die Auswirkungen sind:
  - wasserlösliche Medikamente (hydrophil) werden schlechter verteilt
  - fettlösliche (lipophil) Medikamente lagern sich im Fettgewebe ab und sind nicht verfügbar
- *Veränderung der Ausscheidung*
  Medikamente werden meist über die Leber und Niere ausgeschieden. Im Alter ist mit einer verschlechterten Durchblutung und Atrophie der Leber zu rechnen, was die Klärung (Clearence) verringert. Die Filtrationsrate der Nieren nimmt im hohen Alter bis zu 35 % ab. In beiden Fällen muss mit einer Kumulation und einer erhöhten Halbwertszeit gerechnet werden.

8.2 Injektionen

8.2.1 Grundlagen

1. Definieren Sie Injektion.

Injektion ist die Applikation von sterilen Medikamenten mittels Spritze und Hohlnadel direkt in den Körper.

2. Nennen Sie die verschiedenen Injektionsarten und bestimmen Sie jeweils den anatomisch korrekten Applikationsort.

- intracutan (i.c.) = in die Oberhaut (Epidermis)
- subcutan (s.c.) = unter die Haut (Subcutis)
- intramuskulär (i.m.) = in den Muskel
- intravenös (i.v.) = in die Vene
- intraarteriell (i.a.) = in die Arterie
- intraartikulär = in ein Gelenk
- intrathekal = in den Liquorraum
- intrakardial = in den Herzmuskel

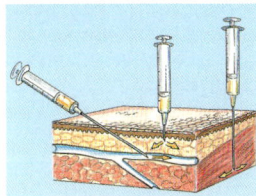

3. Begründen Sie, wann eine Injektion als Verabreichungsart notwendig ist.

- wenn Medikamente schnell wirken müssen (Notfall)
- bei Medikamenten, die genau dosiert werden müssen (Herzmedikamente)
- Substanzen, die im Magen oder Darm unwirksam werden (Hormone)
- bei Erkrankungen mit Schluckstörung
- bei Erkrankungen mit Resorptionsstörung
- lokale Anwendung (Gelenkentzündung)
- genaue Steuerung des Wirkungseintrittes und der Wirkungsdauer
- Vermeidung von Nebenwirkungen im Magen-Darm-Trakt (Geschwürbildung, Übelkeit, Erbrechen) bei oraler Anwendung

4. Injektionen bergen Gefahren. Zählen Sie die hauptsächlichen Gefahren auf.
a) regionale Komplikationen

a) *regionale Komplikationen*
- Blutungen
- Nervenschädigungen
- Nekrosen
- Schmerzen
- Infektion

b) weitere Komplikationen

b) *weitere Komplikationen*
- Sepsis
- Unverträglichkeitsreaktion
- Fettembolie durch i. v.-Injektion öliger Substanzen
- Kanülenbruch bei unruhigen, dementiell Erkrankten

5. Eine große Gefahrenquelle bei der Injektion ist die Entstehung einer Infektion. Welche wesentlichen hygienischen Aspekte müssen daher berücksichtigt werden?

- konsequente Händedesinfektion
- sauberes Arbeitsfeld zur Vorbereitung
- sterile Einmalspritzen und Einmalkanülen verwenden
- gründliche Desinfektion der Haut unter Beachtung der Einwirkzeit
- keine Kontamination der Spritze oder Kanüle
- Vermeiden von Husten oder Niesen während des Injektionsvorganges

8.2.2 Rechtliche Aspekte

1. Eine Injektionen ist grundsätzlich eine ärztliche Tätigkeit. Zählen Sie die Voraussetzungen auf, die gegeben sein müssen, damit die Tätigkeit an Pflegekräfte delegiert werden kann.

Eine Delegation an Pflegepersonen durch den Arzt ist nur statthaft, wenn
- eine schriftliche Anordnung des Arztes vorliegt
- die Pflegekraft eine abgeschlossene Berufsausbildung vorweist
- die Pflegekraft über die Kenntnisse der Injektionsart verfügt
- die Pflegekraft über die Wirkung und mögliche Nebenwirkungen des Medikamentes informiert ist
- der verordnende Arzt/die Ärztin sich über die Fachkenntnisse der durchführenden Pflegekraft vergewissert hat
- keine Komplikationen zu erwarten sind
- die Anwesenheit des Arztes/der Ärztin während der Injektion nicht erforderlich ist (herzwirksame Medikamente)
- eine Weiterbildung stattgefunden hat, denn Pflegepersonen ohne Fachweiterbildung dürfen nur s. c. oder i. m. injizieren

Injektionen

2. Injektionen stellen eine Körperverletzung dar. Welche Vorsorge müssen Sie treffen, um mit dem Strafgesetzbuch nicht in Konflikt zu geraten?

Es bedarf einer ärztlichen Aufklärung des Betroffenen und der eindeutigen Einwilligung des Betroffenen.
Weigert sich der Betroffene, so darf die Injektion nicht verabreicht werden.

3. Erläutern Sie das Weigerungsrecht bzw. die Weigerungspflicht.

Eine Pflegekraft kann oder muss eine ihr übertragenen Injektion ablehnen, wenn:
- sie sich in der Durchführung unsicher fühlt
- wenn die Komplikationsrate sehr hoch ist (Kachexie des Betroffenen)
- die Kenntnisse zum Medikament unzureichend sind (fehlender Beipackzettel)
- das Material fehlerhaft ist (Trübung der Injektionslösung)
- die Einwilligung des Betroffenen nicht vorliegt

4. Formulieren Sie, was bei Auszubildenden beachtet werden muss, die eine Injektion durchführen.

Auszubildende dürfen nur zum Zwecke der Ausbildung im Beisein eines Arztes/einer Ärztin oder einer Pflegefachkraft Injektionen durchführen.

5. Erklären Sie folgende Begriffe:
a) Durchführungsverantwortung
b) Anordnungsverantwortung
c) Organisationsverantwortung

a) Verantwortung trägt die examinierte Pflegefachkraft, welche die Injektion übernommen hat.
b) Der Arzt/die Ärztin trägt die Verantwortung für die korrekte Verordnung im Dokumentationssystem und gewährleistet die Aufklärung.
c) Pflegedienstleitung oder Stationsleitungen tragen die Verantwortung für den organisatorischen Rahmen wie Stationsablauf, Anzahl der examinierten Pflegekräfte.

6. Injektionen werden in bestimmten Krankheitssituationen über 24 Stunden mit einer Injektionspumpe verabreicht (z. B. Heparin bei Thrombose). Beschreiben Sie die Besonderheit, die hierbei beachtet werden muss.

Spritzenpumpen unterliegen den Bestimmungen der Medizingeräteverordnung. Das heißt:
- ein Gerätebuch muss geführt werden
- Pflegepersonen müssen in die Funktion eingearbeitet werden
- regelmäßige Gerätekontrolle (Eichamt) und -wartung

8.2.3 Injektionsmaterialien

1. Vorraussetzung für eine fach- und sachgerechte Duchführung von Injektionen ist die genaue Kenntniss im Umgang mit den verschiedenen Materialien. Sie sehen nachfolgend eine Injektionsspritze. Benennen Sie deren einzelne Bestandteile.

Bestandteile handelsüblicher Spritzen.
- zylinderförmiger Hohlraum
- der im Hohlraum bewegliche Kolben
- konusförmige Düse (Luer Slip)
- Griffplatte
- Graduierung

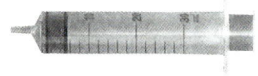

2. Bezeichnen Sie die einzelnen Bestandteile einer Kanüle.

Bestandteile von Kanülen:
- transparenter Kanülenansatz (Luer)
- Kanülenschaft
- Kanülenspitze mit Anschliff

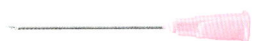

3. Warum muss der Kanülenansatz transparent sein?

Zur i. m.-Injektion muss vor der eigentlichen Injektion aspiriert werden. Ein etwaiger Bluteintritt kann durch diesen Kanülenansatz sofort erkannt werden.

4. Geben Sie die verschiedenen Füllmengen für Injektionsspritzen und einen Injektomaten an.

- 1 ml
- 2 ml
- 5 ml
- 10 ml
- 20 ml

Spritzen für einen Injektomaten haben eine Füllmenge von 20 – 50 ml.

5. Gibt es unter den Injektionsspritzen besondere Arten hinsichtlich der Größe wie auch der Graduierung?

Ja. Unterschieden werden die sogenannte
- Tuberkulinspritze (Skala 1/100 ml)
- Insulinspritze (Skala 1 ml = 40 IE)

Die Spritzen haben eine Füllmenge von 1 ml. Die genaue Skala ermöglicht eine exakte Dosierung.

Injektionen

6. Beschreiben Sie die Unterscheidungsmerkmale von Kanülen.

Kanülen sind mit Farben kodiert. Die einzelnen Farben geben Auskunft über:
- Größe (nach Pravaz)
- Gauge (Maßzahl für den Außendurchmesser)
- Außendurchmesser in mm
- Länge
- Verwendung

7. Die für eine Injektion vorgesehen Medikamente, die Inkjektabilia, sind in entsprechenden Behältnissen aufbewahrt. Unterscheiden Sie diese.

- Glasampullen zum Aufsägen
- Glasampullen zum Aufbrechen
- Ampullen aus Kunststoff
- Stechampullen mit Fertigarznei
- Stechampullen mit Trockensubstanz
- Stechampullen mit Lösungsmittel

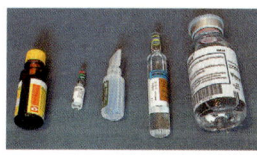

8.2.4 Vorbereitung zum Aufziehen eines Medikaments

1. Erstellen Sie eine Liste der Materialien zum Aufziehen eines Medikaments.

- Spritzentablett
- Medikament
- Tupfer
- Ampullensäge
- Desinfektionsmittel
- Kanüle zum Aufziehen (Größe 1)
- Kanüle zur Injektion
- Spritze
- Abwurfbehälter für Ampullen und Kanülen
- Abwurf für den restlichen Müll

2. Bevor ein Medikament aufgezogen werden darf, müssen Sie eine Kontrolle durchführen. Welche klassische Regel kommt hier wieder zur Anwendung?

5 R–Regel:
- **R**ichtige Person?
- **R**ichtiges Medikament?
- **R**ichtige Dosierung?
- **R**ichtige Darreichungsform?
- **R**ichtiger Zeitpunkt?

3. Schildern Sie in Stichworten Ihr schrittweises Vorgehen bei der Entnahme von Injektionsflüssigkeit aus einer Glasampulle.

- Kontrolle des Ampullenkopfes, ob sich dort Flüssigkeit befindet. Wenn ja, diese durch Klopfen in die Ampulle befördern

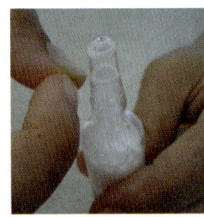

- Ampullenhals ansägen (nicht bei Brechampullen)
- hinter die Ampulle eine Kompresse klemmen und mit einer ruckartigen Bewegung den Ampullenkopf abbrechen
- Aufziehkanüle auf die Spritze setzen
- bei schräg gehaltener Ampulle Lösung langsam und vollständig aufziehen
- Aufziehkanüle ohne Schutzkappe in den Abwurfbehälter geben (recapping ist verboten)
- Spritze mit Konus voraus senkrecht halten, die Spritze luftleer machen. Eingeschlossene Luftblasen durch leichtes Klopfen lösen.
- Injektionskanüle aufsetzen
- Spritze beschriften oder die entsprechende Ampulle beifügen.
- Spritzentablett vervollständigen mit Tupfern, Hautdesinfektionsmittel, Wundschnellverband, unsterilen Handschuhen.

4. Zählen Sie die Eckpunkte für das Aufziehen aus einer Stechampulle auf.

- Verschlusskappe entfernen
- Einstichstopfen desinfizieren
- Spritze mit Aufziehkanüle versehen
- Spritze mit Luft füllen
- Einstechen der Kanüle und der Stechampulle, Luft zuspritzen (Luftmenge entsprechend der Entnahmemenge, um einem Unterdruck beim Aufziehen vorzubeugen).
- Stechampulle auf den Kopf stellen
- Medikament durch Aspiration entnehmen
- Entnahmekanüle entsorgen und Injektionskanüle auf den Konus stecken

5. Erläutern Sie, was zu beachten ist, wenn Sie nur eine Teilmenge des Medikaments benötigen.

- Wenn nur Teilmengen entnommen werden, sollte eine sogenannte Belüftungskanüle verwendet werden. Diese verfügt über einen Entnahmekonus und einem bakteriendichten Filter, welcher die Stechampulle belüftet ohne die Flüssigkeit zu kontaminieren.

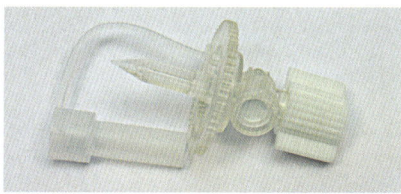

- Stechampulle mit dem Datum der Erstentnahme versehen.
- Stechampulle nicht im Bewohnerzimmer stehen lassen, sondern an einem kühlen, dunklen Ort verwahren.

6. Erklären Sie die Herstellung einer Injektionslösung aus Trockensubstanz.

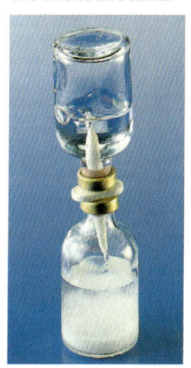

- Medikament kontrollieren und
- mittels Beipackzettel das richtige Lösungsmittel in entsprechender Menge wählen
- Gummistopfen desinfizieren und Einwirkzeit einhalten
- Lösungsmittel in Glasampulle: Aufziehen und langsam in die Ampulle spritzen (entstehenden Überdruck durch Luftaspiration ausgleichen)
- befindet sich das Lösungsmittel in einer weiteren Stechampulle: Überleitungskanüle oder ein Überleitungsbesteck verwenden
Lösungsmittel in Stechampulle laufen lassen und eine homogene Mischung durch Rollen oder Drehen der Stechampulle (niemals Schütteln!) herstellen

8.2.5 Subkutane Injektion

1. Die am häufigsten durchzuführende Injektion ist die subkutane Injektion. Definieren Sie subkutane Injektion und nennen Sie die wichtigsten Indikationen für diese Injektionsart.

Definition:
Einspritzen einer Injektionslösung in die Unterhaut, die Subkutis.
Indikationen:
- Verabreichung von Insulin im Rahmen von Diabetes mellitus
- Gabe von Heparin im Rahmen der Thromboseprophylaxe

2. Für die subkutane Injektion sind nur isotonische bzw. wässrige Lösungen zulässig. Begründen Sie dies.

Das subkutane Gewebe ist schlecht durchblutet, sodass nur wässrige Lösungen vollständig und in angemessener Zeit resorbiert werden.
Ölige Lösungen würden Schädigungen des Gewebes verursachen.

3. Geben Sie die Kontraindikationen für subkutane Injektionen an.

- Hautdurchblutungsstörungen
- lokale Infektionen der Haut
- Hauterkrankungen (z. B. Pilzinfektion)
- Ödeme
- Narbengewebe
- im Schock

4. Bestimmen Sie die notwendigen Materialien für subkutane Injektionen.

- Spritzentablett
- Händedesinfektionsmittel
- Hautdesinfektionsmittel
- sterilisierte Tupfer
- sterile Einmalspritze oder Fertigspritze
- Medikament
- Aufziehkanüle
- Injektionskanüle (je nach Körperproportion 12 – 25 mm)
- Kanülenabwurf
- Abwurfbehälter

5. An welchen Körperstellen dürfen Sie subkutan injizieren? Zeichnen Sie ein Körperschema und zeichnen Sie die Lokalisationen ein.

Injektionsstellen:

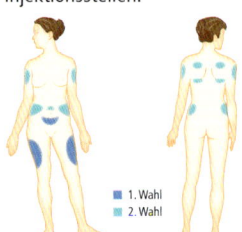

■ 1. Wahl
■ 2. Wahl

Injektionen

6. Nennen und beschreiben Sie die einzelnen Handlungsschritte der subkutanen Injektion.

- Betroffenen informieren
- Händedesinfektion
- Hautdesinfektion (in der Klinik, da dort Problemkeime zur Infektion führen können, in der ambulanten Pflege oder im Heim nicht unbedingt)
- Hautfalte mit Daumen und Zeigefinger bilden und abheben
- rasch durch die Hautdecke stechen
- Einstichwinkel in Abhängigkeit von der Länge der Nadel:
  - 90-Grad-Winkel bei Kanülen mit 12–16 mm
  - 45-Grad-Winkel bei Kanülen mit 20–25 mm

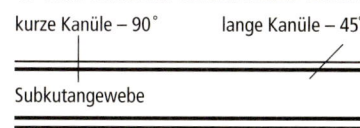

- Medikament langsam injizieren (ca. 2 ml/Min.)
- Kanüle rasch entfernen
- Hautfalte loslassen
- leichte Kompression mit sterilisiertem Tupfer
- leichte kreisende Bewegungen, um das Medikament zu verteilen (nicht bei Heparingabe, da es zu Hämatomen führen kann).

7. Insuline werden in heutiger Zeit in der Regel mithilfe des sogenannten Pen verabreicht. Stellen Sie die Durchführung einer Insulingabe mittels Pen als Handlungskette dar.

- Herstellerinformation lesen
- Betroffenen informieren
- Pen vor Gebrauch kippen oder rollen, damit sich das Insulin homogen mischen kann
- Sitz der Pen-Nadel kontrollieren
- Startknopf entsichern
- Dosierung über den Dosierknopf wählen und im Sichtfenster kontrollieren
- Hautfalte bilden
- im 90-Grad-Winkel einstechen
- Insulinmenge langsam injizieren
- bis 10 zählen
- Hautfalte loslassen
- Nadel rasch herausziehen

Mitwirkung bei Therapie und Diagnostik

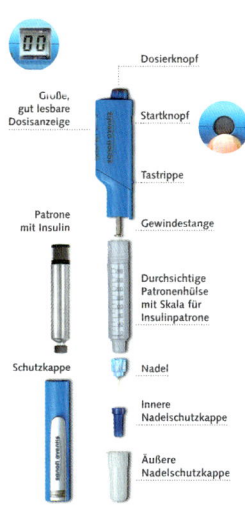

- leichte Kompression mit sterilisiertem Tupfer
- Dokumentation

8.2.6 Intramuskuläre Injektion

**1. Intramuskuläre Injektionen sind in der praktischen Umsetzung ungleich schwerer als die subkutanen Injektionen und bedürfen aus diesem Grund besonderer Kenntnisse.
Definieren Sie zunächst diese Injektionsart, nennen Sie typische Indikationen und die Kontraindikationen.**

Definition:
Applikation eines Medikamentes in die Skelettmuskulatur

Indikationen:
- ölige Lösungen
- Schmerzmittel
- Vitaminpräparate
- Depotpräparate
- Injektionssuspensionen
- Impfstoffe (z. B. Tetanus)

Kontraindikationen:
- Unklarheit über anatomische Strukturen
- Therapie mit Marcumar® → Gefahr der unstillbaren Blutung
- akuter Herzinfarkt
- Lysetherapie
- lokale Ödembildung
- paretische Körperteile

Injektionen

- Op-, Hämatomgebiete
- Rötungen der entsprechenden Hautpartie
- Infektionen (Pilz)
- Narbengewebe
- Schock → verminderte Durchblutung
- keine Patienteneinwilligung vorhanden

2. Führen Sie mögliche Injektionsorte auf.

- mittlerer Gesäßmuskel (M. gluteus medius)
- Oberschenkelmuskel (M. quadriceps femoris). Injiziert wird im mittleren Drittel der Außenseite des Oberschenkelmuskels.
- Oberarmmuskel → typische Lokalisation für Impfstoffgabe

3. Welche Injektionsnadeln eignen sich für die intramuskuläre Injektion?

Die Injektionsnadel richtet sich nach den Körperproportionen des Betroffenen *und* nach der Art der Injektionslösung (ölig oder wässrig).
Größe nach Pravaz:
14 (violett)
12 (schwarz)
 2 (grün)
 1 (gelb)
Bei Betroffenen mit Adipositas kann eine Kanüle mit Überlänge, die sogenannte Intrakardialnadel, notwendig werden.

4. Zählen Sie die erforderlichen Materialien für eine intramuskuläre Injektion auf.

- Spritzentablett
- Händedesinfektionsmittel
- Hautdesinfektionsmittel
- sterilisierte Tupfer
- sterile Einmalspritze
- Medikament
- Aufziehkanüle
- Injektionskanüle
- Kanülenabwurf
- kleiner Wundschnellverband
- Abwurfbehälter

5. Erstellen Sie eine Handlungskette zur Durchführung einer i. m.-Injektion in den gluteus medius dar.

- Kontrolle der Verordnung
- Information des Betroffenen
- Händedesinfektion
- Einverständnis zur Injektion einholen
- Betroffenen in flache Seitenlage bringen

→

Mitwirkung bei Therapie und Diagnostik

- nach oben gewandtes Bein zur Muskelentspannung leicht anwinkeln
- Aufsuchen des Injektionsortes (mit dem Fingernagel kann die Injektionsstelle markiert werden)
- Hautdesinfektion (mit Tupfer wischen)
- Einwirkzeit beachten
- Spritze wie einen Federhalter halten
- Haut spannen
- im 90-Grad-Winkel zügig einstechen
- **Aspiration**
  - kein Blut → langsame Injektion (2 ml/min)
  - Blut!! → Injektion beenden → neue Spritze, neues Medikament und → an anderer Stelle Injektion wiederholen
- Kanüle schnell zurückziehen
- Stichkanal mit sterilisiertem Tupfer komprimieren
- kreisende Bewegung zur besseren Verteilung der Injektionslösung
- evtl. Wundschnellverband (Pflaster)
- Material entsorgen
- Betroffenen nach Wunsch lagern
- Dokumentation

6. Es werden drei Injektionstechniken (intramuskulär) favorisiert. Nennen Sie diese und beschreiben Sie die jeweilige Vorgehensweise.

1. *von Hochstetter (gluteus medius)*
   - Zeigefinger auf den vorderen Darmbeinstachel (Spina iliaca anterior superior)
   - Mittelfinger auf den Darmbeinkamm (Crista iliaca)
   - Handteller auf den großen Rollhügel (Trochanter major)

   Auf diese Weise wird ein Dreieck gebildet. Der Injektionsort ist im unteren Drittel zwischen Zeige- und Mittelfinger.

2. *Sachtleben (Crista-Methode)*
   Diese Methode eignet sich in der Regel bei Säuglingen und Kindern, da sich die Muskelidentifikation für die Technik nach von Hochstetter bei ihnen schwieriger gestaltet. Der Vollständigkeit halber soll sie dennoch kurz skizziert werden.

- Zeigefinger parallel zur Crista iliaca legen → zwischen Spina iliaca anterior superior und dem höchsten Punkt der Crista iliaca (Eminentia cristae iliacae)
- Der Injektionsort liegt beim Erwachsenen drei Querfinger unterhalb des Zeigefingers in Richtung großer Rollhügel (Trochanter major).

3. *Injektion in den Oberschenkel*
Von Hochstetter beschrieb diese Alternative, für den Fall, dass eine Injektion in den gluteus medius nicht möglich ist. Umstände hierfür könnten sein:
- Betroffener darf oder kann nicht gelagert werden (Herzinfarkt, Operation etc.)
- Hauterkrankungen/Verbrennungen im Gesäßbereich

Vorgehen:
- Den Trochanter major ertasten.
- Eine gedachte Linie zwischen Trochanter major und Patella ziehen.
- Im mittleren Drittel dieser Linie liegt der Injektionspunkt.
- Eine Handbreit unterhalb des Trochanters und eine Handbreit oberhalb des Knies wird injiziert.

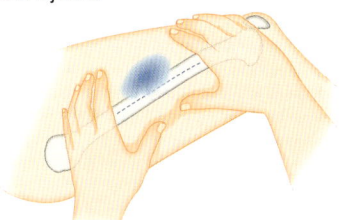

8.3 Infusionstherapie

8.3.1 Applikationsformen und Infusionslösungen

1. Welche Applikationsformen für Infusionen gibt es?
- intravenöse Infusion
- intraarterielle Infusion
- subkutane Infusion

Mitwirkung bei Therapie und Diagnostik

2. Nennen Sie die Indikationen für eine Infusionstherapie.

- Volumenersatz
- Ernährung
- Therapie (z. B. Antibiotikagabe)
- Substitution: dem Körper fehlende Substanzen zuführen (z. B. Elektrolyte)
- Diagnostik (Gabe von Kontrastmittel)

3. Unterscheiden Sie die beiden intravenösen Infusionen, die nach der Lokalisation der Verabreichung unterschieden werden.

- periphervenöse Infusion
- zentralvenöse Infusion

4. Geben Sie die Einteilung der Infusionen nach Ihrer Verabreichungszeit an.

- Langzeitinfusion (Gabe von Nährlösungen über 24 Stunden)
- Kurzinfusion (Gabe von Medikamenten in kleinen Mengen von 50–100 ml)

5. Infusionslösungen sind mit unterschiedlichsten Inhaltsstoffen einsetzbar. Zählen Sie drei Arten auf.

- kristalloide Lösungen
- kolloide Lösungen
- Emulsionen

6. Erläutern Sie folgende Lösungen:
a) isotone Lösungen
b) hypotone Lösungen
c) hypertone Lösungen

a) Die Osmolarität der Infusionslösung ist in etwa gleich der des menschlichen Blutes, ca. 300 mosmol/l
b) unter 270 mosmol/l
c) über 310 mosmol/l

7. In welchen Fällen verordnet der Arzt eine Elektrolytinfusion?

Elektrolytlösungen werden bei einem Mangel an Wasser und Elektrolyten verordnet.

8. Definieren Sie den Begriff Vollelektrolytlösung.

Eine Vollelektrolytlösung enthält die Menge an Elektrolyten, die der menschlichen Physiologie entspricht. (Beispielsweise NaCl 0,9 %)

9. Parenterale Ernährung soll die Zufuhr mit Nährstoffen über eine Infusion sicherstellen. Geben Sie die Infusionslösungen an, die sich hierfür eignen.

- Kohlenhydratlösungen
- Aminosäurelösungen
- Kombinationslösungen aus Glukose und Aminosäurelösungen
- Fettemulsion in geringer Menge zur Gabe der essenziellen Fettsäuren

Infusionstherapie

10. Beschreiben Sie, was bei der Gabe von Nährlösungen beachtet werden muss.

Sie sind meist hochmolekular, deshalb ist Folgendes zu beachten:
- Die angeordnete Infusionsgeschwindigkeit muss eingehalten werden.
- Sie darf nur über einen zentralvenösen Katheter verabreicht werden, da sie sonst periphere Venen schädigen würde.

11. Pflegebedürftige mit Ödemen werden durch die sogenannte Osmotherapie behandelt.
a) Welche Infusionen sind für die Form der Therapie geeignet?
b) Wie wirken die Infusionen?

a) Für die Osmotherapie sind mannit- oder sorbithaltige Infusionen geeignet.
b) Kennzeichnend ist die hohe Osmolarität (500–800 mosmol). Sie sind in der Lage, Flüssigkeit aus dem Extrazellulärraum (EZR) zu mobilisieren. Das Wasser wird im Blutgefäß gebunden und ermöglicht so eine verstärkte Ausscheidung durch die Nieren.

12. Plasmaexpander sind in der Notfallmedizin eine wichtige Infusionsart. Begründen Sie dies.

Plasmaexpander sind kolloidale Lösungen mit einem hohen Molekulargewicht. Somit sind sie hyperton.
Sie enthalten:
- Dextrane
- Hydroxyäthylstärke oder
- Gelatine

Aufgabe ist es, durch das Anziehen und Binden von Wasser aus dem EZR das Blutvolumen zu erhöhen (bei Schockzuständen) und die Mikrozirkulation zu verbessern.

13. Häufig werden Medikamente den Infusionen beigemischt. Erläutern Sie, was dabei zu beachten ist.

- Anordnung des Arztes/der Ärztin genau beachten
- Medikament und Trägerlösung müssen kompatibel (verträglich) sein
- beim Zumischen des Medikamentes auf Sterilität achten
- Infusion kenntlich machen
- Einlaufgeschwindigkeit beachten
- Betroffenen beobachten

8.3.2 Infusionszubehör

1. Zählen Sie die Materialien auf, die für eine Infusionsverabreichung erforderlich sind.

- Infusionslösung
- Infusionsbesteck
- Venenzugang
- Fixier- und Verbandsmaterial
- Infusionsständer

2. In welchen Behältnissen kommen Infusionslösungen zum Einsatz und welches Fassungsvermögen haben sie?

- Glasflaschen
- Plastikflaschen
- Plastikbeutel (Einkammerbeutel)
- Plastikbeutel (Doppelkammerbeutel)

Fassungsvermögen von 50 – 1000 ml

3. Beschriften Sie da abgebildete Infusionsgerät.

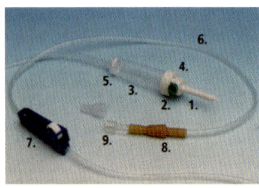

1. Einstichdorn
2. Tropfbildner
3. Tropfkammer
4. bakteriendichter Belüftungsfilter
5. Flüssigkeitsfilter
6. Schlauch
7. Rollenklemme
8. Latexansatz zur Zuspritzung von Medikamenten
9. Luer-Lock Verbindung

4. Führen Sie gebräuchliche Materialien zur Venenpunktion und dauerhaften Verabreichung der Infusionslösungen auf.

- Butterfly
- Venenverweilkanüle
- periphervenöser Zentralvenenkatheter
- Zentralvenenkatheter für die:
  – Vena subclavia
  – Vena jugularis

5. Sie richten ein Tablett zur Venenpunktion. Welche Materialien müssen Sie bereitlegen?

- Venenverweilkanüle
- Hände- und Hautdesinfektionsmittel
- Stauschlauch
- sterile Tupfer
- Einmalhandschuhe
- Heftpflaster und Wundschnellverband
- Schere
- Bettschutz
- evtl. Lagerungskissen
- evtl. Binde

Infusionstherapie

6. Beschreiben Sie den Vorgang des Richtens einer Infusion.

1. Arbeitsfläche vorbereiten und desinfizieren
2. Händedesinfektion
3. Infusionssystem aus der Verpackung nehmen und Belüftungsfilter schließen
4. evtl. Einstichstopfen desinfizieren
5. Einstichdorn unter drehenden Bewegungen in die Infusionsflasche stechen
6. Rollenklemme schließen
7. Infusion am Infusionsständer anbringen
8. Tropfkammer zu ¾ füllen
9. Belüftungsfilter öffnen
10. Schlauch füllen
11. Infusion gegebenenfalls beschriften

8.3.3 Berechnen der Tropfgeschwindigkeit

1. Wie lautet die Formel zur Berechnung der Tropfgeschwindigkeit in Tropfen pro Minute, wenn die Dauer und die Menge der Infusion bekannt sind?

$$\frac{\text{Infusionsmenge in ml}}{\text{Infusionsdauer in Std.} \cdot 3} = \text{Tropfen/Minute}$$

2. Wie lautet die Formel zur Berechnung der Tropfgeschwindigkeit in Stunden, wenn die Infusionsmenge und Tropfgeschwindigkeit (Tropfen/Min.) bekannt sind?

$$\frac{\text{Infusionsmenge in ml} \cdot 20}{\text{Tropfenzahl pro Min.} \cdot 60} = \text{Stunden}$$

8.3.4 Beobachtung durch die Pflegekraft

1. Benennen und erläutern Sie wichtige pflegerische Kontrollen und Beobachtungen bei Infusionen.
a) Beobachtung des Betroffenen

a) Beobachtung des Betroffenen
- Vitalwerte
- Hunger oder Durstgefühl
- Zeichen einer Allergie
- Zeichen einer Überinfundierung (Ödeme)

→

b) Beobachtung der Infusion
c) Kontrolle der Infusionslösung

b) Beobachtung der Infusion
- richtige Infusion und richtiger Patient
- korrekte Infusionsgeschwindigkeit
- Kontrolle der Einstichstelle (Rötung als Hinweis auf eine Thrombophlebitis)
- Kontrolle der Umgebung der Einstichstelle (Ödem bei paravenöser Infusion)

c) Kontrolle der Infusionslösung
- Haltbarkeitsdatum
- Trübung der Lösung durch Ausflockung
- Kristallisation der Lösung bei Unverträglichkeiten mit zugespritzten Substanzen
- Farbveränderung (durch Unverträglichkeit oder Lichteinwirkung)

8.4 Wundversorgung

1. Die Versorgung der Wunden ist eine delegierfähige Aufgabe. Erläutern Sie die Bedeutung dieser Aussage.

Die Wundbehandlung gehört in den Kompetenzbereich des Arztes/der Ärztin. Der Arzt/die Ärztin kann die Durchführung an eine examinierte Pflegekraft delegieren. Die Art und Weise der Wundbehandlung bedarf der schriftlichen Anordnung, an die die Pflegekraft gebunden ist.

2. Notieren Sie, welche verschiedenen Aufgaben ein Wundverband erfüllt.

- Schutz vor mechanischen Einflüssen (Druck, Stoß)
- Keimbarriere
- Schutz vor Verdunstung und Austrocknung
- Schutz vor Wärmeverlust
- Medikamententräger, für z. B. Schmerzmittel, Hormone etc.
- Sichtschutz
- Wundheilungsförderung
- Blut- und Schmerzstillung

3. Die Wundheilung ist ein natürlicher Prozess zum Verschluss der Wunde. Nennen Sie die drei Phasen und deren zeitliche Zuordnung.

1. *Phase: Exsudationsphase* (Reinigungsphase) ca. 1. – 4. Tag
2. *Phase: Granulationsphase* (Proliferationsphase) ca. 5. – 10. Tag
3. *Phase: Regenerationsphase* ca. 11. – 21. Tag

Wundversorgung

4. Beschreiben Sie die drei Phasen der Wundheilung.

1. *Phase: Exsudationsphase*
   - Blutstillung
     Wunde füllt sich mit Blut, Blutstillung durch Vasokonstriktion und Gerinnungskaskade mit Bildung eines Fibrinnetzes
   - Frühentzündung
     nach 10 Min. Frühentzündung zur Wundreinigung

2. *Phase: Granulationsphase*
   - Angiogenese
     Einsprossen von neuen Kapillaren in die Wunde
   - Fibroblasten + Vitamin C → Kollagen (Granulationsgewebe)
     Austritt von Fibroblasten aus den Kapillaren, die Vorstufe von Kollagenfasern, die durch Vitamin C zu Kollagen ausreifen (Granulationsgewebe)

3. *Phase: Epithelisierungsphase*
   - Wunde kontrahiert (wasser- und gefäßärmer)
     Ausreifung der Kollagenfasern, die Narbe kontrahiert und wird zunehmend wasser- und gefäßärmer
   - Epithelisierung vom Wundrand ausgehend
     Neubildung von Epithelzellen durch Mitose, die über das feuchte Granulationsgewebe vom Wundrand zur Wundmitte wandern

5. Pflegekräfte benötigen einen Überblick über die Wundheilung, um eine Wunde phasengerecht beobachten und behandeln zu können. Kennzeichnen Sie das Bild der Wunde in den drei Phasen.

1. *Phase: Exsudationsphase*
   - Rötung
   - Schwellung
   - Schmerz
   - Hitze
   - Funktionsverlust
   - evtl. Resorptionsfieber
2. *Phase: Granulationsphase*
   rotes, körniges, feuchtes und sehr empfindliches Gewebe
3. *Phase: Epithelisierungsphase*
   rosefarbene Narbe, die ständig heller und widerstandsfähiger wird

6. Wunden heilen gemäß ihrer Umstände primär oder sekundär. Geben Sie die genaue Bezeichnung, Merkmale und Beispiele der beiden Formen an.

Primäre Wundheilung – per primam (pp):
- saubere nicht keimbesiedelte Wunde
- eng aneinander liegende Wundränder
- Wunde weniger als 6 bis 8 Stunden alt, z. B. Schnittwunden, OP-Wunden

Sekundäre Wundheilung – per secundam (ps):
- keimbesiedelte Wunden
- klaffende und zerrissene Wundränder
- Wunde älter als 6 bis 8 Stunden z. B. Dekubitus, Ulcus cruris, Bisswunden, Platzwunden

7. Es gibt aseptische Wunden, die kaum bzw. keine Keime aufweisen und septische Wunden, die mit Bakterien oder anderen Keimen reich besiedelt sind. Geben Sie Ziele der Wundversorgung bei aseptischen und septischen Wunden an.

Ziel der Wundversorgung bei aseptischen Wunden → Keimarmut

Ziel der Wundversorgung bei septischen Wunden → Keimreduktion

8. Zeigen Sie Konsequenzen aus der Wundversorgung von aseptischen und septischen Wunden für den Pflegealltag auf.

- getrennte Zimmer für Pflegebedürftige mit septischen und aseptischen Wunden
- erst Verbandswechsel bei Pflegebedürftigen mit aseptischen Wunden, dann bei Pflegebedürftigen mit septischen Wunden
- einen Verbandswagen für septische Wunden und einen für aseptische Wunden

9. Nennen Sie die Reihenfolge von verschiedenen aseptischen und septischen Wunden und geben Sie Beispiele an.

1. *aseptische Wunden* (z. B. OP-Wunden, Viggo, zentralvenöse Katheter)
2. *bedingt aseptische Wunden* (z. B. Wunden nach Magen-OP, Eröffnung von keimhaltigen Höhlen, PEG, suprapubischer Katheter)
3. *kontaminierte Wunden* (z. B. unfallbedingte Weichteilverletzungen, Verbrennungswunden, Drainageaustrittstellen, Tracheostoma)
4. *septische Wunden* (z. B. Abszess, Wundinfektionen)

Wundversorgung

10. Es gibt verschiedene hygienische Prinzipien beim Verbandswechsel. Erläutern Sie die verschiedenen Prinzipien.

Prinzip der Sterilität:
- sterile Materialien benutzen
- nicht über der Wunde sprechen
- konsequente Trennung auf dem Verbandswagen von sterilem und unsterilem Material
- keine Putzarbeiten und kein Besuch im Zimmer durchführen
- eventuell Mundschutz, Schutzkittel und Haarhaube anlegen

Non Touch Prinzip:
- nicht in die Wunde greifen
- sterile Greifer wie sterile Handschuhe oder Pinzette benutzen

One Touch Prinzip:
- sterile Tupfer oder Kompressen an einer Ecke greifen, der Rest bleibt aber trotzdem steril

Einbahnstraßenprinzip:
- nicht mehr benötigte Instrumente oder benötigte Kompressen sofort entsorgen, ohne Zwischenablage

11. Da das Pflegepersonal die Wunden der Betroffenen zum Teil häufiger sieht als der Arzt/die Ärztin, ist es wichtig, die Wunden genau zu beobachten und diese Beobachtungen zu dokumentieren. Nach welchen Kriterien beobachten Sie die Wunden?

- Lokalisation der Wunde
- Größe der Wunde
- Wundumgebung/Hautstruktur/Hautfarbe
- Wundrand
- Wundgrund
- Exsudat
- Geruch
- Beläge

12. Nennen Sie allgemeine Infektionszeichen.

- Rötung
- Schwellung
- Wärme
- Schmerz
- Funktionsverlust
- (Eiter)

13. Geben Sie systemische Infektionszeichen an.	• Fieber, Schüttelfrost • Leukozytose • Lymphknotenschwellung • Ödeme
14. Geben Sie Kriterien und Eigenschaften zur Beobachtung des Wundexsudats an.	*Menge:* kein Exsudat, mäßiges Exsudat, viel Exsudat *Aussehen:* serös, blutig-serös, blutig, purulent *Geruch:* geruchlos, leichter Geruch, übelriechend
15. Erläutern Sie die drei Schritte der Wundbehandlung.	1. *Wundreinigung*, um Infektionen und Fremdkörperreaktionen zu vermeiden. Es gibt mechanische Wundreinigung, Wundreinigung mit Antiseptika (z. B. Octenisept®-Lösung), chirurgische Wundreinigung (Debridement), autolytische Wundreinigung (z. B. mit Hydrogelen oder Gelplatten) und biochirurgische Wundreinigung (mit Maden). 2. *Wundverschluss*, nur bei primären Wunden mit Naht, Klammern, Klammerpflaster und Gewebekleber. 3. *Wundabdeckung*, dabei werden die trockene Wundabdeckung und die feuchte Wundabdeckung unterschieden.

16. Wundverbände im Pflegealltag werden unterschieden in trockene und feuchte Wundverbände. Geben Sie allgemeine Aufgaben, Indikationen und Beispiele für die jeweiligen Wundabdeckungen an.

Kriterien	trockene Wundabdeckung	feuchte Wundabdeckung
Aufgaben	– Aufsaugen von Wundsekret – Abdecken und Schutz der Wunde	– Abdecken und Schutz der Wunde – Aufrechterhaltung des optimalen Wundmilieus mit optimaler Körpertemperatur (37 °C) und optimalem pH-Wert – Schutz der Wunde vor Austrocknung, sodass sehr gute Bedingungen für den Wundheilungsprozess bestehen

→

Kriterien	trockene Wundabdeckung	feuchte Wundabdeckung
		– Gewährleisten eines ausgewogenes Gasaustausches
Indikationen	– primäre heilende Wunden – Wunden mit Bagatellverletzungen – stark sezernierende Wunden in der Exsudationsphase	– sekundär heilende Wunden – oberflächliche Hautwunden in der Epithelisierungsphase
Beispiele	– Mullkompressen – Saugkompressen	– Folienverbände – Hydrkolloide – Hydrogele – Aktivkohlekompressen – Alginate – Polyurethanverbände

17. Bei der feuchten Wundabdeckung gibt es eine phasengerechte Wundbehandlung. Das bedeutet, dass das jeweilige Verbandsmaterial optimal die einzelnen Wundphasen bei der Heilung unterstützt.

a) Zeigen Sie auf, welche Art Verbandsmaterial in der Exsudationsphase geeignet ist und geben Sie Beispiele an.

b) Zeigen Sie auf, welche Art Verbandsmaterial in der Granulationsphase geeignet ist und geben Sie Beispiele an.

c) Zeigen Sie auf, welche Art Verbandsmaterial in der Epithelisierungsphase geeignet ist und geben Sie Beispiele an.

a) Aufsaugen von überschüssigem Exsudat, damit werden gleichzeitig Bakterien, schädliche Stoffwechselprodukte, Schmutz und Fremdkörper aus der Wunde entfernt, unterstützt Wundreinigung, Geruchsbindung, Infektionsprophylaxe
Beispiele: Alginate, Polyurethanschäume, Aktivkohlekompressen, Silber-Aktivkohle-Kompressen

b) Regulierung der Wundfeuchte, Wundauflage saugt überschüssiges Sekret ab und verhindert ein Austrocknen der Wunde, Schutz des Granulationsgewebes, durch eiweißreiches Sekret und hohe Anzahl von feinsten Haarkapillaren neigt die Wunde zum Verkleben, Wundauflagen müssen deshalb über atraumatische Eigenschaften verfügen, Infektionsschutz
Beispiele: Alginate, Hydrogele, Hydrokolloide, Hydropolymere

c) Ausgewogenes Feuchthalten der Wunde, bleibt überschüssiges Sekret in der Wunde, schwimmen die Epithelzellen auf, ist die Wunde zu trocken, bildet sich Schorf, der die Wanderung der Epithelzellen behindert, atraumatische Wundauflage
Beispiele: dünne Folienverbände, dünne Hydrokolloide

18. Es gibt sehr viele verschiedene Einflüsse, die die Wundheilung verzögern oder behindern. Erklären Sie warum im Alter Wunden langsamer heilen. Beschreiben Sie dabei die Einflüsse auf die Wundheilung näher.

- die Mitose, die Zellteilung, ist im Alter verringert, d. h. Zellen teilen sich langsamer und neues Gewebe wie Granulationsgewebe und Epithelzellen entsteht langsamer, sodass die Wundheilung verlangsamt wird
- häufig ist aufgrund der verringerten Zellteilung das Immunsystem geschwächt, dies behindert die Frühentzündung der Exsudationsphase und verlängert den Wundheilungsprozess
- die im Alter häufig auftretende schlechte Durchblutung behindert sowohl die Frühentzündung in der Exsudationsphase, die Angiogenese und die Bildung von Granulationsgewebe in der Granulationsphase
- die häufig auftretende Exsikkose im Alter lässt die Wunde austrocknen, dies hat negative Konsequenzen auf die Bildung des Granulationsgewebes und die Epithelisierung
- im Alter tritt häufig im Zusammenhang mit Mangelernährung Eiweißmangel auf, Eiweiß wird benötigt, um Zellen und Gewebe aufzubauen. Daraus ergibt sich eine reduzierte Bildung des Granulationsgewebes und der Epithelzellen. Darüber hinaus gibt es Probleme bei der Frühentzündung, da aufgrund des Eiweißmangels Abwehrzellen fehlen.

9 Rechtskunde

■ *Tipp für die mündliche Prüfung!*
Sie können in der mündlichen Prüfung die in den Gesetzen genannten Regelbeispiele in aller Ruhe durchsprechen und damit Zeit gewinnen, sofern Sie die Gesetzestexte verwenden dürfen. Auch Juristen dürfen in Ihren Prüfungen die Gesetzestexte verwenden, denn es ist nicht möglich alle Vorschriften im Kopf zu haben.

9.1 Zivilrecht

1. Definieren Sie Zivilrecht im Vergleich zum Öffentlichen Recht und Strafrecht.

Bei zivilrechtlichen Auseinandersetzungen geht es um Streit zwischen Bürgern. Im Gegensatz hierzu stehen das Öffentliche Recht, in dem es um Rechtsverhältnisse zwischen dem Staat, der hoheitlich handelt, und Bürgern geht und das Strafrecht, in dem es um Rechtsverstöße von Bürgern geht. Beim Strafrecht klagt der Staatsanwalt an, bei zivilrechtlichen Streitigkeiten verklagt eine Person eine andere Person, wobei es auch juristische Personen gibt, wie rechtsfähige Vereine, Gesellschaften etc.

2. Erläutern Sie das Haftungsrecht im Zivilrecht. Geben Sie auch ein Beispiel hierzu.

Bei der zivilrechtlichen Haftung geht es um Schadensersatz für den materiellen Schaden und immateriellen Schaden (Schmerzensgeld). § 249 BGB sagt: „Wer zum Schadensersatz verpflichtet ist, hat den Zustand herzustellen, der bestehen würde, wenn der zum Ersatz verpflichtende Umstand nicht eingetreten wäre." Wer zum Beispiel einen Verkehrsunfall verursacht, muss die Reparatur des Fahrzeuges des Unfallgegners bezahlen und für die Heilungskosten der verletzten Personen aufkommen.

9.1.1 Verträge

1. Beschreiben Sie die Bedeutung der zivilrechtlichen Haftung in Hinblick auf den Heimvertrag.

Der Heimvertrag verpflichtet das Altenheim zum Erbringen von Pflegeleistungen, wobei allgemeine Pflegestandards als Basis anzusehen sind. Das bedeutet, dass die Mitarbeiter in Pflegeheimen nicht auf dem Stand ihres Examens stehen bleiben dürfen, sondern sich weiterzubilden haben.

2. Unterscheiden Sie Haupt- und Nebenpflichten in Verträgen. Führen Sie auch ein Beispiel an.

Bei Verträgen wird zwischen den Haupt- und Nebenpflichten unterschieden. Die Hauptpflichten stehen meist ausdrücklich im Vertrag, die Nebenpflichten sind in der Regel die Selbstverständlichkeiten, die nicht ausdrücklich erwähnt werden müssen. Wenn zum Beispiel im Vertrag Zusagen bezüglich der Qualität der Verpflegung gemacht werden, ist es eine selbstverständliche Nebenpflicht, dass das Essen auch in angemessener Form dargereicht wird, wie beispielsweise in einer Temperatur, die Genießbarkeit gewährleistet.

3. Nennen Sie Beispiele für Verträge, die Anspruchsgrundlage für Schadensersatz sein können.

Mit mobilen Pflegediensten werden → Pflegeverträge abgeschlossen, mit Ärzten → Behandlungsverträge und so weiter, die alle Anspruchsgrundlage für Schadensersatz aus Verträgen sein können.

9.1.2 Unerlaubte Handlung

1. Erklären Sie, was eine unerlaubte Handlung nach § 823 BGB ist.

§ 823 BGB schützt viele Rechtsgüter. Aufgezählt werden im Gesetzestext das Leben, der Körper, die Gesundheit, die Freiheit, das Eigentum oder ein sonstiges Recht. Wenn eines dieser Rechtsgüter vorsätzlich oder fahrlässig und rechtswidrig verletzt wird, ist man zum Schadensersatz verpflichtet.

2. Was ist Fahrlässigkeit?

§ 276 BGB definiert die Fahrlässigkeit: „Fahrlässig handelt, wer die im Verkehr erforderliche Sorgfalt außer Acht lässt." Mit Verkehr ist der Geschäftsverkehr gemeint, also das Handeln im Umgang mit anderen.

3. Fassen Sie zusammen, wie die Stufen der Fahrlässigkeit abgegrenzt werden.

Es gibt viele Abstufungen der Fahrlässigkeit zwischen leichter und grober Fahrlässigkeit. Als Daumenrichtlinie gilt: Grobe Fahrlässigkeit ist, wenn ein außen stehender Betrachter salopp die Sache mit „wie kann man nur so dumm sein?" kommentieren würde, leichte Fahrlässigkeit würde mit „das hätte auch mir passieren können…" kommentiert werden.

Zivilrecht

4. Definieren Sie Vorsatz.

Vorsatz ist, wenn jemand etwas in Kenntnis der Umstände „mit Absicht" macht. Das heißt, ihm ist bewusst, dass sein Handeln gewisse Folgen hat, die dann auch in gleicher oder ähnlicher Weise eintreten.

5. Warum ist die Abstufung der Fahrlässigkeit erforderlich?

Die Abstufung der Fahrlässigkeit ist insoweit erforderlich, weil die Haftung für Vorsatz und grobe Fahrlässigkeit in der Regel nicht durch Verträge oder allgemeine Geschäftsbedingungen ausgeschlossen werden kann.

6. Im § 831 BGB wird von der „Haftung für den Verrichtungsgehilfen" gesprochen. Übertragen Sie dies auf das Arbeitsrecht.

Im Arbeitsrecht, in dem auch die §§ 823 BGB ff. Anwendung finden, muss der Arbeitgeber für Schäden haften, die seine Arbeitnehmer Dritten zufügen. Unter den Begriff „Verrichtungsgehilfe" von vor 100 Jahren fallen die heutigen Arbeitnehmer. Hier ist deutlich zu erkennen, dass das BGB sehr alt ist und dass sich die Sprache wesentlich geändert hat.

7. Formulieren Sie, was unter Rechtswidrigkeit zu verstehen ist.

Rechtswidrigkeit bedeutet, dass keine Rechtfertigungsgründe vorliegen, die die Rechtswidrigkeit beseitigen. Die Rechtfertigungsgründe sind im Kapitel 9.2.2, Seite 440, erläutert.

8. Erläutern Sie den Begriff sonstiges Recht im § 823 BGB.

Die im § 823 BGB geschützten Rechtsgüter sind fast alle eindeutig. Weiter auslegbar ist das sonstige Recht, unter dem alles Mögliche zu verstehen ist. Hier ein Beispiel aus der Rechtsprechung:
Neu, aber allgemein akzeptiert war, als der Bundesgerichtshof im Jahre 1954 das Bestehen eines allgemeinen Persönlichkeitsrechts erstmals anerkannte (BGHZ 13, 334, 337 f.). Er sprach aus, dass das geschützte Recht auf Achtung der Würde und der freien Entfaltung der Persönlichkeit (Art. 1 und 2 GG) auch ein bürgerlich-rechtliches, von jedermann im Privatverkehr zu achtendes Recht sei. Das allgemeine Persönlichkeitsrecht genießt den Schutz des § 823 Abs. 1 BGB; ob dieses Recht verletzt ist, muss jedoch sorgsam mit einer ins Einzelne gehenden Güter- und Interessenabwägung geprüft werden.

In späteren Entscheidungen war der Bundesgerichtshof bestrebt, das allgemeine Persönlichkeitsrecht zu konkretisieren (vgl. etwa BGHZ 15, 249; 20, 345; 26, 52; 27, 284; 31, 308).

9. Was ist ein Schutzgesetz?

Im § 823 BGB ist im Absatz 2 geregelt, dass auch denjenigen eine Schadensersatzpflicht trifft, der gegen ein den „Schutz eines anderen bezweckendes Gesetz" verstößt. Als Schutzgesetz gelten alle Straftaten aus dem StGB, aber auch aus anderen Gesetzen.

9.1.3 Pflegefehler

1. Beschreiben Sie – auch anhand von Beispielen – was Pflegefehler sind.

Pflegefehler sind Fehler, die im Zusammenhang mit der Pflege gemacht werden und letztendlich zu einer Körperverletzung führen. Es kann sich beispielsweise um das Fallenlassen beim Umbetten, Duschen oder Baden handeln, um fehlende Umlagerungen, die zum Dekubitus führen, zu intensives Lüften, das zu Erkältungen führt.

2. Erläutern Sie die
a) Verordnungsverantwortung
b) Durchführungsverantwortung
c) Handlungsverantwortung

a) Die *Verordnungsverantwortung* liegt beim Arzt: beispielsweise die Unverträglichkeit des Medikamentes, das Auftreten von Komplikationen oder diagnostische und/oder therapeutische Fehlentscheidungen.

b) *Durchführungsverantwortung:*
Pflegeeinrichtung und Pflegekräfte haften für fachgerechte Durchführung der ärztlichen Anweisungen

c) *Handlungsverantwortung:*
Prüfen: Bin ich der Aufgabe gewachsen? Ist die Durchführung der Handlung rechtmäßig? Liegt eine standardgerechte Durchführung der Maßnahme vor?

Zivilrecht

3. Geben Sie an, wann ärztliche Verordnungen zurückgewiesen werden dürfen.

Gründe für die Zurückweisung ärztlicher Verordnungen bzw. Entscheidungen sind Anhaltspunkte für fehlerhaftes Handeln:
- fehlende Aufklärung des Patienten
- Verordnung „kunstfehlerhaft"
- Patient lehnt Behandlung ab

9.1.4 Delegierung ärztlicher Tätigkeiten

1. Unter welchen Voraussetzungen dürfen ärztliche Tätigkeiten delegiert werden?

Eine Delegierung ist zulässig, wenn
- der Patient es erlaubt
- der Arzt es erlaubt
- die Pflegekraft es sich „erlaubt", das heißt, die Pflegekraft sich diese Tätigkeit zutraut

2. Welche fünf Prüfungspunkte müssen Sie bei der Delegierung ärztlicher Tätigkeiten beachten?

1. Der Patient muss mit der Behandlungsmaßnahme und der Durchführung durch Pflegekräfte einverstanden sein.
2. Die Maßnahme muss vom Arzt verordnet worden sein.
3. Die Art des Eingriffs erfordert nicht das persönliche Handeln eines Arztes.
4. Die Pflegekraft muss zur Durchführung der Maßnahme befähigt sein.
5. Die Pflegekraft muss zur Ausführung der ärztlichen Aufgabe bereit sein, sofern nicht ausnahmsweise die Verpflichtung zur Durchführung besteht.

3. Nennen Sie Gründe, wann Pflegekräfte die Durchführung ärztlicher Weisungen ablehnen dürfen.

- Pflegekraft fühlt sich der Aufgabe nicht gewachsen
- Pflegekraft hat keine ausreichende Kenntnisse über das Medikament
- Pflegekraft beherrscht die Technik nicht
- es wurden keine ärztliche Unterweisung und Anleitung vorgenommen
- es treten Komplikationen auf
- bei nicht ausreichender Dokumentation (dieser Punkt ist umstritten)

9.1.5 Dokumentation

1. Erläutern Sie, wie die Dokumentation zu führen ist.

Grundsätzlich zeitnah; wenn es nach der Theorie geht, sollte alles unmittelbar aufgeschrieben werden, was sich allerdings praktisch nicht durchführen lässt. Es ist für Fachleute verständlich zu dokumentieren, was bedeutet, dass auch Abkürzungen, Symbole und andere Vereinfachungen benutzt werden können, sofern diese gebräuchlich sind oder eine Anleitung hierfür vorliegt.

2. Welchem Zweck dient die Dokumentation?

Der Zweck der Dokumentation ist der Nachweis, welche Tätigkeiten erledigt wurden und welche nicht, damit im Falle eines Pflegefehlers die Verantwortlichkeit geklärt werden kann.

3. Begründen Sie, warum eine vollständige Dokumentation unabdingbar ist.

Wenn es zu einem Schadenfall kommt, ist eine vollständige Dokumentation wichtig, da die Dokumentation vor Gericht als Beweis (so lange sie nicht unglaubwürdig oder nachweisbar falsch ist) gilt. Vorsicht: Schriftsachverständige können sehr genau feststellen, wie alt Einträge sind und ob diese nachträglich ergänzt wurden. Natürlich können im Schadenfall auch Arbeitskollegen oder Zeugen die ordentlich durchgeführte Pflege beweisen. Wichtig ist, dass nachvollziehbar ist, wer wann welche Tätigkeiten durchgeführt hat, wer welche Medikamente verabreicht hat, wann Umlagerungen stattgefunden haben u. s. w.

4. Schildern Sie, was alles aufgeschrieben werden muss.

In der Praxis hat es sich bei kritischen Fällen als durchaus positiv herausgestellt, auch über Ausscheidungen Dokumentation zu führen, beispielsweise, wenn Anzeichen für nicht ausreichende Flüssigkeitszufuhr vorhanden sind. Das soll aber nicht heißen, dass wirklich alles aufgeschrieben werden muss. Im kritischen Fall wird häufig das Falsche notiert. Routinewerte, wie beispielsweise Blutzucker oder Blutdruck, müssen nicht aufgeschrieben werden, wenn sie immer gleich sind; nur das Abweichen von der Norm ist festzuhalten. Wichtig ist allerdings, dass dokumentiert wird, dass diese Routinemessungen durchgeführt wurden.

9.1.6 Aufsichtsmaßnahmen

1. Unterscheiden Sie die beiden Aufsichtsmaßnahmen.

In Heimen wird unterschieden zwischen Dienstaufsicht und Fachaufsicht.

2. Wer trägt die Dienstaufsicht und was beinhaltet sie?

Die Pflegeeinrichtung ist verantwortlich für die
- Auswahl
- Anleitung
- Kontrolle
- gute Organisation und
- Kooperation der Pflegekräfte mit den Ärzten

Es gehört natürlich auch dazu, dass ausreichend Personal vorhanden ist, weshalb Überlastungsanzeigen bei Arbeitgebern sehr unwillkommen sind, weil dann dokumentiert ist, dass die Dienstaufsicht nicht ausreichend durchgeführt wird, was in Fragen der Haftung dem Arbeitgeber erhebliche Probleme bereiten kann.

3. Erklären Sie die Fachaufsicht und wem sie obliegt.

Die Fachaufsicht stellt sicher, dass die Pflegetätigkeiten in fachlich einwandfreier Art erledigt werden. Sie obliegt immer einer Pflegefachkraft.

9.1.7 Schmerzensgeld

1. Was ist Schmerzensgeld?

Bei einer Verletzung erleidet ein Unfallopfer Schmerzen und ist während der Heilung in seiner Lebensqualität beeinträchtigt. Hierfür gibt es Schmerzensgeld in den Fällen, wenn es im Gesetz ausdrücklich erwähnt ist. Eine Erwähnung ist im § 253 Absatz 2 BGB zu finden: „Ist wegen einer Verletzung des Körpers, der Gesundheit, der Freiheit oder der sexuellen Selbstbestimmung Schadensersatz zu leisten, kann auch wegen des Schadens, der nicht Vermögensschaden ist, eine billige Entschädigung in Geld gefordert werden."

2. Nennen Sie die für Schadensersatz infrage kommenden Anspruchsgrundlagen.

Als Anspruchsgrundlagen für die zivilrechtliche Haftung kommen zunächst Verträge, aber auch die Haftung aus Delikt (aus unerlaubter Handlung) in Betracht.

3. Unter welchen Voraussetzungen kann Schmerzensgeld verlangt werden?

Seit der Schuldrechtsreform kann nicht nur bei der Haftung nach § 823 BGB, sondern auch bei einer Verletzung des Körpers, der Gesundheit, der Freiheit oder der sexuellen Selbstbestimmung Schmerzensgeld gefordert werden, oder, wie die Juristen es nennen, auch wegen des Schadens, der nicht Vermögensschaden ist, eine billige Entschädigung in Geld gefordert werden. Das heißt, auch bei vertraglicher Haftung gibt es Schmerzensgeld.

4. Wie gestaltet sich die Höhe des Schmerzensgeldes und welcher Grundgedanke steht dahinter?

Bei der Höhe des Schmerzensgeldes spielt es eine große Rolle, wie der Schaden entstanden ist. Trifft die verletzte Person ein Mitverschulden, wird das Schmerzensgeld anteilig gekürzt. Wurde jemand vorsätzlich (mit Absicht) verletzt, wird das Schmerzensgeld in der maximalen Höhe zugesprochen. Wie die Bezeichnung „Schmerzensgeld" vermuten lässt, ist der Zweck, erlittene Schmerzen durch einen Gewinn an Lebensfreude, der durch Geld ermöglicht wird, auszugleichen. Personen, die bei einem Unfall sofort getötet werden, haben daher keinen Anspruch auf Schmerzensgeld.

5. Für welche Verletzungen gibt es kein Schmerzensgeld? Nennen Sie auch Beispiele.

Inzwischen wurde festgelegt, dass es für Bagatellverletzungen kein Schmerzensgeld mehr gibt. Beispiele: Ein kleines Hämatom durch den Sicherheitsgurt bei einem Unfall begründet keinen Schmerzensgeldanspruch, ebenso wenig ein leichtes HWS-Syndrom (Schleudertrauma der Halswirbelsäule).

6. Geben Sie an, wo die Höchstbeträge für Schmerzensgeld liegen.

€ 400 000,00 bekam eine Frau für eine komplette Querschnittslähmung zugesprochen, mit fast vollständiger Atemlähmung sowie Blasen- und Mastdarmlähmung und Unterkieferkollumfraktur. Die Tabelle für Querschnittslähmung beginnt aber bereits bei € 250 000,00; verglichen mit Millionenentschädigungen für eine Verbrühung mit zu heißem Kaffee in den USA, ist dies sehr wenig.

7. Begründen Sie, warum es in den USA viel mehr Schmerzensgeld gibt.

Begründet ist dies in völlig unterschiedlichen Rechtssystemen, da in den USA die Rechtsanwälte durch Erfolgsprämien einen großen Teil des Schmerzensgeldes selber behalten und aufgrund des Schmerzensgeldes eine dem Einkommen nach angepasste Strafe ausgesprochen wird. Das heißt, an Konzerne werden besonders hohe Ansprüche gestellt, bis hin zur Existenzgefährdung.

9.2 Strafrecht

9.2.1 Allgemeines zum Strafrecht

1. Erläuten Sie die Grundlagen des Strafrechts.

Das Hauptregelwerk ist das Strafgesetzbuch (StGB), in dem die wichtigsten Begriffsbestimmungen und allgemeinen Regelungen im allgemeinen Teil (§§ 1–79 b) zu finden sind. Im besonderen Teil stehen die Straftatbestände.

2. Nennen Sie die Voraussetzung für die Strafbarkeit.

Voraussetzung für die Strafbarkeit ist eine Regelung, in der die Strafbarkeit von Handlungen festgehalten ist. „Nulla poena sine lege" heißt aus dem Latein übersetzt „keine Strafe ohne Gesetz".

3. Unterscheiden Sie den objektiven und subjektiven Tatbestand.

Der **objektive Tatbestand** sind die objektiv begangenen Tathandlungen und Tatfolgen. Beispielsweise, wenn eine Person durch Fremdeinwirkung zu Tode gekommen ist, ist die tote Person Teil des objektiven Tatbestands.

Der **subjektive Tatbestand** ist die Tat, wie sie der Täter nach seiner Vorstellung vollführt hat. Voraussetzung ist beispielsweise, dass derjenige, der die Person getötet hat, auch gewusst haben muss, dass er eine Person und beispielsweise kein Tier (bei Juristen ist ein Tier nur eine Sache) vor sich hat. Wenn ein Jäger beispielsweise einen wildernden Hund erschießen will und dabei einen Menschen tötet, kann ihm keine vorsätzliche Tötung des Menschen angelastet werden. Konnte er nicht genau sehen und hat es damit billigend in Kauf genommen, möglicherweise auch einen Menschen zu töten, ist er wegen eines Tötungsdeliktes zu bestrafen.

4. Erläutern Sie, wie sich der subjektive Tatbestand auf das Strafmaß auswirkt und welche beiden Faktoren außerdem eine große Rolle spielen.

Der subjektive Tatbestand spielt eine ganz erhebliche Rolle für die strafrechtliche Würdigung einer Tat. Eine Bestrafung wegen Sachbeschädigung (Tötung eines Tieres) führt in der Regel zu einer Geldstrafe, ein Tötungsdelikt kann zu lebenslanger Haft führen. Insoweit ist es ganz erheblich, welche Vorstellungen der Täter hatte, als er die Tat beging.

Ausschlaggebend ist auch der Vorsatz oder die Fahrlässigkeit.

5. Definieren Sie Vorsatz im Strafrecht.

Vorsatz bedeutet, dass der Täter die wesentlichen Tatumstände erkannt hat und den Taterfolg beabsichtigte und herbeiführen wollte (vereinfacht gesagt: das Wissen und Wollen der Tatbestandsverwirklichung).

6. Definieren Sie Fahrlässigkeit.

Fahrlässigkeit ist, wenn der Taterfolg durch Nichtbeachtung der „im Verkehr erforderlichen Sorgfalt" eintritt. Fahrlässige Taten werden nur bestraft, wenn dies im Gesetz ausdrücklich geregelt ist.

7. Welche Stufen der Fahrlässigkeit gibt es?

Es gibt viele Stufen der Fahrlässigkeit: von grober Fahrlässigkeit bis leichter Fahrlässigkeit (siehe Kapitel 9.1.2, Aufgabe 3, Seite 432). Der Grad der Fahrlässigkeit spielt auch eine große Rolle bei der zivilrechtlichen Haftung von Arbeitnehmern.

9.2.2 Rechtswidrigkeit einer Straftat

1. Erklären Sie, wann eine Straftat rechtswidrig ist.

Die Rechtswidrigkeit ist gegeben, wenn keine Rechtfertigungsgründe vorliegen.

2. Beschreiben Sie die Notwehr/Nothilfe.

Einer der bekanntesten Rechtfertigungsgründe ist die Notwehr. Es ist die erforderliche Verteidigung, um einen unmittelbaren, rechtswidrigen Angriff von sich abzuwehren. Ähnliches gilt, wenn andere angegriffen werden, denen jemand zur Hilfe kommt (und eventuell sogar muss) ohne dann strafrechtliche Konsequenzen befürchten zu müssen. Auch dürfen Angriffe auf das Eigentum abgewehrt werden. Hier müssen die Abwehrmittel allerdings angemessen sein. *Beispiel:* Wenn einem flüchtenden Dieb einer Handvoll Kirschen eine Ladung Schrot hinterhergeschossen wird, ist das Verteidigungsmittel dem möglichen oder wahrscheinlichen Schaden nicht angemessen. Außerdem war der unmittelbare Angriff auf das Eigentum bereits beendet, weil die Wegnahme vollendet und der Täter auf der Flucht war, sodass hier die versuchte Rückgewinnung des Eigentums in keinem Verhältnis zur Tat stand.

3. Erläutern Sie die Putativnotwehr.

Es gibt Grenzfälle, in denen objektiv keine Notwehrtatbestände gegeben sind, die Täter aber dennoch straffrei ausgehen. Dies wird als „Putativnotwehr" bezeichnet.
Während einer Fahndung nach hochgefährlichen Terroristen wurde eine Wohnung gestürmt und die Person, die gerade die Tür öffnen wollte, als unmittelbare Bedrohung angesehen und angeschossen. Hier wurde der erhebliche Druck berücksichtigt, unter dem die Polizisten standen.

4. Geben Sie den für Altenpflegekräfte in der Praxis wichtigsten Rechtfertigungsgrund an.

Am Wichtigsten ist die Einwilligung des Betroffenen oder seines Betreuers. Wenn der alte Mensch damit einverstanden ist, dürfen Sie ihm beispielsweise Spritzen setzen und damit objektiv betrachtet, seinen Körper verletzen.

5. Können Verwandte in Behandlungen einwilligen?

Ehegatten oder Verwandte, die nicht als Betreuer bestellt sind, können juristisch gesehen, keine wirksame Einwilligung erteilen. Sie können aber Hinweise darauf geben, dass möglicherweise der Betroffene bei anderer Gelegenheit vorab seine Einwilligung erteilt oder verweigert hat.

6. Formulieren Sie, was bei der Einwilligung durch Betreuer besonders beachtet werden muss.

Gibt ein Betreuer die Einwilligung, muss geprüft werden, ob dies auch in sein Aufgabengebiet gehört.
Ein Betreuer nur für Vermögensangelegenheiten kann keine Einwilligung zur medizinischen Behandlung erteilen.

Rechtskunde

7. Definieren Sie die mutmaßliche Einwilligung.

Mutmaßliche Einwilligung besteht, wenn beispielsweise ein Bewohner ohnmächtig ist, aber den Umständen nach sicher oder zumindest wahrscheinlich damit einverstanden wäre, dass Sie ihm die lebensrettende Spritze setzen. Mit dieser mutmaßlichen Einwilligung können Sie sich aber nicht über eine verbindliche Anweisung in einer Patientenverfügung hinwegsetzen. Hier müssen ganz konkrete Hinweise vorliegen, dass der Bewohner mit an Sicherheit grenzender Wahrscheinlichkeit mit der Behandlung einverstanden gewesen wäre.

8. Beschreiben Sie die Geschäftsführung ohne Auftrag.

Die Geschäftsführung ohne Auftrag ist ebenfalls ein Rechtfertigungsgrund. Sei bedeutet, dass jemand für andere Leute tätig wird, ohne einen konkreten Auftrag hierfür erhalten zu haben. Natürlich muss diese Handlung dem mutmaßlichen Willen des Betroffenen entsprechen. Dies wäre beispielsweise der Fall, wenn beobachtet wird, dass sich jemand ein Bein bricht und ohnmächtig auf dem Gehweg liegt. Es entspricht mit an Sicherheit grenzender Wahrscheinlichkeit dem objektiven Willen des Betroffenen, wenn jemand einen Krankenwagen im Namen des Opfers beauftragt, ihn abzuholen. Für die anfallenden Kosten muss dann der Betroffene und nicht der Auftraggeber aufkommen.

9. Erklären Sie, was eine Pflichtenkollision ist.

Ein weiterer Rechtfertigungsgrund ist die rechtfertigende Pflichtenkollision. Diese liegt vor, wenn eine Person mit mehreren Hilfspflichten (beispielsweise bei einer Garantenstellung) konfrontiert ist, aber nicht alle Pflichten gleichzeitig oder hintereinander erfüllen kann. Hier besteht ein Wahlrecht. Praktisch bedeutet dies: Wenn es in einem Altenheim brennt und es ist absehbar, dass nicht alle Bewohner gerettet werden können, wird niemand für die unterlassene Hilfeleistung belangt werden, gegenüber den Personen, die trotz aller Anstrengungen nicht mehr gerettet werden konnten.

10. Erläutern Sie den „Jedermann-Paragrafen" der StPO.

Das Festnahmerecht nach § 127 Strafprozessordnung bedeutet, dass Jedermann befugt ist, einen auf frischer Tat ertappten Straftäter festzunehmen. Wenn Sie beobachten, wie jemand auf der Station versucht, einen Bewohner zu töten, können Sie diese Person nach dem § 127 festnehmen und hierbei unmittelbaren Zwang anwenden.

11. Welche Bedeutung hat das Widerstandsrecht?

Praktisch nur theoretische Bedeutung hat das Widerstandsrecht nach Art. 20 GG. Nach dieser Vorschrift besteht das Recht Widerstand zu leisten, wenn jemand die freiheitlich demokratische Grundordnung beseitigen will. Da aber vorher den Rechtsweg ausgeschöpft worden sein muss, was Jahre bis Jahrzehnte dauert, wird entweder der Grund des Widerstandes beseitigt sein oder das Grundgesetz außer Kraft gesetzt sein, bis der Widerstand ausgeübt werden kann.

12. Zählen Sie die Rechtfertigungsgründe auf

Kurz in Stichworten eine Übersicht der Rechtfertigungsgründe (bitte §§ unbedingt nachschlagen, da hier nur stichwortartige Beschreibung!).
- Notwehr (§§ 32 StGB, 227 BGB)
- erlaubte Selbsthilfe (§§ 229, 561, 859, 1029 BGB)
- Geschäftsführung ohne Auftrag (§§ 677, 679 BGB)
- zivilrechtlicher Notstand (§§ 228, 904 BGB)
- allgemeiner rechtfertigender Notstand (§§ 34 StGB, 16 OwiG)
- rechtfertigende Pflichtenkollision
- rechtfertigende Einwilligung/mutmaßliche Einwilligung
- Festnahmerecht nach § 127 StPO
- Amtsbefugnisse, Dienstrechte und besondere Rechtspflichten von Amtsträgern (z. B. §§ 81 StPO, 758, 808, 909 ZPO)
- Widerstandsrecht nach Art. 20 GG

Nicht erwähnt wird das früher durch die Rechtsprechung entwickelte Züchtigungsrecht der Eltern und bestimmter Erzieher, das zwischenzeitlich abgeschafft ist.

9.2.3 Schuldfähigkeit

1. Definieren Sie die Schuldfähigkeit.

Eine weitere Voraussetzung, um Menschen zur strafrechtlichen Verantwortung zu ziehen, ist die Schuldfähigkeit. Das heißt, der Mensch muss in der Lage sein zu erkennen, dass er etwas Unrechtes tut. Ist jemand aufgrund einer Krankheit nicht in der Lage zu erkennen, dass er Unrecht tut, wird er nicht zu einer Haftstrafe verurteilt, sondern er läuft Gefahr, in der geschlossenen Abteilung der Psychiatrie untergebracht zu werden, um die Allgemeinheit vor ihm zu schützen und ihn von seiner Krankheit zu heilen. Während bei einer Gefängnisstrafe das Ende recht genau vorgegeben ist, ist dies bei der Psychiatrie schwer vorhersehbar.

2. Wann kann das Strafrecht auf Kinder und Jugendliche angewandt werden?

Strafrechtlich nicht zur Verantwortung gezogen werden Kinder und Jugendliche, die das 14. Lebensjahr noch nicht vollendet haben. Bis zum 18. Lebensjahr muss das Jugendstrafrecht angewendet werden, zwischen 18 und 21 kann je nach Entwicklungsstand des Jugendlichen das Erwachsenen- oder Jugendstrafrecht angewendet werden. Das Jugendstrafrecht bietet wesentlich geringere Strafrahmen als das Erwachsenenstrafrecht. Statt lebenslanger Strafe gibt es beispielsweise maximal 10 Jahre Haft.

3. Nennen Sie Einflussfaktoren auf die Schuldfähigkeit.

Neben psychischen Erkrankungen können auch andere Dinge die Schuldfähigkeit beeinflussen. Alkohol hat in größeren Mengen genossen Einfluss auf die Einsichts- und Steuerungsfähigkeit wie beispielsweise auch Medikamente oder Rauschgifte. Wer aber einen Rausch herbeiführt, um im Zustand der Schuldunfähigkeit Straftaten zu begehen, verstößt gegen einen eigenen Straftatbestand, der dazu führt, dass man genauso bestraft wird, wie wenn man die Tat nüchtern begangen hätte. Bei verringerter Schuldfähigkeit kann das Strafmaß reduziert werden.

9.2.4 Täterschaft

1. Welche Formen der Täterschaft und Teilnahme kennen Sie?

Unmittelbarer Täter ist derjenige, der eine Straftat selbst begeht. Eine Handlung ist nicht unbedingte Voraussetzung; besteht eine Handlungspflicht, kann eine Straftat auch durch Unterlassung begangen werden.

2. Erläutern Sie die Bedeutung der Garantenstellung.

Handlungspflichten bestehen beispielsweise bei der Garantenstellung. Diese haben enge Verwandte untereinander, sie kann aber auch durch vertragliche Verpflichtung begründet werden. Unterschieden werden die Garantenstellung aufgrund freiwilliger Übernahme (Arzt, medizinische Hilfspersonen, Sozialarbeiter, Taxifahrer) und aus enger Familien-, Lebens- oder Gefahrengemeinschaft (Bergsteiger, Taucher).

3. Erklären Sie, wie jemand zu einem mittelbaren Täter wird.

Begeht jemand durch eine andere Person eine Straftat, ist er mittelbarer Täter. Dies geschieht, indem eine andere Person praktisch wie ein Werkzeug benutzt wird und die Handlungen dieser Person gesteuert werden. Möglich wäre dies beispielsweise, wenn Kinder benutzt werden oder die psychische oder sexuelle Abhängigkeit von einer Person ausgenutzt wird, um durch diese Personen Straftaten begehen zu lassen. Bei einzelnen „Mauerschützen" (das waren Soldaten, die an der innerdeutschen Grenze „Republikflüchtlinge", die die Grenzbefestigungen von der DDR zur BRD überwinden wollten, erschossen haben) wurde die unmittelbare Täterschaft nicht angenommen, weil teilweise diesen Personen, wenn sie selbst nicht geschossen hätten, erhebliche Strafen, bis hin zur Todesstrafe gedroht hätten. Diese Personen wurden frei gesprochen, während die Vorgesetzten oder die Regierung als mittelbarer Täter bezeichnet wurden.

4. Erläutern Sie den Unterschied zwischen Beihilfe zur Tat und Anstiftung.

Unterstützt jemand eine Tat, kann dies ein Fall von Beihilfe sein (ein Mordwerkzeug wird zur Verfügung gestellt). Bringt jemand eine Person dazu, eine Straftat als eigene Tat zu begehen, ist derjenige Anstifter.

5. Unterscheiden Sie Mittäter und Nebentäter. Geben Sie auch ein Beispiel an.

Mittäter sind zwei Personen, die aufgrund gemeinsam geschlossenen Entschlusses, zusammen eine Straftat begehen.
Nebentäter sind zwei Personen, die unabhängig voneinander, ohne Absprache einen Taterfolg herbeiführen. Beispiel: Wenn zwei Pfleger einem unbequemen Pflegebedürftigen ein Medikament geben, um ihn körperlich zu verletzen. Wäre die einzelne Dosis des Medikaments alleine nicht tödlich, führt aber die Kombination der Mittel zum Tode, wäre dies ein Fall der Nebentäterschaft, wenn die Beteiligten den Tod billigend in Kauf genommen hätten.

6. Wie schützt das Strafrecht die Grundrechte?

Strafrechtlicher Schutz für Grundrechte besteht nur teilweise. Das Recht auf freie Meinungsäußerung wird beispielsweise nicht durch das Strafrecht geschützt. Geschützt ist das Recht auf Leben durch die §§ 211 (Straftaten gegen das Leben, wie Mord usw.), die körperliche Unversehrtheit und die Gesundheit (§§ 223–231), das Eigentum durch die Raub- und Diebstahlsregelungen (§§ 242–262), die Ehre durch die Beleidigungsparagrafen (§§ 185–200), die Freiheit wird durch die Straftaten gegen die persönliche Freiheit geschützt (§§ 234–241a).

9.2.5 Totschlag

1. Definieren Sie Totschlag.

Der Totschlag ist im § 212 StGB definiert. Dort heißt es: „Wer einen Menschen tötet, ohne Mörder zu sein, wird als Totschläger mit einer Freiheitsstrafe nicht unter fünf Jahren bestraft." Es muss also nicht durch Schlagen, sondern kann durch Verletzen, Vergiften, Aussetzen oder durch Unterlassen von Hilfe geschehen; auch durch Erschrecken ist es denkbar, einen Totschlag zu begehen.

Strafrecht

2. Geben Sie ein Beispiel für einen minder schweren Totschlag an und wie er bestraft wird.

Ein minder schwerer Fall wird mit Freiheitsstrafe von einem Jahr bis zu 10 Jahren bestraft. Dies ist der Fall, wenn man selbst oder ein Angehöriger vom späteren Opfer misshandelt oder schwer beleidigt wurde und hierdurch provoziert wurde („zum Zorn gereizt"), ohne vorher selbst Anlass zur Provokation gegeben zu haben.

3. Unter welchen Voraussetzungen liegt ein Mord vor?

Um Mörder zu sein (was mit lebenslanger Freiheitsstrafe verbunden ist), muss mindestens ein Mordmerkmal erfüllt sein:
Mordmerkmale sind: Mordlust, Befriedigung des Geschlechtstriebes, Habgier, sonstige niedrige Beweggründe, Heimtücke, Grausamkeit oder gemeingefährliche Mittel, die Absicht eine andere Straftat zu ermöglichen oder zu verdecken.

4. Erläutern Sie folgende Mordmerkmale:
a) Mordlust
b) Befriedigung des Geschlechtstriebs
c) Habgier
d) niedriger Beweggrund
e) Heimtücke

a) Der Tötungsvorgang als solcher bietet den alleinigen Tötungsantrieb. Es wäre also das Handeln aus Freude am Töten, aus Neugierde, einen Menschen streben zu sehen, aus reinem Mutwillen oder aus Zeitvertreib.
b) Zur Befriedigung des Geschlechtstriebes tötet jemand, der das Töten als Mittel zur geschlechtlichen Befriedigung benutzt oder um sich an der Leiche zu vergehen; auch wer bei einer Vergewaltigung den Tod des Opfers billigend in Kauf nimmt, fällt hierunter.
c) Habgier ist ungehemmte, überzogene und sittlich anstößige Steigerung des Erwerbssinnes, also die Aussicht auf unmittelbare Vermögensvermehrung durch den Tod.
d) Niedrig sind Beweggründe, die nach allgemeiner sittlicher Wertung auf tiefster Stufe stehen und deshalb besonders verwerflich sind. Beispiel: Ausländer- oder Rassenhass, bewusstes Abreagieren von Aggressionen an Unbeteiligten.
e) Heimtücke: Ausnutzen der Arg- und Wehrlosigkeit des Opfers (Missbrauch von Vertrauen).

f) Grausamkeit
g) gemeingefährliches Mittel

f) Grausam tötet, wer dem Opfer besonders starke Schmerzen oder Qualen körperlicher oder seelischer Art zufügt.

g) Gemeingefährlich ist ein Mittel, wenn dessen Wirkung auf Leib oder Leben einer Mehrzahl anderer Menschen der Täter nach den konkreten Umständen nicht in der Hand hat.

5. Beschreiben Sie, was Tötung auf Verlangen bedeutet.

Tötung auf Verlangen ist, wenn jemand durch ausdrückliches und ernstliches Verlangen vom Getöteten zur Tötung bestimmt wurde.
„Ernstlich" soll unüberlegte Äußerungen ausschließen und auch das Verlangen von Menschen ausschließen, die die Tragweite der Äußerung nicht überblicken können. Vom Tatbestand her ist eine Fremdtötung Voraussetzung, dass diese Vorschrift angewandt wird.

6. Sind Suizid und Beihilfe hierzu strafbar?

Führt die Tötungshandlung der Getötete selbst aus, handelt es sich um einen Suizid, der straffrei ist; ebenso die Beihilfe zu einem Suizid. Besorgt jemand Medikamente für die Selbsttötung, die verschreibungspflichtig sind, wird ein Verstoß wegen der Verschreibungspflicht nach dem Arzneimittelgesetz bestraft.
Es ist also ein Unterschied, ob jemand einem Menschen, der sterben will, das tödliche Getränk an die Lippen setzt, oder es ihm auf den Nachttisch stellt, damit er es selbst austrinkt. Wer eine Selbsttötung geschehen lässt, bleibt in der Regel auch trotz einer Garantenstellung straflos. Selbsttötung ist nach der herrschenden Meinung bei den Juristen weder vom Grundgesetz her als Recht garantiert noch ist sie rechtlich verboten.

9.2.6 Sterbehilfe und würdevolles Sterben

1. Unterscheiden Sie die Sterbehilfearten:
a) aktive Sterbehilfe

a) Aktive Sterbehilfe ist verboten. Aktive Sterbehilfe bedeutet, dass eine Lebensverkürzung verursacht wird und auf diese Lebensverkürzung abgezielt wird (direkte Euthanasie).

→   →

Strafrecht

b) passive Sterbehilfe
c) Behandlungsabbruch

b) Von indirekter Euthanasie oder auch passiver Sterbehilfe wird gesprochen, wenn nur Schmerzlinderung bezweckt wird und dabei eine Lebensverkürzung als mögliche oder sogar unvermeidbare Folge in Kauf genommen wird. Das bedeutet, dass ein Sterbeprozess schon begonnen hat und seinen Lauf nimmt. Ärzten ist es seit geraumer Zeit erlaubt, trotz ihrer Garantenstellung eine Intensivbehandlung nicht aufzunehmen oder zu beenden, wenn es dem Patientenwillen entspricht.

c) Auch eine gegen den Willen des Patienten begonnene Intensivbehandlung kann straffrei beendet werden. Der Behandlungsabbruch im Falle der Aussichtslosigkeit der Behandlung erfüllt nach allgemeiner Ansicht nicht einmal den Tatbestand einer Tötungshandlung.

2. Erläutern Sie, wie würdevolles Sterben durchgesetzt werden kann.

Grundsätzlich ist praktisch jede ärztliche Behandlung in irgendeiner Form eine Körperverletzung, die einer Einwilligung bedarf, damit sie nicht rechtswidrig ist. Diese Einwilligung hierzu erfolgt regelmäßig nach ärztlicher Aufklärung ausdrücklich im Hinblick auf die anstehende Behandlung. Sie kann aber auch im Voraus für viele Behandlungsfälle erteilt oder verweigert werden. Dies kann in Form einer Patientenverfügung geschehen.

3. Begründen Sie, warum das Wort Patiententestament falsch ist.

Die früher oft verwendete Bezeichnung Patiententestament sollte vermieden werden, weil sowohl in der Form, als auch im Inhaltlichen zum Testament gewaltige Unterschiede bestehen. Inhaltlich soll ein Testament Regelungen für den Zeitpunkt nach Eintritt des Todes treffen, die Patientenverfügung trifft Regelungen für den Umgang mit dem Patienten bis zum Eintritt des Todes.

4. Welche Form hat die Patientenverfügung im Gegensatz zum Testament?

Eine Patientenverfügung ist grundsätzlich formfrei, sollte aber in der Regel aus Beweisgründen in Schriftform vorliegen. Ein Testament muss in notarieller Form oder durchgehend in handschriftlicher Form erstellt sein, sofern es sich nicht um ein Nottestament handelt. Hier ist die Form Wirksamkeitsvoraussetzung. Verstoß gegen Formvorschriften hat die Unwirksamkeit zur Folge.

5. Können für die Patientenverfügung Vordrucke verwendet werden?

Es können Vordrucke verwendet werden, was auch sinnvoll ist, da gute Formulierungsvorschläge zur Verfügung stehen. Im Internet können auf der Homepage des Justizministeriums Formulierungsvorschläge abgerufen werden. Auch Literatur gibt es zu diesem Thema (Klie/Student: Patientenverfügung) und Vordrucke und Texterläuterungen von vielen Vereinen, die mit Patienten und älteren Menschen zu tun haben (Krankenkassen, Hospizverein, Kirchen usw.).

6. Beschreiben Sie, welche Gratwanderung bei einer Patientenverfügung vorliegt.

Die Patientenverfügung stellt eine schwierige Aufgabe: Sie muss möglichst konkrete Regelungen enthalten für Fälle, die kaum vorhersehbar sind. Sie muss eine Brücke zwischen speziellen und allgemeinen Regeln finden.

7. Stellen Sie die allgemeinen Inhalte einer Patientenverfügung dar:
a) Einleitung
b) Beschreibung der Situation, wann die Patientenverfügung gelten soll.

a) Vorname und Name des Verfassers sowie die Anschrift. Es muss sich um alle notwendigen Daten handeln, um die Verfügung der konkreten Person zuordnen zu können. Bei weit verbreiteten Namen empfiehlt sich die Aufnahme des Geburtsdatums.

b) Es sollte eine Regelung folgen, in der festgehalten ist, in welcher Situation die Verfügung gelten soll. Bei Menschen, die beispielsweise Blutspenden ablehnen, muss die Patientenverfügung für alle ärztlichen Eingriffe gelten; manche Menschen wollen nur eine Regelung treffen, für den Fall, dass sie sich im unmittelbaren Sterbeverlauf befinden und sich eine Verlängerung von Qualen ersparen wollen.

8. Schildern Sie, welche Formulierungen betreffend der Situation problematisch sind.

Vorsichtig verwendet werden sollten Formulierungen wie „wenn ich mich unwiderruflich im Sterbeprozess befinde", weil manche Ärzte das „unwiderruflich" unter Hinweis, dass durchaus eine Umkehr oder Verzögerung des Prozesses denkbar wäre, die Verfügung uminterpretieren und dann doch noch Behandlungen durchführen, die eigentlich nicht erwünscht waren. Hinweise darauf, dass die Verfügung gelten soll, wenn man nicht in der Lage ist, seinen Willen zu artikulieren, können weggelassen werden, da für diese Fälle die Patientenverfügung immer verfasst wird. Jemand, der sich noch artikulieren kann, kann die Einwilligung unmittelbar erteilen oder verwehren.

9. Stellen Sie die konkreten Inhalte einer Patientenverfügung dar:
a) **Behandlungswünsche**
b) **Künstliche Ernährung/Beatmung**
c) **Sterbeort**
d) **Beistand**
e) **Palliativbehandlung**

a) Die Behandlungswünsche sollten möglichst detailliert dargelegt werden. Denkbar ist, dass spezielle Behandlungen (Bluttransfusionen oder spezielle Medikamente beispielsweise) abgelehnt oder spezielle Behandlungsarten ausdrücklich gewünscht werden.

b) Es können Regelungen dazu getroffen werden, ob man künstlich ernährt oder beatmet werden will, ob man sich lediglich ausschließlich Flüssigkeit zuführen lassen will, um ein Austrocknen zu verhindern, oder ob man wünscht, dass alle denkbaren Behandlungsmethoden ausprobiert werden.

c) Es kann der Wunsch festgehalten werden, in welcher Umgebung man sterben möchte, ob dies zuhause, in einem Hospiz oder Heim erfolgen soll.

d) Geregelt werden kann auch, ob man allein, mit seelsorgerischem Beistand oder anderer Begleitung sterben will.

e) Wenn keine medizinische Behandlung gewünscht wird, kann in der Patientenverfügung geregelt werden, dass ausschließlich Palliativbehandlung zur Vermeidung von Schmerzen und Ängsten erfolgen soll.

f) **Bevollmächtigter**
g) **weitere Entscheidungshilfen**
h) **…und wenn der Arzt sich nicht an die Verfügung hält?**
i) **Schlussformalitäten**

f) Sinnvoll ist auch eine Regelung, wie zu handeln ist, wenn etwas eintritt, worauf die Patientenverfügung keine Lösung anbietet. Hier könnte beispielsweise eine Person bevollmächtigt werden, die Entscheidungen trifft (Freund, Verwandter, Arzt usw.). Auf jeden Fall sollte hier eine Befreiung von der Schweigepflicht für das behandelnde Personal aufgenommen werden.

g) Es ist empfehlenswert, Glaubens- und Wertvorstellungen niederzuschreiben, damit hier eventuell Entscheidungshilfen gefunden werden können. Wichtig ist, vorher mit dieser Person zu reden, um ihr die Vorstellungen zu vermitteln und um den Verwandten/Freund mit der Aufgabe nicht zu „überfallen" und überfordern.

h) Problematisch sind Fälle, wenn der behandelnde Arzt die Meinung vertritt, dass in Kenntnis aller Umstände die Verfügung so nicht abgefasst worden wäre. Soll ausgeschlossen werden, dass der Arzt freie Hand hat, sich über die Verfügung hinwegzusetzen, sollte dies eindeutig begrenzt und eingeschränkt werden, weil sonst die Patientenverfügung keinen Sinn hat. Der Hinweis, dass eine Änderung des Willens nicht unterstellt werden soll, nimmt dem Arzt die Möglichkeit der Uminterpretation.

i) Zum Schluss wird die Patientenverfügung mit Ort, Datum und Unterschrift versehen.

10. Wo wird eine Patientenverfügung am besten verwahrt?
a) **Zentralregister**
b) **Arzt**

a) Es wurde ein Zentralregister für Patientenverfügungen eingerichtet, bei dem die Verfügung für ein geringes Entgelt hinterlegt werden kann.

b) Wurde die Verfügung im Hinblick auf eine konkrete Behandlungsmaßnahme angefertigt (vor einer Operation), ist es empfehlenswert, diese beim Arzt zu hinterlegen, der die Maßnahme durchführt; ein Exemplar sollte sich bei der bevollmächtigten Person befinden. Die Verfügung sollte mit dem behandelnden Arzt durchgesprochen werden.

Strafrecht

c) Hausarzt
d) Hinweis auf Verwahrungsort

c) Es kann auch sinnvoll sein, eine Verfügung beim Hausarzt zu hinterlegen, da bei diesem oft angefragt wird, welche Vorkrankheiten bestehen und welche Medikamente gegeben werden, um unerwünschte Wechselwirkungen oder Reaktionen aufgrund von Allergien zu vermeiden.

d) Es ist ratsam, bei den persönlichen Unterlagen (beim Ausweis) einen Hinweis auf den Verwahrungsort einer Patientenverfügung einzulegen.

11. Muss eine Patientenverfügung regelmäßig neu unterschrieben werden?

Früher herrschte die Meinung vor, dass eine Verfügung mindestens alle zwei Jahre neu unterschrieben werden muss. Heute gilt dies nicht mehr so, da es beispielsweise nicht möglich ist, eine zentral verwahrte Patientenverfügung laufend neu zu unterschreiben.

12. Schildern Sie das Problem, das entstehen kann, wenn die regelmäßige Unterschrift fehlt.

Wenn die Verfügung 10 Jahre hintereinander pünktlich neu unterschrieben wurde und seit zwei Jahren die Unterschrift fehlt, könnte dies eine Distanzierung von der Verfügung bedeuten oder darauf hindeuten, dass die Person aus irgendwelchen Gründen die Verfügung nicht neu unterschreiben konnte.

13. Wie kann die Unsicherheit, wenn keine regelmäßige Unterschrift vorliegt, minimiert werden?

Es ist empfehlenswert, den gut sichtbaren Hinweis auf eine Patientenverfügung dort bei sich zu tragen, wo sie ständig gesehen wird (z. B. im Geldbeutel oder beim Ausweis), weil dann eindeutig ist, dass die Person täglich damit konfrontiert wurde und diesen Hinweis entfernt hätte, wenn die Verfügung unwirksam geworden sein sollte. Lässt sich aus den Umständen erkennen, dass die Verfügung weiter für wirksam angesehen wurde, sollte die regelmäßige neue Unterschrift überflüssig sein. Es kann auch in der Verfügung ein Hinweis darauf aufgenommen werden, dass eine Änderung des Willens auch dann nicht unterstellt werden soll, wenn die Unterschrift nicht regelmäßig erneuert wurde. Es sollte klar gestellt werden, dass die Patientenverfügung vernichtet werden würde, wenn sie als überholt angesehen wird, was zur Folge hat, dass eine Änderung des Willens nicht mehr unterstellt werden kann.

9.2.7 Körperverletzungsdelikte

1. Zählen Sie Körperverletzungsdelikte auf, die in Ihrem Beruf relevant sein können.

Wesentliche Tatbestandsmerkmale sind die körperliche Misshandlung oder Gesundheitsschädigung einer anderen Person. Die Tat kann auch durch Unterlassen begangen werden bei Vorliegen einer Garantenstellung. Für Ärzte kann dies speziell zutreffen bei einer unterlassenen Schmerzbehandlung, was derzeit noch aus fehlender Fachkenntnis vorkommen kann. In solch einer Situation sollte auf Überweisung an einen Facharzt der Palliativmedizin bestanden werden.

2. Definieren Sie Körperverletzung.

Körperliche Misshandlung ist üble, unangemessene Behandlung mit nicht nur unwesentlicher Beeinträchtigung des körperlichen Wohlbefindens. Die Beeinträchtigung kann nach allgemeiner Ansicht schon durch das Abschneiden der Haare erfolgen. Nicht umfasst sind „Stalking", das Nachstellen und Bedrängen einer Person, sowie Handlungen, die lediglich Ekel oder Erregung verursachen; auch das Auftreten von Durchfall als Folge reicht üblicherweise nicht aus. Hier ist es aber sehr schwer, eine klare Grenze zu ziehen.

3. Erläutern Sie, was unter Schädigung der Gesundheit zu verstehen ist und geben Sie ein Beispiel an.

Es muss ein Zustand hervorgerufen oder gesteigert werden, der von dem normalen Zustand der körperlichen Funktionen nachteilig abweicht, egal auf welche Art und Weise er verursacht wird. Die Gesundheitsschädigung setzt nicht unbedingt einen Schmerz voraus; das Anstecken mit einer schweren Infektionskrankheit (AIDS o. Ä.) erfüllt diesen Tatbestand.

4. Welches spezielle Risiko hinsichtlich der Körperverletzung gibt es im Pflegebereich?

Im Pflegebereich besteht schnell die Gefahr, weitere Tatbestandsmerkmale zu erfüllen, die zu einer härteren Bestrafung führen.

Strafrecht

5. Erfüllt ein ärztlicher Eingriff den Tatbestand der Körperverletzung?

Nach der Rechtsprechung erfüllt der indizierte und kunstgerecht durchgeführte ärztliche Heileingriff den Tatbestand der Körperverletzung, ist aber durch tatsächliche oder mutmaßliche Einwilligung nicht rechtswidrig. Problematisch wird dies, wenn nichtärztliche Hilfspersonen ihre Kompetenzen bei der Behandlung von (vermeintlichen) Notfällen überschreiten. Auch hier kann eine tatsächliche Einwilligung vorliegen, die allerdings möglicherweise unwirksam sein kann, wenn der Patient der Meinung war, er hätte einen Arzt vor sich. Siehe auch 9.1.4 Delegierung ärztlicher Tätigkeiten, Seite 435.

6. Beschreiben Sie, wann eine Körperverletzung zur gefährlichen Körperverletzung wird.

Für eine gefährliche Körperverletzung (§ 224 StGB) ist beispielsweise Voraussetzung, dass die Tat durch Beibringung von Gift oder anderen gesundheitsschädlichen Stoffen (kann Medizin bei falscher Dosierung oder Anwendung sein!), mittels einer Waffe oder eines anderen gefährlichen Werkzeugs, mittels eines hinterlistigen Überfalls oder mit einem anderen Beteiligten gemeinschaftlich oder mittels einer das Leben gefährdenden Behandlung erfolgt.

7. Geben Sie das Strafmaß für gefährliche Körperverletzung an.

Die Freiheitsstrafe für gefährliche Körperverletzung liegt zwischen sechs Monaten und zehn Jahren.

8. Erklären Sie, was das Beibringen von gesundheitsschädlichen Stoffen bedeutet.

Das Beibringen kann beispielsweise das Infizieren durch Körperkontakt sein. Wird auf die übliche Desinfektion nach Kontakt mit Erkrankten verzichtet und damit in Kauf genommen, dass sich jemand ansteckt, erfüllt dies somit schon den Tatbestand der gefährlichen Körperverletzung.

9. Ist ein hinterlistiger Überfall bei der Pflege vorstellbar?

Der hinterlistige Überfall ist bei Juristen nicht nur das, was spontan mit diesem Begriff verbunden wird. Ein Überfall ist ein unvorhergesehener Angriff unter Ausnutzung des Überraschungsvorteils zusammen mit auf Verdeckung der wahren Absicht berechnetem Vorgehen. Auflauern, Vortäuschen von Friedfertigkeit oder heimliches Zuführen eines Betäubungsmittels, um Widerstand nicht aufkommen zu lassen, gehören hierzu.

10. Nennen Sie Beispiele dafür, was ein Jurist unter einem gefährlichen Werkzeug versteht.

Ein gefährliches Werkzeug kann schon ein Schuh sein, wenn er für einen Tritt in den Unterleib verwendet wird, das Trinken lassen von Spiritus, Streuen von Pfeffer (oder -spray) in die Augen oder das Zufügen einer Brandverletzung mit einer Zigarette gehören ebenfalls hierzu. Nicht dazu gehört das Verwenden einer Schere beim Abschneiden eines Zopfes. Die Abgrenzung ist nur schwer nachvollziehbar.

11. Geben Sie das Tatbestandsmerkmal an, das in der Pflege schnell erfüllt ist.

Da in der Pflege oft mehrere Personen gemeinsam arbeiten, ist schnell die Qualifizierung „gemeinschaftlich" erfüllt.

12. Wer ist Schutzbefohlener?

Die Misshandlung von Schutzbefohlenen ist dann erfüllt, wenn jemand eine Person unter 18 Jahren oder eine wegen Gebrechlichkeit oder Krankheit wehrlose Person, die seiner Fürsorge oder Obhut untersteht, seinem Hausstand angehört, von dem Fürsorgepflichtigen seiner Gewalt überlassen worden oder ihm im Rahmen eines Dienst- oder Arbeitsverhältnisses untergeordnet ist, quält oder roh misshandelt. Auch wer durch böswillige Vernachlässigung seiner Pflicht für sie zu sorgen, sie an der Gesundheit schädigt, wird mit Freiheitsstrafe von sechs Monaten bis zu zehn Jahren bestraft. Das Schutzverhältnis kann durch freiwillige Übernahme erfolgen, ist also auf Alten- und Pflegeheime anwendbar.

13. Zählen Sie die Tatbestandsmerkmale der schweren Körperverletzung auf.

Verliert das Opfer das Sehvermögen (ein oder beide Augen), das Gehör, das Sprechvermögen oder die Fortpflanzungsfähigkeit oder wird es in erheblicher Weise dauernd entstellt, verfällt in Siechtum, Lähmung oder geistige Krankheit oder Behinderung bzw. verliert ein wichtiges Glied des Körpers (Daumen oder Zeigefinger, andere Finger nicht unbedingt) oder kann es nicht mehr dauernd gebrauchen, liegt schwere Körperverletzung nach § 226 StGB vor.

Strafrecht

14. Welche Strafe droht bei schwerer Körperverletzung?

Die Freiheitsstrafe liegt bei einem bis zehn Jahren. Ist die schwere Folge der Körperverletzung absichtlich herbeigeführt worden, ist die Mindeststrafe drei Jahre, eine Obergrenze besteht nicht. Hat die Körperverletzung den Tod der verletzten Person zur Folge, ist die Mindeststrafe ebenfalls drei Jahre.

15. Unterscheiden Sie, wann bei Todesfolge ein Tötungsdelikt und wann ein Körperverletzungsdelikt vorliegt.

Die objektive Abgrenzung von Körperverletzungsdelikten zu den Tötungsdelikten ist nur schwer möglich, da bei jeder Tötung eine Körperverletzung Voraussetzung ist. Da manchmal Details Hinweise auf die Motivation des Täters geben, ist in Fällen dieser Art eine gründliche Ermittlung des subjektiven Tatbestandes sehr wichtig. Obwohl sowohl Polizei als auch Staatsanwaltschaft verpflichtet sind, nicht nur die belastenden, sondern auch alle entlastenden Tatbestandsmerkmale zu ermitteln, ist dies nicht immer zuverlässig gewährleistet, sodass es sich empfiehlt, unverzüglich anwaltliche Hilfe zu holen.

16. In welchem Bereich liegt das häufigste Körperverletzungsdelikt?

Meistens liegt eine fahrlässige Körperverletzung vor, die ebenso wie die vorsätzliche Körperverletzung nur auf Antrag verfolgt wird, oder wenn die Strafverfolgungsbehörde wegen öffentlichen Interesses ein Einschreiten „von Amts wegen" für geboten hält. Da unter die fahrlässige Körperverletzung alle Verkehrsunfälle fallen, bei denen Menschen verletzt werden, und die Staatsanwaltschaft sehr oft das öffentliche Interesse bejaht, gibt es hier die meisten Verfahren.

17. Wann ist die Beteiligung an einer Schlägerei gegeben?

Für die Praxis der Altenpfleger ist ein Tatbestand der Körperverletzungsdelikte nur am Rande interessant: Die Beteiligung an einer Schlägerei (§ 231 StGB) ist gegeben, wenn bei einer Auseinandersetzung, die mit Körperverletzungen verbunden ist, mehr als zwei Personen mitwirken. Der Angegriffene zählt hierbei mit. Da es sich um einen von mehreren Personen verübten Angriff handelt, wird dieser Tatbestand schon angenommen, wenn beispielsweise über längere Zeit ein Geisteskranker fortgesetzt gequält wird, wie der Bundesgerichtshof entschieden hat.

9.2.8 Fixierungen

1. Fixierungen gelten als Freiheitsberaubung in strafrechtlichem Sinn. Wie ist das Strafmaß?

Wer einen Menschen einsperrt oder in anderer Weise der Freiheit beraubt, wird mit Freiheitsstrafe bis zu fünf Jahren oder mit Geldstrafe bestraft (§ 239 StGB). Wird das Opfer länger als eine Woche der Freiheit beraubt oder hierdurch eine schwere Gesundheitsschädigung des Opfers verursacht, ist die Freiheitsstrafe 1 bis 10 Jahre. Wird der Tod des Opfers verursacht, liegt die Freiheitsstrafe nicht unter drei Jahren.

2. Nehmen Sie dazu Stellung, ob eine Freiheitsberaubung auch vorliegt, wenn das Opfer sich nicht fortbewegen will.

Geschützt wird hier die potenzielle persönliche Bewegungsfreiheit. Es kommt nicht darauf an, ob sich der Betroffene fortbewegen will, sondern nur, ob ihm die Möglichkeit genommen wird. Geschützt ist damit jeder, sofern er zu willkürlicher Ortsveränderung imstande ist. Geschützt sind damit auch beispielsweise Betrunkene oder Geisteskranke.

3. Erläutern Sie Möglichkeiten der Freiheitsberaubung.

Die Möglichkeiten zur Freiheitsberaubung können Gewalt, List, Drohung oder Betäubung sein. Wird einer Person die Kleidung weggenommen, kann auch das eine Art der Fixierung sein, auch die Behauptungen, dass die Türklinke unter Strom stehe oder ein wildes Tier sich im Hausflur aufhalte, gehören dazu. Mit Medikamenten, die die Bewegungsfreiheit durch Lähmungserscheinungen einschränken kann ebenso eine Freiheitsberaubung erfolgen, wie mit Medikamenten, die die Entscheidungsfähigkeit beeinflussen.

4. Welche Karenzzeit gibt es bei der Freiheitsberaubung?

Wie sich an der Formulierung des Gesetzestextes erkennen lässt (bei Dauer von einer Woche beginnt eine Strafverschärfung zum Verbrechen hin), gibt es entsprechend auch keine „Karenzzeit", wie oft falsch angenommen wird.

Strafrecht

5. Beschreiben Sie die Umsetzung freiheitsentziehender Maßnahmen.

Die Entscheidung des Vormundschaftsgerichts, freiheitsentziehende Maßnahmen anzuordnen, muss schnellstmöglich herbeigeführt werden. Selbst am Wochenende ist es möglich, Anordnungen dieser Art über den Notdienst der Gerichte (zu erfragen über die Polizei) zu bekommen. Allerdings wird in der Praxis weder der im Notdienst arbeitende Jurist, noch der Vormundschaftsrichter, ernsthaft Einwände erheben, wenn bis zum nächsten Werktag gewartet wird, bis die Genehmigung der Fixierung eingeholt wird. Für die Psychiatrie ist es (zumindest in Baden-Württemberg) genau gesetzlich geregelt, welche Fristen zu beachten sind.

6. Geben Sie die Dauer an, bis eine Fixierung gerichtlich genehmigt ist.

An normalen Werktagen können Beschlüsse zur Anordnung von Fixierungen innerhalb weniger Stunden erlassen werden. In der Praxis kommt es vor, dass Richter selbst an Verhandlungstagen die Pausen zur Kontaktaufnahme mit den Betroffenen nutzen um sich ein eigenes Bild zu machen.

7. Sind Fixierungen ohne Genehmigung erlaubt? Führen Sie auch mögliche Situationen auf.

Fixierungen sind ohne Genehmigung nur zur unmittelbaren Gefahrenabwehr erlaubt. Beispiele: um andere Bewohner vor dem Betroffenen zu schützen, wenn dieser eine Gefahr darstellt, und als Schutz vor Selbstgefährdung (bei Suizidgefahr) bei krankhaften Störungen der Entschlussfähigkeit.

8. Stellen Sie die Dokumentation von Fixierungen dar.

Bei Fixierungen ist es unerlässlich, die betroffene Person laufend zu überwachen, da häufig Unglücksfälle vorgekommen sind. Eine Fixierung muss unbedingt gründlich dokumentiert werden. Darin soll enthalten sein:
- wer wurde fixiert (Betroffener)
- wer hat die Fixierung angeordnet
- wer fixierte wie
- von wann bis wann wurde fixiert
- besondere Maßnahmen und Vorkommnisse
- wer hat den Betroffenen wann beobachtet bzw. kontrolliert

9.2.9 Schutz des Persönlichkeitsrechts

9. Sind Fixierungen zur Überbrückung bei Personalmangel zulässig?

Die Fixierung ist nicht zulässig, weil die Sicherheit auf Stationen dauerhaft aufgrund Personalmangels nicht gewährleistet ist. In diesen Fällen muss das Personal rechtzeitig Überlastungsanzeigen an die Personalabteilung senden, damit Maßnahmen eingeleitet werden, um die Überlastung zu beseitigen.

1. Wie gut schützt das Strafrecht das Persönlichkeitsrecht?

Nur Teilweise: Schutzbereich der §§ 185–187a StGB ist die Ehre, also nur ein Teil der Personenwürde. Allerdings sind Inhalt und Grenzen – wie bei den Juristen üblich – umstritten. Beleidigungsfähig ist jeder lebende Mensch. Die Abgrenzung der Beleidigungsfähigkeit von Gruppen ist nicht einfach; beispielsweise kann „die Polizei" beleidigt werden, wenn es sich um einen konkreten Einsatz geht, die allgemeine Bezeichnung „die Polizei" ohne konkreten Bezug reicht nach allgemeiner Ansicht nicht aus.

2. Definieren Sie folgende Begriffe:
a) Beleidigung

a) Beleidigung ist ein Angriff auf die Ehre durch Kundgabe von Missachtung oder Nichtachtung. Diese Äußerungen können durch Wort, Schrift, Bild, Gesten oder Tätlichkeiten erfolgen, wobei der Gesamtzusammenhang zu beachten ist. Satirische Schriften leben geradezu von Übertreibungen, die der Betroffene leicht als überzogen und damit herabsetzend auffassen kann.

Bei einem Eintrag in ein Tagebuch oder bei einem Monolog liegt keine Kundgabe oder Äußerung vor, wenn kein Dritter sie wahrnehmen soll. Auch in der Privatsphäre unter engen Verwandten sind offene Äußerungen über andere ohne Strafrisiko möglich, wenn davon ausgegangen werden kann, dass diese Äußerungen nicht weitergegeben werden. Eine Beleidigung kann natürlich auch durch eine Tätlichkeit begangen werden (Anspucken, Ohrfeige).

b) sexuelle Beleidigung
c) üble Nachrede
d) Verleumdung

b) Die Beleidigung im sexuellen Bereich ist reduziert worden auf „einen geschlechtlichen Angriff über das gewöhnliche Erscheinungsbild des Sexualdeliktes heraus" und hiermit zum Ausdruck gebracht werden soll, dass der Betroffene einen seine Ehre mindernden Mangel aufweise.

c) Werden Tatsachen behauptet, die geeignet sind, einen Dritten herabzuwürdigen oder verächtlich zu machen, wird eine üble Nachrede (§ 186 StGB) begangen, wenn diese Tatsachen nicht erweislich wahr sind. Wird diese Tat öffentlich oder durch das Verbreiten von Schriften begangen, kann sie bis zu zwei Jahre Freiheitsstrafe oder Geldstrafe zur Folge haben.

d) Wenn feststeht, dass die behauptete Tatsache falsch ist, wurde eine Verleumdung begangen. Hier kann ein weiteres Tatbestandsmerkmal hinzukommen: Die Kreditgefährdung. Das bedeutet, dass nicht nur die Ehre geschützt wird, sondern auch die Gefährdung der Bereitschaft eines Kreditinstitutes einem Bankkunden weiteren Kredit zu geben. Diese Tat kann auch gegenüber juristischen Personen (Firmen, rechtsfähige Vereine) und Handelsgesellschaften begangen werden.

3. Grenzen Sie die Beleidigung zur Kritik ab.

Bei berechtigter Kritik kann nicht von Beleidigung gesprochen werden. Ausdrücklich sind im § 193 StGB Vorhaltungen und Rügen der Vorgesetzten gegen ihre Untergebenen nur dann strafbar, wenn das Vorhandensein einer Beleidigung aus der Form der Äußerung oder den Umständen, unter denen sie geschah, hervorgeht. Ebenso dürfen tadelnde Urteile über wissenschaftliche, künstlerische oder gewerbliche Leistungen formuliert oder berechtigte Interessen wahrgenommen werden.

Auch Beleidigungsdelikte sind Antragsdelikte. Eine Verfolgung wird also erst aufgenommen wird, wenn ein Strafantrag vorliegt.

9.2.10 Schutz des persönlichen Bereichs

1. Erläutern Sie,
a) **was hauptsächlich unter dem Schutz des persönlichen Lebens- und Geheimbereiches verstanden wird**
b) **welche Tonaufzeichnungen in diesem Zusammenhang verboten sind.**
c) **welche Bildaufnahmen in diesem Zusammenhang verboten sind.**

a) Ein wesentlicher Bereich der Privatsphäre ist der Schutz des gesprochenen Wortes.
b) Wer das nicht öffentlich gesprochene Wort eines andern auf einen Tonträger aufnimmt und eine solche Aufnahme gebraucht oder einem Dritten zugänglich macht, wird mit bis zu drei Jahren Freiheitsstrafe bestraft (§ 201 StGB). Das bedeutet, dass Telefongespräche nicht aufgezeichnet werden dürfen, um diese Aufzeichnungen später zu verwerten. Wer Aufnahmen durchführt, um sie später bei einem Gerichtsverfahren zu verwerten, muss enttäuscht werden: Tonbandaufnahmen werden vor Gericht nicht ohne Weiteres als Beweismittel akzeptiert, da diese zu leicht manipulierbar sind.
c) Geschützt wird der höchstpersönliche Lebensbereich auch vor unbefugten Bildaufnahmen. So darf von einer Person, die sich in Ihrer Wohnung oder in einem gegen Einblick besonders geschützten Raum befindet, keine Bildaufnahme hergestellt oder übertragen werden. Auch dürfen solche Aufnahmen nicht gebraucht oder Dritten zugänglich gemacht werden. Das Übertragen umfasst auch Webcams oder Spycams, bei denen die Bilder nicht gespeichert werden.
Der sichtgeschützte Raum sind Toiletten, Umkleidekabinen oder ärztliche Behandlungszimmer, aber auch sichtgeschützt umzäunte Gärten. Damit sind Überwachungskameras in Altenheimen ein Problem, da sie nur Flure und Höfe überwachen dürfen.

2. Darf die Post der Bewohner gelesen werden?

Ein weiteres Tabu sind verschlossene Briefe oder Schriftstücke. Wer solche Schriftstücke, die nicht für ihn bestimmt sind, zum Zwecke der Kenntnisnahme öffnet, oder sich ohne sie zu öffnen mit technischen Mitteln Kenntnis verschafft, verletzt das Briefgeheimnis, was mit Freiheitsstrafe bis zu einem Jahr verbunden ist.
Das Abtasten oder gegen das Licht halten erfüllt diesen Tatbestand nicht.

Strafrecht

3. Beschreiben Sie, wie persönliche Daten geschützt werden.

Es macht sich strafbar, wer unbefugt Daten, die nicht für ihn bestimmt und gegen unberechtigten Zugang besonders gesichert sind, sich oder einem andern verschafft. Zu den Daten ist in diesem Sinne gehört nicht die Pflegedokumentation, sondern nur solche, die elektronisch, magnetisch oder sonst nicht unmittelbar wahrnehmbar gespeichert oder übermittelt werden.
Die Dokumentation ist also so aufzubewahren, dass kein Unbefugter schnell mal reinschauen kann.

4. Oft verschwinden Dinge und es wird schnell behauptet, dass ein Diebstahl vorliegt.
a) Wie ist ein Dieb im Gesetz definiert?
b) Was ist eine bewegliche Sache?

a) Der Gesetzeswortlaut sagt: „Wer eine fremde bewegliche Sache einem anderen in der Absicht wegnimmt, die Sache sich oder einem Dritten rechtswidrig zuzueignen, wird mit Freiheitsstrafe bis zu fünf Jahren oder mit Geldstrafe bestraft"

b) Sachen sind Gegenstände, wobei der allgemeine Sprachgebrauch enger ist, als die Verwendung durch Juristen. Hier gelten auch Leichen und Tiere als Sachen. Auf den wirtschaftlichen Wert oder den Aggregatzustand (fest, flüssig, gasförmig) kommt es nicht an. Keine Sachen sind Forderungen und sonstige Rechte, aber die Urkunden, in denen sie verbrieft sind (Sparbücher, Schecks etc.).

5. Erklären Sie, was unter der Beweglichkeit der Sache verstanden wird.

Zweites Tatbestandsmerkmal ist, dass die Sache beweglich sein muss. Es gelten hier auch die beweglich gemachten Sachen, wie ausgebrochene Goldzähne, oder auch das von der Weide abgefressene Gras. Weiter muss die bewegliche Sache fremd sein. Fremd bedeutet, dass die Sache einem anderen als dem Täter gehört, wobei fremd auch Sachen sind, die im Miteigentum eines anderen stehen. Nicht fremd sind herrenlose Sachen, die niemandem gehören oder gehören können (freie Luft, fließendes Wasser) oder Sachen, bei denen jemand das Eigentumsrecht aufgegeben hat. Verlorene, verlegte oder vergessene Sachen sind in der Regel nicht herrenlos.

Rechtskunde

6. Definieren Sie juristisch Wegnehmen.

Wegnehmen bedeutet, dass der fremde Gewahrsam gebrochen wird und neuer begründet wird. Gewahrsam ist ein tatsächliches, von einem Herrschaftswillen getragenes Herrschaftsverhältnis. Nach den Anschauungen des täglichen Lebens dürfen der Verwirklichung des Willens zur unmittelbaren Einwirkung auf die Sache keine Hindernisse entgegenstehen. Damit wird der Gewahrsam an dem geparkten Auto (man kann hingehen und es entfernen) behalten oder des abwesenden Wohnungsinhabers an den Sachen in seiner Wohnung. Den Gewahrsam verliert der Bahnreisende an den im Zug versehentlich hinterlassenen Gegenständen, wobei aber die Bahn an diesen Dingen Gewahrsam erwirbt. Dazu muss ein Herrschaftswille vorhanden sein, der sich auch auf einen generellen Gewahrsamsbereich erstrecken kann (Wohnung, angelieferte Ware vor der Tür eines Geschäftes).

7. Können verlorene Sachen gestohlen werden?

Werden im allgemeinen Gewahrsamsbereich Sachen verloren, sind sie nicht gewahrsamslos; sonst verlorene Sachen sind gewahrsamslos, wenn sie nicht im Gewahrsamsbereich eines anderen sind. Der Täter muss fremden Gewahrsam brechen und neuen Gewahrsam begründen, was bereits der Fall ist, wenn ein Täter die Beute in seine Kleidung oder ein Behältnis steckt. Bei einem PKW wäre das anzunehmen, wenn er von dem Platz, an dem er abgestellt wurde, entfernt wird.
(War die Sache bereits im Gewahrsam des Täters, kommt nur Unterschlagung nach § 246 StGB in Betracht.)

8. Nehmen Sie Stellung zur Zueignungsabsicht.

Bei der Zueignungsabsicht muss die Absicht vorhanden sein, die Sache sich oder einem anderen zuzueignen. Diese Absicht ist dann nicht vorhanden, wenn jemand eine Sache nur kurz gebrauchen oder sie vernichten will. Es muss nämlich die Absicht vorhanden sein, sich die Substanz und den Sachwert (der aber extrem gering sein kann) zuzueignen.

Mit diesem Argument ist es aber nicht möglich, künftig straflos Auto oder Fahrrad zu fahren, denn § 248b StGB stellt den unbefugten Gebrauch eines Fahrzeuges unter Strafe.

Auch beim Diebstahl gibt es viele Qualifizierungstatbestände in den §§ 243, 244, und 244a, die zu einer höheren Strafe führen. Hier soll nicht auf Details eingegangen werden.

9. Definieren Sie folgende Begriffe aus § 243 StGB:
a) **Behältnis**
b) **gewerbsmäßig**
c) **Hilflosigkeit**

a) Behältnis sind Schränke, Schreibtische, Koffer, Säcke, Kassetten sowie Waren- und Geldautomaten, nicht der einfache Briefumschlag.
b) Gewerbsmäßig: „sich aus wiederholter Begehung eine fortlaufende Haupt- oder auch nur Nebeneinnahmequelle von einiger Dauer und einigem Umfang schaffen" – dies kann sehr schnell der Fall sein, sobald festgestellt wird, dass z. B. das kleine Gehalt nicht für den täglichen Zigarettenkonsum ausreicht.
c) In Betracht kommen Ohnmacht, Trunkenheit, Blindheit, allein hohes Alter reicht nicht, Schlaf nicht ohne Weiteres, keine Voraussetzung ist, dass die Hilflosigkeit unverschuldet oder von längerer Dauer ist.

10. Definieren Sie folgende Begriffe aus § 244 StGB:
a) **gefährliches Werkzeug**
b) **Waffe**

a) Gefährlich ist ein Werkzeug, das nach objektiver Beschaffenheit geeignet ist, erhebliche Verletzungen herbeizuführen. Hier ist die Rechtsprechung uneinig, was für Sie in Prüfungssituationen die Möglichkeit bietet, vieles aufzuführen (Stichworte: verbotene Waffen nach Waffengesetz – zu enge Auslegung; Aspekt schnelle Einsetzbarkeit: kleines Klapptaschenmesser – großer Schraubendreher)
b) Eine Schusswaffe ist eine Waffe, bei der ein Geschoss durch einen Lauf getrieben wird, also auch ein Luftgewehr. Eine Gaspistole, bei der Gas nach vorne verschossen wird, ist auch eine Waffe. Hieb-, Stoß- und Stichwaffen, Handgranate, Molotow-Cocktail und Schlagring gelten ebenfalls als Waffen.

c) Werkzeug oder Mittel **d) Bande**	c) Werkzeug oder Mittel (§ 244 Nr.: 1b): Spielzeugpistolen, Dekorationswaffen etc. können hierunter fallen, ist von der Rechtsprechung jedoch noch nicht eindeutig geklärt. d) Bande: Mindestens drei Personen.
11. Was ist Raub?	§ 249 StGB Raub: Voraussetzung ist hier, dass Gewalt gegen eine Person angewendet wird oder unter Anwendung von Drohungen mit gegenwärtiger Gefahr für Leib oder Leben eine fremde bewegliche Sache weggenommen wird. Auch hier gibt es etliche Qualifizierungstatbestände, ähnlich wie beim Diebstahl.

9.2.11 Strafmaß

1. Erläutern Sie, unter Berücksichtigung welcher Aspekte das Strafmaß ermittelt wird.	Die Regelungen hierzu finden sich in den §§ 38 ff. StGB. Grundsätzlich gilt, dass die Schwere der Schuld für das Strafmaß ausschlaggebend ist. Steht jemand erstmals vor Gericht, wird ein Richter in der Regel nicht die höchstmögliche Freiheitsstrafe verhängen, sondern im Rahmen seiner Möglichkeiten eine Geldstrafe. Im Jugendstrafrecht steht der erzieherische Aspekt im Vordergrund, sodass hier oft gemeinnützige Arbeiten angeordnet werden.
2. Zählen Sie die Strafarten auf.	• Freiheitsstrafen • Geldstrafen • Nebenstrafen und • Nebenfolgen
3. Wie lange ist lebenslang?	Die Freiheitsstrafe ist grundsätzlich zeitlich begrenzt, außer es handelt sich um eine lebenslange Strafe. Es gibt oft die falsche Vorstellung, dass eine lebenslange Strafe nur 15 Jahre Haft bedeutet. Das ist falsch, wird aber dadurch hervorgerufen, dass frühestens nach 15 Jahren ein Antrag auf Erlass der Reststrafe gestellt werden kann, dem bei guter Sozialprognose oft stattgegeben wird, außer es wurde eine besondere Schwere der Schuld im Urteil festgestellt, was →

Strafrecht

zur Verlängerung der Frist bis zum Erstantrag führt. Unabhängig hiervon gibt es noch die Sicherungsverwahrung (§ 66 StGB), die vom Ansatz her keine Strafe darstellen soll, sondern den Schutz der Allgemeinheit vor gefährlichen Straftätern gewährleisten soll.

4. Geben Sie an, in welchen Fällen es eine Bewährung gibt und welche Bedeutung diese Strafe hat.

Freiheitsstrafen unter zwei Jahren können (und werden in der Regel auch) zur Bewährung ausgesetzt werden. Sie sind, um einen Vergleich mit dem Fußball zu machen, die „gelbe Karte" mit dem Hinweis, dass „gelb-rot" folgen wird, sobald ein weiterer Verstoß begangen wird.

5. Zeigen Sie auf, wie Geldstrafen berechnet werden.

Eine Geldstrafe wird in Tagessätzen verhängt. Die Höhe des Tagessatzes liegt zwischen € 1,00 und € 5 000,00 und beträgt 1/30 des monatlichen Nettoeinkommens, wobei Zahlungsverpflichtungen wie Unterhalt und Miete (teilweise) berücksichtigt werden. Sie liegt zwischen 5 und 360 Tagessätzen und kann auch geschätzt werden. Es stellt sich die Frage, warum bei Gehältern über € 150 000,00, die es nicht selten gibt, keine höheren Tagessätze angesetzt werden dürfen.

6. Sieht das Gesetz die Möglichkeit der Ratenzahlung vor?

Ratenzahlungen sind vom Gesetz her vorgesehen und werden in der Praxis auch oft gewährt; für den Fall der Nichtzahlung kann pro Tagessatz ein Tag Haft angeordnet werden.

7. Gibt es Vermögensstrafen?

Der Gesetzgeber hat neben Freiheits- und Geldstrafe eine Vermögensstrafe vorgesehen, die aber durch das Bundesverfassungsgericht als nicht verfassungsgemäß wieder aufgehoben wurde.

8. Unterscheiden Sie Fahrverbot und Entzug der Fahrerlaubnis.

Bei Verkehrsdelikten erfolgt häufig die Anordnung eines Fahrverbotes, wobei der Führerschein für einen festgelegten Zeitraum zu den Akten eingezogen wird. Daneben gibt es noch den Entzug der Fahrerlaubnis mit der Folge, dass der Führerschein in der Regel neu beantragt werden muss und nach neuer Fahrprüfung wieder erteilt wird. Eine Sperrfrist verhindert, dass die neue Fahrerlaubnis schnell erteilt wird.

9. Welche Folge hat eine Freiheitsstrafe von mindestens einem Jahr?

Für die Dauer von fünf Jahren wird die Fähigkeit verloren, öffentliche Ämter zu bekleiden und Rechte aus öffentlichen Wahlen zu erlangen.

10. Beschreiben Sie, wie sich der Täter-Opfer-Ausgleich auswirkt.

Bei der Strafzumessung spielt nicht nur die Schuld eine Rolle, sondern auch, inwieweit der Täter versuchte, die Schäden seiner Tat wieder gutzumachen. Hier gibt des das Schlagwort des „Täter-Opfer-Ausgleichs", das zu einer Strafmilderung führt, wenn der Täter versucht, die Tat wieder gutzumachen, indem er versucht, die Schäden des Opfers zu beseitigen.

11. Erläutern Sie, was eine Gesamtstrafe ist.

Kommen mehrere Straftaten zur Aburteilung, wird eine Gesamtstrafe gebildet, die Gesamtstrafe darf die Summe der Einzelstrafen nicht erreichen. Als Basis wird die Strafe des schwersten Deliktes genommen und dann die Strafen der „kleineren" Delikte reduziert hinzugenommen. Dies ist im Detail aber für den hier bearbeiteten Themenbereich zu weitgehend.

9.3 Erbrecht

9.3.1 Erbfolge

1. Geben Sie an, wovon die gesetzliche Erbfolge abhängt.

Es gibt Erben verschiedener Ordnungen, wobei die Ordnungen von dem Verwandtschaftsgrad abhängen.

2. Erläutern Sie mit Beispielen, wer zu den Erben 1. Ordnung gehört.

Erben 1. Ordnung sind die Abkömmlinge des Erblassers. Abkömmlinge sind die Kinder, Enkel und sonstige Menschen, die vom Erblasser abstammen. Hier wird unter den verschiedenen Stämmen unterschieden. Hatte ein Verstorbener zwei Kinder und diese jeweils selbst wieder Kinder, gibt es hier zwei Stämme, die zu gleichen Teilen erbberechtigt sind. Sind die Kinder des Verstorbenen bereits vor dem Erblasser verstorben, erhalten deren Kinder jeweils den gleichen Teil. Je mehr Kinder ein Erblasser hat, in desto mehr Anteile teilt sich dann das Erbe.

Beispiel:
Ein Kind hat nur eine Tochter, das andere Kind drei eigene Kinder. Beim Tode des Großvaters erhält die eine Tochter die Hälfte des Erbes, die anderen drei Enkel erhalten je 1/6.

3. Was sind Erben 2. und 3. Ordnung?

Die Erben 2. Ordnung sind die Abkömmlinge der Eltern des Erblassers, die Erben dritter Ordnung die Abkömmlinge der Großeltern.

4. Stellen Sie den Erbanteil des Ehepartners dar.

Der/die Ehepartner/in erhält grundsätzlich, unabhängig von der Kinderzahl, $1/4$ des Nachlasses. Er/sie kann allerdings, wenn er/sie in gesetzlichem Güterstand (Zugewinngemeinschaft) lebte, ein weiteres Viertel als Ausgleich des Zugewinnes pauschal beanspruchen. Dies ist unabhängig davon, ob überhaupt ein Zugewinn angefallen ist, oder nicht. Dies ist vorteilhaft, wenn eine Person einen bereits vermögende Person heiratet, besonders, wenn die Ehe von kurzer Dauer war. Ist dagegen bei langer Ehe ein großer Zugewinn erwirtschaftet worden, besteht die Möglichkeit, den Pflichtteil zu verlangen und einen konkreten Zugewinnausgleich durchzuführen.

5. Wann kann der Pflichtteil gefordert werden?

Der Pflichtteil kann gefordert werden, wenn einem Erbe sein Pflichtteil entzogen wurde. Der Pflichtteil ist die Hälfte des gesetzlichen Erbteils und kann nur sehr selten ganz entzogen werden, beispielsweise wenn der Erbe Straftaten gegenüber dem Erblasser begangen hat, vgl. 9.3.2, Aufgabe 10, Seite 473.

9.3.2 Testament

1. Beschreiben Sie, womit die gesetzliche Erbfolge geändert werden kann und wie dabei meistens vorgegangen wird.

Eine Änderung erfolgt durch ein Testament.
Meistens wird der letzte Wille von einem Notar beurkundet. Er setzt das Testament auf, der Erblasser unterschreibt es (sofern er hierzu in der Lage ist) und der Notar nimmt es in Verwahrung bzw. leitet es ans Nachlassgericht zur Verwahrung weiter.

2. Wie wird ein Testament widerrufen?

Widerrufen wird ein Testament, indem es aus der Verwahrung genommen wird. Wird anschließend kein neues Testament gemacht, bleibt es dann bei der gesetzlichen Erbfolge, wird ein neues wirksam erstellt, gilt dieses uneingeschränkt.

3. Benennen Sie die Art des in Aufgabe 1 beschriebenen Testamentes und geben Sie eine weitere Möglichkeit an.

Es heißt notarielles Testament. Eine andere Form des notariellen Testamentes ist, dass dem Notar ein Schriftstück übergeben wird, das als Testament in Verwahrung genommen wird.

4. Was prüft der Notar, wenn ihm ein Testament übergeben wird im Hinblick auf
a) die Identifikation
b) das Alter
c) die geistige Leistungsfähigkeit

a) Der Notar wird sich durch ein Gespräch davon überzeugen, dass derjenige, der das Schriftstück übergibt, tatsächlich die Person ist, für die sie sich ausgibt.
b) Er wird sich davon überzeugen, dass diese Person älter als 16 Jahre alt ist.
c) Er wird prüfen, ob die Person sich über den Inhalt des Schreibens im Klaren ist. Es dürfen keine krankhafte Störung der Geistestätigkeit, keine Geistesschwäche, keine Bewusstseinsstörung vorliegen, sonst ist das Testament unwirksam.
Das heißt aber nicht, dass Menschen, die unter Betreuung stehen, grundsätzlich kein Testament anfertigen können. Speziell Alzheimerpatienten haben oft klare Momente, in denen sie wirksame Testamente aufsetzen könnten. Schwierig wird dann nachher die Aufgabe für das Nachlassgericht zu entscheiden, ob das Testament wirksam ist, oder nicht.

5. Nehmen Sie dazu Stellung, ob ein Testament nur vom Erblasser selbst geschrieben werden darf.

Das Schriftstück muss nicht vom Erblasser selbst geschrieben sein. Aber auch hier gibt es Sonderfälle: Minderjährige (16–18 Jahre) dürfen keinen verschlossenen Umschlag zur Verwahrung geben, sondern nur eine mündliche Erklärung abgeben oder eine offene Schrift übergeben.

Erbrecht

6. Welche Behinderungen schränken die Testierfähigkeit ein?

Blinde dürfen nur in Blindenschrift oder mündlich beim Notar ihren letzten Willen erklären. Wenn ein Stummer lese- und schreibunfähig ist, hat er keine Möglichkeit ein Testament zu errichten.

Sonstige Leseunfähige können nur mündlich, Stumme nur schriftlich das notarielle Testament errichten.

7. Beschreiben Sie die Formvorschriften, die für das eigenhändige Testament gelten.

Voraussetzung: Der gesamte Text ist eigenhändig geschrieben und mit Vor- und Nachnamen unterschrieben. Sollvorschrift ist, dass Ort und Datum enthalten sind. Wenn diese nicht angegeben sind, ist das Testament nur dann gültig, wenn sich Zeit und Ort der Errichtung anderweitig ergeben. Dies kann beispielsweise durch Hinweise im Text möglich sein.

Hiermit sollen Zweifel verhindert werden, wenn weitere Testamente existieren.

8. Beschreiben Sie die Möglichkeiten und Voraussetzungen, die es gibt und die notwendig sind, wenn kein ordentliches Testament errichtet werden kann:
a) Nottestament vor dem Bürgermeister
b) Testament im Krankenhaus
c) 3-Zeugen-Testament

a) Es kann ein Nottestament vor dem Bürgermeister (§ 2249 BGB) oder dessen Vertreter mit zwei weiteren Zeugen errichtet werden. Keiner der Beteiligten darf im Testament bedacht sein oder Testamentsvollstrecker dieses Testaments sein. Voraussetzung: Beim Bürgermeister (!) muss die Befürchtung vorhanden sein, dass die Errichtung des Testamentes vor einem Notar nicht mehr möglich ist. Die Errichtung eines Nottestamentes kann also auch abgelehnt werden.

b) In öffentlichen Krankenhäusern ist der Träger verpflichtet, organisatorisch sicherzustellen, dass einem testierwilligen Patienten die Errichtung eines wirksamen Testamentes möglich ist! (BGH NJW 89, 2945, 58, 2107)

c) Die Errichtung eines ordentlichen Testamentes ist nicht möglich und auch der Bürgermeister konnte nicht erreicht werden: Wenn der Erblasser „sich an einem Ort aufhält, der infolge außerordentlicher Umstände dergestalt abgesperrt ist" kann nach § 2250 BGB das „3-Zeugen-Testament" aufgesetzt werden. Denkbar wäre dies bei akuter Lebensgefahr, z. B. bei einem Verkehrsunfall.

d) Seetestament

Zwingende Voraussetzungen:
1. mündliche Erklärung des letzten Willens
2. Anfertigung einer Niederschrift
3. Vorlesen dieser Niederschrift und
4. Genehmigung (wenn möglich Unterschrift). Bei allen Punkten, außer 2., müssen die Zeugen anwesend sein. Als Zeugen ausgeschlossen sind der Erblasser, sein Ehegatte (Geliebte dürfen Zeugen sein) oder in gerader Linie Verwandte (Groß-/Eltern, Kinder/Enkel). Zeugen sollen nicht sein: Minderjährige, Geisteskranke und Geistesschwache, Taube, Stumme und Schreibunfähige, jedoch die Zuziehung z. B. eines Geistesschwachen führt nicht zwangsweise zur Unwirksamkeit!

d) Für ein Seetestament (§ 2252 BGB) ist keine Notlage Voraussetzung und auch ein Notar an Bord verhindert nicht die Erstellung in dieser Form.

9. Formulieren Sie die Sonderregelung, die für alle Nottestamente gilt.

Nottestamente gelten als nicht errichtet, wenn seit der Errichtung drei Monate verstrichen sind und der Erblasser noch lebt. Beginn und Lauf der Frist sind gehemmt, wenn der Erblasser außerstande ist, ein Testament vor einem Notar zu errichten.

10. Können im Testament gesetzliche Erben völlig ausgeschlossen werden?

Unter gewissen Umständen ist dies möglich. Tatsächlich ist es so, dass Abkömmlinge, die Eltern und der Ehegatte des Verstorbenen einen Anspruch auf den Pflichtteil haben; diese Regelung ist derzeit in der politischen Diskussion und wird vielleicht eingeschränkt oder abgeschafft. Der Pflichtteil ist die Hälfte des gesetzlichen Erbanspruches. Wer Anspruch auf $1/4$ des Erbes hat, kann als Pflichtteil also nur $1/8$ verlangen. Entferntere Abkömmlinge oder die Eltern können den Pflichtteil aber nur dann verlangen, wenn sie nicht durch einen anderen Erben vom Erbteil ausgeschlossen sind. Konkret: Lebt der Ehegatte, ein Kind, ein Enkel (Kind des eben genannten Kindes) und die Eltern, können der Enkel und die Eltern den Pflichtteil nicht fordern, wenn der Ehegatte und das Kind ihren Pflichtteil fordern können oder das Erbe annehmen.

Erbrecht

11. Zählen Sie die Möglichkeiten auf, unter denen der Pflichtteil entzogen werden kann.

- Wenn der Abkömmling dem Erblasser, dem Ehegatten oder einem anderen Abkömmling des Erblassers nach dem Leben trachtet,
- wenn der Abkömmling sich einer vorsätzlichen körperlichen Misshandlung des Erblassers oder des Ehegatten des Erblassers schuldig macht, im Falle der Misshandlung des Ehegatten jedoch nur, wenn der Abkömmling von diesem abstammt,
- wenn der Abkömmling sich eines Verbrechens oder eines schweren vorsätzlichen Vergehens gegen den Erblasser oder dessen Ehegatten schuldig macht,
- wenn der Abkömmling die ihm dem Erblasser gegenüber gesetzlich obliegende Unterhaltspflicht böswillig verletzt,
- wenn der Abkömmling einen ehrlosen oder unsittlichen Lebenswandel wider den Willen des Erblassers führt.

Nr. 1, 3 und 4 gelten auch für den Entzug des Elternpflichtteiles.

12. Erläutern Sie die Sonderregelungen, die für den Entzug des Ehegattenpflichtteils gelten.

- Wenn der Ehegatte dem Erblasser oder einem Abkömmling des Erblassers nach dem Leben trachtet,
- wenn der Ehegatte sich einer vorsätzlichen körperlichen Misshandlung des Erblassers schuldig macht,
- wenn der Ehegatte sich eines Verbrechens oder eines schweren vorsätzlichen Vergehens gegen den Erblasser schuldig macht,
- wenn der Ehegatte die ihm dem Erblasser gegenüber gesetzlich obliegende Unterhaltspflicht böswillig verletzt.

13. Darf Heimpersonal als Erbe eingesetzt werden?

Dies ist nicht erlaubt. Hiermit soll vermieden werden, dass durch das Versprechen einer Erbeinsetzung eine Sonderbehandlung „erkauft" wird. Grundsätzlich ist es laut Heimgesetz verboten, Geld oder geldwerte Leistungen über das im Heimvertrag vereinbarte Entgelt hinaus versprechen oder gewähren zu lassen. Umstritten ist, ob diese Erbeinsetzung dann wirksam ist, wenn der Begünstigte hiervon nichts wusste, da dann die Begünstigung ausgeschlossen ist. Angehörige mobiler Pflegedienste, die nicht unter das Heimgesetz fallen, können als Erben eingesetzt werden. Hierzu gibt es bereits eine entsprechende Rechtssprechung. Es kann aber im Arbeitsvertrag untersagt sein. Grundsätzlich dürfen lediglich kleine Aufmerksamkeiten (Schokolade, Zigaretten) angenommen werden.

9.4 Maßnahmen im Todesfall

9.4.1 Leichenschau (Landesrecht Baden-Württemberg)

1. Erläutern Sie den Zweck der Leichenschau.

Feststellung
- des Todes
- des Todeszeitpunktes
- der Todesart und
- der Todesursache

2. Geben Sie an, wer die Leichenschau vornimmt.

Jeder niedergelassene Arzt ist verpflichtet, die Leichenschau auf Verlangen vorzunehmen, ebenso Ärzte von Krankenhäusern und sonstigen Anstalten für Sterbefälle in der Einrichtung.

3. Wann und wo findet die Leichenschau statt?

Der Arzt muss die Leichenschau sofort vornehmen; er darf hierfür fremde Wohnungen und Räume betreten. Die Unverletzlichkeit der Wohnung (Art. 13 I GG) ist hierdurch eingeschränkt.

4. Unter welchen Umständen muss bei einer Leichenschau der Arzt verständigt werden?

Bei einer Leiche eines Unbekannten oder bei Feststellung eines nicht natürlichen Todes hat der Arzt sofort eine Polizeidienststelle zu benachrichtigen.

Maßnahmen im Todesfall

5. Zählen Sie auf, was der Leichenschau unterliegt.

Der Leichenschau unterliegen menschliche Leichen und Totgeburten.

6. Führen Sie auf, wer die Leichenschau veranlassen muss.

- Angehörige (der Ehegatte, die volljährigen Kinder, die Eltern, die Großeltern, die volljährigen Geschwister und Enkelkinder des Verstorbenen)
- derjenige, in dessen Wohnung, Einrichtung oder auf dessen Grundstück der Sterbefall sich ereignet hat
- jede Person, die bei dem Tode zugegen war oder von dem Sterbefall aus eigenem Wissen unterrichtet ist

7. Wer trägt die Kosten für eine Leichenschau?

Die Kosten für die Leichenschau trägt derjenige, der die Bestattungskosten zu tragen hat, somit grundsätzlich der Erbe. Falls er das Erbe ausgeschlagen hat oder keine Erben vorhanden sind, trägt die Kosten das Sozialamt, das sie allerdings von den Verwandten oder dem früheren Ehepartner zurückfordert. Nach dem Justizvergütungs- und -entschädigungsgesetz können € 49,00 abgerechnet werden.

8. Gilt die Schweigepflicht früherer Ärzte auch gegenüber dem Arzt, der die Leichenschau vornimmt?

Nein, der früher behandelnde Arzt oder Heilpraktiker muss vollständig Auskunft geben. Dies kann problematisch werden, falls ein Behandlungsfehler begangen wurde; insbesondere, weil die angedrohte Geldbusse für den Fall der Verweigerung der Auskunft oder einer falschen Auskunft lediglich maximal € 1 022,58 beträgt.

9.4.2 Umgang mit Leichen

1. Wie ist mit Leichen umzugehen?

Mit Leichen ist würdig und in gesundheitlich unbedenklicher Weise umzugehen.

2. Beschreiben Sie, ob Ausnahmen im Umgang mit Leichen möglich sind.

Ausnahmen sind möglich, wenn keine gesundheitlichen Aspekte dagegen sprechen. Für Genehmigungen ist die Ortspolizeibehörde (in Baden-Württemberg Bürgermeister/Ordnungsamt) zuständig.

Rechtskunde

3. Dürfen Leichen konserviert werden?

Leichen dürfen nur konserviert werden, wenn am vorgesehenen Bestattungsort die Bestattung konservierter Leichen zulässig ist und keine Anhaltspunkte gegeben sind, dass innerhalb der Ruhezeit die Leiche unzureichend verwest.

4. Nehmen Sie Stellung dazu, ob eine Urne mit der Asche eines Verstorbenen im eigenen Blumenbeet beigesetzt werden darf.

Auch für Urnen gilt, dass diese nur auf Bestattungsplätzen erdbestattet werden dürfen. Friedhöfe bedürfen behördlicher Genehmigung oder eines Bebauungsplanes; sie sind würdig anzulegen und zu unterhalten. Bei kirchlichen Friedhöfen darf sie nur im Einvernehmen mit der Gemeinde genehmigt werden.

5. Geben Sie an, wer die Bestattung veranlasst.

Jede Leiche muss bestattet werden. Für die Bestattung müssen die Angehörigen sorgen (Reihenfolge wie bei der Veranlassung der Leichenschau, siehe 9.4.1, Aufgabe 6, Seite 475). Wird nicht oder nicht rechtzeitig hierfür gesorgt, veranlasst die zuständige Behörde dies, sofern die Leiche nicht einem anatomischen Institut zugeführt wird.

6. Nennen Sie die vorgesehenen Bestattungsarten.

Grundsätzlich gibt es Erd- oder Feuerbestattungen. Bei Einwendungen von Verwandten gegen eine Feuerbestattung ist diese grundsätzlich unzulässig, außer sie wird durch ein Gericht angeordnet.

7. Sind in Baden-Württemberg alternative Bestattungen erlaubt?

Seebestattungen sind nicht vorgesehen. Um diese zu realisieren, muss die Leiche von der Schweizer Seeseite aus bestattet werden. Für Friedwälder wird derzeit eine über Ausnahmegenehmigungen hinausgehende Regelung diskutiert.

8. Zu welchem Zeitpunkt ist die Feuerbestattung zulässig?

Die Feuerbestattung ist nur mit Erlaubnis der zuständigen Behörde zulässig. Bei der Leiche eines Unbekannten oder Anzeichen eines nicht natürlichen Todes darf die Erlaubnis nur mit schriftlicher Genehmigung der Staatsanwaltschaft oder des Amtsrichters erteilt werden.

Maßnahmen im Todesfall

9. Zu welchem Zeitpunkt ist die Erdbestattung zulässig?

Eine Erdbestattung ist zulässig, wenn der Arzt die Todesbescheinigung ausgestellt hat und der Standesbeamte auf ihr vermerkt hat, dass die Eintragung in das Sterbebuch erfolgt ist.
Falls dieser Vermerk fehlt, darf die Leiche nur mit Genehmigung der für den Sterbeort zuständigen Behörde bestattet werden. Leichen, die von einem Ort außerhalb von Baden-Württemberg überführt worden sind, dürfen erst bestattet werden, wenn ein Leichenpass vorliegt.
Leichen aus einem anderen Land der Bundesrepublik dürfen bestattet werden, wenn eine nach den Vorschriften jenes Landes ausgestellte Genehmigung für die Bestattung vorliegt.
Liegen diese Unterlagen nicht vor, muss eine Genehmigung der Behörde des Bestattungsortes vorliegen. Bei der Leiche eines Unbekannten oder Anzeichen eines nicht natürlichen Todes ist zusätzlich die schriftliche Genehmigung der Staatsanwaltschaft oder des Amtsrichters erforderlich.

10. Erläutern Sie, welche Särge zulässig sind.

Grundsätzlich sind Holzsärge zulässig. Musste die Leiche in einem Metallsarg überführt werden, so kann auch dieser verwendet werden. Für Leichen in einem Hartholzsarg oder Metallsarg sind gesonderte Friedhofsteile auszuweisen mit einer längeren Ruhezeit, sofern die übliche Ruhezeit nicht für eine ausreichende Verwesung genügend ist. Das Sozialministerium kann auch andere vergleichbare Materialien zulassen. Es gibt beispielsweise Särge aus stabilem kartonähnlichem Stoff, die verwendet werden können.

11. Darf die Asche Verstorbener verstreut werden?

Grundsätzlich nein; die Asche ist in festen und verschlossenen Urnen beizusetzen.

12. Beschreiben Sie, unter welchen Voraussetzungen Ausgrabungen vorgenommen werden dürfen.

Nur mit Erlaubnis der zuständigen Behörde dürfen Ausgrabungen vorgenommen werden. Diese hat zum Schutz der Gesundheit erforderliche Maßnahmen anzuordnen.

Rechtskunde

13. Erklären Sie, wann es erlaubt ist, Leichen zu wissenschaftlichen Zwecken anatomischen Instituten zuzuführen.

Die Zuführung darf nur erfolgen, wenn die Bestattungsunterlagen vollständig vorliegen. Diese Leichen dürfen konserviert werden. Sie sind auf Veranlassung des anatomischen Institutes zu beerdigen, wenn sie nicht mehr wissenschaftlichen Zwecken dienen. Ausstellungen von Leichen („Körperwelten") bedürfen einer Genehmigung der zuständigen Behörde. Die Institute müssen dafür sorgen, dass Krankheiten der von ihnen überführten Leichen nicht weiter verbreitet werden können.

14. Schildern Sie den Transport von Leichen.

Leichen sind in würdiger und gesundheitlich unbedenklicher Weise zu befördern. Im Straßenverkehr mit anderen Gemeinden sind sie im Leichenwagen zu transportieren. Leichenwagen sind Fahrzeuge, die zur Leichenbeförderung eingerichtet sind und ausschließlich hierfür verwendet werden. Die zuständige Behörde kann zulassen, dass andere Fahrzeuge verwendet werden, wenn gesundheitliche Gefahren nicht zu befürchten sind und eine würdige Beförderung gesichert ist.
Fahrzeuge der gewerblichen Personenbeförderung (Taxen, Busse) und für Tier- oder Lebensmitteltransporte sind ausgeschlossen (Eisenbahn und Flugzeug sind erlaubt).

15. Wozu dient der Leichenpass?

Der Leichenpass wird für die Beförderung in Orte außerhalb der BRD benötigt; innerhalb der BRD nur dann, wenn das Land die Bestattung oder Beförderung von einem Leichenpass abhängig macht sowie für die Beförderung mit der Eisenbahn.
Wenn es zur Verhütung gesundheitlicher Gefahren erforderlich ist, kann das Sozialministerium durch Rechtsverordnung die Beförderung von einem Leichenpass abhängig machen.

16. Geben Sie an, welche Papiere für den Leichentransport aus dem Ausland benötigt werden.

Leichen aus dem Ausland dürfen nur mit einem Leichenpass überführt werden, den die Behörde ausstellt, in deren Bezirk die Landesgrenze überschritten wird oder mit einem Leichenpass eines Landes der Bundesrepublik, durch das vorher die Leiche transportiert wurde.

17. Stellen Sie dar, welche Unterlagen notwendig sind, wenn kein Leichenpass erforderlich ist.

Der Transport darf dann durchgeführt werden, wenn die für die Erd- oder Feuerbestattung erforderlichen Unterlagen vorhanden sind. Für den Transport in die Leichenhalle, zum nächsten Bestattungsplatz oder im Rahmen strafprozessualer Ermittlungen werden diese Unterlagen nicht benötigt. Die Beförderungen sind in ein Verzeichnis des gewerblichen oder berufsmäßigen Beförderers einzutragen und mindestens fünf Jahre aufzubewahren. Für die Bergung von Leichen oder Transporte von der Unfallstelle werden diese Unterlagen nicht benötigt.

18. Nennen Sie die Fristen, die für den Umgang mit Leichen gelten.

36 Stunden nach Eintritt des Todes muss die Leiche in eine Leichenhalle oder einen Leichenraum verbracht werden, nicht jedoch vor Ausstellung der Todesbescheinigung.
Nach frühestens 48 Stunden darf sie bestattet werden. Nach 96 Stunden müssen Leichen, die nicht in Leichenhallen oder Leichenräumen aufgebahrt sind, bestattet sein.

9.5 Arbeitsrecht

9.5.1 Grundlagen des Arbeitsrechts

1. Nennen und erläutern Sie die Grundlagen des Arbeitsrechts.

- Grundgesetz (Beispiele: Gleichheitsgrundsatz Art. 3, Koalitionsfreiheit Art. 9, Freiheit der Berufswahl Art. 12 GG)
- Gesetze: BGB §§ 611 ff., Arbeitsschutzgesetz, Kündigungsschutzgesetz, Betriebsverfassungsgesetz, Bundesurlaubsgesetz, Mutterschutzgesetz usw.
- Rechtsverordnungen: MutterschutzVO
- Tarifverträge: zwischen Gewerkschaften und Arbeitgeberverbänden oder einzelnen Arbeitgebern (Haustarifvertrag) geschlossene Vereinbarungen
- Betriebs- und Dienstvereinbarungen: zwischen Arbeitgeber und Betriebs- und Personalräten ausgehandelte Vereinbarungen
- Arbeitsvertrag: zwischen Arbeitgeber und Arbeitnehmer getroffene Vereinbarung

9.5.2 Vorstellungsgespräch

1. Erläutern Sie, zu welchen Themen beim Vorstellungsgespräch Fragen gestellt werden dürfen.
a) bisherige berufliche Entwicklung
b) letztes Gehalt
c) Vorstrafen
d) Vermögensverhältnisse
e) Krankheiten

a) Nach Tätigkeitsbereichen, Fortbildungen und Schulbildung darf gefragt werden.
b) Die Frage nach dem letzten Gehalt wurde von Gerichten teilweise für zulässig angesehen; unzulässig ist sie, wenn kein Zusammenhang zwischen der alten und neuen Tätigkeit besteht.
c) Die Frage nach Vorstrafen ist zulässig, sofern dies für die neue Tätigkeit relevant ist (Unterschlagung, Diebstahl, Missbrauch von Betäubungsmitteln). Bei erfolgter Löschung im Zentralregister müssen alte Strafen nicht offenbart werden.
d) Nach den Vermögensverhältnissen (Schulden) darf gefragt werden, wenn besondere Anlässe hierfür bestehen; denkbar wäre dies speziell bei mobilen Pflegediensten, deren Mitarbeiter in die Wohnungen gehen und daher ein Vertrauensverhältnis bestehen muss; auch denkbar in Heimen, wo die Bewohner Wertsachen oder größere Geldbeträge in ihren Zimmern haben. Nicht detailliert dargelegt werden müssen die Geldanlagen.
e) Die Frage nach chronischen und Berufskrankheiten ist erlaubt, sofern sie für die Tätigkeit von Bedeutung ist. Ebenfalls erlaubt ist die Frage, ob der Bewerber schwerbehindert ist, da sich dies auf das Arbeitsverhältnis unmittelbar auswirkt (Urlaubsanspruch, Kündigungsmöglichkeit, Behindertenquote).

2. Geben Sie an, welche Fragen nicht gestellt werden dürfen.

Unzulässig sind Fragen nach Gewerkschaftszugehörigkeit, Schwangerschaft, Lebensplanung wie geplante Verlobung oder Heirat, allgemeine Krankheiten, Partei- und Kirchenzugehörigkeit.

3. Unter welchen Bedingungen darf die Frage nach der Kirchen- und Parteizugehörigkeit gestellt werden?

Bei Tätigkeit bei kirchlichen Institutionen und bei Parteien dürfen diese Fragen gestellt werden.

4. Beschreiben Sie die Folgen bei einer falschen Beantwortung unzulässiger Fragen.

Eine falsche Beantwortung unzulässiger Fragen führt nicht zur Anfechtbarkeit des Arbeitsvertrages.

5. Erklären Sie Inhalte und Auswirkungen des Antidiskriminierungsgesetzes.

Das neue Antidiskriminierungsgesetz verbietet die Diskriminierung wegen Geschlecht, Abstammung, Religion und bietet Klagemöglichkeiten für Bewerber, die aus diesen Gründen abgewiesen wurden. Es kann Schadensersatz gefordert werden. Die praktische Folge ist, dass bei Stelleninseraten und Vorstellungsgesprächen darauf geachtet werden muss, dass nicht der Eindruck geweckt wird, dass diese Kriterien bei einer Einstellung eine Rolle spielen.

9.5.3 Arbeitsvertrag und Ausbildungsvertrag

1. In welcher Form können Arbeitsverträge geschlossen werden?

Grundsätzlich sind mündliche und schriftliche Arbeitsverträge wirksam. Auch stillschweigende Verträge sind denkbar, beispielsweise wenn einem Arbeitnehmer die Stelle angeboten wird und er die Arbeit ohne weiteren Kommentar aufnimmt.

2. Was soll bei einem mündlichen Arbeitsvertrag angefertigt werden?

Die Regelungen mündlicher Arbeitsverträge sollten kurzfristig (innerhalb eines Monats) schriftlich fixiert werden, damit keine Beweisprobleme entstehen. Dies geschieht so, dass der Arbeitgeber die getroffenen Vereinbarungen aufschreibt, diese unterzeichnet und dem Arbeitnehmer aushändigt.

3. Nennen Sie die Inhalte eines schriftlichen Arbeitsvertrages.

Hauptinhalte eines Arbeitsvertrages sind die Arbeitsleistungen des Arbeitnehmers sowie die Vergütung und Sozialleistungen des Arbeitgebers. Hier kann aber Bezug genommen werden auf bestehende Tarifverträge, die für bestimmte Berufsgruppen die gegenseitigen Leistungen detailliert regeln.

4. Wenn kein Bezug auf einen bestehenden Tarifvertrag genommen wird, sind im Arbeitsvertrag weitere Details aufzuführen. Nennen Sie diese.

Falls so ein Verweis nicht gemacht wird, muss der Arbeitsvertrag Arbeitgeber und Arbeitnehmer benennen, die Art der Tätigkeit, den Ort, wo diese Tätigkeit ausgeführt werden soll, die Arbeitszeiten, Urlaub, Vergütung und sonstige Arbeitsbedingungen, wie beispielsweise Berufskleidung, Verschwiegenheitspflichten, Krankmeldungen, Ausgleich von Überstunden, Probezeit, Fristen, wie Kündigungsfristen oder Ähnliches.

5. Unter welchen Bedingungen sind befristete Arbeitsverträge möglich?

Befristungen des Arbeitsvertrages sind grundsätzlich möglich. Da hierfür die Regeln aber oft bei politischen Wechseln geändert werden, ist ein Blick in ein aktuelles Gesetz unabdingbar. Hier ist derzeit viel im Umbruch. Derzeit ist die kalendermäßige Befristung eines Arbeitsvertrages ohne Vorliegen eines sachlichen Grundes bis zur Dauer von zwei Jahren zulässig. Bis zu der Gesamtdauer von zwei Jahren ist auch die höchstens dreimalige Verlängerung eines kalendermäßig befristeten Arbeitsvertrages zulässig. Die Befristung für längere Zeit als zwei Jahre muss schriftlich begründet sein; für neu gegründete Unternehmen gelten in den ersten vier Jahren andere Regeln: Hier sind Befristungen grundsätzlich wirksam und auch die neuen Befristungen sind in den ersten vier Jahren erlaubt. Bei älteren Arbeitnehmern (ab 58 Jahre) muss die Befristung nicht begründet werden.

6. Zählen Sie die Gründe auf, die befristete Arbeitsverträge erlauben.

Gründe für Befristungen liegen insbesondere vor, wenn
- der betriebliche Bedarf an der Arbeitsleistung nur vorübergehend besteht
- die Befristung im Anschluss an eine Ausbildung oder ein Studium erfolgt, um den Übergang des Arbeitnehmers in eine Anschlussbeschäftigung zur erleichtern
- der Arbeitnehmer zur Vertretung eines anderen Arbeitnehmers beschäftigt wird
- die Befristung zur Erprobung erfolgt
- in der Person des Arbeitnehmers liegende Gründe die Befristung rechtfertigen

- der Arbeitnehmer aus Haushaltsmitteln vergütet wird, die haushaltsrechtlich für eine befristete Beschäftigung bestimmt sind, und er entsprechend beschäftigt wird
- die Eigenart der Arbeitsleistung die Befristung rechtfertigt

Es kann sein, dass diese Erleichterungen bei einem Politikwechsel geändert werden.

7. Erklären Sie, wann Überstunden verlangt werden dürfen.

Aus den Nebenpflichten des Arbeitsvertrages ergibt sich ein Anspruch des Arbeitgebers auf Mehrarbeit im Rahmen der gesetzlichen Grenzen. Das bedeutet, dass der Arbeitgeber verlangen kann, dass der Arbeitnehmer Überstunden leistet.

8. Erläutern Sie, ob grundsätzlich eine Vergütung für Überstunden gefordert werden kann.

Wird eine finanzielle Vergütung für Überstunden gefordert, besteht vor Arbeitsgerichten die Beweispflicht, wann wie viele Arbeitsstunden geleistet wurden und wer diese Überstunden angeordnet hat. In der Praxis werden Überstunden oft geleistet, um die angefallene Arbeit zu bewältigen. Liegt aber keine offizielle Weisung vor, diese Arbeiten im Bereich der Überstunden zu leisten, besteht kein Anspruch auf Vergütung der Mehrarbeit.

9. Spezifizieren Sie die Sonderregeln, die für einen Arbeitsvertrag in der Probezeit gelten.

Die Probezeit ist eine Erleichterung für beide Seiten, den Arbeitsvertrag kurzfristig aufzulösen, wenn sich zu Beginn herausstellt, dass die Vorstellungen von der Realität abweichen. In der Regel ist eine zweiwöchige Kündigungsfrist in der Probezeit vorgesehen. Wenn der Arbeitgeber in der Probezeit kündigt, muss er keine Kündigungsgründe benennen, eine Kündigung ist kaum angreifbar. Die Probezeit ist auf maximal ein halbes Jahr beschränkt; bei Krankheit besteht unter Umständen die Möglichkeit, die Probezeit um die Krankheitstage zu verlängern. Diese Regelungen können durch eine Befristung des Arbeitsvertrages umgangen werden.

10. Geben Sie an, welche Punkte in einen Ausbildungsvertrag in der Altenpflege gehören.

Für Ausbildungsverträge in der Altenpflege gelten folgende Regelungen: Er muss mindestens enthalten:
- das Berufsziel, dem die Ausbildung dient
- den Beginn und die Dauer der Ausbildung
- Angaben über die inhaltliche und zeitliche Gliederung der praktischen Ausbildung gemäß der Ausbildungs- und Prüfungsverordnung
- die Dauer der regelmäßigen täglichen oder wöchentlichen praktischen Ausbildungszeit
- die Höhe der monatlichen Ausbildungsvergütung
- die Dauer der Probezeit
- die Dauer des Urlaubs
- die Voraussetzungen, unter denen der Ausbildungsvertrag gekündigt werden kann
- einen in allgemeiner Form gehaltenen Hinweis auf die Tarifverträge, Betriebs- oder Dienstvereinbarungen, die auf das Ausbildungsverhältnis anzuwenden sind

Der Schülerin und dem Schüler dürfen nur Verrichtungen übertragen werden, die dem Ausbildungszweck dienen; sie müssen ihrem Ausbildungsstand und ihren Kräften angemessen sein.

9.5.4 Teilzeitarbeit

1. Welche Regelungen gelten für Teilzeitarbeit?

Durch Umsetzung von EU-Recht wird auch Teilzeitarbeit gefördert. Grundsätzlich ist Teilzeitarbeit jede Arbeitszeit, die im Betrieb unter der Regelarbeitszeit liegt.

2. Welche Regeln gelten für die Vergütung von Teilzeitarbeit?

Diese Mitarbeiter dürfen nicht diskriminiert werden, beispielsweise durch geringere anteilige Bezahlung. Das heißt, wer 60 % statt 100 % arbeitet, muss auch 60 % verdienen, sofern keine sachlichen Gründe dagegen stehen.

3. Beschreiben Sie den Gleichheitsgrundsatz beim Arbeitslohn.

Es ist seit vielen Jahren im Gesetz festgeschrieben, dass Frauen und Männer das Gleiche verdienen müssen, sofern nicht sachliche Gründe dagegen sprechen. Dies entspricht jedoch nicht der Realität.

4. Geben Sie an, wer einen Anspruch auf Verringerung der Arbeitszeit hat.

Grundsätzlich kann ein Arbeitnehmer, der in einem Betrieb mehr als 6 Monate beschäftigt ist, verlangen, eine Verringerung seiner Arbeitszeit zu erhalten.

5. Soll die Arbeitszeit reduziert werden, müssen Arbeitnehmer und Arbeitgeber bestimmte Fristen einhalten. Stellen Sie diese dar.

Der Arbeitnehmer muss diesen Wunsch drei Monate vor dem beabsichtigten Reduzierungszeitraum äußern und hierbei die gewünschte Verteilung der Arbeitszeit angeben. Der Arbeitgeber hat nun diesen Wunsch zu erörtern mit dem Ziel, die Verringerung durchzuführen.

Soweit betriebliche Gründe dem nicht entgegenstehen, soll der Arbeitgeber diesem Wunsch nachkommen. Spätestens einen Monat vor dem gewünschten Beginn der Veränderung muss der Arbeitgeber die Entscheidung miteilen. Wird nicht einen Monat vor der gewünschten Veränderung der Wunsch abgelehnt, gilt die neue Regelung als vereinbart. Dies gilt aber nur für Betriebe mit mehr als 15 Arbeitnehmern (ausgenommen in der Ausbildung befindliche Arbeitnehmer).

6. Wie oft kann die Reduzierung der Arbeitszeit verlangt werden?

Eine erneute Reduzierung kann erst nach weiteren zwei Jahren verlangt werden. Eine Verlängerung der Arbeitszeit kann ein Arbeitnehmer nicht so leicht durchsetzen. Hat er den Wunsch geäußert, so ist er bei der Besetzung eines entsprechenden Arbeitsplatzes bevorzugt zu berücksichtigen. Arbeit auf Abruf ist in diesem Gesetz ebenfalls ausdrücklich gestattet und geregelt.

9.5.5 Abmahnungen

1. Erläutern Sie, welchem Mittel Abmahnungen dienen und wie diese erfolgen.

Abmahnungen sind ein Mittel, um Arbeitnehmer auf ihre Pflichten im Arbeitsvertrag hinzuweisen und im Falle von wiederholten Verstößen außerdem den Arbeitsvertrag zu kündigen.

Eine Abmahnung ist ein Schriftstück, in dem der Arbeitnehmer auf eine konkrete Verfehlung hingewiesen wird und die in die Personalakte genommen wird.

2. Definieren Sie die Formalien, die bei einer Abmahnung beachtet werden müssen.

Voraussetzung für eine Abmahnung ist, dass sie zeitnah vorgenommen wird. Sie muss dann einen konkreten Sachverhalt schildern unter Angabe von Tatort, Tatzeit, Zeugen und/oder Beweismitteln. Ferner muss sie den Hinweis enthalten, dass das Verhalten einen Verstoß gegen die Haupt- oder Nebenpflichten aus dem Arbeitsvertrag enthält und muss den Verstoß konkret benennen, wenn möglich unter Zitat der entsprechenden Passage des Arbeitsvertrages. Der Ernst einer Abmahnung wird dadurch unterstrichen, dass der Hinweis aufgenommen wird, dass weitere Verstöße gegen den Arbeitsvertrag eine Kündigung zur Folge haben können. Diese Abmahnung muss dem Betroffenen eröffnet werden durch Übergabe oder Zusenden per Post, was ebenfalls dokumentiert werden muss.

3. Muss eine unrechtmäßige Abmahnung hingenommen werden?

Ist der Arbeitnehmer mit der Abmahnung nicht einverstanden, kann er eine Gegendarstellung hierzu verfassen, die ebenfalls zur Personalakte genommen werden muss. Er kann auch auf Entfernung der Abmahnung vor dem Arbeitsgericht klagen, wenn sie unberechtigt ist.

4. Geben Sie an, wer Anspruch auf Einsichtnahme in die Personalakte hat.

Jeder Arbeitnehmer hat Anrecht darauf, Einsicht in seine Personalakte zu nehmen und hierbei auch eine Vertrauensperson (Betriebsrat) als Zeugen hinzuzuziehen.

5. Nehmen Sie dazu Stellung, wie ernst Abmahnungen genommen werden müssen.

In der Praxis werden Abmahnungen dann angefertigt, wenn erwägt wird, einen Arbeitnehmer aus dem Dienst zu entlassen. Das heißt, sie müssen sehr ernst genommen werden und auf ihren Wahrheitsgehalt geprüft werden. In einem Kündigungsschutzprozess wird ein Arbeitsrichter Einblick in die Personalakte nehmen und aufgrund dieses Eindrucks urteilen. Unberechtigte Einträge in der Akte können unbewusst die Entscheidung negativ beeinflussen.

6. Zählen Sie Möglichkeiten auf, sich vor der Manipulationen der Personalakte zu schützen.

Um sicherzustellen, dass die Personalakte nicht vor der Einsichtnahme „bereinigt" und später wieder „vervollständigt" wird, ist der Arbeitnehmer befugt, die Seiten durchzunummerieren. Manchmal befinden sich sachfremde Unterlagen oder Notizen in der Personalakte, die entfernt werden müssen. Der Mitarbeiter hat auch ein Recht darauf, sich Notizen zu machen und Abschriften der Personalakte anzufertigen.

7. Geben Sie an, wie lange Abmahnungen in der Personalakte bleiben.

Abmahnungen sollen nach einer gewissen „Bewährungszeit" aus der Personalakte entfernt werden (in der Regel etwa nach zwei Jahren, sofern nicht neue Abmahnungen hinzugekommen sind). Hier entscheidet aber der Einzelfall.

9.5.6 Beendigung des Arbeitsverhältnisses

1. Unterscheiden Sie die verschiedenen Möglichkeiten zur Beendigung eines Arbeitsverhältnisses.

Der einfachste Fall ist bei einer *Befristung*. Mit Ablauf dieses Datums ist der Arbeitsvertrag hinfällig.
Der häufigste Fall dürfte sein, dass das *Rentenalter* erreicht wird und dann die Klausel im Arbeitsvertrag greift, dass das Arbeitsverhältnis endet.
Bei einer *vertraglichen Befristung* sollte grundsätzlich geprüft werden, ob eine Begründung erforderlich ist und falls ja, ob diese ausreichend ist.

2. Erläutern Sie, was ein Kettenarbeitsvertrag ist und unter welchen Bedingungen er abgeschlossen wird.

Falls ein Kettenarbeitsvertrag vorliegt, das heißt, wenn eine Befristung ausläuft, wird ein neuer befristeter Arbeitsvertrag abgeschlossen, ist dies nur in gewissem Rahmen (Regelfall drei Verträge, bis zu zwei Jahren Gesamtlaufzeit) möglich. Wurden die Regeln missachtet, kann nach Ablauf des Vertrages eine „Entfristungsklage" eingereicht werden, das heißt, durch das Gericht die Unwirksamkeit der neuerlichen Befristung feststellen zu lassen.
Der Arbeitsvertrag kann aber auch durch Kündigung erlöschen.

Rechtskunde

3. Beschreiben Sie, in welcher Form eine Kündigung erfolgen muss.

Die Kündigung muss unbedingt in Schriftform erfolgen. Eine mündliche Kündigung ist unwirksam. Selbst nach monatelangem untätigem Warten kann der Arbeitnehmer seine Arbeitskraft wieder anbieten und hat Anspruch auf Entlohnung. In der Praxis wurde sogar schon einem Arbeitnehmer, der nach Unterzeichnung des Arbeitsvertrages seine Arbeitsstelle überhaupt nicht angetreten hat und nach Monaten seine Arbeitskraft durch seinen Rechtsanwalt anbot, der Arbeitslohn zugesprochen (Arbeitsgericht Lörrach, Kammern Radolfzell Entscheidung im Jahr 2006), obwohl er nach dem Vorstellungsgespräch nicht im Betrieb erschienen ist.

4. Wer muss die Kündigung begründen?

Während der Arbeitnehmer seine Kündigung nicht begründen muss, ist der Arbeitgeber verpflichtet, spätestens dem Arbeitsgericht die Kündigungsgründe zu benennen.

5. Geben Sie die Kündigungsfristen an, die für einen Arbeitgeber gelten.

Die Fristen für fristgerechte Kündigungen sind nach Betriebszugehörigkeit gestaffelt, wobei im BGB unter Umständen andere Zeiten gelten, als in den Tarifverträgen. Nach BAT und AVR liegen diese Fristen zwischen 1 und 6 Monaten, nach dem BGB beträgt die Kündigungsfrist nach 20 Jahren Betriebszugehörigkeit 7 Monate zum Ende eines Kalendermonats.

6. Zählen Sie Gründe für eine fristgemäße Kündigung auf.

- personenbedingte Kündigung
- verhaltensbedingte Kündigung
- betriebsbedingte Kündigung

7. Ist es möglich, wegen Krankheit seinen Arbeitsplatz zu verlieren?

Wenn der Arbeitnehmer dauernd berufsunfähig ist und der Genesungszeitraum in unbekannter Ferne liegt, oder wenn der Arbeitnehmer Jahr für Jahr einige Monate krankheitsbedingt ausfällt, kann der Arbeitsvertrag gekündigt werden. Klassischer Fall ist eine Kündigung von alkoholkranken Mitarbeitern, die nach einer abgebrochenen Entziehungskur oder nach einer erfolgreichen Kur wieder den Alkoholkonsum aufnehmen.

Arbeitsrecht

8. Unter welchen Bedingungen sind verhaltensbedingte Kündigungen möglich?

Verhaltensbedingte Kündigungen setzen entweder schwere Verletzungen des Arbeitsvertrages voraus, wobei dann auch eine fristlose Kündigung in Betracht kommt, oder wiederholte Verstöße nach erteilten Abmahnungen. Umstritten ist, wann bei Abmahnungen „das Maß voll" ist. Wurde eine Abmahnung wegen eines konkreten, erheblichen Sachverhaltes erteilt und wiederholt sich der Sachverhalt innerhalb kurzer Frist wieder, kann bereits eine Abmahnung ausreichend sein, um den Arbeitsvertrag zu kündigen. Sind es immer wieder andere, kleinere Verstöße, kann es erforderlich sein, dass eine größere Anzahl von Abmahnungen vorliegen muss, um zu kündigen.

9. Definieren Sie die betriebsbedingte Kündigung und geben Sie an, welche Voraussetzung hierfür notwendig ist.

Betriebsbedingt ist eine Kündigung, wenn der Arbeitsplatz im Betrieb wegfällt. Hier muss der Arbeitgeber eine Sozialauswahl treffen, die vom Gericht nachvollzogen werden kann. Im Falle von Fusionen von Betrieben, in denen beispielsweise zwei Controller arbeiten, aber nur noch eine Arbeitsstelle vorhanden ist, muss ein Punktesystem erstellt werden, in dem beispielsweise die Dauer der Betriebszugehörigkeit, die familiäre Situation, finanzielle Verpflichtungen, Mobilität, Alter, Chancen auf dem Arbeitsmarkt abgewogen werden müssen, damit es für die Richter nachvollziehbar gerecht ist.

10. Nennen Sie Gründe für die Verhängung von Sperrfristen beim Arbeitslosengeld.

- verhaltensbedingte Kündigung
- eigene Kündigung

11. Wann werden Abfindungen bezahlt?

Abfindungen werden oft bei ungerechtfertigten Kündigungen bezahlt. Um sich arbeitsgerichtliche Verfahren zu ersparen, kann allerdings gleich in der Kündigung eine Verpflichtung festgehalten werden, eine Abfindung zu zahlen, die auch bei vielen arbeitsgerichtlichen Verfahren herauskommen würde.

Rechtskunde

12. In welcher Höhe werden Abfindungen bezahlt?

Faustregel ist, dass pro Jahr der Betriebszugehörigkeit ½ Monatsgehalt als Abfindung bezahlt wird.

13. Geben Sie die Fristen an, die für eine Kündigungsschutzklage gelten.

Nach einer Kündigung besteht nur eine Frist von drei Wochen zur Einreichung der Kündigungsschutzklage, um die Wirksamkeit der Kündigung überprüfen zu lassen.

14. Mit welcher Begründung kann eine fristlose Kündigung ausgesprochen werden?

Eine fristlose Kündigung setzt voraus, dass ein so schwerer Verstoß gegen den Arbeitsvertrag vorliegt, dass es den Beteiligten nicht zumutbar ist, die Kündigungsfrist abzuwarten. Denkbar wäre dies bei Straftaten während der Arbeit (Diebstahl, Betrug, Misshandlung von Mitarbeitern oder Pflegebedürftigen).

15. Erläutern Sie die Wertgrenzen, die beim Diebstahl gelten, um eine fristlose Kündigung auszusprechen.

Bei Diebstahl reicht ein Wert von wenigen Cent für eine fristlose Kündigung aus. Was wertvoller als ein einfacher Plastikkugelschreiber ist, ist ausreichender Grund. Bei einer langjährigen Mitarbeiterin eines Lebensmittelmarktes reichten ein paar Joghurtbecher, die wegen abgelaufenen Verfallsdatums vernichtet werden sollten, aus. Falsche Reisekostenabrechnungen sind ebenfalls häufig Grund für fristlose Kündigungen.

16. Zeigen Sie die Möglichkeiten auf, einvernehmlich ein Arbeitsverhältnis aufzulösen.

Der Arbeitsvertrag kann durch einen schriftlichen Aufhebungsvertrag beendet werden. Hier wird in der Regel der Abgang mit Zahlungen oder Leistungen attraktiver gemacht, wobei aber das Risiko einer Sperre beim Arbeitslosengeld besteht. Es muss deshalb zweifelsfrei festgehalten werden, dass die Trennung nur aus betrieblichen Gründen erfolgt und den Arbeitnehmer kein Verschulden trifft.

9.5.7 Beurteilungen und Arbeitszeugnisse

1. Erklären Sie den Zweck, den Beurteilungen und Arbeitszeugnisse verfolgen.

In vielen Betrieben werden regelmäßig Mitarbeitergespräche geführt. Diese haben den Zweck, die Mitarbeiter zu motivieren, ihnen ihre Schwächen und Stärken aufzuzeigen und möglicherweise auch Zielvereinbarungen zu treffen. Hier gehört offene Kritik dazu, die klar Fehler anspricht, aber auch Lösungsansätze bieten soll.
Beurteilungen werden je nach Betrieb entweder turnusmäßig oder zu bestimmten Anlässen (Beförderung, Gehaltserhöhung) angefertigt.

2. Beschreiben Sie, wie eine Beurteilung vorgenommen werden sollte.

Die Beurteilungen sollten in einem direkten Gespräch zwischen Vorgesetztem und Untergeben stattfinden, wobei die Beurteilung zur Personalakte genommen wird. Auch hier hat der Arbeitnehmer das Recht auf eine sachliche Gegendarstellung in der Personalakte. In der Praxis kann aber auch direkt in dem Beurteilungsgespräch eine Korrektur vereinbart werden.

3. Wann kann ein Arbeitszeugnis angefordert werden und welchen Zweck erfüllt meistens ein Zwischenzeugnis?

Ein Arbeitszeugnis kann jederzeit von einem Arbeitnehmer angefordert werden. Häufig wird ein Zwischenzeugnis erbeten, wenn er seine Arbeitsstelle wechseln möchte, da der neue Arbeitgeber immer Arbeitszeugnisse sehen möchte. Wird ein Zwischenzeugnis angefordert, ist dies für den jetzigen Arbeitgeber ein Signal, dass der Arbeitnehmer möglicherweise einen Wechsel der Arbeitsstelle vornehmen will.

4. Nennen Sie die Arten von Arbeitszeugnissen.

- einfaches Arbeitszeugnis
- qualifiziertes Arbeitszeugnis

5. Unterscheiden Sie die Inhalte des einfachen und qualifizierten Arbeitszeugnisses.

Sowohl das einfache als auch das qualifizierte Arbeitszeugnis enthalten die Personalien, Art und Dauer der Tätigkeit, Aufgabengebiet und zugeteilte Kompetenzen.
Auf Wunsch muss der Arbeitgeber im qualifizierten Arbeitszeugnis zusätzlich Aussagen über das Leistungs- und Sozialverhalten des Arbeitnehmers machen.

Rechtskunde

6. Welche Grundsätze sind beim qualifizierten Arbeitszeugnis hinsichtlich der Wertungen zu beachten?

- Der Grundsatz der Wahrheit und Klarheit. Die Zeugnisaussagen müssen objektiv sein und die für die Beurteilung des Mitarbeiters wesentlichen Fakten enthalten, die für den neuen Arbeitgeber von Interesse sind.
- Der Grundsatz der Wahrung der Interessen Dritter. Unwahre Aussagen, die über Eigenschaften des Mitarbeiters täuschen können, müssen unterbleiben.
- Grundsatz zur Wahrung der Interessen des Mitarbeiters. Die Zeugnisaussagen müssen objektiv, aber wohlwollend geprägt sein, damit das berufliche und wirtschaftliche Fortkommen des Mitarbeiters nicht behindert wird.

7. In einem Arbeitszeugnis steht zwischen den Zeilen oft mehr als im Zeugnis selbst. Erläutern Sie dies beispielsweise im Bezug auf die
a) fristlose Kündigung
b) das Leistungsbild
c) das Sozialverhalten

a) Es wird nicht im Zeugnis stehen, dass der Arbeitsvertrag durch fristlose Kündigung wegen Diebstahls ausgesprochen wurde. Allein die Aussage „Herr … verlässt unser Haus zum 18. Februar" zeigt durch das Datum, dass keine fristgemäße, sondern eine fristlose Kündigung erfolgte. Da nicht geschrieben wurde, dass der Mitarbeiter auf seinen Wunsch hin ausschied, ist für einen Personalchef der tatsächliche Sachverhalt klar.

b) Die Aussage „er war stets bemüht, die hohen Anforderungen seiner Tätigkeit zu erfüllen" bedeutet, dass die Person an dem Arbeitsplatz völlig versagt hat. Dagegen bedeutet „er hat stets seine Aufgaben zu unserer vollsten Zufriedenheit erfüllt" eine sehr gute Leistung, „stets vollen Zufriedenheit" entspricht einer guten Leistung. Ohne „stets" bedeutet es eine nur befriedigende Leistung usw.

c) Auch Aussagen zum Sozialverhalten können versteckte Informationen enthalten: „Auf Betriebsausflügen und Feiern stand er stets im Mittelpunkt" bedeutet im Klartext, dass es sich hier um eine Person mit großen Alkoholproblemen handelt.

Arbeitsrecht

8. Erläutern Sie, wie sich ein Arbeitnehmer gegen falsche Zeugnisse wehren kann.

Wird die Leistung durch das Arbeitszeugnis nicht korrekt wiedergegeben, kann der Arbeitnehmer es durch das Arbeitsgericht korrigieren lassen. Hier ist aber oft die Beweisbarkeit ein großes Problem. Die besten Chancen hat er, wenn er durch gute Beurteilungen nachweisen kann, dass er konstant bessere Leistungen erbracht hat, als das Zeugnis wiedergibt.

9. Ein korrigiertes Arbeitszeugnis soll nicht erkennbar sein. Welche offensichtlichen und verdeckten Hinweise sind daher vom Arbeitgeber auszuschließen?

Wird der Arbeitgeber verurteilt, sein Zeugnis zu korrigieren, muss er dies rückdatieren, damit keine Rückschlüsse möglich sind, dass das Zeugnis gerichtlich durchgesetzt wurde. Das neue Zeugnis muss der Form nach dem angefochtenen Zeugnis entsprechen (altes Datum, alte Originalbriefbögen, Unterschriften von damals tätigen Mitarbeitern usw.), soll keine Verschmutzungen oder nicht für Briefumschläge erforderliche Falten aufweisen, da all dies Codes für andere Arbeitgeber sein können.

9.5.8 Rechte des Betriebsrates

1. Zählen Sie die Mitwirkungs-/Mitgestaltungsrechte des Betriebsrates auf.

Der Betriebsrat hat folgende Mitwirkungsrechte:
- Unterrichtungsrecht
  - bei Betriebsänderungen
  - bei Personalplanung
  - bei personellen Einzelmaßnahmen (Versetzungen)
- Beratungsrecht
  - regelmäßige Besprechungen mit dem Arbeitgeber
  - bei Arbeitsverfahren
- Antrags- und Kontrollrecht
  - bei Arbeitsschutz
  - bei Beschwerden

2. Wichtiger als die Mitwirkungs- und Mitgestaltungsrechte sind die Mitbestimmungsrechte. Definieren Sie diese.

- Einspruchsrecht bei Kündigungen und die
- Zustimmungsrechte bei Berufsbildung, Fortbildung, Befragungen und bei Arbeitszeitregelungen (Beginn, Ende, Pausen, Verteilung wöchentlicher Arbeitszeit), Aufstellung von

Urlaubsgrundsätzen, Änderung der Arbeitsplätze, Arbeitsabläufe, Arbeitsumgebung, bei Verletzung gesicherter arbeitswissenschaftlicher Erkenntnisse, Ausschreibung von Arbeitsplätzen, betrieblicher Bildung, Einstellung, Eingruppierung und Versetzung von Mitarbeitern in Betrieben mit mehr als 20 Arbeitnehmern, Kündigungen

9.5.9 Rechte des Arbeitgebers

1. Welche Anweisungs- und Direktionsrechte hat der Arbeitgeber?

Der Arbeitgeber kann nach pflichtgemäßem Ermessen (Willkürverbot!) Einzelheiten der Arbeitsleistung der Arbeitnehmer bestimmen nach
- Ort
- Art und
- Zeit

2. Geben Sie die Einschränkungen an, denen die Direktionsrechte unterliegen.

Verboten sind Verstöße gegen
- Gesetze
- verbindliche Tarifverträge
- Beteiligungsrechte der Belegschaftsvertretungen (Betriebsräte, Personalräte)
- Arbeitsverträge

Außerdem muss die Ausführung für den Arbeitnehmer möglich und zumutbar sein.

3. Schildern Sie, wie Sie sich bei unzulässigen Weisungen verhalten.

- Nachfragen und sich die Anweisung erläutern lassen. Oft liegt ein Missverständnis vor.
- Bedenken dem Arbeitgeber oder Betriebsrat vortragen. Nach § 82 BetrVerfG besteht für Sie das **Recht**, dem Arbeitgeber Zweifel an der Zulässigkeit der Anordnung vorzutragen.
- Wen eine Anordnung nicht für zweckmäßig oder plausibel gehalten wird, berechtigt das nicht zur Arbeitsverweigerung.
- Werden Bedenken trotz Anhörung und Beratung nicht ausgeräumt, besteht bei der Überzeugung der Unzulässigkeit das Recht, die Durchführung der Anordnung zu verweigern.

9.6. Sozialrecht

9.6.1 Grundlagen des Sozialrechts

1. Nennen Sie den Zweck des Sozialrechts.

Sozialrecht = Regelungen für „soziale Gerechtigkeit" und „soziale Sicherheit". Nachdem früher die Regelungen in vielen Gesetzen verteilt waren, werden diese jetzt in den Sozialgesetzbüchern (SGB) zusammengefasst.
Art. 20 GG gibt vor: „Die BRD ist ein demokratischer und sozialer Bundesstaat".

2. Zählen Sie auf, welche Aufgaben das SGB I definiert.

Die Aufgaben des Sozialrechtes stehen in § 1 SGB I:
- Sicherung eines menschenwürdigen Daseins
- Schaffung gleicher Voraussetzungen für die freie Entfaltung der Persönlichkeit, insbesondere auch für junge Menschen
- Schutz und Förderung der Familie
- Ermöglichung eines Erwerbs des Lebensunterhalts durch frei gewählte Tätigkeit
- Abwendung oder Ausgleich für besondere Belastungen des Lebens, auch durch Hilfe zur Selbsthilfe

3. Geben Sie die Pflichten der Behörden an und erläutern Sie diese.

Aufklärung: Allgemeininformationen an Bevölkerung über Rechte und Pflichten (Broschüren, Medien)
Auskunft: hilfesuchende Bürger auf infrage kommende Hilfen und zuständige Stellen hinweisen
Beratung: ausführliche Unterrichtung über Hilfen der eigenen Behörde über gestellte Fragen hinaus.

4. Beschreiben Sie, was mit einem Antrag geschieht, der bei einer nicht zuständigen Behörde eingereicht wird.

Der Antrag darf nicht zurückgewiesen werden, sondern muss an die zuständige Behörde weitergeleitet werden (§ 16 SGB I).

5. Wie sind die Hilfen zu gewähren?

Jeder Sozialleistungsträger ist verantwortlich, dass jeder Berechtigte zu gewährende Hilfen umfassend und schnell erhält (§ 17 SGB I).

6. Führen Sie zu folgenden Gebieten des Sozialrechts Beispiele auf:
a) Förderung von Ausbildung und Erwerbstätigkeit
b) Sozialversicherung
c) soziale Entschädigung
d) soziale Ausgleich

a)
- Ausbildungsförderung,
- Arbeitsförderung (Arbeitslosenversicherung)

b)
- Krankenversicherung (SGB V)
- Unfallversicherung
- Rentenversicherung (SGB VI)
- Pflegeversicherung (SGB XI)

c)
- Kriegsopferversorgung und -fürsorge
- Versorgung der Opfer von Gewalttaten

d)
- Wohngeld
- Kindergeld
- Kinder- und Jugendhilfe
- Sozialhilfe

9.6.2 Arbeitslosenversicherung

1. Geben Sie an, wer Mitglied der Arbeitslosenversicherung ist und wer sich versichern lassen kann.

Die Arbeitslosenversicherung ist eine Pflichtversicherung für Arbeitnehmer im sozialversicherungsrechtlichen Sinne.
Seit 1.2.06 können auch Existenzgründer, Pflegepersonen und Auslandsbeschäftigte sich versichern, sofern sie vorher 12 Monate in einem sozialversicherungspflichtigen Arbeitsverhältnis standen oder innerhalb der letzten zwei Jahre Lohnersatzleistungen nach SGB III bezogen haben.

2. Was muss beim Eintritt der Arbeitslosigkeit beachtet werden?

Sofort nach Erhalt der Kündigung muss die Agentur für Arbeit informiert werden.

3. Erläutern Sie, welche Fristen bei der Arbeitslosmeldung zu beachten sind.

Die Arbeitslosmeldung muss bei befristeten Arbeitsverhältnissen drei Monate vor Beendigung des Arbeitsverhältnisses erfolgen. Erfolgt die Meldung später, hat dies in der Regel eine Sperrfrist von bis zu einer Woche zur Folge. Leistungen aus der Arbeitslosenversicherung werden frühestens bei Eintritt der Arbeitslosigkeit, bei verspäteter Meldung frühestens nach diesem Zeitpunkt (und Ablauf der Sperrfrist), gewährt.

Sozialrecht

Vorsicht: Auch wenn man von der Agentur für Arbeit eine befristete Tätigkeit vermittelt bekommt, muss die Meldung formell und nachweisbar vorgenommen werden; es gab in der Praxis schon Fälle, in denen das Jobcenter eine Sperre aussprach.

4. Schildern Sie, welches Verhalten nach dem Erhalt des Leistungsbescheides sinnvoll ist.

Wichtig ist, dass man genau die Leistungsbescheide prüft und sich nicht darauf verlässt, dass sie richtig seien.
Im Falle eines Widerspruches erfolgt häufig ein Hinweis, dass der Widerspruch keine Aussicht auf Erfolg habe und kostenpflichtig abgewiesen werde, wenn er nicht freiwillig zurückgenommen werde. Danach kommt dann ein Widerspruchsbescheid, in dem der Widerspruch zurückgewiesen wird. Erst die Klage vor dem Sozialgericht bringt häufig den Erfolg. In der Regel wird nach der Akteneinsicht durch das Gericht die richtige Leistung gewährt.

5. Welche finanziellen Leistungsarten der Agentur für Arbeit gibt es?

- Arbeitslosengeld bei Arbeitslosigkeit oder Weiterbildung
- Kurzarbeitergeld
- Insolvenzgeld (früher: Konkursausfallgeld)

6. Geben Sie die Höhe des Arbeitslosengeldes an.

Arbeitslosengeld sind 60 % des Beitragsbemessungsentgeltes, bei Arbeitslosen mit mindestens 1 Kind sind es 67 %. Das Beitragsbemessungsentgelt entspricht dem Nettoeinkommen (Bruttoeinkommen minus Lohnsteuer, Solidaritätsbeitrag und Beiträgen zur Sozialversicherung) eines Jahres. Kann über zwei Jahre kein Entgelt über 150 Tage ermittelt werden, wird ein fiktives Einkommen angesetzt.

7. Definieren Sie den Personenkreis, der Anspruch auf Arbeitslosengeld hat.

Wer in den letzten zwei Jahren vor Eintritt der Arbeitslosigkeit mindestens 12 Monate in einem versicherungspflichtigen Arbeitsverhältnis stand, hat erstmals Anspruch auf 6 Monate ALG, bei 16 Monaten Beitragsdauer verlängert es sich auf 8 Monate, bei 20 auf 10 und bei 24 Monaten auf 12 Monate Bezugsdauer. Ab dem 55. Lebensjahr gibt es 15 Monate ALG bei 30 Monaten Beitragszahlungen und 18 Monate nach 36 Monaten Beitragszahlungen.

8. Benennen Sie Gründe für die Verhängung von Sperrfristen und geben Sie die jeweilige Dauer an.

Bis 12 Wochen Sperrfrist gibt es, wenn
- der Arbeitnehmer selbst gekündigt hat oder die Kündigung durch vertragswidriges Verhalten ausgelöst hat. Aufhebungsverträge, die ungeschickt formuliert sind, lösen häufig die Sperrfrist aus.
- der Arbeitslose eine angebotene Stelle nicht annimmt
- der Arbeitslose an einer Eingliederungsmaßnahme nicht teilnimmt
- der Arbeitslose eine Eingliederungsmaßnahme abbricht

Bis 2 Wochen Sperrfrist gibt es, wenn der Arbeitslose keine ausreichenden Eigenbemühungen auf der Arbeitsuche nachweist. Bis 1 Woche Sperrfrist gibt es, wenn sich der Arbeitslose verspätet arbeitssuchend meldet.

9. Zählen Sie Belastungen auf, die im Bezug auf einen Arbeitsplatz zumutbar sind.
a) Gehaltseinbußen
b) Fahrzeiten
c) Umzüge

a) Gehaltseinbußen bis 20 % sind innerhalb der ersten drei Monate der Arbeitslosigkeit zumutbar, innerhalb 6 Monate 30 %. Danach ist jede Tätigkeit zumutbar, sofern das Arbeitsentgelt höher ist, als die Leistungen aus der Arbeitslosenversicherung.

b) Fahrzeiten von 2 ½ Sunden sind bei Tätigkeiten mit über 6 Stunden Beschäftigung zumutbar, bei weniger als 6 Stunden sind 2 Stunden Fahrzeit zumutbar.

c) Umzüge sind zumutbar, wenn absehbar ist, dass innerhalb von 3 Monaten keine Arbeitsstelle gefunden werden kann. Ab dem 4. Monat ist ein Umzug immer zumutbar.

d) befristete Tätigkeit
e) Verfügbarkeit

d) Befristete Tätigkeiten sind ebenso zumutbar, wie Tätigkeiten, die nicht der Ausbildung entsprechen.
e) Der Arbeitslose muss sich zur Vermittlung verfügbar halten. Das bedeutet, dass er erst, nachdem die Post verteilt worden ist, sich länger von der Wohnung entfernen kann.

9.6.3 Krankenversicherung

1. Unterscheiden und definieren Sie die drei Mitgliedergruppen der Krankenversicherung.

Pflichtversicherte, freiwillig Versicherte und privat Versicherte.
Pflichtversicherte sind alle Personen in einem abhängigen Beschäftigungsverhältnis bis zur Beitragsbemessungsgrenze.
Freiwillig versicherte sind die Arbeitnehmer, deren Einkommen über der Beitragsbemessungsgrenze liegt, Selbstständige und Studenten. Diese Gruppen können sich ebenfalls privat versichern.

2. Die Krankenversicherung ist wegen leerer Kassen im Umbruch. Welche Änderungen gab es in der letzten Zeit?
a) bei den Regelleistungen

a) Regelleistungen, das sind die vom Gesetzgeber vorgeschriebenen Leistungen der Versicherungen, wurden durch Zuzahlungen, Beschränkung der Leistungen (Preisgrenzen) und bei der Zahnbehandlung durch Reduzierung der Leistungen bei Zahnersatz wesentlich eingeschränkt. Über die Regelleistungen bieten die Krankenversicherungen noch freiwillige Mehrleistungen an, die die Kassen attraktiv machen sollen.
Die Gesundheitsreform hat die Regelleistungen weiter eingeschränkt und setzt auf Zusatzversicherungen, die das Leistungsspektrum individuell anpassen sollen.

→   →

b) bei den freiwillig Versicherten

b) Früher gab es nach dem Überschreiten der Beitragsbemessungsgrenze und dem Wechsel in die private Versicherung kein Zurück mehr. Die Gesundheitsreform 2006/07 hat dies geändert. Nunmehr müssen die privaten Versicherungen einen Grundtarif anbieten und sind verpflichtet Verträge mit allen Interessierten in diesen Tarifen abzuschließen. Bisher war es das Problem der Krankenkassen, dass diese die teuren Versicherungsgruppen (Alte, Kranke, Kinder) als Kunden hatten und damit ein hohes Leistungsvolumen. Bei den privaten Versicherungen waren meist die gut Verdienenden, die seltener krank sind, versichert; bekannte Risiken konnten private Versicherungen ausschließen, was jetzt bei dem Basistarif nicht mehr möglich ist. Der Umfang der Leistungen wurde stark eingeschränkt.

3. Unterscheiden Sie
a) Krankheit
b) Behinderung
c) Pflegebedürftigkeit

a) Krankheit ist ein regelwidriger Körper- oder Geisteszustand, der ärztliche Heilbehandlung erfordert.
b) Behinderung ist eine erhebliche und dauerhafte Einschränkung der Beziehung zwischen Individuen und der Außenwelt.
c) Pflegebedürftigkeit ist eine besondere Bedarfssituation bei Behinderung oder Krankheit, gekennzeichnet durch den Bedarf an personenbezogenen Verrichtungen.

9.6.4 Rentenversicherung

1. Wovon hängt die Sicherheit der Renten ab?

Die Sicherheit der Renten hängt von der Anzahl der Einzahler im Verhältnis zu den Beziehern ab.

2. Geben Sie an, wer in der Rentenversicherung pflichtversichert ist.

Pflichtversichert sind: Arbeiter, Angestellte und Auszubildende, Wehr- und Zivildienstleistende, Vorruhestandsgeldbezieher, selbstständige Lehrer und Erzieher, Hebammen und Entbindungshelfer, Künstler und Publizisten.

Sozialrecht

3. Nennen Sie den unterschiedlichen Beginn der Altersrente.

Altersrente wird bezahlt ab Vollendung des 65. Lebensjahres. Die Altersgrenze wird derzeit schrittweise angehoben auf 67 Jahre. Angesichts der Tatsache, dass überhaupt nur wenige bis zum 65. Lebensjahr beschäftigt sind, kann die Anhebung nur als faktische Rentenkürzung angesehen werden, denn die vorgezogene Rente hat eine Kürzung der Ansprüche zur Folge.

4. Erklären Sie die Besteuerung der Renten.

Die Renten werden schrittweise besteuert. Bei Renteneintritt ab 2005 liegt der steuerpflichtige Anteil bei 50 % (zuvor rund 27 %), bis 2020 wird der Anteil jährlich um 2 % angehoben. Da die Leistungen wesentlich reduziert werden, ist eine Zusatzrente unerlässlich.

5. Erläutern Sie die Riester-Rente.

Zweck der Riester-Rente war es, eine Zusatzrente einzurichten, an der die Arbeitgeber nicht beteiligt sind, damit die Lohnnebenkosten nicht weiter in die Höhe gehen. Ein Vertrag zur Riester-Rente ist allen offen. Der Staat gibt Zuschüsse, bei denen Faktoren wie Kinderzahl berücksichtigt werden. Abgeschlossen werden diese Versicherungen bei privaten Versicherungsunternehmen. Im Gegensatz zur staatlichen Rentenversicherung gibt es weder eine zentrale Versicherung noch eine Versicherungspflicht.

6. Definieren Sie Betriebsrenten.

Der Staat fördert es, wenn sich Betriebe entschließen, eine betriebliche Zusatzrente zu gewähren. Dafür zahlen Arbeitgeber und Arbeitnehmer in eine Rentenversicherung ein, wobei der Arbeitgeber diese Zahlungen steuerlich geltend machen kann und hierdurch seine Belastung verringert.

7. Wie hoch sind Betriebsrenten?

Die Höhe der Betriebsrenten hängt von den eingezahlten Beiträgen ab.

8. Zeigen Sie den Vorteil von zentralen Betriebsversicherern auf.

Bei einem Wechsel von einem Arbeitgeber zum anderen kann der Rentenanspruch mitgenommen werden.

9. Nennen Sie mögliche Formen der Betriebsrente und worauf der Arbeitnehmer beim Abschluss achten sollte.

Betriebsrenten können auf unterschiedliche Weise organisiert werden: So gibt es Direktversicherungen, Pensionskassen, Pensionsfonds, Unterstützungskassen oder auch die Möglichkeit, eine Pensionszusage zu machen, wofür steuerlich Rücklagen gebildet werden. Arbeitnehmer sollten dies genau prüfen, da manche Zusagen im Falle der Insolvenz des Arbeitgebers nicht gehalten werden können.

9.6.5 Pflegeversicherung

1. Erläutern Sie das Ziel der Pflegeversicherung.

Hilfebedürftige sollen ein möglichst selbstständiges und selbst bestimmtes Leben führen, das der Würde des Menschen entspricht.
Prinzip der aktivierenden Pflege: Vorhandene Fähigkeiten erhalten, verlorene zurückgewinnen.
In „gemeinsamer Verantwortung" sollen alle Pflegedienste und Einrichtungen, Pflegekräfte und Kassen darauf hinwirken, dass Familienangehörige, Nachbarn und andere Bürger/innen sich freiwillig und ehrenamtlich an der Hilfe für pflegeabhängige Menschen beteiligen.

2. Welche Grundsätze gelten hinsichtlich der Pflege?

- Wunsch- und Wahlrecht bezüglich der Art der Versorgung und der Pflegedienste
- häusliche Pflege hat Vorrang vor stationärer Pflege
- Reha steht vor Pflege
- Grundsatz für Pflegebedürftige: Prävention und Reha vor Pflege

3. Beschreiben Sie die Rolle der Angehörigen.

Angehörige werden stärker eingebunden, Kosten hierdurch reduziert. Begrenzte Leistungen können den Anspruch nicht erfüllen, dass die Selbstbestimmung gefördert wird und aktivierende Pflege erfolgt.

Sozialrecht

4. Definieren Sie den Begriff pflegebedürftig.

Pflegebedürftig sind Personen, die wegen einer körperlichen, geistigen oder seelischen Krankheit oder Behinderung für die gewöhnlichen oder regelmäßig wiederkehrenden Verrichtungen im Ablauf des täglichen Lebens auf Dauer, voraussichtlich für mindestens sechs Monate, in erheblichem oder höherem Maß der Hilfe bedürfen.

5. Geben Sie die Voraussetzungen für die Pflegebedürftigkeit an.

- Vorliegen einer Krankheit oder Behinderung
- besonderer Bedarfszustand hierdurch

6. Wer ist auf Dauer pflegebedürftig?

Pflegebedürftig ist, wer aufgrund einer Krankheit oder Behinderung voraussichtlich mindestens 6 Monate der Hilfe bedarf (nicht: Leistung erst nach 6 Monaten). Dies gilt auch, wenn erwartet wird, dass die verbleibende Lebensspanne weniger als 6 Monate beträgt.

7. Welche Leistungen können neben der Pflegeversicherung noch in Anspruch genommen werden?

Neben Leistungen der Pflegeversicherung sind auch Leistungen der Krankenkasse (Behandlungspflege) und Sozialhilfe (Eingliederungshilfe) möglich.

8. Zählen Sie die Leistungen auf, die von der Pflegeversicherung in den verschiedenen Pflegebereichen erbracht werden.

häusliche Pflege:
- Pflegesachleistungen
- Pflegegeld
- Pflegehilfsmittel
- Pflegekurse
- soziale Sicherung der Pflegeperson

teilstationäre Pflege:
- Tages- und Nachtpflege

stationäre Pflege:
- Kurzzeitpflege

Heimpflege

9. Benennen Sie die Pflegestufen.

PS 0:   einfach Pflegebedürftige
PS 1:   erheblich Pflegebedürftige
PS 2:   schwer Pflegebedürftige
PS 3:   schwerst Pflegebedürftige

10. Beschreiben Sie, welche Personengruppen, welchen Pflegestufen zugeordnet sind.
a) erheblich Pflegebedürftige
b) schwer Pflegebedürftige
c) schwerst Pflegebedürftige

a) Pflegebedürftige der Pflegestufe I sind Personen, die bei der Körperpflege, der Ernährung oder der Mobilität für wenigstens zwei Verrichtungen aus einem oder mehreren Bereichen mindestens einmal täglich der Hilfe bedürfen und zusätzlich mehrfach in der Woche Hilfen bei der hauswirtschaftlichen Versorgung benötigen. Durchschnitt 90 Minuten täglich.

b) Pflegebedürftige der Pflegestufe II sind Personen, die bei der Körperpflege, der Ernährung oder der Mobilität mindestens dreimal täglich zu verschiedenen Tageszeiten der Hilfe bedürfen und zusätzlich mehrfach in der Woche Hilfen bei der hauswirtschaftlichen Versorgung benötigen. Durchschnitt drei Stunden täglich.

c) Pflegebedürftige der Pflegestufe III sind Personen, die bei der Körperpflege, der Ernährung oder der Mobilität täglich rund um die Uhr, auch nachts, der Hilfe bedürfen und zusätzlich mehrfach in der Woche Hilfen bei der hauswirtschaftlichen Versorgung benötigen. Durchschnitt fünf Stunden täglich.

9.6.6 Unfallversicherung

1. Erläutern Sie die Ziele und die Leistungen der gesetzlichen Unfallversicherung.

Ziel der Unfallversicherung: Arbeitsunfälle und Berufskrankheiten vermeiden und Prävention arbeitsbedingter Gesundheitsschäden.
Es besteht Anspruch auf
- Heilbehandlung
- Verletztengeld
- Reha
- Verletztenrente
- Pflegegeld, Pflegeleistungen

2. Was ist der Gegenstand der Unfallversicherung und wer ist der Träger?

Mitversichert sind Tätigkeiten in unmittelbarem Zusammenhang mit der Berufstätigkeit (auch die An- und Abfahrt zur Arbeit, Weiterbildung o. Ä.).
Träger der Unfallversicherungen sind die Berufsgenossenschaften, die die Beiträge von den Arbeitgebern erheben.

9.6.7 Sozialhilfe

1. Zeigen Sie auf, wie sich die Sozialhilfe verändert hat und geben Sie an, wer darauf Anspruch hat.

Früher war die Sozialhilfe der Auffangtatbestand für alle Bedürftigen. Seit 1.1.2005 erhalten erwerbsfähige Personen zwischen 15 und 64 Jahren nur noch die Leistungen der Grundsicherung für Arbeitsuchende nach SGB II. Das Sozialgeld wird nur an die nicht erwerbsfähigen Haushaltsmitglieder bezahlt.

2. Definieren Sie die Erwerbsunfähigkeit.

Erwerbsunfähigkeit liegt dann vor, wenn aufgrund einer Krankheit oder einer Behinderung auf absehbare Zeit keine arbeitsmarktübliche Arbeit von mindestens drei Stunden täglich aufgenommen werden kann. Sozialhilfe setzt sich zusammen aus Regelsätzen und Leistungen für Mehrbedarf und Unterkunft.
Der Regelsatz wird durch Rechtsverordnung festgelegt. 2007 lag er bei € 345,–. Kinder unter 14 J. erhielten hiervon 60 %, ab 14 J. 80 %.

9.6.8 Hartz IV

1. Was umfasst die Grundsicherung für Arbeitslose?

Das Arbeitslosengeld II (Hartz IV genannt) wird erwerbsfähigen, hilfebedürftigen Personen zwischen dem 15. und 65. Lebensjahr und den mit ihnen in Bedarfsgemeinschaft lebenden Personen gewährt.

2. Spezifizieren Sie, wer zur Bedarfsgemeinschaft für Hartz IV gehört.

Zur Bedarfsgemeinschaft gehören neben dem Hilfebedürftigen Eltern, Ehegatte oder Lebenspartner, der Partner aus einer eheähnlichen Lebensgemeinschaft sowie Kinder ohne eigenes Einkommen oder Vermögen.

3. Geben Sie an, wie hoch der Regelsatz für Hartz IV ist.

Der Regelsatz lag 2007 bei € 345,00. Junge Bedürftige unter 25 Jahren, die ohne Genehmigung des kommunalen Trägers umziehen, erhalten nur 80 % des Regelsatzes. Leben zwei Personen über 18 Jahren in einer Bedarfsgemeinschaft, reduziert sich der Regelsatz auf 90 %, weitere erwerbsfähige Mitglieder der Gemeinschaft erhalten 80 % des Regelsatzes. Daneben gibt es Leistungen für die Unterkunft.

4. Erläutern Sie, was eigenes Einkommen der Bedarfsgemeinschaft ist und wie die Berechnung erfolgt.

Eigenes Einkommen und das der Personen der Bedarfsgemeinschaft werden berücksichtigt. Einkommen ist das Bruttoeinkommen abzüglich Steuern und Sozialabgaben und angemessenen Versicherungen und notwendigen berufsbedingten Aufwendungen. € 100,00 vom Arbeitseinkommen bleiben anrechnungsfrei; im Bereich zwischen € 100,00 und € 800,00 bleiben 20 % anrechnungsfrei. Das bedeutet bei € 500,00 Einkommen, dass € 100,00 Sockelbetrag nicht angerechnet werden und € 80,00 aus den 20 % aus den verbleibenden € 400,00, also insgesamt € 180,00 werden nicht angerechnet. € 320,00 werden also von den bezogenen Leistungen wegen der Tätigkeit abgezogen. Einkommen zwischen € 800,00 und € 1.200,00 bei Bedürftigen ohne Kindern und € 1.500,00 bei Bedürftigen mit Kindern bleiben im Bereich über € 800,00 zu 10 % anrechnungsfrei.

5. Benennen Sie die Freibeträge, die für Vermögen gelten.

Vermögen wird ebenfalls angerechnet, wobei die Freibeträge zwischen € 3.100,00 und € 9.750,00 liegen, abhängig vom Lebensalter. Der Freibetrag innerhalb dieser Grenzen liegt bei € 150,00 pro Lebensjahr, der maximale Freibetrag entspricht einem Alter von 65 Jahren. Altersvorsorge (Direktversicherungen o. Ä.) bleiben bis € 250,00 pro Lebensjahr außer Ansatz. Nicht angerechnet wird eine pauschale Rücklage von € 750,00 pro Mitglied als Freibetrag für notwendige Anschaffungen, angemessenen Hausrat ein angemessenes Kraftfahrzeug, ein angemessenes Haus oder eine Eigentumswohnung. Das bedeutet, wer ein Luxusauto oder ein Motorrad neben einem Kleinwagen besitzt, ist gezwungen dieses zu veräußern, wenn er die volle Leistung beanspruchen will.

9.7 Heimrecht

9.7.1 Heimgesetz und Heimvertrag

1. Nennen Sie den Sinn und die Zwecke des Heimgesetzes.

Das Heimgesetz soll das Verhältnis zwischen dem Bewohner und dem Heim regeln, insbesondere den Leistungsumfang sicherstellen.
Vor allem soll das Heimgesetz
- die Würde, Interessen und Bedürfnisse der Bewohner schützen
- die Selbständigkeit, die Selbstbestimmung und die Selbstverantwortung der Bewohner sichern
- die Einhaltung der Pflichten des Heimträgers sichern
- die Mitwirkung der Heimbewohner sichern
- Qualitätsstandards festschreiben
- die Beratung sicherstellen
- die Zusammenarbeit verbessern

2. In welcher Form wird der Heimvertrag abgeschlossen und was ist darin geregelt?

Grundsätzlich gilt die Schriftform für den Heimvertrag.
Geregelt werden die Rechte und Pflichten der Bewohner, die Höhe des Heimentgeltes und die dafür geschuldeten Gegenleistungen. Im Heimvertrag müssen die Leistungen des Trägers, insbesondere Art, Inhalt und Umfang der Unterkunft, Verpflegung und Betreuung einschließlich der auf die Unterkunft, Verpflegung und Betreuung entfallenden Entgelte angegeben werden.

3. Bezeichnen Sie die Standards, die einzuhalten sind.

Die Leistungen müssen den im SGB festgelegten Standards entsprechen.

4. Erläutern Sie die Vertragsregelung zur Erstattung.

Geregelt werden muss, wie ersparte Leistungen zurück zu vergüten sind, beispielsweise wenn der Bewohner im Krankenhaus ist.

5. Was passiert bei fehlender Geschäftsfähigkeit bei Abschluss des Heimvertrages?

War der Bewohner bei Abschluss des Vertrages nicht mehr geschäftsfähig, sind die bisher gewährten Leistungen nicht zurück abzuwickeln, sondern gelten als wirksam vereinbart, sofern das Verhältnis zwischen Leistung und Gegenleistung angemessen ist.

6. Beschreiben Sie, aus welchen Gründen die Leistung des Heimvertrages geändert werden kann.

Grundsätzlich besteht für die Vertragspartner das Recht, eine Änderung des Vertrages zu verlangen, wenn sich der erforderliche Pflegeaufwand erhöht oder verringert, damit das Entgelt des Vertrages angepasst werden kann. Eine generelle Erhöhung des Heimentgeltes bedarf der Zustimmung durch die Heimbewohner.

7. Ist eine Änderungskündigung zulässig?

Eine Kündigung des Heimvertrages ist unzulässig, wenn sie einer Gebührenerhöhung dienen soll. Da die Heime sich aber die Gebühren von der Heimaufsicht genehmigen lassen müssen, ist Missbrauch kaum möglich.

8. Zählen Sie auf, was zur Betreuung im Sinne des Heimgesetzes gehört.

- ärztliche Betreuung
- gesundheitliche Betreuung
- soziale Betreuung nach § 43 SGB XI
- Pflege

9. Welche allgemeinen Betreuungsleistungen muss ein Heim anbieten?

- Grundservice
- soziale Betreuung
- hauswirtschaftliche Versorgung

10. Geben Sie an, welche Leistungen der Grundservice umfasst.

- Beratung
- Vermittlung von Dienstleistungen
- hausmeisterliche Dienste
- Rufdienst

11. Nennen Sie die Ziele der sozialen Betreuung.

- Vereinsamung vermeiden
- Apathie vermeiden
- Depression vermeiden
- Immobilität vermeiden um
- Verschlimmerung der Pflegebedürftigkeit vorzubeugen bzw.
- bestehende Pflegebedürftigkeit zu mindern

12. Spezifizieren Sie die Anforderungen an die hauswirtschaftliche Versorgung.

- ausreichende Speise- Getränkeversorgung
- Reinigung der Wohnräume
- Wäscheversorgung der Bewohner

13. Stellen Sie dar, was der Heimträger vorhalten muss.

Vorhaltepflicht des Heimträgers besteht für Hilfsmittel, die notwendiges Inventar zur Pflege sind:
- allgemein nutzbare Mobilitätshilfen und sonstige Hilfsmittel, die vorrangig und überwiegend der Pflege dienen
- Hilfsmittel, deren Einsatz nicht medizinisch indiziert ist und im Rahmen der Grundpflege erfolgt
- Applikationshilfen, Inkontinenzhilfen zur Erleichterung hygienischer und pflegerischer Maßnahmen
- Wechseldruckmatratzen im Rahmen der Prophylaxe

14. Erläutern Sie die Mitwirkungsmöglichkeiten der Heimbewohner.

§ 10 HeimG durch Heimbeirat, Heimfürsprecher Mitwirkung bei
- Angelegenheiten des Heimbetriebs (Unterkunft, Betreuung, Aufenthaltsbedingungen, Heimordnung, Verpflegung, Freizeitgestaltung)
- Sicherung der Betreuungsqualität
- Leistungs-, Vergütungs-, Qualitäts- und Prüfungsvereinbarungen
- Verwaltung, Geschäfts- und Wirtschaftsführung (wenn Leistungen von Bewohnern übernommen)

15. Führen Sie die Aufgabenbereiche des Heimbeirates auf.

- Musterverträge, Heimordnung
- Unfallverhütung
- Änderung der Entgelte
- Veranstaltungen
- Alltags- und Freizeitgestaltung
- Unterkunft, Betreuung, Verpflegung
- Erweiterung, Einschränkung, Einstellung des Heimbetriebs
- Zusammenschluss mit anderem Heim
- Änderung von Art und Zweck des Heimes
- bauliche Veränderungen, Instandsetzung
- Förderung der Betreuungsqualität
- Mitwirkung an der Leistungs-, Vergütungs- und Qualitätsvereinbarung

9.7.2 Anforderungen an den Heimbau und Qualifikation des Personals

1. Welche baulichen Mindestanforderungen muss ein Heim erfüllen?
a) gesetzliche Grundlagen
b) im Bereich der Zimmergröße
c) im Bereich der räumlichen Anforderungen
d) im Bereich der Nebenräume
e) im Bereich der sanitären Anlagen

a) Gesetzliche Regelungen finden sich im
  - Heimgesetz → Heimmindestbauverordnung
  - SGB XI
b) *Mindestwohnflächen:*
  - Wohnschlafraum für einen Bewohner: 12 m²
  - Wohnschlafraum für zwei Bewohner: 18 m²
  - Wohnschlafraum für drei Bewohner: 24 m²
  - Wohnschlafraum für vier Bewohner: 30 m²
  - mehr als vier Bewohner pro Zimmer sind nach § 23 I Satz 2 unzulässig
c) *Räumliche Anforderungen:*
  - Räume müssen im Notfall von außen zugänglich sein
  - Zugangswege dürfen nicht verstellt sein
  - verschlossene Türen müssen mit griffbereitem Schlüssel zu öffnen sein
  - Türsicherung so, dass einem hilflosen oder ohnmächtigen Bewohner durch das Öffnen der Tür keine Verletzungen zugefügt werden
d) *Funktions- und Zubehörräume:*
  - ein Einzelzimmer muss vorhanden sein (für ärztliche Verrichtungen, sterbende Bewohner)
  - ein Abstellraum
  - ein Leichenraum
  - Schmutzräume
  - Fäkalienspülen

  Weitere Räume:
  - Gemeinschaftsräume (mindestens 20 m²)
  - Räume für Bewegungstherapie oder Gymnastik (außer extern in zumutbarer Entfernung vorhanden)
  - Wirtschaftsräume (Küchenbereich, Kühl- und Vorratsräume, Wasch-, Trockenräume, Lagerräume, Stationszimmer, Verwaltung)
e) *sanitäre Anlagen*
  - Waschgelegenheit in jedem Wohnschlafraum
  - je 20 Bewohner 1 Badwanne und Dusche

- Haltegriffe an Wanne, Dusche, WC
- bei bettlägerigen Bewohnern: je Geschoss eine Badewanne und Dusche

2. Nennen Sie die Grundlagen für die Anforderungen an die Qualifikation des Personals.

- HeimG (HeimpersonalVO) mit Betriebserlaubnis verknüpft
- Pflegeversicherungsgesetz (SGB XI)

9.7.3 Qualitätssicherung

1. Zählen Sie die Maßnahmen der Qualitätssicherung auf.

Qualitätsvereinbarung nach § 80 SGB XI:
- Strukturqualität
- Prozessqualität
- Ergebnisqualität

2. Erläutern Sie die
a) Strukturqualität
b) Prozessqualität
c) Ergebnisqualität

a)
- ständige Verantwortung einer Fachkraft
- Fort- und Weiterbildung der Leitung und Mitarbeiter
- Definition und Merkmale der Eignung der leitenden Pflegefachkraft und geeigneter Kräfte
- räumliche Voraussetzungen
- Einhaltung hygienischer Standards

b)
- Pflegekonzeption entspricht dem Stand pflegewissenschaftlicher Erkenntnisse
- Vorbereitung des Einzugs
- individuelle Pflegeplanung unter Einbezug der Informationen des Bewohners, der Angehörigen und Beteiligten
- Dokumentation
- überschaubares Pflegeteam
- Einbezug der Angehörigen

c)
- regelmäßige Ergebnisüberprüfung
- Erörterung und Dokumentation der Ergebnisse mit Bewohnern, Angehörigen und sonstigen an der Pflege Beteiligten

3. Schildern Sie, welche Schwerpunkte der MDK bei der Qualitätsprüfung legt.

- pflegefachlicher Schwerpunkt vorhanden?
- Pflegeleitbild vorhanden?
- schriftliches Pflegekonzept vorhanden?
- Organisation nach System der Ganzheitspflege (= kontinuierliche pflegerische Versorgung durch bestimmte Pflegemitarbeiter)?
- Überprüfung der Pflege durch Fachkräfte?
- Wahlmöglichkeit beim Mittagessen, Diätkost?
- ausreichende Getränkeversorgung?
- bewohnerbezogene Aufbewahrung der Medikamente?
- einheitliches Pflegedokumentationssystem vorhanden?

4. Welche Aussagen zur Qualitätssicherung stehen im Heimvertrag?

Qualitätssicherung durch Wahrung und Sicherung der Bewohnerrechte:
- allgemeine Leistungsbeschreibung
- Grundpflege
- Behandlungspflege
- Hilfsmittel
- Betreuung
- Unterkunft
- Hauswirtschaft

5. Geben Sie die beiden externen Qualitätsprüfungen an sowie deren Prüfkriterien.

Externe Qualitätssicherung durch Heimaufsicht und MDK
Die *Heimaufsicht* prüft heimrechtliche Anforderungen und hat
- Überwachungs- und Kontrollfunktion
- Beratungspflichten

Der *MDK* prüft die Leistungs- und Qualitätsanforderungen nach Pflegeversicherung § 80 SGB XI.

6. Erläutern Sie, wie die Qualitätssicherung erfolgt
a) nach dem Heimgesetz

a)
- angemessene Qualität der baulichen Anforderungen und persönlichen Ausstattung
- Sicherung hauswirtschaftlicher Versorgung
- Sicherung ärztlicher und gesundheitlicher Betreuung
- Sicherung einer angemessenen Qualität der Betreuung

→

Heimrecht

b) nach dem SGB

b)
- Qualitätsvereinbarung § 80 I SGB XI
- Beteiligung an Qualitätssicherungsmaßnahmen § 112 I und II SGB XI
- MDK-Prüfungen nach § 112 III
- Weiterentwicklung des Qualitätsmanagements
- Leistungs- und Qualitätsvereinbarungen
- Pflegeheimvergleich § 92a SGB XI
- Leistungs- und Qualitätsnachweise
- Sanktionen nach § 115 SGB XI

10 Altenpflege als Beruf

10.1 Entwicklung der Pflegeberufe, Entwicklung der Altenpflege

1. Pflegeberufe sind durch den Gedanken der Nächstenliebe christlich geprägt und wurden früher daher weniger als Profession betrachtet. Beschreiben Sie die Entwicklung der Pflegeberufe.

Pflege wurde früher vor allem von Nonnen und Mönchen in Klöstern geleistet. Sie sammelten über die Jahrhunderte hinweg ein pflegerisches und medizinisches Wissen zusammen, was der Bevölkerung zugute kam. In Klostergärten wurden Heilkräuter zur Therapie angebaut. Später dann waren Hospitäler an kirchliche Einrichtungen angeschlossen. In Mutter- oder Ordenshäusern wurden Krankenschwestern ausgebildet, die den Pflegeberuf aus Hingabe ausübten und keine Bezahlung erhielten. Erst Anfang des 20. Jahrhunderts wurde Pflege eine Profession und mit SGB X ist Pflege heute eine bezahlte Leistung, eine Dienstleistung.

2. Erläutern Sie die bedeutsamen Einflüsse der nachfolgenden Persönlichkeiten auf die Entwicklung der Pflege und in welcher Zeit sie stattfanden.
a) Benedict von Nursia
b) Theodor Fliedner

a) *Benedict von Nursia:*
   lebte von 480–547. Er gilt als Begründer der in Klöstern organisierten Pflege. Von seinem Namen leiten sich das englische Wort *nurse* sowie der Benediktinerorden ab.
b) *Theodor Fliedner:*
   lebte von 1800–1864. Fliedner war ein deutscher Pfarrer und gründete mit seiner Frau Frederike 1836 das Kaiserswerther Mutterhaus. Hier beginnt die Geschichte der Mutterhausdiakonie. Damit wollte er unter anderem den drängenden sozialen Problemen der Industrialisierung begegnen, Erziehung und Bildung von Kindern und die Pflege von alten und kranken Menschen leisten. In Kaiserswerth gab Fliedner allein lebenden Frauen die Chance, sich als Diakonissen ausbilden zu lassen. Diese Ausbildung beinhaltete bereits medizinische und pflegerische Inhalte. Darüber hinaus bot er den Frauen eine geistliche Grundlage.

- c) **Hildegard von Bingen**
- d) **Florence Nightingale**
- e) **Agnes Karll**

c) *Hildegard von Bingen:*
lebte von 1098 – 1179. Sie war Benediktinerin (seit 1136 Äbtissin). Sie befasse sich mit Religion, Medizin, Musik, Ethik, Philosophie und Kosmologie.

Sie verfasste mit *Causae et Curae* (Ursachen und Heilung) ein Buch über die Entstehung und Behandlung verschiedener Krankheiten. Sie gilt damit und mit ihrem zweiten Buch über das innere Wesen der verschiedenen Kreaturen und Pflanzen als erste deutsche Ärztin.

d) *Florence Nightingale:*
lebte von 1820 – 1910. Sie wurde in Paris und Kaiserswerth zur Krankenschwester ausgebildet und gilt als Vorreiterin der modernen Pflege. Besonders bekannt wurde sie im Krimkrieg als „Lady with the lamp", als sie im Lazarett auf englischer Seite Kriegsverletzte pflegte.

Mit ihrem Buch: „Notes in Nursing: What It Is, What It Is Not" systematisierte Nightingale das Pflegewissen. Ihr Buch wird heute als erste wissenschaftliche Arbeit im Bereich Pflege betrachtet.

e) *Agnes Karll:*
lebte von 1868 – 1927. Sie war die Reformerin der Krankenpflege. Während die Pflege meist religiös geprägt oder an politische Ziele geknüpft war, kämpfte Karll für die freiberufliche Krankenpflege. 1903 gründete sie die *Berufsorganisation der Krankenpflegerinnen Deutschlands sowie der Säuglings- und Wohlfahrtspflegerinnen* (kurz: BOKD). Der Verband vermittelte den Mitgliedern Arbeitsplätze, bot ihnen Versicherungsschutz und Rechtsberatung an. Später wurde er in *Agnes-Karll-Verband* umbenannt, 1973 ging dieser in den *Deutschen Berufsverband für Pflegeberufe e. V.* (DBfK) über. 1909 war sie maßgeblich an der Gründung des ICN (Weltbund der internationalen Pflege) beteiligt.

f) Henry Dunant

f) *Henry Dunant:*
lebte von 1821–1910. Er war ein Schweizer Geschäftsmann. Während einer Geschäftsreise wurde er 1859 in der Nähe der italienischen Stadt Solferino Zeuge der schrecklichen Zustände nach einer Schlacht zwischen Frankreich und Österreich. Über seine Erlebnisse schrieb er ein Buch, und ein Jahr später gründete er in Genf das heutige Rote Kreuz. Ziel der Gründung war unter anderem die Ausbildung von Pflegepersonal für den Krieg.

3. Seit Mitte des 19. Jahrhunderts gibt es bereits Alten- und Pflegeheime. Nach dem 2. Weltkrieg nahm der Bedarf an Alten- und Pflegeheimen enorm zu. Erläutern Sie die Gründe hierfür.

Altenpflege an sich lag zu Zeiten des Mehrgenerationenhaushaltes im Schoß der Familie. Die Pflege der alten Menschen fand im Zuge der Industrialisierung, Globalisierung, Singularisierung, Individualisierung und weiterer Einflüsse zunehmend weniger in den Familien statt, sondern in Alten- und Pflegeheimen.

4. Die Altenpflege als solche ist ein relativ junges Berufsfeld. Beschreiben Sie die Entwicklung von der Entstehung des Berufsbildes des Altenpflegers bis zur speziellen Ausbildung.

Das Berufsbild Altenpfleger entstand Ende der 50er Jahre des letzten Jahrhunderts. In den Alten- und Pflegeheimen herrschte ein „Pflegenotstand" an Krankenpflegepersonal. Die Gründe dafür waren vielschichtig. Den kirchlichen Orden und Verbänden ging der Nachwuchs aus, die Pflege in den Krankenhäusern wurde durch eine Technisierungswelle interessanter, aber auch aufwendiger. Ausgebildete Krankenpflegekräfte waren daher eher motiviert in Krankenhäusern zu arbeiten. Aus diesen Gründen, und mit den Erkenntnissen aus der Gerontologie und den Sozialwissenschaften wurde bewusst, dass ein neues Berufsbild innerhalb der Pflege nötig war. Es sollte eine Pflegekraft speziell für das Aufgabenfeld im Altenheim ausgebildet werden.

5. Modellversuche führten zu einer geregelten Altenpflegeausbildung mit sehr unterschiedlichen Akzentuierungen in den einzelnen Bundesländern.

Das Altenpflegegesetz ersetzt 16 unterschiedliche Länderregelungen und ist damit als wichtige Weiterentwicklung in der Altenpflege zu werten. Die neu geregelte Altenpflegeausbildung beträgt drei Jahre, in denen der Anteil der praktischen Ausbildung überwiegen soll.

Entwicklung der Pflegeberufe, Entwicklung der Altenpflege

Erst im September 2000 wurde nach jahrelanger Diskussion das erste bundeseinheitliche Altenpflegegesetz vom Bundestag verabschiedet. Beschreiben Sie kurz den Inhalt.

Erst seit dem 01.08.2003 werden staatlich anerkannte Altenpfleger nach dem bundeseinheitlichen Altenpflegegesetz und der Ausbildungs- und Prüfungsverordnung für den Beruf des Altenpflegers ausgebildet. Der Altenpflegeberuf umfasst jetzt sowohl sozialpflegerische als auch medizinisch-pflegerische Anteile.

6. Nennen Sie Arbeitsfelder der Altenpflege.

- Altenpflegeheime
- ambulante Altenpflege
- Tagespflege
- geriatrische Stationen der Krankenhäuser
- Sanitätshäuser als Wundmanager oder Stomatherapeut
- MDK (Medizinischer Dienst der Krankenkassen)
- Heimaufsicht
- Gerontopsychiatrie
- geriatrische Rehabilitation

7. Quo vadis Altenpflege? Erläutern Sie perspektivische Entwicklungsmöglichkeiten in den Bereichen Altenpflege, Kinderkrankenpflege und Krankenpflege im Hinblick auf die zunehmende Europäisierung.

Die Spezialisierung Altenpflege, Kinderkrankenpflege, Krankenpflege existiert nur in Deutschland. Im Zuge der zunehmenden Europäisierung gehen die Gedanken in Richtung einer integrativen oder generalistischen Pflegeausbildung in Deutschland, d. h., dass die Inhalte der verschiedenen Pflegeberufe weitgehend identisch sind. In Folge dessen können sie gemeinsam unterrichtet werden. Nach einer verlängerten Ausbildungszeit wäre zudem ein Doppelabschluss möglich.

8. Wie ist die Ausbildung in den meisten EU-Staaten geregelt und welche Auswirkung hat sie auf die Anerkennung der Berufsabschlüsse deutscher Bewerber?

In den meisten EU-Staaten gibt es ausschließlich die generalistische Pflegeausbildung, die in der Regel an einer Universität angesiedelt ist und zu einem Bachelorabschluss führt. Eine Spezialisierung in den verschiedenen Pflegebereichen erfolgt in weitergehenden Studiengängen.
Seit den 70er Jahren gibt es eine Anerkennung von Berufsabschlüssen in Europa, die für deutsche Bewerber aber meist an der fehlenden akademischen Ausbildung scheitert.

9. Beschreiben Sie die Vorteile einer generalistischen Ausbildung.

Mit einer generalistischen Ausbildung würde die Vergleichbarkeit mit internationalen Abschlüssen gefördert und die Mobilität des Pflegenachwuchses in Europa unterstützt. Dies würde die Attraktivität des Berufes enorm steigern.

10.2 Altenpflege als Profession

1. Die Palette der Motive Altenpfleger zu werden ist sehr reichhaltig. Führen Sie Beweggründe auf.

- Wunsch anderen Menschen zu helfen
- motiviert durch die Pflege Angehöriger
- aufgrund von Erfahrungen aus einem Praktikum, sozialem Jahr oder Zivildienst
- Beratung oder Förderung durch die Agentur für Arbeit
- Altenpflege als zukunftssicher Arbeitsplatz
- altruistische Gründe (Selbstlosigkeit, Aufopferung)
- …

2. Mit dem Beruf als Altenpfleger nehmen Sie eine oder mehrere soziale Rollen ein, wodurch Rollenkonflikte entstehen können. Erläutern Sie einen Interrollenkonflikt und illustrieren Sie diesen anhand eines Beispiels.

Ein Interrollenkonflikt entsteht dann, wenn man als Altenpfleger ein Träger mehrerer sozialer Rollen (Altenpfleger, Erziehungsberechtigter, Hospizhelfer) ist. Mit den verschiedenen Rollen sind bestimmte Erwartungen verbunden, die konkurrieren oder unvereinbar miteinander sind.
Beispiel: Soll eine Altenpflegerin wegen eines akuten Krankheitsfalls zusätzliche Dienste übernehmen oder ihrem leistungsschwachem Kind bei der Klausurvorbereitung helfen oder eine ehrenamtliche Tätigkeit als Hospizhelfer bei einem sterbenden Menschen übernehmen?

3. Nennen Sie Grundqualifikationen aus der Soziologie, damit solche Rollenkonflikte nicht ihre tägliche Arbeitswelt bestimmen.

- Rollendistanz
- Empathie
- Ambiguitätstoleranz (Akzeptanz, Toleranz widersprüchlicher Rollen)
- Darstellung der Identität

Altenpflege als Profession

4. Die Rollenerwartung an die Altenpflegekräfte impliziert ein hohes Maß an ethischen Prinzipien. Welchem Ethikkodex sind Sie als Altenpflegepersonal verpflichtet und von wem wurde er verabschiedet?

Der ICN (Internationaler Weltbund der Pflegekräfte) verabschiedete 1953 den internationalen Ethikkodex für Pflegekräfte. Seither wurde der Kodex mehrmals überarbeitet. Der ICN ist ein Zusammenschluss von 128 nationalen Berufsverbänden.
Viele Pflegeleitbilder basieren auf diesen grundlegenden ethischen Prinzipien.
Ebenfalls bindet uns das Grundgesetz in Artikel 1: „Die Würde des Menschen ist unantastbar."

5. Beschreiben Sie kurz die wichtigsten Inhalte des Ethikkodexes.

In der Präambel sind vier grundlegende Aufgaben der Pflegekräfte formuliert:
- Gesundheit fördern
- Krankheit verhüten
- Gesundheit wieder herstellen
- Leiden lindern

Ferner verweist der ICN auf die Wahrung der Menschenrechte, implizit das Recht auf Leben, sowie Würde und Respekt jedem Individuum gegenüber, gleich seines Alters, seiner Rasse, seiner Hautfarbe, seiner Religion, seiner Einstellung oder seines Gesundheitszustandes.
Außerdem enthält der ICN-Ethikcodex für Pflegende vier Grundelemente, die den Standard ethischen Verhaltens bestimmen.

6. Nennen Sie die vier Grundelemente des ICN-Ethikkodexes für Pflegende, die den Standard ethischen Verhaltens bestimmen.

- Pflegende und ihre Mitmenschen
- Pflegende und die Berufsausübung
- Pflegende und die Profession
- Pflegende und ihre Kollegen

7. Die Laienpflege ist ein elementarer Bestandteil unseres Gesundheitssystems. Erläutern Sie den Begriff Laienpflege.

Mit der Zunahme der hilfsbedürftigen Menschen in unserer Gesellschaft nimmt auch die Anzahl Angehöriger, Freunde, Nachbarn und Bekannter zu, die häusliche Pflege leisten. Laienpflege wird also von Menschen ausgeführt, die in den allermeisten Fällen keine Berufsausbildung im Pflegesektor haben. Laienpflege orientiert sich an den Pflegebedürfnissen der Menschen und wird auf Grundlage der Gegenseitigkeit und Solidarität aufgebaut.

8. Lässt sich Laienpflege mit Bezahlung vereinbaren und gibt es Schulungsmöglichkeiten?

Laienpflege kann bezahlt werden. Zu diesem Zweck wurde im Rahmen der Pflegeversicherung 1995 das Pflegegeld eingeführt, welches den pflegebedürftigen Menschen hilft, die für sie notwendige Betreuung und Pflege zu sichern und so eine für sie optimale Lebensqualität zu erhalten. Pflegekassen bieten kostenlos Pflegekurse zur Schulung von Laienpflegern an.

9. Welche Schwerpunkte beinhaltet die Altenpflege ursprünglich?

- hilfsbedürftige alte Menschen bei der Alltagsbewältigung unterstützen, beraten und zu sinnvoller Betätigung und Freizeitgestaltung motivieren
- im Rahmen der ganzheitlichen Pflege den Menschen trotz Krankheit oder Behinderung zu einem weitgehend selbst bestimmten Leben im Heim oder zu Hause verhelfen
- pflegebedürftige alte und chronisch kranke Menschen betreuen, begleiten, beraten und pflegen unter der Beachtung ihrer Biografie und ihrer Lebenswelt
- geplante Pflege im Rahmen des Pflegeprozesses anhand der individuellen Bedürfnisse der Menschen gestalten, durchgeführte Pflegemaßnahmen evaluieren
- hohes Maß an Fachkompetenz, welches Sozialkompetenz und medizinisch-pflegerische Fähigkeiten einschließt
- Gesundheitsfürsorge für die betreuenden Menschen

(vergleiche auch § 3 des Altenpflegegesetzes)

10. Die Professionalisierung gilt als Schlagwort in der Pflege. Aufgaben und Tätigkeiten sollen aus dem Bereich der Familie, des Ehrenamts oder der Freiwilligkeit zu einer bezahlten Berufstätigkeit erhoben werden. Erläutern Sie Merkmale, an denen die Professionalisierung erkennbar ist.

- fundierte medizinisch-pflegerische und sozialpflegerische Ausbildung
- fundiertes Wissen mit einer Fachterminologie
- Kodifizierung der berufsethischen Normen
- Kontrolle durch Berufsverbände und Interessenvertretungen
- spezielles Wissen und Handlungskompetenzen
- gesellschaftliches Ansehen
- Akademisierung der Pflege in Form von pflegebezogenen Studiengängen
- zunehmende Leistungsorientierung

10.3 Interessenvertretungen in der Altenpflege

1. Begründen Sie die Aussage eines Altenpflegers: „Mein Berufsverband stärkt mir den Rücken!"

- Vertretung der Interessen des eigenen Berufsstandes in nationaler und internationaler Politik (Gesetzgebung) oder in der Öffentlichkeit
- Möglichkeit an vergünstigten Fort- und Weiterbildungen teilzunehmen
- meist kostenfreie oder ermäßigte Verbands- bzw. Fachzeitschrift
- Versicherungsschutz, z. B. berufliche Rechtsschutz- und Haftpflichtversicherung
- Karriereplanung, Vergünstigungen bei bestimmten Fernuniversitäten
- Mitarbeit in Expertengruppen zum Vorantreiben der Professionalisierung des eigenen Berufsstandes
- Informationen über berufspolitische aber auch pflegerische Themen
- politische Durchsetzung von berufspolitischen Zielen auf Landes- oder Bundesebene sowie innerhalb der EU
- Mitgestaltung von Veränderungen im Gesundheits-, Sozial- und Bildungswesen in Deutschland
- Positionierung zu Lohn- und Tariffragen

2. In Deutschland gibt es nicht einen bestimmten Berufsverband, sondern es gibt mehrere Verbände zur Interessenvertretung im Bereich Pflege. Zählen Sie verschiedene Berufsverbände auf und beschreiben Sie diese.

- *DBVA (Deutscher Berufsverband für Altenpflege e.V.)*, dieser Berufsverband vertritt ausschließlich die Interessen der Altenpfleger. Der DBVA hat seinen Sitz in Duisburg.
- *DBfK (Deutscher Berufsverband für Pflegeberufe e.V.)*, die berufliche Interessenvertretung für Gesundheits- und Krankenpfleger, Kinderkrankenpfleger, Altenpfleger. Der DBfK hat seinen Sitz in Berlin. Er gehört verschiedenen internationalen Verbänden wie beispielsweise dem ICN (Internationaler Weltbund der Pflegekräfte) an.
- *DPR (Deutscher Pflegerat e.V.)* Er fungiert als Dachverband mit gegenwärtig zehn Mitgliedsverbänden und hat seinen Sitz in Berlin.

3. Erklären Sie den Unterschied zwischen einem Berufsverband und einer Kammer.

Ein *Berufsverband* ist eine auf freiwilliger Ebene gegründete Vereinigung einer Interessengemeinschaft, basierend auf den Artikel 9 im Grundgesetz (Vereinigungsfreiheit). Es ist eine sogenannte Körperschaft des Privatrechts, welche sich durch die Mitgliedsbeiträge finanziert. Berufsverbände agieren bundesweit und sind durch Landes- oder Regionalverbände vor Ort vertreten.

Eine *Kammer*, wie die geforderte Pflegekammer oder bestehende Ärztekammer, ist eine Körperschaft des öffentlichen Rechts. Dadurch werden ihr vom Staat hoheitliche Aufgaben übertragen (z. B. Abnahme von Prüfungen), der Staat wird somit entlastet. Es besteht eine Pflichtmitgliedschaft im jeweiligen Berufsstand.

4. Eine Interessenvertretung von Pflegenden sind die Berufsverbände. Erläutern Sie weitere Interessenvertreter Ihres Berufsstandes und nennen Sie Beispiele.

Gewerkschaften sind Interessenvertretungen für Arbeitnehmer, die zusätzlich zu den Zielen der Berufsverbände Pflegende bei Tarifverhandlungen unterstützen, z. B. Lohnverhandlungen, Arbeitszeiten, zusätzliche Altersversorgung etc.

Beispiele: BIG (Gewerkschaft für Beschäftigte im Gesundheitswesen) und ver.di (Vereinte Dienstleistungsgewerkschaft)

Die *Freien Wohlfahrtverbände* sind Interessenvertretungen für Arbeitnehmer und Arbeitgeber in der Pflege. Die Spitzenverbände der Freien Wohlfahrtspflege sind Träger sozialer Aufgaben als Partner im Sozialstaat, sie sind also sozialpolitische Vertretungen

Beispiele: Zu den sechs Spitzenverbänden der freien Wohlfahrtpflege zählen AWO (Arbeiterwohlfahrt), DCV (Deutscher Caritasverband), DRK (Deutsches Rotes Kreuz), Deutscher Paritätischer Wohlfahrtverband, Diakonisches Werk der evangelischen Kirche, Zentralwohlfahrtsstelle der Juden in Deutschland

5. Es gibt auch Interessenvertretungen für alte und pflegebedürftige Menschen. Das KDA (Kuratorium Deutscher Altershilfe) spielt eine große Rolle im Bereich der Senioren- und Altenhilfepolitik. Charakterisieren Sie das KDA.

Das KDA wurde 1962 vom damaligen Bundespräsidenten Heinrich Lübke und seiner Frau Wilhelmine ins Leben gerufen. Grund dafür war die damals als unzureichend empfundene Versorgung älterer Menschen und die notdürftige, defizitäre Situation in den Alten- und Pflegeheimen mit dem Charakter von Verwahranstalten. Heute steht das KDA unter der Schirmherrschaft des Bundespräsidenten. Das KDA entwickelt Konzepte und Modelle (z. B. Demenz, kultursensible Altenhilfe etc.) für die Altenhilfe, fördert und finanziert sie und hilft, diese in die Praxis umzusetzen.

10.4 Fort- und Weiterbildungsmöglichkeiten in der Pflege

1. Begründen Sie die Notwendigkeit von Fort- und Weiterbildungsmöglichkeiten für den Altenpfleger.

Qualifizierung ist eine wichtige Säule bei der Professionalisierung der Pflege. Nur durch kontinuierliche Fort- und Weiterbildungen ist es Pflegenden möglich, die neuesten Erkenntnisse aus der Forschung und Entwicklung, insbesondere der Pflege- und Sozialforschung, in ihre Pflegearbeit nutzbringend einzubinden, und so ihre berufliche Kompetenz zu fördern.

2. Nennen Sie die gesetzliche Grundlage für die Notwendigkeit der Fort- und Weiterbildung von Pflegekräften.

Der § 11 im Pflegeversicherungsgesetz verpflichtet Pflegeeinrichtungen zu Pflegeleistungen entsprechend dem allgemeinen anerkannten Stand medizinisch-pflegerischer Erkenntnisse.

3. Definieren Sie Fortbildungen und geben Sie Beispiele dafür an.

Fortbildungen sollen die beruflichen Kenntnisse und Fertigkeiten der Pflegekräfte erhalten und erweitern oder dem aktuellen Kenntnisstand anpassen. Durch Fortbildungen werden keine neuen Abschlüsse erworben, es wird meist nur die erfolgreiche Teilnahme bescheinigt.
Beispiele: Inhouseschulungen oder externe Fortbildungen: Kinaestheticsfortbildungen, Dementia-Care-Mapping-Fortbildungen, Auffrischen von Kenntnissen zur Pflegedokumentation oder zu Injektionen. Das Lesen von Fachzeitschriften gehört ebenfalls zur beruflichen Fortbildung.

4. Definieren Sie Weiterbildung und geben Sie Beispiele dafür an.

Weiterbildung in der Pflege hat das Ziel, sich für eine erweiterte berufliche Tätigkeit zu qualifizieren und aufzusteigen. Weiterbildungen enden meist mit einer Prüfung und führen zu einer neuen Berufsbezeichnung. Es gibt verschiedene Fördermöglichkeiten für die Kosten der Weiterbildung, z. B. Meisterbafög, Aufstiegsfortbildungsförderungsgesetz, Robert-Bosch-Stiftung etc.
Beispiele: verantwortliche Fachkraft nach § 80 SGB XI, geprüfte Fachkraft zur Leitung einer Pflege- und Funktionseinheit, Fachwirt im Gesundheits- und Sozialwesen, geprüfte Fachkraft für Gerontopsychiatrie, Praxisanleiter

5. Der Bologna-Kongress von 1999 stellt auch die deutschen Hochschulen vor die Aufgabe, die pflegebezogenen Studiengänge bezüglich Bachelor- und Masterstudiengänge zu reformieren. Die akademischen Pflegestudiengänge bieten Weiterqualifizierungsmöglichkeiten. Geben Sie einen Einblick in die Möglichkeiten der Akademisierung in der Pflege.

Es gibt deutschlandweit eine breite Palette von verschiedenen Studien- und Aufbaustudienmöglichkeiten in folgenden Bereichen:
- Pflegepädagogik
- Pflegemanagement
- Pflegewissenschaft
- Gesundheitswissenschaft (Public Health)
- angewandte Gerontologie
- etc.

10.5 Zusammenarbeit im Team

1. Die Kommunikation ist ein wesentliches Element für gelungene Teamfähigkeit. Nennen Sie Möglichkeiten zur Verbesserung der Kommunikation im Pflegeteam.

- fachgerechte Pflegedokumentation
- prägnante Dienstübergabe
- Dienstgespräche in folgenden Formen: Rundgespräche, Gruppendiskussionen, z. B. kollegiale Praxisberatung, Konfliktgespräche
- Supervision
- Stammtischgespräche außerhalb des Dienstes

Zusammenarbeit im Team

2. „Altenpfleger müssen Teamplayer sein – ansonsten kann ich sie in meinem Haus nicht gebrauchen." Beziehen Sie zu dieser Aussage eines Heimleiters Stellung.

- Team bedeutet im Alt-Englisch: „Eine Gruppe von Zugtieren, die an das gleiche Gefährt geschirrt sind."
- professionelle Pflege in den verschiedenen Arbeitsfeldern benötigt ein Team (intra- wie interdisziplinär)
- Teamfähigkeit bedeutet gemeinsam ein Ziel zu haben und das zu erreichen, sich Verantwortung zu teilen, sich gewinnbringend mit seinen persönlichen Fähigkeiten in die Gruppe einzubringen
- Teamfähigkeit ist eine von vielen Schlüsselqualifikationen, die als Sozialkompetenz bezeichnet wird, impliziert sind dabei Kooperationsfähigkeit, Kommunikationsfähigkeit, mitmenschliche Sensibilität, Rücksichtnahme, Konfliktfähigkeit und Empathie

3. Ein Team verändert sich und wächst mit jedem neuen Mitglied. Zeigen Sie die vier Phasen der Teamentwicklung nach Bruce Tuckman auf.

1. Phase
Gründungsphase (Forming): die Gruppe formiert und etabliert sich. Die Phase ist gekennzeichnet von Unsicherheit und Ausprobieren der einzelnen Teammitglieder und der Abhängigkeit vom Teamleiter.

2. Phase
Orientierungsphase (Storming): hier finden Machtkämpfe um die verschiedenen Teamrollen statt, Meinungen polarisieren sich und gegen die Teamleitung wird opponiert.

3. Phase
Normierungsphase (Norming): das Team findet eigene Regeln und Normen, Teamrollen bilden sich heraus. Es entsteht ein Wir-Gefühl und ein Zusammenhalt in der Gruppe, der Widerstand gegen die Teamleitung wird abgebaut.

4. Phase
Hauptarbeitsphase (Performing): Die Rollen im Team sind gefestigt und funktional verteilt, das Arbeiten erfolgt effektiv und konstruktiv, die Energie des Teams wird zugunsten der Arbeit eingesetzt und nicht für persönliche Auseinandersetzungen verschwendet.

4. Die professionelle Pflege von Menschen hat viele Schnittstellen mit anderen Berufsgruppen. Im Rahmen des Schnittstellenmanagements soll eine optimale Zusammenarbeit angestrebt werden. Zählen Sie Berufsgruppen auf, mit denen Sie in der Pflegepraxis kooperieren.

- Therapeuten (Physiotherapeuten, Ergotherapeuten, Logopäden)
- Podologen, Fußpfleger
- Friseure
- Seelsorger, Pfarrer, Hospizhelfer, Sozialpädagogen
- Betreuer
- Hausärzte, Fachärzte
- Orthopädietechniker
- Kranken- und Gesundheitspfleger, Rettungssanitäter
- Hauswirtschafterin, Köchin, Haustechniker
- Betriebswirtschaftler

11 Staatliche Prüfung (Abschlussprüfung)

11.1 Prüfungsstruktur

Mit dem „Gesetz über die Berufe in der Altenpflege" (Altenpflegegesetz) des Bundes, das am 1. August 2003 in Kraft getreten ist, ist die Ausbildung in der Altenpflege erstmals bundeseinheitlich geregelt worden.
Die aktuelle Fassung des Altenpflegegesetzes sowie weitere Verordnungen und Informationen zum Gesetz finden Sie unter folgender Internetadresse:
http://www.bmfsfj.de/bmfsfj/generator/Kategorien/gesetze,did=3268.html
Der Ablauf der Prüfung und die Inhalte der Prüfung werden geregelt in der Ausbildungs- und Prüfungsverordnung für den Beruf der Altenpflegerin und des Altenpflegers (Altenpflege-Ausbildungs- und Prüfungsverordnung – AltPflAPrV) vom 26.11.2002.

Die Prüfung umfasst einen schriftlichen, einen mündlichen und einen praktischen Teil. Der schriftliche und der mündliche Teil der Prüfung werden an der Altenpflegeschule abgelegt, an der die Ausbildung abgeschlossen wird.
Der praktische Teil der Prüfung wird in einer Einrichtung, in der Wohnung einer pflegebedürftigen Person oder eventuell in einer simulierten Pflegesituation an der Altenpflegeschule abgelegt.

Die Prüfung ist bestanden, wenn jeder der drei Prüfungsteile mindestens mit der Note „ausreichend" bewertet worden ist.

Schriftliche Prüfung

Der schriftliche Teil der Prüfung umfasst jeweils eine Arbeit (120 Minuten) aus den Lernfeldern:
- 1.1 „Theoretische Grundlagen in das altenpflegerische Handeln einbeziehen"
und
- 1.2 „Pflege alter Menschen planen, durchführen, dokumentieren und evaluieren" (siehe das Beispiel für eine Prüfungsaufgabe auf Seite 529 ff.)
- 1.3 „Alte Menschen personen- und situationsbezogen pflegen"
und
- 1.5 „Bei der medizinischen Diagnostik und Therapie mitwirken"
- 2.1 „Lebenswelten und soziale Netzwerke alter Menschen beim altenpflegerischen Handeln berücksichtigen".

Die Aufgaben werden von der jeweils zuständigen Behörde auf Vorschlag der Altenpflegeschule bestimmt. Deshalb unterscheiden sich die Aufgaben an den verschiedenen Schulen in Deutschland, beziehen sich aber auf die in der Prüfungsverordnung vorgegebenen Lernfelder. (Beispiel für eine schriftliche Prüfungsaufgabe siehe 11.3)

Staatliche Prüfung (Abschlussprüfung)

Mündliche Prüfung

Der mündliche Teil der Prüfung beinhaltet folgende Lernfelder:
- 1.3 „Alte Menschen personen- und situationsbezogen pflegen"
- 3.1 „Institutionelle und rechtliche Rahmenbedingungen beim altenpflegerischen Handeln berücksichtigen"
- 4.1 „Berufliches Selbstverständnis entwickeln"

und
- 4.3 „Mit Krisen und schwierigen sozialen Situationen umgehen"

Der mündliche Teil der Prüfung wird als Einzelprüfung oder Gruppenprüfung mit bis zu vier Schülerinnen oder Schülern durchgeführt und soll je Punkt nicht länger als zehn Minuten dauern. Jede Schule legt die Schwerpunkte innerhalb der Lernfelder selber fest.

Praktische Prüfung

Der praktische Teil der Prüfung besteht aus einer Prüfung (90 Minuten) zur umfassenden und geplanten Pflege einschließlich der Beratung, Betreuung und Begleitung eines alten Menschen. Er bezieht sich auf die Lernbereiche
- „Aufgaben und Konzepte in der Altenpflege"
- „Unterstützung alter Menschen bei der Lebensgestaltung"

Die Prüfungsaufgabe besteht aus der schriftlichen Ausarbeitung der Pflegeplanung, aus der Durchführung der Pflege einschließlich Beratung, Betreuung und Begleitung eines alten Menschen und aus einer abschließenden Reflexion. Die Aufgabe soll innerhalb von höchstens zwei Werktagen vorbereitet, durchgeführt und abgenommen werden.

Jede Schule legt die Schwerpunkte innerhalb der Lernfelder für die praktische Prüfung selber fest.

11.2 Prüfungsvorbereitung

Da den Prüfungsaufgaben eine Handlung aus dem beruflichen Leben vorausgeht, ist es wichtig, dass die Schülerin/der Schüler bei der Beantwortung der Fragen sowohl fachtheoretische und fachpraktische als auch wirtschaftliche und soziale Aspekte berücksichtigt. Die Schülerin/der Schüler soll zeigen, dass sie/er während der Ausbildung die notwendige Handlungskompetenz, Personalkompetenz und Sozialkompetenz erworben hat, um den Beruf der Altenpflegerin/des Altenpflegers auszufüllen. Um diese hohen Anforderungen erfüllen zu können, ist eine intensive Prüfungsvorbereitung erforderlich, die über die gesamte Ausbildungszeit erfolgen muss.

Da in den Prüfungen komplexe Zusammenhänge im Vordergrund stehen, reicht es nicht, Fakten auswendig zu lernen, sondern sie müssen verstanden und die Zusammenhänge erkannt werden. Das Lernen im Team kann hier viele Vorteile bringen. Beim Lernen muss jeder seinen für sich am besten geeigneten Weg finden, indem zum Beispiel die eigenen Schwächen und Stärken erkannt und berücksichtigt werden.

Die wichtigsten Voraussetzungen für richtiges Lernen sind:
- Motivation
- Zeitplanung
- Konzentration

11.3 Beispiel für eine schriftliche Prüfungsaufgabe

Im Folgenden finden Sie ein Beispiel für eine schriftliche Prüfungsaufgabe, wie sie in Baden-Württemberg an einer Altenpflegeschule gestellt wurde.
Die Prüfungsfrage bezieht sich auf die Lernfelder 1.1 „Theoretische Grundlagen in das altenpflegerische Handeln einbeziehen" und 1.2 „Pflege alter Menschen planen, durchführen, dokumentieren und evaluieren".

Hauptprüfung	
☐ **Altenpflegehilfe**	
☒ **Altenpflege**	
Lernfelder: „Theoretische Grundlagen in das altenpflegerische Handeln einbeziehen" „Pflege alter Menschen planen, durchführen, dokumentieren und evaluieren"	**Aufgabe Nr. 1**

	Punkte
Frau M. ist 65 Jahre alt und erlitt vor drei Monaten einen Apoplex mit einer rechtsseitigen Hemiparese. Sie wurde zunächst in einem Krankenhaus und in einer Frührehabilitation therapiert und ist nun seit zwei Tagen in einem Pflegeheim untergebracht. Frau M. wird täglich von ihrem Ehemann und ihren Kindern besucht. Sie möchte ein möglichst hohes Maß an Selbstständigkeit wiedererlangen und ist deshalb sehr motiviert. Wenn es möglich ist, möchte sie zurück zu ihrer Familie ziehen. Frau M. hat eine ausgeprägte Hemiparese. Sie läuft bisher nur in Begleitung eines Physiotherapeuten. Sie führt nur sehr wenige Eigenbewegungen an der stärker betroffenen Körperseite durch. Oft liegt Frau M. noch bewegungslos im Bett. Die Körperpflege führt die Be-	

Lösungen auf Seite 532 ff.

wohnerin mithilfe einer Pflegeperson am Waschbecken durch. Gesicht, Teile des Oberkörpers und den stärker betroffenen Arm wäscht sie selbst.

Momentan bekommt Frau M. logopädische Therapie und in der Kommunikation ist sie schon wesentlich spontaner als früher. Frau M. kann sich verbal gut äußern und antwortet adäquat auf Fragen. Sie spricht allerdings sehr wenig und nur in kurzen Sätzen. Die Antworten sind leicht verzögert. Die Klingel benutzt Frau M. nicht. Ihre Wünsche und Bedürfnisse bekommen die Pflegekräfte nur durch ständiges Nachfragen heraus. Bei der Kommunikation mit Frau M. fällt auf, dass sie die Personen, die sie rechts ansprechen, erst links sucht. Frau M. benötigt zum Weitsehen ihre Brille. Allerdings vergisst sie oft, diese aufzusetzen.

Frau M. hat noch eine PEG. Breiige Kost bekommt der Bewohnerin sehr gut. Frau M. kann diese ohne Schwierigkeiten kauen und schlucken, allerdings isst sie zeitweise sehr hastig und kaut nicht ausreichend. Sie verschluckt sich bei Flüssigkeiten. Aufgrund ihrer Hemiparese kann sie sich das Essen nicht selbst mundgerecht zubereiten.

Frau M. meldet sich meist bei Stuhldrang, bei Harndrang allerdings sehr selten.

1. Pflegeprozess

1.1 Benennen Sie die Schritte des 6-Stufen-Modells nach Fiechter und Meier und geben Sie je ein Beispiel aus dem Fallbeispiel dazu an! — 6 P

1.2 Assessmentinstrumente werden häufig im Rahmen des Pflegeprozesses benutzt. Erläutern Sie die Funktion von Assessmentinstrumenten und geben Sie vier Beispiele für Assessmentinstrumente im Pflegealltag an! — 4 P

1.3 Man unterscheidet aktuelle und potenzielle Pflegeprobleme. Definieren Sie aktuelle und potenzielle Pflegeprobleme! Geben Sie in Bezug auf Frau M. je drei aktuelle und drei potenzielle Pflegeprobleme an! — 8 P

2. Pflegestandards

2.1 Im Rahmen der Prophylaxen sind nationale Expertenstandards bedeutend. Skizzieren Sie die Entstehung von nationalen Expertenstandards! — 2 P

2.2 Pflegestandards sind Mittelpunkt unseres pflegerischen Handelns. Definieren Sie den Begriff Pflegestandard und geben Sie vier Voraussetzungen für Pflegestandards an! — 4 P

Lösungen auf Seite 532–534

				Punkte
3. Pflegeplanung Lesen Sie sich das Fallbeispiel durch! Erstellen Sie für Frau M. in nachfolgender Form eine Pflegeplanung! Ordnen Sie den nachfolgenden AEDLs je eine Ressource, zwei Pflegeprobleme, zwei Ziele und mindestens zwei Maßnahmen zu!				35 P

AEDLs	**Ressource/ Probleme**	**Ziele**	**Maßnahmen**
AEDL Kommunizieren			
AEDL Essen und trinken			
AEDL Ausscheiden			
AEDL Sich pflegen			
AEDL Sich bewegen			

	Punkte
4. Bei Frau M. soll eine Pflegevisite durchgeführt werden. Allerdings erschwert die Aphasie die Kommunikation.	
4.1 Erklären Sie den Begriff Pflegevisite und geben Sie sechs Ziele an, die die Pflegevisite verfolgt.	5 P
4.2 Geben Sie die vier Formen der Aphasie an und erklären Sie diese!	8 P
4.3 Nennen Sie fünf Grundregeln für die Kommunikation mit sprachbeeinträchtigten Menschen!	5 P
4.4 Notieren Sie sechs Tipps, was man als Pflegepersonal tun kann, um den Aphasiker besser zu verstehen!	6 P
5. Neben der Aphasie gibt es viele weitere neurophysiologische Störungen (Wahrnehmungsstörungen).	
5.1 Erklären Sie nachfolgende neurophysiologische Störungen! – Apraxie – Anosognosie – Neglect	3 P
5.2 Geben Sie vier Tipps zum Umgang mit Betroffenen mit neurophysiologischen Störungen!	4 P
	90 Punkte

Lösungen auf Seite 534–540

Lösung der Prüfungsaufgabe

Hauptprüfung	
☐ Altenpflegehilfe	
☒ Altenpflege	
Lernfelder: „Theoretische Grundlagen in das altenpflegerische Handeln einbeziehen" „Pflege alter Menschen planen, durchführen, dokumentieren und evaluieren"	**Lösungsvorschlag für Aufgabe Nr. 1**

	Punkte
1. Pflegeprozess	
1.1 Benennen Sie die Schritte des 6-Stufen-Modells nach Fiechter und Meier und geben Sie je ein Beispiel aus dem Fallbeispiel dazu an! 1. Informationssammlung (0,5 P): Bsp.: Zur Körperpflege, was macht die Betroffene selbst, was muss durch eine Pflegekraft übernommen werden? (0,5 P) 2. Erkennung von Problemen und Ressourcen (0,5 P): Bsp.: Betroffene kann selbst Oberkörper, Gesicht, Arm waschen, benötigt Hilfe bei Unterkörper, weniger betroffenem Arm, Rücken und Intimbereich (0,5 P) 3. Festlegen der Pflegeziele (0,5 P): Bsp.: Frau M. soll sich wohlfühlen, sich gepflegt fühlen und soll ihren Intimbereich selbst waschen (0,5 P) 4. Planung der Pflegemaßnahme (0,5 P): Bsp.: Ich helfe Frau M. beim Stand vor dem Waschbecken und reiche ihr alle nötigen Materialien zur Intimpflege (0,5 P) 5. Durchführung der Pflegemaßnahme (0,5 P): Bsp.: Ich führe gemäß der Planung mit Frau M. die Körperpflege durch (0,5 P) 6. Evaluation (0,5 P): Ich beurteile die Pflegemaßnahme und deren Wirkung und prüfe, ob ich die Ziele erreicht habe (0,5 P)	6 P

	Punkte
1.2 Assessmentinstrumente werden häufig im Rahmen des Pflegeprozesses benutzt. **Erläutern Sie die Funktion von Assessmentinstrumenten und geben Sie vier Beispiele für Assessmentinstrumente im Pflegealltag an!** Assessmentinstrumente (Einschätzskalen) dienen der systematischen Informationserhebung (1 P). Daten werden somit vergleichbar, gültig und verlässlich (1 P). Beispiele: – PAS (Pflegeabhängigkeitsskala) (0,5 P) – Bradenskala, Nortonskala zur Dekubitusrisikoeinschätzung (0,5 P) – Sturzskala nach Siegfried Huhn (0,5 P) – Schmerzskala (0,5 P) – Glasgow-Koma-Skala zur Einschätzung des Bewusstseins (0,5 P) – Atemskala nach Christel Bienstein (0,5 P)	4 P
1.3 Man unterscheidet aktuelle und potenzielle Pflegeprobleme. **Definieren Sie aktuelle und potenzielle Pflegeprobleme! Geben Sie in Bezug auf Frau M. je drei aktuelle und drei potenzielle Pflegeprobleme an!** Aktuelle Probleme sind Probleme, die den IST-Zustand eines Betroffenen bezüglich der Pflege angeben (1 P). Potenzielle Probleme sind Probleme, die perspektivisch aufgrund der aktuellen Probleme auftreten können (1 P). Aktuelle Probleme: – Immobilität aufgrund der Hemiplegie (1 P) – Dysphagie (1 P) – Aphasie (1 P) – teilweise Inkontinenz (1 P) Potenzielle Probleme: – Dekubitusgefahr (1 P) – Kontrakturgefahr (1 P) – Sturzgefahr (1 P) – Unter- bzw. Fehlernährung (1 P) – Gewichtsverlust (1 P) – Isolation (1 P) – Depression (1 P)	8 P

	Punkte
2. Pflegestandards **2.1 Im Rahmen der Prophylaxen sind nationale Expertenstandards bedeutend.** **Skizzieren Sie die Entstehung von nationalen Expertenstandards!** Deutsche Pflegeexperten (0,5 P) Auswertung weltweiter Studien zur Dekubitusprophylaxe (0,5 P) Literaturanalyse führt zu Extrakt (0,5 P) Extrakt ist der Nationale Expertenstandard, der für Deutschland gültig ist (0,5 P)	2 P
2.2 Pflegestandards sind Mittelpunkt unseres pflegerischen Handelns. **Definieren Sie den Begriff Pflegestandard und geben Sie vier Voraussetzungen für Pflegestandards an!** Definition: Pflegestandards sind allgemeingültige Normen, die den Aufgabenbereich und die Qualität der Pflege definieren (1 P). Pflegestandards legen themen- und tätigkeitsbezogen fest, was die Pflegepersonen in einer konkreten Pflegesituation leisten wollen/sollen und wie diese Leistung auszusehen hat (1 P). Voraussetzungen: – Verbindlichkeit (0,5 P) – Eindeutigkeit in der Formulierung (0,5 P) – Aktualität und Wissenschaftlichkeit (0,5 P) – Umsetzbarkeit (0,5 P) – Möglichkeit der Erfolgskontrolle (0,5 P)	4 P
3. Pflegeplanung **Lesen Sie sich das Fallbeispiel durch!** **Erstellen Sie für Frau M. in nachfolgender Form eine Pflegeplanung!** **Ordnen Sie den nachfolgenden AEDLs je eine Ressource, zwei Pflegeprobleme, zwei Ziele und mindestens zwei Maßnahmen zu!**	35 P

AEDL/Ressource/ Probleme	Ziele	Maßnahmen	Punkte
AEDL Kommunizieren **R:** Kann sich gut verbal äußern, antwortet auf Fragen. Antworten sind adäquat. **P:** Spricht wenig. Nur kurze Sätze. Gibt Antworten verzögert. Bedürfnisse werden nur bei Nachfragen angegeben. Klingel wird nicht benutzt. Sucht Personen, die sie von rechts ansprechen, zuerst auf der linken Seite. Braucht zum Weitsehen ihre Brille, vergisst aber, sie aufzusetzen. (3 P)	Äußert von sich aus Wünsche. Nutzt die Klingel bei Wünschen. Dreht ihren Kopf nach rechts, wenn sie von rechts angesprochen wird. Setzt selbstständig ihre Brille auf. (2 P)	Frau M. zum Sprechen anregen. Beim Ansprechen auf die rechte Seite gehen. Frau M. Zeit zum Drehen des Kopfes lassen. Nachttisch auf die rechte Seite stellen. Klingel in die Nähe der linken Hand legen. Betroffene ermutigen, die Klingel bei Bedürfnissen zu nutzen. Brille in erreichbare Nähe legen. An Brille erinnern, wenn Frau M. vergisst, sie aufzusetzen. Zimmergestaltung nach Bobath-Konzept vornehmen. (2 P)	
AEDL Essen und trinken **R:** Kann kauen und schlucken. **P:** Verschluckt sich bei Flüssigkeiten, isst sehr hastig, kaut nicht ausreichend. Kann das Essen nicht mundgerecht zubereiten. Gefahr von Gewichtsverlust, Dehydration. (3 P)	Nahrung wird ausreichend gekaut. Kann Trinken, ohne sich zu verschlucken. Bereitet sich morgens und abends das Brot selbstständig zu. (2 P)	Frau M. zum Essen auf einen Stuhl umsetzen, einen Ergotisch davor stellen. Nahrungsaufnahme nur unter Aufsicht. Flüssigkeiten andicken. Restliche Flüssigkeitszufuhr über PEG. Keine feste und flüssige Kost gleichzeitig. Führen der rechten Hand beim Brot zubereiten. Zum ausreichenden Kauen auffordern. (2 P)	

			Punkte
AEDL/Ressource/ Probleme	**Ziele**	**Maßnahmen**	
AEDL Ausscheiden R: Frau M. meldet sich meist bei Stuhldrang. P: Betroffene ist noch nicht urininkontinent. Meldet sich nur manchmal bei Harndrang. (3 P)	Kann auf der Toilette für Stuhlgang sitzen. Frau M. verspürt Stuhlgang. Verspürt Urindruck und meldet sich. (2 P)	Frau M. in vereinbarten Intervallen und vor den Therapien fragen, ob sie Harn- und Stuhldrang verspürt, wenn ja, auf die Toilette begleiten. (2 P)	
AEDL Sich pflegen R: Wäscht sich am Waschbecken und wäscht sich Oberkörper, Arm, Gesicht selbst. P: Kann sich Unterköper, weniger betroffenen Arm und Intimbereich nicht selbst waschen. (3 P)	Fühlt sich wohl und gepflegt. Kann sich Intimbereich wieder selbst waschen. Spürt ihre mehr betroffene Körperhälfte wieder. (2 P)	Hilfe bei der Körperpflege am Waschbecken durch eine Pflegekraft. Anwenden der neurophysiologischen Körperpflege. Versuchen, der Betroffenen zu helfen und sie zu motivieren, am Waschbecken zu stehen und sich den Intimbereich selbst zu waschen. (2 P)	
AEDL Sich bewegen R: Ist durch Familie stark motiviert, kann die weniger betroffene Körperseite gut bewegen. P: Hat eine ausgeprägte Hemiplegie, muss zum Bewegen motiviert werden, läuft momentan nur mit dem Physiotherapeuten.	Läuft die Strecke bis zum WC und Waschbecken mithilfe der Pflegekraft. Intakte Haut Gut bewegliche Gelenke Gut belüftete Lungen (2 P)	Betroffene wird mindestens dreimal am Tag am Bettrand mobilisiert, einmal läuft sie mithilfe einer Pflegeperson zum WC/Waschbecken. Familie wird informiert, Frau M. ebenfalls zum häufigen Eigenbewegen aufzufordern.	

AEDL/Ressource/ Probleme	Ziele	Maßnahmen	Punkte
Gefahr von Dekubitus Gefahr von Kontrakturen Gefahr von Pneumonie Gefahr von Stürzen (3 P)		Bobath-Lagerungen gemäß Plan vornehmen. Frischluftzufuhr, zum tiefen Durchatmen animieren. (2 P)	

4. Bei Frau M. soll eine Pflegevisite durchgeführt werden. Allerdings erschwert die Aphasie die Kommunikation.

4.1 Erklären Sie den Begriff Pflegevisite und geben Sie sechs Ziele an, die die Pflegevisite verfolgt. 5 P

Definition:
Die Pflegevisite ist ein regelmäßiger Besuch, um mit dem Betroffenen über seinen Pflegeprozess zu sprechen (1 P). Die Pflegevisite dient der Benennung der Pflegeprobleme und Ressourcen bzw. der Pflegediagnose, der Vereinbarung von Pflegezielen, Pflegeinterventionen und der Evaluation in der Pflege (1 P).

Beispielantworten:
Ziele:
- Überprüfung der Pflegequalität (§ 80 SGB XI) (0,5 P)
- Einbeziehen des Betroffenen in die Planung und Bewertung der Pflege (Beschwerdemanagement) (0,5 P)
- Ermittlung der Betroffenenzufriedenheit (0,5 P)
- Erfolg von Pflegemaßnahmen prüfen (0,5 P)
- Aktualisierung der Dokumentation (0,5 P)
- kollegialer Austausch/Lernen im Team fördern (0,5 P)
- Sondieren von Themengrundlagen für Fortbildungen (0,5 P)
- Austausch von Betroffenen/Pflegenden optimieren (0,5 P)

	Punkte
4.2 Geben Sie die vier Formen der Aphasie an und erklären Sie diese!	8 P

Anamnestische Aphasie (1 P)	Wernicke Aphasie (1 P)
Leitsymptom ist eine Wortfindungsstörung. Dabei fehlen häufig die sinntragenden Wörter. Häufig werden dann Wörter aus dem Bedeutungsumfeld genutzt. Die Sprache ist flüssig und gut artikuliert, aber umständlich und ungenau. (1 P)	Die Sprache ist flüssig und überschießend. Die Betroffenen benutzen Worte im falschen Zusammenhang und entstellen sie lautlich. Sie verschachteln Sätze und Satzteile. Das Sprachverständnis ist sehr eingeschränkt. Lesen und Schreiben sind wie das Sprachverständnis betroffen. (1 P)
Broca Aphasie (1 P)	Globale Aphasie (1 P)
Aphasie ist durch unflüssige und stark verlangsamte Sprache gekennzeichnet. Merkmale sind kurze Sätze, agrammatische, telegrammstilartige Sprache, Dysarthrie. Das Verstehen kann gestört sein. Lesen und Schreiben sind gleichfalls wie die Sprache betroffen. (1 P)	Schwerste Form der Aphasie. Sie betrifft alle sprachlichen Modalitäten. Die Betroffenen können häufig weder sprechen noch Sprache verstehen. Häufig werden Sprachautomatismen benutzt. (1 P)

	Punkte
4.3 Nennen Sie fünf Grundregeln für die Kommunikation mit sprachbeeinträchtigten Menschen!	5 P

Beispielantworten:
- den Betroffenen als gleichwertigen Gesprächspartner behandeln und ihm wertschätzend entgegentreten (Aphasiker sind in ihrem Denken nicht beeinträchtigt) (1 P)
- Biografiearbeit leisten, um den Betroffenen gezielt anzusprechen (1 P)
- nicht über den Betroffenen reden, sondern mit ihm, z. B. bei der Pflegevisite (1 P)
- nicht die Sprecherrolle für den Betroffenen übernehmen (1 P)
- Den Aphasiker immer wieder mit Gesprächsangeboten zum Sprechen animieren (1 P)

	Punkte
4.4 Notieren Sie sechs Tipps, was man als Pflegepersonal tun kann, um den Aphasiker besser zu verstehen! Beispielantworten: – ausreichend Zeit für die Äußerungen der Betroffenen geben, Pausen aushalten, keinen Zeitdruck aufbauen (1 P) – keine Wortvorschläge machen (Aphasiker wiederholen dann häufig das vorgegebene Wort, obwohl sie es nicht meinen) (1 P) – auf nonverbale Signale achten und die Situation beobachten (1 P) – gemeinsam mit dem Betroffenen das Thema suchen („Geht es um Essen?") (1 P) – keine Nachsprechübungen (die Wörter sind nicht vergessen, sondern nur „blockiert") (1 P) – nicht korrigierend unterbrechen, der Sinn ergibt sich häufig nachträglich (1 P) – unpassende Wörter nicht verwerfen, sondern als Eselsbrücken benutzen (1 P) – nicht ständig zum Vorlesen oder Aufschreiben auffordern, da das Lesen und Schreiben häufig genau wie die Sprache betroffen sind (1 P)	6 P
5. Neben der Aphasie gibt es viele weitere neurophysiologische Störungen (Wahrnehmungsstörungen).	
5.1 Erklären Sie nachfolgende neurophysiologische Störungen! – Apraxie – Anosognosie – Neglect – **Apraxie** ist eine Handlungsstörung, der Betroffene kann einen Handlungsablauf nicht mehr ausführen. (1 P) – **Anosognosie** ist ein Nichterkennen der Krankheit. (1 P) – **Neglect** bedeutet, dass eine Körperseite vernachlässigt wird. Dieses Vernachlässigungsphänomen betrifft den visuellen, akustischen und taktilen Bereich. Auch die innere Repräsentation sowohl des eigenen Körpers als auch des äußeren Raums ist unvollständig abgebildet. Die empfundene Körpermitte ist verschoben. (1 P)	3 P

	Punkte
5.2 Geben Sie vier Tipps zum Umgang mit Betroffenen mit neurophysiologischen Störungen an! Beispielantworten: – mit dem Betroffenen ein ruhiges Umfeld schaffen (1 P) – Reize dosieren (1 P) – eindeutige taktile Reize geben (1 P) – Ziel der Bewegung deutlich machen (1 P) – wenige, sehr exakte verbale Informationen geben (1 P) – Aufmerksamkeit des Betroffenen halten (1 P) – Orientierung im Raum geben (1 P) – kleine Sequenzen planen und täglich wiederholen (1 P) – beim Stocken einer Handlung Führen des weniger betroffenen Armes (1 P)	4 P
	90 Punkte

12 Lernfeldkompass

Die Berufsausbildung zur Altenpflegerin/zum Altenpfleger basiert auf vier Lernfeldern. Im folgenden Lernfeldkompass sind den Inhalten der Lernfelder die entsprechenden Kapitel mit Seitenangaben des Prüfungsbuches zugeordnet. Diese Zuordnung ermöglicht das lernfeldorientierte Lernen.

Wie im Vorwort bereits erwähnt, wurden im Buch die hauptsächlich prüfungsrelevanten Inhalte berücksichtigt, daher ist einigen Inhalten, die im Prüfungsbuch nicht in eigenständigen Kapiteln vertieft behandelt werden, kein Kapitel zugeordnet.

Lernfeld 1:
Aufgaben und Konzepte in der Altenpflege

LF 1.1	Theoretische Grundlagen in das altenpflegerische Handeln einbeziehen		
Inhalt	**Kapitel**		**Seite**
• Alter, Gesundheit, Krankheit, Behinderung und Pflegebedürftigkeit	1.1.1	Gesundheit und Krankheit	11
	1.1.2	Behinderung	12
	1.1.3	Rehabilitation und Pflegebedürftigkeit	12
	1.2.1	Was ist Gerontologie?	14
	1.2.2	Altersbegriffe	15
	2.3	Ressourcen und Fähigkeiten	51
• Konzepte, Modelle und Theorien der Pflege	1.3.3	Theorien der Gerontologie	19
	1.8	Soziale Rolle und soziale Gruppe	36
	5.1	Pflegewissenschaftliche Grundlagen altenpflegerischen Handelns	243
	5.2	Pflegeprozess	246
	6.1	Das AEDL-Modell	251
• Handlungsrelevanz von Konzepten und Modellen der Pflege anhand konkreter Pflegesituationen	5.2	Pflegeprozess	246
• Pflegeforschung und Umsetzung von Forschungsergebnissen	5.1	Pflegewissenschaftliche Grundlagen altenpflegerischen Handelns	243
• Gesundheitsförderung und Prävention			
• Rehabilitation	2.1	Definitionen/Grundsätze/Ziele	47
• Biografiearbeit	2.2	Biografie	48

© Holland + Josenhans

Lernfeldkompass

LF 1.1	Theoretische Grundlagen in das altenpflegerische Handeln einbeziehen		
	Inhalt	**Kapitel**	**Seite**
	• Pflegerelevante Grundlagen der Ethik	1.9 Sterben und Tod 5.1 Pflegewissenschaftliche Grundlagen altenpflegerischen Handelns	48 243

LF 1.2	Pflege alter Menschen planen, durchführen, dokumentieren und evaluieren		
	Inhalt	**Kapitel**	**Seite**
	• Wahrnehmung und Beobachtung	1.4.1 Wahrnehmungsprozess und Wahrnehmungsorganisation 1.4.2 Soziale Wahrnehmung	21 24
	• Pflegeprozess • Pflegediagnostik • Planung, Durchführung und Evaluation der Pflege • Grenzen der Pflegeplanung • Pflegedokumentation, EDV	5.2 Pflegeprozess 5.2 Pflegeprozess 5.2 Pflegeprozess 9.1.5 Dokumentation	246 246 246 436

LF 1.4	Anleiten, beraten und Gespräche führen		
	Inhalt	**Kapitel**	**Seite**
	• Pflegerelevante Grundlagen, insbesondere der Anatomie, Physiologie, Geriatrie	3.1 Allgemeine Begriffe 3.2 Bewegungs- und Stützapparat 3.3 Haut 3.4 Sinnessysteme 3.5 Nervensysteme 3.6 Hormonsystem und Stoffwechselerkrankungen 3.7 Blut- und Lymphsystem 3.8 Herz- und Gefäßsystem 3.9 Atmungssystem 3.10 Verdauungssystem 3.11 Niere und ableitende Harnorgane 3.12 Geschlechtsorgane	101 115 124 131 134 144 152 156 171 179 200 207
	• Pflegerelevante Grundlagen, insbesondere der Gerontopsychiatrie	4.1 Merkmale psychischer Störungen 4.2 Psychiatrische Einrichtungen 4.3 Gesetz über Hilfen und Schutzmaßnahmen bei psychischen Krankheiten 4.4 Psychodiagnostik 4.5 Angststörungen 4.6 Zwangsstörungen 4.7 Depressionen 4.8 Suizid und Suizidversuche	215 216 217 218 218 222 222 224

Lernfeldkompass

LF 1.4	Anleiten, beraten und Gespräche führen		
Inhalt	**Kapitel**		**Seite**
	4.9	Demenzerkrankungen	225
	4.10	Psychosen	226
	4.11	Süchte	228
	4.12	Somatoforme/psychosomatische Krankheiten	229
	4.13	Persönlichkeitsstörungen	231
	4.14	Sexuelle Störungen	234
	4.15	Psychopharmaka	234
	4.16	Psychotherapieverfahren	240
• Pflegerelevante Grundlagen, insbesondere der Psychologie	1.5.3	Entwicklungspsychologie nach Baltes und Havighurst	27
• Pflegerelevante Grundlagen, insbesondere der Arzneimittelkunde	3.2	Bewegungs- und Stützapparat	119
	3.3	Haut	124
	3.4	Sinnessysteme	131
	3.5	Nervensysteme	134
	3.6	Hormonsystem und Stoffwechselerkrankungen	144
	3.7	Blut- und Lymphsystem	152
	3.8	Herz- und Gefäßsystem	156
	3.9	Atmungssystem	171
	3.10	Verdauungssystem	179
	3.11	Niere und ableitende Harnorgane	200
	3.12	Geschlechtsorgane	207
	4.15	Psychopharmaka	234
	8.1	Medikamentengabe und Arzneimittelaufbewahrung	398
• Pflegerelevante Grundlagen, insbesondere der Hygiene	7.1	Hygiene	329
• Pflegerelevante Grundlagen, insbesondere der Ernährung			
• Unterstützung alter Menschen bei der Selbstpflege	6.2	Kommunizieren können	252
	6.3	Sich bewegen können	256
	6.4	Vitale Funktionen des Lebens aufrecht erhalten können	265
	6.5	Sich pflegen können	284
	6.6	Essen und trinken können	297
	6.7	Ausscheiden können	306
	6.8	Sich kleiden können	320
	6.9	Ruhen und schlafen können	321
	6.10	Für eine sichere und fördernde Umgebung sorgen können	326

LF 1.4 — Anleiten, beraten und Gespräche führen

Inhalt	Kapitel		Seite
• Unterstützung alter Menschen bei präventiven und rehabilitativen Maßnahmen	2.4	Hilfestellung zur Orientierung	52
	2.5	Schaffung eines förderlichen und sicheren Wohnumfeldes	62
	2.6	Tagesstrukturierende Maßnahmen	70
	2.7	Gedächtnistraining	77
• Mitwirkung bei geriatrischen und gerontopsychiatrischen Rehabilitationskonzepten	2.10	Demenz und integrative Validation	91
• Umgang mit Hilfsmitteln und Prothesen			
• Pflege alter Menschen mit eingeschränkter Funktion von Sinnesorganen	7.8	Pflege und Begleitung alter Menschen mit eingeschränkter Funktion der Sinnesorgane	359
• Pflege alter Menschen mit Behinderungen	7.7	Pflege und Begleitung alter Menschen mit Erkrankungen des Bewegungssystems	355
• Pflege alter Menschen mit akuten und chronischen Erkrankungen	7.2	Pflege und Begleitung alter Menschen mit Erkrankungen des Atemsystems	332
	7.3	Allgemeine pflegerische Maßnahmen bei Lungenerkrankungen	337
	7.4	Spezielle pflegerische Maßnahmen bei Lungenerkrankungen	340
	7.5	Pflege und Begleitung alter Menschen mit Erkrankungen des Herz-, Kreislauf- und Gefäßsystems	346
	7.6	Pflege und Begleitung alter Menschen mit Erkrankungen des ZNS	349
	7.9	Pflege und Begleitung alter Menschen mit Diabetes mellitus	361
	7.10	Pflege und Begleitung alter Menschen mit akutem Abdomen	364
• Pflege infektionskranker alter Menschen	7.2	Pflege und Begleitung alter Menschen mit Erkrankungen des Atemsystems	332
	7.3	Allgemeine pflegerische Maßnahmen bei Lungenerkrankungen	337

LF 1.4 Anleiten, beraten und Gespräche führen

Inhalt	Kapitel		Seite
	7.4	Spezielle pflegerische Maßnahmen bei Lungenerkrankungen	340
	7.5	Pflege und Begleitung alter Menschen mit Erkrankungen des Herz-, Kreislauf- und Gefäßsystems	346
	7.6	Pflege und Begleitung alter Menschen mit Erkrankungen des ZNS	349
	7.9	Pflege und Begleitung alter Menschen mit Diabetes mellitus	361
	7.10	Pflege und Begleitung alter Menschen mit akutem Abdomen	364
• Pflege multimorbider alter Menschen			
• Pflege alter Menschen mit chronischen Schmerzen	7.11	Pflege und Begleitung alter Menschen mit akuten und chronischen Schmerzen	366
• Pflege alter Menschen in existenziellen Krisensituationen			
• Pflege dementer und gerontopsychiatrisch veränderter alter Menschen	2.10	Demenz und integrative Validation	91
	7.12	Pflege und Begleitung dementer und psychisch veränderter Menschen	374
• Pflege alter Menschen mit Suchterkrankungen			
• Pflege schwerstkranker alter Menschen	7.13	Pflege und Begleitung schwerkranker und sterbender Menschen	382
• Pflege sterbender alter Menschen	7.13	Pflege und Begleitung schwerkranker und sterbender Menschen	382
• Handeln in Notfällen, Erste Hilfe	7.14	Notfallsituationen und Vergiftungen	389
• Überleitungspflege, Casemanagement			

Lernfeldkompass

LF 1.4	Anleiten, beraten und Gespräche führen		
	Inhalt	Kapitel	Seite
	• Kommunikation und Gesprächsführung	1.7 Kommunikation	32
	• Beratung und Anleitung alter Menschen		
	• Beratung und Anleitung von Angehörigen und Bezugspersonen		
	• Anleitung von Pflegenden, die nicht Pflegefachkräfte sind		
LF 1.5	**Bei der medizinischen Diagnostik und Therapie mitwirken**		
	Inhalt	Kapitel	Seite
	• Durchführung ärztlicher Verordnungen	8.1 Medikamentengabe und Arzneimittelaufbewahrung 8.2 Injektionen 8.3 Infusionstherapie 8.4 Wundversorgung	398 407 419 424
	• Rechtliche Grundlagen	9.1 Zivilrecht 9.2 Strafrecht	431 439
	• Rahmenbedingungen	9.1 Zivilrecht 9.2 Strafrecht	431 439
	• Zusammenarbeit mit Ärztinnen und Ärzten	10.5 Zusammenarbeit im Team	524
	• Interdisziplinäre Zusammenarbeit, Mitwirkung im therapeutischen Team	9.1.4 Delegierung ärztlicher Tätigkeiten	435
	• Mitwirkung bei Rehabilitationskonzepten		

Lernfeld 2:
Unterstützung alter Menschen bei der Lebensgestaltung

LF 2.1	Lebenswelten und soziale Netzwerke alter Menschen beim altenpflegerischen Handeln berücksichtigen		
	Inhalt	Kapitel	Seite
	• Altern als Veränderungsprozess	1.5.1 Anlage und Umwelt 1.5.3 Entwicklungspsychologie von Baltes und Havighurst 1.6 Lernen und Gedächtnis	26 27 28
	• Demografische Entwicklungen	1.3.1 Demografische Entwicklung	16
	• Ethniespezifische und interkulturelle Aspekte		

Lernfeldkompass

LF 2.1 Lebenswelten und soziale Netzwerke alter Menschen beim altenpflegerischen Handeln berücksichtigen

Inhalt	Kapitel	Seite
• Glaubens- und Lebensfragen		
• Alltag und Wohnen im Alter	1.3.2 Wohnsituation alter Menschen	17
• Familienbeziehungen und soziale Netzwerke alter Menschen	1.3.4 Soziale Schicht und Alter	21
• Sexualität im Alter	1.5.2 Psychosexuelle und psychosoziale Entwicklung	26
• Menschen mit Behinderung im Alter	1.1.2 Behinderung	12

LF 2.2 Alte Menschen bei der Wohnraum- und Wohnumfeldgestaltung unterstützen

Inhalt	Kapitel	Seite
• Ernährung, Haushalt		
• Schaffung eines förderlichen und sicheren Wohnraums und Wohnumfelds	2.5 Schaffung eines förderlichen und sicheren Wohnumfeldes	62
• Wohnformen im Alter	1.3.2 Wohnsituation alter Mensch	17
• Hilfsmittel und Wohnraumanpassung	2.5.3 Hilfsmittel für die Einrichtung	68

LF 2.3 Alte Menschen bei der Tagesgestaltung und bei selbst organisierten Aktivitäten unterstützen

Inhalt	Kapitel	Seite
• Tagesstrukturierende Maßnahmen	2.4 Hilfestellung zur Orientierung 2.6 Tagesstrukturierende Maßnahmen	52 70
• Musische, kulturelle und handwerkliche Beschäftigungs- und Bildungsangebote	2.7 Gedächtnistraining 2.8 Erinnerungsarbeit 2.9 Spiele	77 83 85
• Feste und Veranstaltungsangebote		
• Medienangebote		
• Freiwilliges Engagement alter Menschen		
• Selbsthilfegruppen		
• Seniorenvertretungen, Seniorenbeiräte	9.7 Heimrecht	507

Lernfeldkompass

Lernfeld 3:
Rechtliche und institutionelle Rahmenbedingungen altenpflegerischer Arbeit

LF 3.1	Institutionelle und rechtliche Rahmenbedingungen beim altenpflegerischen Handeln berücksichtigen		
	Inhalt	**Kapitel**	**Seite**
	• Systeme der sozialen Sicherung	9.6 Sozialrecht	495
	• Träger, Dienste und Einrichtungen des Gesundheits- und Sozialwesens	9.6 Sozialrecht	495
	• Vernetzung, Koordination und Kooperation im Gesundheits- und Sozialwesen	9.6 Sozialrecht	495
	• Pflegeüberleitung, Schnittstellenmanagement		
	• Rechtliche Rahmenbedingungen altenpflegerischer Arbeit	9.1 Zivilrecht 9.2 Strafrecht 9.3 Erbrecht 9.4 Maßnahmen im Todesfall 9.5 Arbeitsrecht 9.6 Sozialrecht 9.7 Heimrecht	431 439 468 474 479 495 507
LF 3.2	**An qualitätssichernden Maßnahmen in der Altenpflege mitwirken**		
	Inhalt	**Kapitel**	**Seite**
	• Rechtliche Grundlagen	9.7 Heimrecht	507
	• Konzepte und Methoden der Qualitätsentwicklung	9.7.3 Qualitätssicherung	511
	• Fachaufsicht	9.7 Heimrecht	507

Lernfeld 4:
Altenpflege als Beruf

LF 4.1	Berufliches Selbstverständnis entwickeln		
	Inhalt	**Kapitel**	**Seite**
	• Geschichte der Pflegeberufe	10.1 Entwicklung der Pflegeberufe und der Altenpflege	513
	• Berufsgesetze der Pflegeberufe	9.7 Heimrecht	507
	• Professionalisierung der Altenpflege; Berufsbild und Arbeitsfelder	10.2 Altenpflege als Profession 10.4 Fort- und Weiterbildungsmöglichkeiten in der Pflege	517 522

Lernfeldkompass

LF 4.1	**Berufliches Selbstverständnis entwickeln**		
	Inhalt	Kapitel	Seite
	• Berufsverbände und Organisationen der Altenpflege	10.3 Interessenvertretungen in der Altenpflege	520
	• Teamarbeit und Zusammenarbeit mit anderen Berufsgruppen	10.5 Zusammenarbeit im Team	523
	• Ethische Herausforderungen der Altenpflege		
	• Reflexion der beruflichen Rolle und des eigenen Handelns		
LF 4.2	**Lernen lernen**		
	Inhalt	Kapitel	Seite
	• Lernen und Lerntechniken • Lernen mit neuen Informations- und Kommunikationstechnologien • Arbeitsmethodik • Zeitmanagement		
LF 4.3	**Mit Krisen und schwierigen sozialen Situationen umgehen**		
	Inhalt	Kapitel	Seite
	• Berufstypische Konflikte und Befindlichkeiten	1.10.1 Berufstypische Belastungen 1.10.2 Mobbing 1.10.3 Burn-out 1.10.4 Helfersyndrom	41 41 42 44
	• Spannungen in der Pflegebeziehung		
	• Gewalt in der Pflege	1.10.5 Gewalt in der Pflege	45
LF 4.4	**Die eigene Gesundheit erhalten und fördern**		
	Inhalt	Kapitel	Seite
	• Persönliche Gesundheitsförderung		
	• Arbeitsschutz		
	• Stressprävention und -bewältigung	1.10.6 Entspannungstechniken	46
	• Kollegiale Beratung und Supervision		

Sachwortverzeichnis

5 Regel 405

Abdomen, akutes 189, 364, 366
Abfindung 489
Abführmittel 318
Abmahnung 486
Absaugung 342–343
Abszess 126
ACE-Hemmer 160, 166
Adenom, autonomes 146
Adipositas 298–300
Adnexitis 212
AEDLs 251–328
Agoraphobie 220
AIDS 107–108
Akinese 142
Aktivierung 47
Aktivierungsgrundsatz 74
Aktivitäten des täglichen Lebens 251–328
Aktivitäten und existenzielle Erfahrungen des Lebens 251–328
Aktivitätstheorie 19
Aldosteron 147
Alkoholabhängigkeit 228
Allergie 106
Altenpflegeausbildung 516
Altenpflegegesetz 516–517
Alter, kalendarisches 48
Altersbegriff 15
Altersschwerhörigkeit 359
Alveole 172
Alzheimerdemenz 225
Amphetamine 235
Amputation 358
Analgetika 112
Anämie 153–154
Anämie, perniziöse 154
Aneurysma 141
Angehörige, Begleitung der 388
Angina pectoris 158, 347
Angina tonsillaris 174
Ängste im Alter 221
Angststörungen 218–219, 221
Anosognosie 351

Ansatz (IVA), integrativer validierender 92–94, 96–97
Antagonist 118
Antazida 185
Antiarrhythmika 161
Antibiotika 108–109, 121
Antidepressiva 235, 237
Antidiabetika, orale 150
Antidiskriminierungsgesetz 481
Antigen 105
Antikörper 105
Antimykotika 128
Antitussiva 176
Anurie 203, 308
Aorta 157, 163
Aortenaneurysma 168
Aphasie 138, 349
Aphasie, anamnestische 349
Aphasie, Broca 349
Aphasie, globale 350
Aphasie, Wernicke 349
Apoplex 141, 349
Applikation 400
Applikationshilfe 509
Apraxie 351
Arbeiten, biografisches 48
Arbeitslosengeld 497–498
Arbeitslosengeld II 505
Arbeitslosenversicherung 496
Arbeitsvertrag 481–483
Arbeitszeugnis 491–492
Armut 21
Aromatherapie 381
Arterie 162–163
Arteriosklerose 159, 168
Arthritis 120–121, 358
Arthrose 119–120, 358
Arthroskopie 114
Arzneiform 402
Arzneimittelexanthem 112
Arzneimittelgesetz 398
Arzneimittellehre 110
Arzneimittelname 399
Aspirationspneumonie 177

Sachwortverzeichnis

Assessmentinstrument	248
Asthma bronchiale	175–176
Aszites	194
Ataxie	138
Atemfrequenz	271–272
Atemgeräusche	274, 335–336
Atemgeruch	274, 337
Atemhilfsmuskulatur	173
Atemmechanik	173
Atemrhythmus	336
Atemspende	392
Atemtypus	273
Atemwege	171
Atemwegserkrankungen	332–337
Atemzentrum	173
ätherische Öle	287
ATL	252
Atmung, Beobachtung der	271
Atmungssystem	171, 173, 175, 177
Atrophie	102
auditiv	296
Aufmerksamkeit	474
Auge	131–132
Ausbildungs- und Prüfungsverordnung	517
Ausbildungsvertrag	484
Ausscheiden können	306–307, 309, 311, 313, 315, 317, 319
Auswurf	275, 335
Autoimmunkrankheit	106
Bachelorabschluss	517
Baden	288–289
Bakterien	108
Balanitis	210
Baltes, Paul B.	27
Bandscheibe	118
Bandscheibenvorfall	120
Basale Stimulation	381
Basaliom	130
Bauchspeicheldrüse	148, 198
Bauchspeicheldrüsenentzündung	198
Bedürfnismodell	245–246
Behinderung	12, 500
Beinvenenthrombose	169
Belastung, berufstypische	41
Beleidigung	460
Beleuchtung	63, 65
Beobachtungslernen	29
Berufsbild Altenpfleger	516
Berufsverband	521–522
Beschwerdemanagement	250
Bestattung	476
Bestattungsunterlagen	478
Bestrafung	29
Bestrahlung	382
Beta-Blocker	160, 166
Betäubungsmittel	398, 405–406
Betäubungsmittelgesetz	373
Betreuer	441
Betriebsrat	493
Betriebsrente	501–502
Bett	66–67
Beurteilung	491
Bewegungsapparat	115
Bewegungstherapie	510
Bewusstlosigkeit	282
Bewusstsein	281–282
Bienstein, Christel	296
Bildaufnahme	462
Bilirubin	192, 196
Bingen, Hildegard von	515
Biografie	70, 378
Biografiearbeit	350
Biopsie	114
Biotransformation	400
Bioverfügbarkeit	400
Blasenentzündung	206
Blut	152–156
Blutdruck	164, 269, 271
Blutdruckmessen	164, 269
Bluthochdruck	165–166
Blutzuckerwert	148
BMI	298, 304
Bobath-Konzept	351–352
Bodenbelag	64
Body mass index	298, 304
Böhm, Erwin	378–380
Bologna-Kongress	524
Borderlinestörung	232
Bradenskala	259
Bradykardie	161, 267
Breite, therapeutische	401
Briefgeheimnis	462

© Holland + Josenhans

Sachwortverzeichnis

Bronchialbaum	172
Bronchialkarzinom	178
Bronchialsekretansammlung	339
Bronchien	172
Bronchitis	175–176
Bronchoskopie	114, 178
Bronchospasmolytika	175
Brustfell	172
Brustkrebs	214
BtM.-Rezept	111
Burnout	42, 44
Café-au-lait-Färbung	290
Chemotherapie	110
Cholelithiasis	197
Cholezystitis	197
Claudicatio intermittens	167
COLE	175
Colitis ulcerosa	187
Colonkarzinom	188
Colonmassage	318
Coloskopie	188
COPD	175
Coping-Strategie	379
Cor pulmonale	175
Cumarine	156
Dämmerungsschalter	63
Darmerkrankungen	187–190
Darmirrigation	320
Darmpolypen	188
Datenschutz	243
DBfK (Deutscher Berufsverband für Pflegeberufe e.V.)	516, 521
DBVA (Deutscher Berufsverband für Altenpflege e.V.)	521
Defibrillation	394
Defibrillator	161
Defizit-Modell	19
Dekubitalgeschwür	258
Dekubitus	126, 258–259
Dekubitusprophylaxe	258–260
Delegierung ärztlicher Tätigkeiten	435
Dementia Care Mapping (DCM)	375
Demenz	91–93, 95, 97, 99, 225, 303, 375–376, 378
Dependency Support Script	20
Depression	222–224
Deprivation, sensorische	23
Dermatomykose	128–129
Desensibilisierung, systematische	219
Desinfektion	330
Deutscher Berufsverband für Altenpflege e.V. (DBVA)	521
Deutscher Berufsverband für Pflegeberufe e.V. (DBfK)	516
Diabetes mellitus	148–150, 361
Diakonisse	514
Diarrhoe	183–184, 309
Diastole	157
Dickdarm	183
Diebstahl	463
Dienstaufsicht	437
Diffusion	101
Digitalisglykoside	160
Direktionsrecht	494
Disengagement-Theorie	19
Disposition	103
Distorsion	123
Diuretika	160, 166
Divertikel	187
Divertikulitis	187–188
Divertikulose	187
DNQP	260
Dokumentation	436, 463
Dokumentationssystem	247
Dopamin	134
Doppelbindung	33
Dosieraerosol	340
DPR (Deutscher Pflegerat e.V.)	521
Drei-Speicher-Modell	30
Drei-Welten-Modell	378
Dunant, Henry	515
Dünndarm	182
Duodenum	182
Durchfall	183–184, 309
Durchführungsverantwortung	434
Durchgangsbreite	66
Dusche	67
Duschen	288
Dysphagie	184, 305
Dyspnoe	158, 334
Dysurie	203, 308

Sachwortverzeichnis

EBN (Evidence-Based Nursing)-Zentrum 245
Effloreszenz 125, 127
Eierstöcke 210
Einbahnstraßenprinzip 427
Einrichtung, psychiatrische 216
Einwilligung 441, 442
Eisenmangelanämie 154
Eiweißstoffwechsel 191
EKG 114, 162
Embolie 156, 260
Emulgator 287
Endokarditis 162
Endoskopie 114
Energiebedarf 304
Entspannungstechnik 46
Entwicklung, demografische 16
Entwicklung, psychosexuelle 26
Entwicklung, psychosoziale 26–27
Entwicklungsaufgabe 27
Entzündung 104
Enzephalitis 139
Enzephalopathie, hepatische 195
Epilepsie 142, 355
Epiphysenfuge 116
Epithelisierungsphase 425, 429
Erbfolge 468
Erbrechen 306–307
Erbrecht 468–469, 471, 473
Ergebnismodell 245
Ergebnisqualität 511
Ergometrie 114
Erinnerungsarbeit 83–84
Erinnerungskoffer 83–84
Ernährung, parenterale 420
Erosion 125
Erwerbsunfähigkeit 505
Erysipel 127
Erythropoetin 152, 204
Erythrozyten 152
Essen und trinken können 297, 299, 301, 303, 305
Ethikkodex 519
Ethikkommission 245
Etikettierungsansatz 20
Eustachische Röhre 171
Euthanasie 448

Evidence-Based Nursing-Zentrum 245
Evidenz 244
Exanthem 125
Expektorantien 176
Expertenstandard, nationaler 260
Exsikkose 166, 290, 300
Exspiration 173
Exsudationsphase 425, 429
Extinktion 29

Fachaufsicht 437
Fahrlässigkeit 432–433, 440
Fatigue 354–355, 382
Feminisierung des Alters 17
Fettstoffwechsel 192
Fieber 278–281
Fiebertyp 278
Fieberverlauf 278
First-pass-Effekt 111
Fixierung 458–459
Fliedner, Theodor 514
Flour 212
Flüssigkeit, Bedarf an 304
Flüssigkeitszufuhr 316
Forschung, qualitative 244
Forschung, quantitative 244
Forschungsmethoden 244
Forschungsprozess 243
Fortbildung 523
Fraktur 123
Freibetrag 506
Freier Wohlfahrtverband 522
Fremdbild 25
Freud, Sigmund 26
Frist 479
Fröhlich, Prof. 296
Fußpflege 364
Für eine sichere und fördernde Umgebung sorgen können 326–327
Furunkel 126

Gallenblase 196
Gallenblasenkarzinom 197
Gallenkolik 198
Gallensteine 197
Ganzkörperpflege, neurophysiologische 352

Sachwortverzeichnis

Garantenstellung	445
Gastritis	154, 185
Gastroskopie	185
Gebärmutterkrebs	213
Gebärmuttersenkung	212
Geburtenrückgang	16
Gedächtnis	28–31, 77–78
Gedächtnistraining	77, 79–81
Gedächtnisübung	81
Gefäßsystem	162
Gehirn	135–137
Gehirnblutung	140
Gehirntumor	143
Gelenk	117
Gemeinschaftsraum	510
Generika	399
Geriatrie	15
Gerinnungsfaktor	155
Gerinnungssystem	155
Gerontologie	14–15
Gerontopsychiatrie	15
Gerontopsychologie	15
Gerontosoziologie	15
Geschäftsführung ohne Auftrag	442
Geschlechtsorgane, männliche	207–210
Geschlechtsorgane, weibliche	210–211
Gesetz über Hilfen und Schutzmaßnahmen bei psychischen Krankheiten (PsychKG)	217
Gesprächsführung	34–35
Gestaltpsychologie	24
Gesundheit	11
Gewalt	45–46
Gewerkschaft	522
Gicht	151
Glaukom	132
Gleichgewichtsorgan	133
Glomerulonephritis	205–206
Glukagon	198
Glukokortikoide	140, 147, 175
Glukose	362
GN	205–206
Grand-Mal-Anfall	143
Granulationsphase	425, 429
Grundpflege	509
Gruppe, soziale	36
Gruppenaktivierung	70–71
Gruppengröße	71
Gruppenphase	37
Gurtelrose	127–128
Gustatorisch	296
Gynäkomastie	194
H_2-Blocker	186
Halbwertszeit	112, 401
Hämatemisis	186
Hämaturie	206, 308
Hämoccult-Test	188
Hämoglobin	192
Hämolyse	152
Hämorrhoiden	189
Händedesinfektion	330
Handlung, unerlaubte	432
Handlungsverantwortung	434
Harn	307
Harnblase	202
Harninkontinenz	310–311
Harnstoff	191
Harnverhalt/Harnretention	308
Harnwegsinfekt	206, 329
Hartz IV	505
Hauptpflicht	432
Hauseingang	62–63
Hausklingel	63
Hausnummer	63
Haustür, Öffnen und Schließen der	63
Haut	124–126, 290, 292
Hautbeobachtung	289
Hautmykose	382
Hautpflegemittel	292
Hauttumor	129–130
Hautturgor	290
Havighurst, Robert J.	28
HbA$_{1c}$-Wert	148
Heimbeirat	509
Heimfürsprecher	509
Heimgesetz	507, 512
Heimmindestbauverordnung	510
Heimvertrag	431, 507–508, 512
Helfersyndrom	44–45
Heparine	156
Hepatitis	192–193
Hernien	190

Sachwortverzeichnis

Herpes zoster	127–128
Herz	156, 158
Herz-Kreislauf-Erkrankung	346
Herz-Lungen-Wiederbelebung	393
Herzinfarkt	158–160, 348
Herzinsuffizienz	160, 346–347
Herzklappenfehler	162
Herzkrankheit, koronare	158–160
Herzrhythmus	158
Herzrhythmusstörung	161, 166, 349
Herzstillstand	161
Histrioniker	233
HIV-Virus	107
Hoden	207
Hodentumor	209–210
Hohlnägel	292
Hömolyse	154
Hormondrüse	145
Hormone	117, 145–148
Hormonsystem	144
Hospizbewegung	385
Husten	335
Hygiene	329
Hypakusis	133
Hyperämie	289
Hyperthermie	277
Hyperthyreose	146
Hypertonie	166
Hypertonie, arterielle	165
Hypertrophie	102
Hyperurikämie	151
Hypoämie	289
Hypochondrie	221, 229
Hypoglykämie	361–362
Hypothermie	277
Hypothyreose	146
Hypotonie	257
ICD-10	228
ICN (Weltbund der internationalen Pflege)	516–519
Identitätssäulen	49
Ikterus	192, 199, 289
Ileum	182
Ileus	188
Immobilisationssyndrom	257
Immobilität	256
Immunsystem	105
Impfung	106
Infarkt	102, 141
Infektion, nosokomiale	329–330
Infektionskette	330
Infektionskrankheiten	107
Infektionszeichen	427
Infusion	420–421, 423
Infusionslösung	420
Infusionstherapie	419, 421, 423
Infusionszubehör	422
Injektion	407–409
Injektion, Delegation einer	408
Injektion, intramuskuläre	416–417
Injektion, subkutane	414–415
Injektionsart	407
Injektionsmaterial	410
Injektionstechnik	418
Inkontinenz	257, 311, 313–315
Inkontinenzhilfe	509
Inkubationszeit	107
Inspiration	173
Inspiration, Unterstützung der	338
Institution, totale	18
Insulin	198, 362
Insulin-Pen	415
Insulinart	363
Insulinpumpe	363
Insulinresistenz	149
Intelligenz	31
Interaktion, themenzentrierte	35
Interaktionsmodell	245
Interessenvertretung	522
Interrollenkonflikt	36
Intertrigo	293–294
Intertrigoprophylaxe	293
Intimpflege	288
Intimzone	284
Intrarollenkonflikt	37
Intrinsic factor	154
Ischämie	102
IVA	92–94, 96–97
Jejunum	182
Kachexie	298
Kaiserswerther Mutterhaus	514

Sachwortverzeichnis

Kalzium	122, 357
Kalzium-Antagonist	166
Kalziumkiller	357
Kalziumspiegel	147
Kammerflimmern	161
Kapillaren	163
Karll, Agnes	515
Kast, Verena	388
Katarakt	132
KDA (Kuratorium Deutscher Altershilfe)	523
Kehlkopf	171
KHK	158–160
Kitwood	376
Klimakterium	211
Knochenmark	152
Knochenstoffwechsel	117
kognitive Persönlichkeitstheorie	20
Kolpitis	212
Koma	138
Kommunikation	32–33, 252–254
Kommunikation, nonverbal bei Demenz	95, 253
Kommunikation, verbal bei Demenz	94–95
Kommunikationsstörung	254
Kompetenz-Modell	19
Konditionieren, klassisches	28
Konditionieren, operantes	29
Konfrontationstherapie	219
Konjunktivitis	132
Kontinenzförderung	312
Kontinuitätstheorie	19
Kontraktion	118
Kontraktur	120, 256, 263–264
Kontrakturprophylaxe	264
Körpergrenze	284
Körperkreislauf	157, 163
Körperpflege	285–286
Körpertemperatur	275–277
Körperverletzung	454–455, 457
Korpuskarzinom	213
Kortison	147
Krallennagel	292
Krampfanfall	142–143
Krankenversicherung	499
Kreislauf, enterohepatischer	197
Krise, hypertone	166–167
Krohwinkel, Monika	251–252
Kruse, Andreas	39
Kübler-Roß, Elisabeth	38, 384
Kumulation	112, 401
Kündigung	488–490
Kündigungsfrist	488
Kuratorium Deutsche Altershilfe	523
Kurzzeitgedächtnis	30, 77, 79
Lähmung	120, 138
Laienpflege	519–520
Langzeitgedächtnis	31, 77, 79
Laxantien	184
Lebenserwartung	16
Lebensthema	97–98
Leber	190–192
Leberkoma	195
Leberpforte	191
Leberzirrhose	194–195
Leichen, Umgang mit	479
Leichenpass	478
Leichenschau	474–475
Lernen	28–29, 31
Lernen am Modell	29
Lerntheorie	28
Leukämie	155
Leukozyten	153
Linksherzinsuffizienz	160
Linse	131
Liquor	136
Lithiumsalze	235, 239
Löffelnägel	292
Löschung, operante	29
Luftröhre	172
Lungenembolie	156, 170
Lungenemphysem	174–175
Lungenerkrankungen	174–179
Lungenflügel	172
Lungenkreislauf	157, 164
Lungenlappen	172
Lungenödem	347
Lungenwurzel	172
Luxation	123
Lymphödem	214

Sachwortverzeichnis

M. Parkinson 142
Maßnahmen, tagesstrukturierende 70–71, 73, 75
Magen 181
Magen- und Duodenalgeschwür 365
Magen-Darm-Geschwür 186
Magenkarzinom 186
Magnetresonanztomografie 115
Makrophage 105
Mamma 211
Mammakarzinom 214
Mangelernährung 301, 303
Maslowsche Bedürfnispyramide 383
Mastopathie 214
Medikamente, Lagerung von 403
Melanin 124
Melanom 130–131
Meleis, Ibrahim 252
Meningitis 139
Menopause 211
Menstruationsblutung 211
Menstruationszyklus 211
Metakommunikation 33
Metastasen 110, 178
Miktion 203
Milieutherapie, räumliche Umgebung 99–100
Milieutherapie, soziale Umgebung 98
Milieutherapie, Tagesstruktur 99
Mindestwohnfläche 510
Mitbestimmungsrecht 493
Mitgestaltungsrecht 493
Mitochondrien 101
Mittäter 446
Mitwirkungsrecht 493
Mobbing 41–42
Mobilitätshilfe 509
Möblierung 66
Modell des Trauerns 388
Modell, humanistisches 245
Modelle zur Gesundheit 11
Morbus Bechterew 121
Morbus Crohn 187
Morbus Parkinson 352
Mord 447
Mordmerkmale 447
MRSA 331–332
MS 139–140, 354
Multimorbidität 12
Multiple Sklerose 139–140, 354
Mund-zu Nase-Beatmung 392
Mundpflege 294
Mundsoor 128
Muskelpumpe 163
Muskulatur, gestreifte 118
Muskulatur, glatte 118
Myelinscheide 134
Myokarditis 162
Myom 213

Nachrede, üble 461
Nägel 292
Nagelpilz 292
Namensschild 63
Nasennebenhöhle 171
Nebenhoden 207
Nebenniere 147
Nebenpflicht 432
Nebentäter 446
Neglect 141, 351
Nekrose 102
Nephron 200–202
Nervensystem 134, 137, 158
Nervensystem, vegetatives 135
Netzhaut 131
Neuroleptika 235–236
Neurotransmitter 134, 142
Nicht-Opioid 112
Niere 200–202
Nierenhilus 201
Niereninsuffizienz 204
Nierenkarzinom 206
Nierenkolik 205
Nierenkörperchen 201
Nierenstein 151, 205
Nightingale, Florence 515
Nitro 158
Non Touch Prinzip 427
Nootropika 239
Nortonskala 259
Nosokomiale Infektion 329–330
Notfall 389, 391, 393, 395, 397
Notfallkette 389
Notfallmedikament 394

Sachwortverzeichnis

Nothilfe	440
Notruf	389
Nottestament	471
Notwehr	440
Nursia, Benedict von	514
Nykturie	203, 308
Nystagmus	354
Obstipation	183–184, 257, 309, 316–317
Obstipationsprophylaxe	316
Obstruktion	175
Ödem	104
Ohr	133
Ohrtrompete	171
Olfaktorisch	296
Oligurie	203
One Touch Prinzip	427
Opioid	112, 373
Oral	296
Orem, Dorothea	245
Orientierung	53
Orientierung, persönliche	57
Orientierung, räumliche	55
Orientierung, situative	60
Orientierung, zeitliche	53, 55
Orientierungsstörung	52
Orthostase	257
Osmose	101
Osmotherapie	421
Ösophagitis	185
Ösophagusvarizen	195
Osteoporose	122, 256, 356
Östrogene	211
Otitis media	133
Ovarien	210
Palliativtherapie	110
Panikattacke	220
Pankreas	198
Pankreaskarzinom	199
Pankreatitis	198–199
Paradoxie	33
Parasympathikus	137, 181
Parathormon	147
Parese	137
Parkinson	353–354
Parotitis	294–295, 382
Patientenverfügung	449–450, 453
pAVK	167–168
pcP	121
Pen	363, 415
Penis	208
Perikarditis	162
Periode, sensible	26
Peristaltik	180
Peritonitis	189
Person-centred-care	375
Personalcontrolling	247
Persönlichkeit, zwanghafte	233
Persönlichkeitsstörung	231, 233
Persönlichkeitsstörung, antisoziale	232
Persönlichkeitsstörung, dependente	233
Persönlichkeitsstörung, narzisstische	233
Persönlichkeitsstörung, paranoide	232
Persönlichkeitsstörung, schizoide	232
Persönlichkeitsstörung, schizotypische	232
Pflege nach Kitwood, personenzentrierte	375
Pflege, professionelle	243, 246
Pflegeausbildung, generalistische	517
Pflegeausbildung, integrative	517
Pflegebedürftigkeit	500
Pflegeberuf	514
Pflegediagnose	249
Pflegefehler	434
Pflegekammer	522
Pflegemaßnahme	298–299
Pflegemodell	245
Pflegemodell, psychobiografisches	378
Pflegeproblem, aktuelles und potenzielles	248
Pflegeprozess	246, 248
Pflegeprozess nach Fiechter und Meier	247
Pflegestandard	250
Pflegestufe	503–504
Pflegetheorie	252
Pflegeversicherung	502–503
Pflegevisite	250
Pflichtenkollision	442
Pflichtteil	472
Pfortader	191
Pfortaderhochdruck	195

Sachwortverzeichnis

Phantomschmerz	359
Pharmakodynamik	112, 400
Pharmakokinetik	111, 400
Pharmakologie	399
Phimose	210
Phlebothrombose	169
Pilz	109
Pilzerkrankung	128
Placebo	400
Plasmaexpander	421
Plegie	137
Pleura	172
Pleuraerguss	177
Pleuraspalt	172
Pleuritis	177
Pneumonie	176–177, 257
Pneumothorax	177
Podologe	364
Pollakisurie	203
Polyarthritis	121
Polyneuropathie	139, 144
Polypen	188
Polyurie	308
Presbyopie	132
Primärharn	202
PRIND	141
Privatsphäre	462
Professionalisierung	520
Progesteron	210
Prophylaxe	257
Prostata	208
Prostataadenom	208–209
Prostatakarzinom	209
Protonenpumpenhemmer	186
Prozessqualität	511
Pruritus	125–126
Psychiater	241
Psychiatrie	215–216, 218, 220, 222, 224, 226, 228, 230, 232, 234, 236, 238, 240, 242
PsychKG	217
Psychobiografie	379
Psychodiagnostik	218
Psychologe	241
Psychopharmaka	227, 234–235, 237, 239
Psychose	226–227
Psychosomatische Erkrankung	229–230
Psychotherapeut	240
Psychotherapie	240–242
Puls	164, 265–268
Pulsmessstelle	266
Pulsmessung	265, 267, 270
Pulsqualität	268
Pulsrhythmus	268
Pupille	131
Pusher Syndrom	141
Pyelonephritis	204–205
Pyramidenbahn	135
Pyurie	308
Qualitätsmanagement	247
Qualitätssicherung	511
Raub	466
Rauchvergiftung	397
Raumauswahl	72
Raumbelegung	73
Recht, öffentliches	431
Recht, sonstiges	433
Rechtsherzinsuffizienz	160
Rechtswidrigkeit	433
Reflex	136
Register, sensorisches	77–78
Rehabilitation	12–13, 47–48
Reifung	28
Reizgeneralisierung	29
Rekonvaleszenz	104
Rektum	183
Remission	140
Rente	501
Rentenversicherung	500
Resistenz	109
Resistenzentwicklung	179
Resorption	102, 111, 400
Ressource	51–52
Restharn	208
Retinopathie	132
Rhagade	125
Ribotsches Gesetz	31
Richard, Nicole	96
Riester-Rente	501
Rigor	142
Robert-Koch-Institut (RKI)	329, 332
Röhrenknochen	116

© Holland + Josenhans

Sachwortverzeichnis

Rolle, soziale	36
Röntgendiagnostik	115
Rückenmark	136
Ruhen können	321, 323, 325
Samenstrang	207
Sauerstofftherapie	341
Sauerstoffvorrat	342
Säureschutzmantel	292
Schadensersatz	431
Schaufensterkrankheit	167
Schicht, soziale	21
Schilddrüse	145
Schizophrenie	226
Schlaf	321–323
Schlafen können	321, 323, 325
Schlafphase	322
Schlafstörung	323–325
Schlafverlauf	322
Schlafzyklus	322
Schlaganfall	141
Schlucken	305
Schluckstörung	305
Schmerz	366–371
Schmerzbeobachtung	369
Schmerzensgeld	437–438
Schmerzentstehung	368
Schmerzmanagement	369
Schmerzqualität	367
Schmerztherapie	113, 372
Schmidbauer, Wolfgang	43
Schnittstellenmanagement	247
Schock, anaphylaktischer	106
Schock, hypoglykämischer	362
Schock, kardiogener	159
Schuldfähigkeit	444
Schüttelfrost	277
Sehbehinderte	360
Sehnenscheide	119
Seitenlage, stabile	391
Sekundärharn	202
Sekundärinfektion	382
Selbstbild	25
Selektivität, sozioemotionale	19
Self-fulfilling prophecy	25
Sender-Empfänger-Modell	252
Sensibilität	139
Sich bewegen können	256–257, 259, 261, 263
Sich kleiden können	320
Sich pflegen können	284–285, 287, 289, 291, 293, 295
Sicherheit	326–328
Singularisierung	17
Sinnesmodalität	21–22
Sinnessystem	131, 133
Sinusitis	174
Sitzordnung	73
Skabies	129
Skelett	117
Skelettmuskulatur	118
Sodbrennen	185
Sofortmaßnahme	389
Solidarität, intergenerationelle	20
Somatisch	296
Somatisierungsstörung	230
Somatoforme psychosomatische Erkrankung	229
Somnolenz	138
Sonografie	115
Soor	108, 294–295, 382
Sopor	138
Sozialgesetzbuch IX	12
Sozialgesetzbuch XI	14
Sozialhilfe	505
Sozialphobie	219
Sozialversicherungssystem	16
Spacer	340
Speichel	180
Speichelfluss	295
Speiseröhre	181
Spielauswahl	86, 88
Spiele	85–91
Spielleitung	87
Spielverlauf	90–91
Sprechanlage	63
Spritz-Ess-Abstand	363
Sputum	275, 335
Star, grauer	132
Star, grüner	132
Sterbebegleitung	39
Sterbehilfe	40, 448–449
Sterbehilfe, aktive	448
Sterbehilfe, passive	449

Sachwortverzeichnis

Sterbende	39, 383–384
Sterbephase	38
Stereotyp	25
Sterilisation	331
Sterilität, Prinzip der	427
Stimulation, basale	296–297
Stolperfalle	65
Stoma	318–319
Stomatitis	382
Störung, psychische	215
Störung, sexuelle	234
Strafmaß	466
Strafrecht	431
Straftat, durch Unterlassung	445
Strahlentherapie	110
Strukturqualität	511
Struma	146
Stuhl	308–310
Stumpf	359
Stumpfwicklung	359
Sturz	262
Sturzprävention	263
Substitutionstherapie	400
Sucht	228
Suizid	40, 224
Sympathikus	137, 181
Synapse	134
Syndrom, postthrombotisches	261
Syndrom, präsuizidales (Ringel)	40
Synovialis	120
System, extrapyramidales	135
System, lymphatisches	153
Systole	157
Tachykardie	161, 267
Taktil-haptisch	296
Taschenklappe	163
Tatbestand, objektiver	439
Tatbestand, subjektiver	439–440
TBC	178–179
Team	525
Teerstuhl	186, 309
Teilpflege	284
Teilzeitarbeit	484
Teppichboden	64
Testament	469–472
Therapie schizophrener Psychosen	227
Therapie, kausale	400
Therapie, kurative	400
Therapie, lokale	401
Therapie, palliative	400
Therapie, prophylaktische	400
Therapie, symptomatische	400
Therapie, systemische	401
Thrombophlebitis	169
Thrombose	155, 169–170, 260–261
Thromboseprophylaxemaßnahme	261
Thrombozytenaggregationshemmer	156
Thrombus	155
Thyroxin	145
TIA	141
Tinnitus	134
Tod, sozialer	40
Todeszeichen, sichere	385
Todeszeichen, unsichere	385
Toilettentraining	313
Totschlag	446–447
Tötung auf Verlangen	448
Trachealkanüle	343
Tracheostoma	343–345
Tranquilizer	235–236
Transaktionsanalyse	33
Trauerprozess	388
Tremor	137, 142
Trommelfell	133
Tropfgeschwindigkeit	423
Tuberkulose	178
Tumor	109, 382
Tumor, beligner	109
Tumor, maligner	109
Türen	67–68
Tussis	335
TZI	35
Übergewicht	298
Überlastung	460
Überlaufblase	209
Überwachungskamera	462
Uhrglasnägel	292
Ulcus	125, 167, 185
Ulcus cruris	167
Ulcus duodeni	185
Ulcus ventriculi	185
Ultraschall	115

Sachwortverzeichnis

Umgebung, häusliche	62
Unfallversicherung	504
Unterzuckerung (Hypoglykämie)	361–362
Urin	307

Validation, integrative 92–93, 96
Varikosis 168–169, 261
Varizen 168–169, 261
Vene 162–163
Venenpunktion 422
Ventilation, alveoläre 338
Verabreichungsart 401
Verdauungssystem 179, 181, 183, 185, 187, 189, 191, 193, 195, 197, 199
Vergiftung 395
Vergiftungssymptome 396
Verleumdung 461
Verordnung 404
Verordnungsverantwortung 434
Verrichtungsgehilfe 433
Verschlusskrankheit, arterielle 167
–, periphere arterielle 167
Versorgungsmöglichkeit 69
Verstärker 29
Verstopfung 183–184, 257, 309, 316–317
Verstorbene, Versorgung von 387
Vertrag 431
Verwirrtheitszustand (Delir) 374
Vestibulär 296
Vibratorisch 296
Vier-Ohren-Modell 253
Virchow' Trias 261
Virus 107
Virustatika 107
Visuell 296
Vitale Funktionen des Lebens
   aufrecht erhalten können 265, 267, 269, 271, 273, 275, 277, 279, 281, 283
Vitalkapazität 173
Vitalzeichen 265
Vitalzeichen, Störungen der 390
Vitamin D 116
Vitamin K 155
Vitamin B12 154
Vitamin D 357
Vorhofflimmern 161
Vorsatz 433, 440

Vorstellungsgespräch 480

Wahrnehmung 21–23, 25
Wahrnehmung, soziale 24
Wahrnehmungskonstanz 23
Wahrnehmungsstörung 23
Wahrnehmungstäuschung 23
Warze 127
Waschbecken 67
Watzlawick, Paul 32
Wechseldruckmatratze 509
Weigerungspflicht 409
Weigerungsrecht 409
Weisungen, unzulässige 494
Weiterbildung 524
Wirbelkörper 118
Wirbelsäule 118
Wohnraumanpassung 64
Wohnsituation 17
Wohnumfeld,
   sichern und fördern 62–63, 65, 67, 69
Wundbehandlung 428–429
Wundexsudat 428
Wundheilung 424
Wundheilung, primäre 426
Wundheilung, sekundäre 426
Wundliegen 258
Wundverband 424

Zeitplanung 74
Zelle 101
Zellkern 101
Zellmembran 101
Zervixkarzinom 213
Zivilrecht 431
Zuhören, aktives 255
Zwangsgedanke 222
Zwangsritual 222
Zwangsstörung 222
Zwerchfell 173
Zwischenzeugnis 491
Zyanose 290
Zyste 125
Zystitis 206
Zystitisgefahr 382
Zytoplasma 101
Zytostatika 382

Bildquellenverzeichnis

Alexander, Dr. med., Herzzentrum Lahr/Baden GmbH & Co.; Lahr: S. 393 o.
BOEHmed Medizintechnik e.K.; Wittenberge: S. 422
Dispomed Witt oHG; Gelnhausen: S. 413 o.
Fahl, Andreas, Medizintechnik-Vertrieb GmbH; Köln: S. 344, 345
Fix-Jouy, Sabine; Hamburg: S. 412
Fresenius Kabi Deutschland GmbH; Bad Homburg: S. 413 u.
Grafische Produktionen Neumann; Rimpar: S. 101, 134, 144, 171, 183, 196, 211, 253, 266, 267, 338, 343, 391, 393 u., 414, 419
Holland+Josenhans Verlag; Stuttgart: S. 410
Kern GmbH; Driedorf: S. 339 u.
Klinik- und Praxisbedarf Freddy Wellhöner; Bielefeld: S. 339 o.
Kramer, Angelika; Stuttgart: S. 268
Krausen, Scott; Mönchengladbach: S. 116, 117, 135, 179, 181, 340, 348, 407
Kropf, Hans-Hermann; Syrgenstein: S. 131, 136, 157, 200, 201, 207, 210, 273, 278, 279 323, 336, 337, 370 u., 371 o., 372
Krüper, Werner; Steinhagen: S. 411
meetB.de; Potsdam: S. 341
Mundipharma Vertriebsgesellschaft mbH & Co. KG; Limburg: S. 370 o., 371 u.
Ovata; Haimhausen: S. 405
Sanofi-Aventis Deutschland GmbH; Berlin: S. 416
Sturm, Michael, Die kardiopulmonale Reanimation beim Erwachsenen, Ein Praxisleitfaden; Bad Krozingen: S. 394

Altenpflege in Lernfeldern

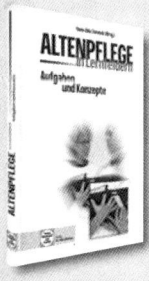

Aufgaben und Konzepte
Hrsg.: H.-U. Zenneck.
Von Ch. Liedtke, H. Kohlen, A. Gößling-Brunken
200 Seiten, mit zahlreichen mehrfarbigen
Abbildungen, Tabellen, Grafiken.
17x24 cm, gebunden, 2006.
ISBN 978-3-582-0**4651**-2

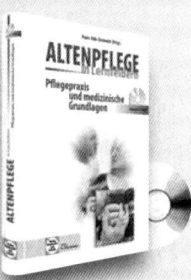

Pflegepraxis und medizinische Grundlagen
Hrsg.: H.-U. Zenneck.
Von R. Baur-Enders, Th. Berkefeld, B. Ebert,
B. Käppner, Ch. Liedtke, K. Meckbach, E. Querfurt,
M. Weritz, K. Winkler-Budwasch, H.-U. Zenneck
680 Seiten, mit zahlreichen mehrfarbigen
Abbildungen, Tabellen und Grafiken mit CD-ROM.
17x24 cm, gebunden, 2008.
ISBN 978-3-582-0**4652**-9

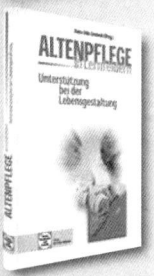

Unterstützung bei der Lebensgestaltung
Hrsg.: H.-U. Zenneck.
Von B. Ebert, Ch. Liedtke,
K. Winkler-Budwasch, H.-U. Zenneck
248 Seiten, mit zahlreichen mehrfarbigen
Abbildungen, Tabellen und Grafiken.
17x24 cm, gebunden, 2007.
ISBN 978-3-582-0**4653**-6

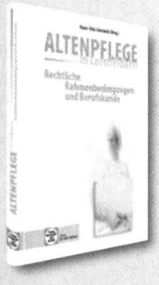

Rechtliche Rahmenbedingungen
und Berufskunde
Hrsg.: H.-U. Zenneck.
Von S. Dallmann, B. Ebert, A. Gößling-Brunken,
S. Nobles, A. Tramm, Prof. Dr. O. Ungerer,
H.-U. Zenneck
328 Seiten, mit zahlreichen mehrfarbigen
Abbildungen, Tabellen und Grafiken.
17x24 cm, gebunden, 2007.
ISBN 978-3-582-0**4654**-3

Verlag
Handwerk und Technik
GmbH
Postfach 63 05 00
22331 Hamburg

Telefon 040 53808-20
Telefax 040 53808-10
www.handwerk-techni
info@handwerk-techni

Paketangebot: Bei gleichzeitiger Bestellung der vier Titel Altenpflege in Lernfeldern erhalten Sie die Bände zum Paketpreis. Bitte geben Sie in diesem Fall die Bestellnummer **HT 4650** an.